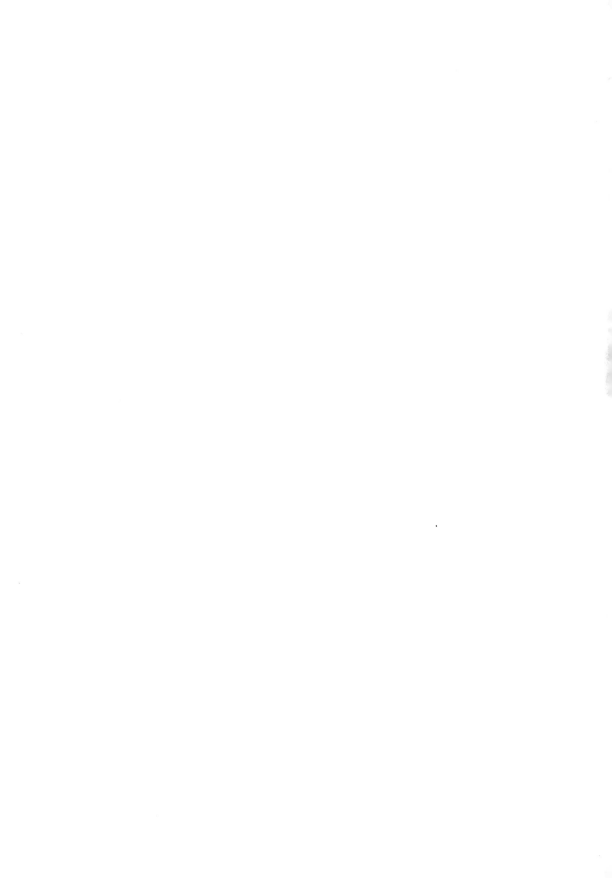

Altern in Deutschland Band 7
Altern und Gesundheit

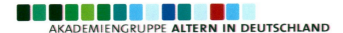

AKADEMIENGRUPPE ALTERN IN DEUTSCHLAND

Altern in Deutschland

Herausgegeben von:

Jürgen Kocka (Berlin)
und
Ursula M. Staudinger (Bremen)

Band 7

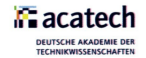

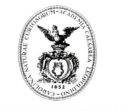

Deutsche Akademie der Naturforscher Leopoldina
Nationale Akademie der Wissenschaften

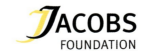

NOVA ACTA LEOPOLDINA

Abhandlungen der Deutschen Akademie der Naturforscher Leopoldina

Im Auftrage des Präsidiums herausgegeben von

HARALD ZUR HAUSEN

Vizepräsident der Akademie

| NEUE FOLGE | NUMMER 369 | BAND 105 |

Altern und Gesundheit

Herausgegeben von:

Kurt KOCHSIEK (Würzburg)

Mit 46 Abbildungen und 18 Tabellen

Deutsche Akademie der Naturforscher Leopoldina, Halle (Saale) 2009
Wissenschaftliche Verlagsgesellschaft mbH Stuttgart

Redaktion: Dr. Michael Kaasch und Dr. Joachim Kaasch

Die Schriftenreihe Nova Acta Leopoldina erscheint bei der Wissenschaftlichen Verlagsgesellschaft mbH, Stuttgart, Birkenwaldstraße 44, 70191 Stuttgart, Bundesrepublik Deutschland. Jedes Heft ist einzeln käuflich!

Die Schriftenreihe wird gefördert durch das Bundesministerium für Bildung und Forschung sowie das Kultusministerium des Landes Sachsen-Anhalt.

Bibliografische Information Der Deutschen Nationalbibliothek
Die Deutsche Nationalbibliothek verzeichnet diese Publikation in der Deutschen Nationalbibliografie;
detaillierte bibliografische Daten sind im Internet über http//dnb.ddb.de abrufbar.

Alle Rechte, auch die des auszugsweisen Nachdruckes, der fotomechanischen Wiedergabe und der Übersetzung, vorbehalten.
Die Wiedergabe von Gebrauchsnamen, Handelsnamen, Warenbezeichnungen und dgl. in diesem Heft berechtigt nicht zu der Annahme, dass solche Namen ohne weiteres von jedermann benutzt werden dürfen. Vielmehr handelt es sich häufig um gesetzlich geschützte eingetragene Warenzeichen, auch wenn sie nicht eigens als solche gekennzeichnet sind.

© 2009 Deutsche Akademie der Naturforscher Leopoldina e. V.
06019 Halle (Saale), Postfach 11 05 43, Tel. + 49 3 45 4 72 39 34
Hausadresse: 06108 Halle (Saale), Emil-Abderhalden-Straße 37
Herausgeber: Prof. Dr. Dr. h. c. mult. Harald zur Hausen, Vizepräsident der Akademie
Printed in Germany 2009
Gesamtherstellung: Druckhaus Köthen GmbH
ISBN: 978-3-8047-2548-5
ISSN: 0369-5034
Gedruckt auf chlorfrei gebleichtem Papier, hergestellt aus Holz aus ökologisch kontrollierter Forstwirtschaft

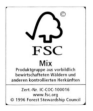

Inhalt

KOCKA, Jürgen, und STAUDINGER, Ursula M.: Vorwort 7

KOCHSIEK, Kurt: Einleitung: Altern und Gesundheit 9

Tagung: „Körper, Geist, Gesundheit, Hirn"

KOCHSIEK, Kurt, und GIESELMANN, Gisela: Tagungsprotokoll 15

KOCHSIEK, Kurt: Eckpunkte für Empfehlungen 53

Biologisches Altern

WICK, Georg: Altern des Immunsystems 61

FALKENBURGER, Björn: Das auf der Spitze stehende Dreieck: Gemeinsamkeiten und Unterschiede zwischen Altern und neurodegenerativen Erkrankungen 67

Gesundes Altern im sozialen Kontext

STEINHAGEN-THIESSEN, Elisabeth: Betriebliche Gesundheitsförderung und Prävention 77

WURM, Susanne, ENGSTLER, Heribert, und TESCH-RÖMER, Clemens: Ruhestand und Gesundheit 81

SCHULZ, Ralf-Joachim, KURTAL, Hanife, und STEINHAGEN-THIESSEN, Elisabeth: Rehabilitative Versorgung alter Menschen 193

Hohes Alter und würdiges Lebensende

KOCHSIEK, Kurt: Hochaltrigkeit oder viertes Alter 227

BALTES, Paul B.: Das hohe Alter – Mehr Bürde oder Würde 241

BECKER, Ulrich, und LAUERER, Luise: Autonomie am Lebensende – zum Stand der gegenwärtigen Diskussion um die Patientenverfügungen aus rechtlicher Sicht 247

LANG, Frieder R., und WAGNER, Gert G.: Patientenverfügungen in Deutschland: Bedingungen für ihre Verbreitung und Gründe der Ablehnung 283

Vorwort

Die Deutsche Akademie der Naturforscher Leopoldina und die Deutsche Akademie für Technikwissenschaften acatech gründeten im Januar 2006 eine gemeinsame interdisziplinäre Arbeitsgruppe zum Thema „Chancen und Probleme einer alternden Gesellschaft. Die Welt der Arbeit und des lebenslangen Lernens". Ihr Auftrag war es, im Verlauf von drei Jahren, auf der Grundlage der besten verfügbaren wissenschaftlichen Evidenz, öffentliche Empfehlungen zum Thema zu erarbeiten, die es erleichtern würden, die Chancen der im letzten Jahrhundert erheblich gestiegenen Lebenserwartung – die „gewonnenen Jahre" – vernünftig zu nutzen und mit den Herausforderungen des demographischen Alterns klug umzugehen, insbesondere in Deutschland. Der Initiator der Arbeitsgruppe war Paul B. Baltes (†), langjähriger Direktor am Max-Planck-Institut für Bildungsforschung Berlin und Vizepräsident der Leopoldina. Der renommierte Psychologe begründete die Berliner Altersstudie (BASE) und war einer der bedeutendsten Altersforscher weltweit.

Zu der mit finanzieller Unterstützung der Jacobs Foundation Zürich arbeitenden Akademiengruppe Altern in Deutschland (www.altern-in-deutschland.de) – so zuletzt ihre Bezeichnung – gehörten als Mitglieder insgesamt 31 Wissenschaftlerinnen und Wissenschaftler aus den folgenden Disziplinen: Medizin, Neurowissenschaft, Sportwissenschaft, Ökonomie, Psychologie, Geschichtswissenschaft, Rechtswissenschaft, Philosophie, Soziologie, Politikwissenschaft, Betriebswirtschaft, Geographie und den Technikwissenschaften. Einschlägige Erfahrungen wurden von mitarbeitenden Praktikern aus verschiedenen Lebensbereichen eingebracht. Sechs Nachwuchswissenschaftler und -wissenschaftlerinnen arbeiteten mit, leisteten wichtige Beiträge und hatten Gelegenheit, ihre Qualifikation zu fördern. Der Sozialhistoriker Jürgen Kocka war der Sprecher, die psychologische Altersforscherin Ursula M. Staudinger die Stellvertretende Sprecherin.

Die Akademiengruppe legt ihre Empfehlung unter dem Titel „Gewonnene Jahre" im März 2009 der Öffentlichkeit vor. Die Empfehlung ist das kurz und bündig formulierte Ergebnis einer dreijährigen Arbeit, zu der acht Tagungen gehörten. In diesen wurden die wissenschaftlichen Befunde gesichtet und die Elemente der Empfehlung entwickelt. An den Konferenzen nahmen neben den Mitgliedern der Gruppe jeweils weitere Wissenschaftler und Wissenschaftlerinnen als Referenten und Gäste teil. Die Konferenzen beschäftigten sich mit den Themen: „Altern, Arbeit und Betrieb" (Backes-Gellner), „Körper, Geist, Gesundheit, Hirn" (Kochsiek), „Produktivität, Wettbewerbsfähigkeit und Humankapital in alternden Gesellschaften" (Börsch-Supan, Wagner), „Altern, Stadtentwicklung und Umwelt" (Hüttl, Müller), „Bilder des Alterns im Wandel" (Ehmer, Höffe), „Altern, Bildung und lebenslanges Lernen" (Staudinger), „Altern, Familie, Zivilgesellschaft und Politik" (Kocka, Kohli, Streeck), und „Altern, Technik, Produkte, Dienstleistungen" (Lindenberger, Nehmer, Steinhagen-Thiessen).

Vorwort

Die acht Tagungen werden in ihrem Verlauf und ihren Ergebnissen in acht „Materialienbänden" dokumentiert. Herausgegeben werden sie jeweils von den Mitgliedern der Akademiengruppe, die für die Vorbereitung und Leitung der jeweiligen Tagung besonders verantwortlich waren. Ende März 2009 werden im gleichen Verlag auch die Empfehlungen der Akademiengruppe veröffentlicht.

Der folgende Band dokumentiert u. a. die Tagung, die zum Thema „Körper, Geist, Gesundheit, Hirn" unter der Leitung von Kurt Kochsiek (Würzburg) vom 25. bis 27. Mai 2006 auf Schloss Marbach bei Öhningen stattfand. Auf dieser Tagung wurden die vielfältigen, mit zunehmendem Alter einhergehenden gesundheitlichen Probleme und ihre Rückwirkungen auf das Individuum, die Gesellschaft, den Arbeitsmarkt und die Versorgungssysteme diskutiert. Dabei nahmen die lebenslange Prävention (Ernährung, körperliche Aktivität, Vermeidung bzw. Behandlung von Risikofaktoren), aber auch die rehabilitative Versorgung alter Menschen und die betriebliche Gesundheitsförderung eine zentrale Stellung ein. Es muss aber auch gewährleistet bleiben, dass der alte Mensch Zugang zu allen medizinischen Möglichkeiten behält, die seine Lebensqualität und seine Lebensführung erleichtern. Das werden in Zukunft wahrscheinlich auch zunehmend technologische Innovationen sein. Im Vordergrund aller medizinischen Maßnahmen steht die Erhaltung der Autonomie des alten Menschen.

Besonderen Dank schuldet der Herausgeber dieses Bandes Frau Dr. G. Gieselmann, die die Tagung mit vorbereitet und an dem umfangreichen Protokoll beteiligt war und seiner Sekretärin Frau T. Karl, ohne deren tatkräftiger Hilfe dieser Band nicht hätte erscheinen können.

Jürgen Kocka
Ursula M. Staudinger

Einleitung: Altern und Gesundheit

Kurt Kochsiek (Würzburg)

Der im ersten Abschnitt der Materialiensammlung zusammengefasste ausführliche Bericht über die Tagung „Körper, Geist, Gesundheit, Hirn" wurde in den Abschnitten „Biologisches Altern", „Gesundes Altern im sozialen Kontext" und „Gesundes Altern im sozialen Kontext" durch einige Beiträge ergänzt, in denen die engere Thematik aus weiteren medizinischen, sozialen und ethischen Perspektiven dargestellt wird.

Im Abschnitt über das „Biologische Altern" wird die zentrale Stellung des Immunsystems bei der allgemeinen Infektabwehr, die Zunahme von Autoimmunerkrankungen und der kontinuierliche Anstieg von malignen Erkrankungen im Alter von dem ausgewiesenen Kenner dieser Thematik Professor Dr. Georg Wick, Mitglied der Akademiengruppe, dargestellt. Björn Falkenburger, ein Juniormitglied der Akademiengruppe, referiert über die im Alter zunehmenden neurodegenerativen Erkrankungen mit ihren Schwierigkeiten bei der Abgrenzung vom „noch Normalen" zum Pathologischen.

Der Abschnitt „Gesundes Altern im sozialen Kontext" wird von der anerkannten Geriaterin Frau Professor Dr. Elisabeth Steinhagen-Thiessen, Mitglied der Akademiengruppe, mit einem dringlichen Appell für die Etablierung von betrieblicher Gesundheitsförderung und Prävention eingeleitet. In diesem Zusammenhang spricht sie von einer „unternehmerischen Investition in die Zukunft". Daran schließt sich eine umfassende Untersuchung von Susanne Wurm, Heribert Engstler und Professor Dr. Clemens Tesch-Römer über die Zusammenhänge von Gesundheit und Ruhestand an. Grundsätzlich ist der Übergang vom Erwerbsleben in den gesetzlichen Ruhestand sowohl für Männer wie für Frauen nicht mit gesundheitlichen Nachteilen verbunden. Allerdings kann ein vorzeitiger Ruhestand, abhängig von seiner Verursachung, mit gesundheitlichen Problemen belastet sein. Die Ergebnisse dieser Studie aus dem Deutschen Zentrum für Altersfragen geben erschöpfend Auskunft über die gesundheitlichen und sozialen Probleme, die mit dem vorzeitigen und dem regulären sowie dem gewollten und dem ungewollten Übertritt in den Ruhestand verbunden sind. Abgeschlossen wird dieser Abschnitt durch einen Beitrag des anerkannten klinischen Geriaters Professor Dr. Ralph-Joachim Schulz und seiner Mitarbeiter über die Prinzipien und die Ziele der geriatrischen Rehabilitation sowie die Indikation und die Formen der Rehabilitation alter Menschen. Während die geriatrische Rehabilitation bundesweit bereits erfolgreich implementiert ist, steckt der präventive Ansatz noch in den Anfängen. Aber gerade die präventive Rehabilitation hilft, den Schweregrad von den im Alter zunehmenden chronischen, d.h. nicht ausheilenden, Erkrankungen zu vermindern, bzw. ihre Manifestation zu verzögern, d. h. die Krankheitsphase vor dem Lebensende zu „komprimieren".

Im abschließenden Abschnitt über „Hohes Alter und würdiges Lebensende" gibt der Herausgeber in dem Beitrag zu „Hochaltrigkeit und viertem Alter" einen Überblick über die mit dem Altern zunehmenden gesundheitlichen Probleme und ihre unterschiedlichen Auswirkungen auf Lebensqualität und Lebensführung alter Menschen. Die modernen medizinischen Möglichkeiten können viele Beschwernisse erleichtern und lindern, deshalb nimmt die Inanspruchnahme medizinischer Betreuung im Alter kontinuierlich zu. Eine besondere, bisher ungelöste Herausforderung ist die Zunahme der Demenzerkrankungen mit hohen Anforderungen an die Pflege, die immer noch überwiegend von Angehörigen der betroffenen Patienten geleistet wird. Es ist fraglich, ob die familiären Strukturen so stabil bleiben, dass dies auch in Zukunft so sein wird. In dem hier erneut abgedruckten Essay des unvergessenen Alterswissenschaftlers Professor Dr. Paul B. BALTES (†) „Das hohe Alter – Mehr Bürde oder Würde" wird das Potential und die Plastizität des sogenannten „Dritten Alters" – etwa bis zum 75.–80. Lebensjahr – positiv und durch Trainingsmaßnahmen sogar weiter entwicklungsfähig beurteilt. Dagegen wird das „Vierte Alter" – etwa ab dem 80. Jahr – zunehmend von der biologischen Unfertigkeit des Menschen dominiert. „Der Körper wird zu einer Hypothek des Geistes." Diese Lebensjahre können zunehmend zu einer Bürde werden. Die späten Lebensjahre und die Erhaltung der menschlichen Würde sind eine Herausforderung an die wissenschaftliche Forschung, die in Zukunft jede Förderung verdient.

Die nachfolgenden Kapitel befassen sich mit der Wahrung des Selbstbestimmungsrechtes und der Autonomie alter, nicht mehr entscheidungsfähiger Patienten. Hier besteht für Ärzte und Pflegepersonal eine erhebliche Rechtsunsicherheit die im Beitrag über „Autonomie und Lebensende" von den Juristen Professor Dr. Ulrich BECKER und Luise LAUERER umfassend dargestellt wird. Es wird eine baldige gesetzliche Regelung gefordert, die der medizinischen und ethischen Problematik gerecht wird, damit zukünftig die Betreuung alter Menschen am Lebensende auf einer sicheren rechtlichen Grundlage steht. Insbesondere muss die rechtliche Stellung einer Patientenverfügung oder einer Vorsorgevollmacht gesichert sein.

Im letzten Kapitel wird von Professor Dr. Frieder R. LANG und Professor Dr. Gert G. WAGNER, Mitglied der Akademiengruppe, die sehr unterschiedliche Akzeptanz der Patientenverfügung innerhalb der deutschen Bevölkerung analysiert. Verständlicherweise befassen sich vor allem ältere Menschen mit der Möglichkeit, in einer Patientenverfügung oder einer Vorsorgevollmacht ihr Selbstbestimmungsrecht wahrzunehmen. Aber auch das Miterleben des Sterbens eines Angehörigen oder Bekannten veranlasst viele Menschen, sich mit dem Selbstbestimmungsrecht und den Fragen der eigenen Behandlungspräferenzen am Lebensende zu befassen. Die Studie zeigt, dass die Wahrung des Selbstbestimmungsrechtes am Lebensende weniger eine medizinisch-ärztliche, vielmehr vor allem eine gesamt-gesellschaftliche Aufgabe ist.

Literatur

BALTES, P. B.: Das hohe Alter – Mehr Bürde oder Würde. In: KOCHSIEK, K. (Ed.): Altern und Gesundheit (Altern in Deutschland Bd. 7). Nova Acta Leopoldina NF Bd. *105*, Nr. 369, 241–246 (2009)

BECKER, U., und LAUERER, L.: Autonomie am Lebensende – zum Stand der gegenwärtigen Diskussion um die Patientenverfügungen aus rechtlicher Sicht. In: KOCHSIEK, K. (Ed.): Altern und Gesundheit (Altern in Deutschland Bd. 7). Nova Acta Leopoldina NF Bd. *105*, Nr. 369, 247–281 (2009)

FALKENBURGER, B.: Das auf der Spitze stehende Dreieck: Gemeinsamkeiten und Unterschiede zwischen Altern und neurodegenerativen Erkrankungen. In: KOCHSIEK, K. (Ed.): Altern und Gesundheit (Altern in Deutschland Bd. 7). Nova Acta Leopoldina NF Bd. *105*, Nr. 369, 67–74 (2009)
KOCHSIEK, K., und GIESELMANN, G.: Tagungsprotokoll. In: KOCHSIEK, K. (Ed.): Altern und Gesundheit (Altern in Deutschland Bd. 7). Nova Acta Leopoldina NF Bd. *105*, Nr. 369, 15–51 (2009a)
KOCHSIEK, K.: Hochaltrigkeit oder viertes Alter. In: KOCHSIEK, K. (Ed.): Altern und Gesundheit (Altern in Deutschland Bd. 7). Nova Acta Leopoldina NF Bd. *105*, Nr. 369, 227–239 (2009b)
LANG, F. R., und WAGNER, G. G.: Patientenverfügungen in Deutschland: Bedingungen für ihre Verbreitung und Gründe der Ablehnung. In: KOCHSIEK, K. (Ed.): Altern und Gesundheit (Altern in Deutschland Bd. 7). Nova Acta Leopoldina NF Bd. *105*, Nr. 369, 283–302 (2009)
SCHULZ, R.-J., KURTAL, H., und STEINHAGEN-THIESSEN, E.: Rehabilitative Versorgung alter Menschen. In: KOCHSIEK, K. (Ed.): Altern und Gesundheit (Altern in Deutschland Bd. 7). Nova Acta Leopoldina NF Bd. *105*, Nr. 369, 193–224 (2009)
STEINHAGEN-THIESSEN, E.: Betriebliche Gesundheitsförderung und Prävention. In: KOCHSIEK, K. (Ed.): Altern und Gesundheit (Altern in Deutschland Bd. 7). Nova Acta Leopoldina NF Bd. *105*, Nr. 369, 77–80 (2009)
WICK, G.: Altern des Immunsystems. In: KOCHSIEK, K. (Ed.): Altern und Gesundheit (Altern in Deutschland Bd. 7). Nova Acta Leopoldina NF Bd. *105*, Nr. 369, 61–65 (2009)
WURM, S., ENGSTLER, H., und TESCH-RÖMER, C.: Ruhestand und Gesundheit. In: KOCHSIEK, K. (Ed.): Altern und Gesundheit (Altern in Deutschland Bd. 7). Nova Acta Leopoldina NF Bd. *105*, Nr. 369, 81–192 (2009)

Prof. em. Dr. Dr. h. c. mult. Kurt KOCHSIEK
Mittlerer Neubergweg 34
97074 Würzburg
Bundesrepublik Deutschland
Tel.:   +49 931 71 29 8
Fax: +49 931 71 27 2
E-Mail: k.kochsiek@web.de

Tagung: „Körper, Geist, Gesundheit, Hirn"

Tagungsprotokoll

Kurt Kochsiek und Gisela Gieselmann (Würzburg)

Mit 16 Abbildungen

Zusammenfassung

Als ein wesentliches Ergebnis der Tagung „Körper, Geist, Gesundheit, Hirn" muss die große Bedeutung der Primärprävention für ein „gesundes" Altern herausgestellt werden. Diese Primärprävention umfasst eine lebenslange, regelmäßige körperliche Aktivität, zu der eine öffentliche Förderung des Breitensportes beitragen kann, eine „gesunde" Ernährung mit der Vermeidung von Übergewicht, der Verzicht auf Rauchen und Mäßigung im Genuss von Alkohol. Die Erziehung zu dieser Primärprävention und damit zur Eigenverantwortung sollte schon im Kindesalter im Elternhaus, im Kindergarten und in der Schule beginnen und dann lebenslang fortgesetzt und von der öffentlichen Hand unterstützt werden. In der Gesellschaft muss für die Bedeutung dieser lebenslangen präventiven Maßnahmen ein Bewusstsein entwickelt werden. Die Medizin kann durch Schutzimpfungen, Therapie von Risikofaktoren und andere Vorsorgemaßnahmen zu dieser Prävention beitragen.

Wegen der besonderen medizinischen Probleme bei der Betreuung alter Patienten muss das Fach Geriatrie in Studium und Weiterbildung einen breiteren Raum finden. Eine besondere Problematik in der Altersmedizin ist die Multimorbidität. Da es sich dabei in der Regel um chronische Krankheiten ohne Aussicht auf Ausheilung handelt, ist in jedem Einzelfall über die Notwendigkeit von aufwendiger Diagnostik und Therapie zu entscheiden. Dabei haben funktionelle Gesichtspunkte und die Lebensqualität im Vordergrund zu stehen, nicht ausschließlich die Lebensverlängerung. Jedoch ist immer, allerdings mit großen individuellen Unterschieden, die große Variabilität und Plastizität des Alternsprozesses zu berücksichtigen. Neben der medizinischen Betreuung sind hierfür die Sozialisation und die Einbindung alter Menschen in die Gesellschaft von herausragender Bedeutung. Für Medizin und Gesellschaft hat die Bewahrung der Autonomie des alten Menschen die höchste Priorität. Hierfür müssen entsprechende Rehabilitationseinrichtungen zur Verfügung stehen. Ein ungelöstes Problem im dritten und besonders im vierten Alter ist die Zunahme der Demenzerkrankungen. Jeder Dritte der über 90-Jährigen ist heute bereits daran erkrankt. Die Betreuung dieser Patienten, die heute noch überwiegend durch Angehörige, Bekannte und/oder professionelle Pflegeeinrichtungen ambulant erfolgt, wird die Gesellschaft zukünftig vor große, bisher ungelöste Aufgaben stellen. Hier besteht ein großer medizinischer und soziologischer Forschungsbedarf, der großzügige öffentliche Unterstützung beanspruchen wird.

Medizin und Gesellschaft sollten gemeinsam bestrebt sein, eine „Kompression der Morbidität" zu erreichen, d. h. die unvermeidliche Manifestation von Krankheiten und funktionellen Beeinträchtigungen am Lebensende zeitlich zu komprimieren, und damit die durch Krankheit und Behinderung eingeschränkte Lebenszeit zu verkürzen. Erste klinische Studien scheinen diesen hypothetischen Ansatz zu bestätigen.

Zur Länge der Lebensarbeitszeit sind aus medizinischer Sicht keine generellen Angaben möglich. Sie wird von der Art der Tätigkeit – körperlich belastend, weniger belastend, überwiegend geistig usw. – und von dem individuell unterschiedlich ausgeprägten Alternsprozess der einzelnen Arbeitnehmer determiniert. Hier müssen variable Regelungen gefunden werden. Ein alterszeitgerechter Übergang in den Ruhestand ist nicht mit gesundheitlichen Nachteilen verbunden. Dagegen geht ein vorzeitiger, unfreiwilliger Übergang in den Ruhestand, z. B. durch Werkschließung, relativ häufig mit gesundheitlichen Benachteiligungen, vor allem psychosozialen Störungen, einher.

Für die Medizin am Lebensende bestehen zahlreiche rechtlich ungelöste Probleme und damit eine ausgeprägte Rechtsunsicherheit, die die ärztliche Tätigkeit belastet. Inwieweit diese durch eine sogenannte Patientenverfügung, mit der der Patient sein Selbstbestimmungsrecht auch im Falle einer Entscheidungsunfähigkeit wahrnehmen kann, geklärt werden, ist bisher noch nicht rechtsverbindlich gelöst. Für den Gesetzgeber besteht hier ein dringender Handlungsbedarf.

Abstract

One of the major outcomes of the Meeting "Body, Mind, Health and Brain" was the recognition of the important relationship between lifestyle primary prevention and continuing good health in old age. In this respect, the most relevant factors include lifelong physical exercise (encouraged by the promotion of mass sports), a healthy diet for the prevention of obesity, abstention from smoking and moderation in the consumption of alcohol. The development of this healthy lifestyle should be encouraged in childhood by parents, in the nursery and in the school, and continued throughout life with the support of public funds. The importance of primary prevention choices also has to be recognized by the individual (self-awareness) and within society as a whole. The medical profession can support these preventive measures by vaccination, advice on risk modification, and other measures.

In view of the specific medical issues regarding the care of the elderly, the discipline of geriatrics should be given a more prominent position in the training and continuing education of the medical professions. A particular problem in the care of the elderly is the phenomenon of multiple, generally incurable, chronic diseases or multimorbidity. Especially in this age group, the need for extensive diagnostic and therapeutic interventions should be carefully, and individually, considered and the quality of life should be balanced with the question of longevity. Moreover, the significant plasticity in the individual aging process should always be kept in mind. Alongside these medical needs, the socialisation and integration of the elderly within society is of paramount importance. For both the medical professions and for society, the highest priority is to maintain the autonomy or self-sufficiency of elderly. To this end, rehabilitation infrastructures have to be provided. An unresolved problem, in particular in the age group of 60 and more, is senile dementia, which affects more than one third of all people over 90 years of age. The care of these patients, which at the moment is largely done by relatives and acquaintances at home, or as outpatients at professional nursing facilities, will present society with many, as yet unresolved, tasks and responsibilities. Particularly in this area, there is a demand for more extensive research in both basic and social medicine, which will require generous financial support.

Medicine and society should aim to achieve a "Compression in Morbidity". That is, to reduce the length of time that the elderly have to confront illness and functional impairment. Preliminary clinical studies have already supported the validity of this concept.

From a medical point of view, it is not possible to state how long an individual should continue to work. In each case, this will depend upon the nature of the job, the degree of physical or psychological demands, and the specific course of the aging process. There is clearly a need for flexibility in this regard. Retirement at the right time does not result in any medical consequences but forced retirement before, or after, the optimal time point is often accompanied by detrimental health problems, particularly psychosocial disturbances.

The medical care of the elderly is confronted and encumbered with many unresolved problems, including issues of legality. The degree to which these issues can be resolved by the so-called "living will" (in German, Patientenverfügung), whereby the patient may retain the right to self-determination even when his or her judgement is impaired, has not yet been satisfactorily addressed. The clarification of such issues is an important task for both governments and the legislature.

1. Altern: Gewinne und Verluste von Körper und Geist

In der Eingangsdiskussion, die von dem Psychologen und Altersforscher Prof. Dr. Paul B. BALTES moderiert wurde und an der die Geriaterin Prof. Dr. Elisabeth STEINHAGEN-THIESSEN, der Internist Prof. Dr. Hubert E. BLUM, der Philosoph Prof. Dr. Otfried HÖFFE und der Psychologe Prof. Dr. Ulman LINDENBERGER teilnahmen, wurde anfänglich der von Paul BALTES geprägte Begriff des „Biokulturellen Ko-Konstruktivismus" besprochen. Darunter versteht man das Zusammenwirken von Biologie, Kultur, gesellschaftlichen Institutionen und Individuum auf den gesamten Lebensverlauf. Damit sind diese Randbedingungen auch für die Entwicklungsprozesse des Alterns relevant. Während in den jüngeren Lebensjahren die Entwicklung sehr positiv verläuft, sind das Alter, besonders das sogenannte 3. Alter – etwa 65–80 Jahre – und noch mehr das 4. Alter – ab 80 Jahre – trotz vieler medizinischer Fortschritte auch weiterhin mit körperlicher Dysfunktionalität und einer hohen Prävalenz von Demenz belastet. Die mit dem Alter zunehmende Prävalenz der Demenzerkrankungen kann indirekt als ein Hinweis interpretiert werden, dass bestimmte Entwicklungen im hohen Alter schicksalhaft verlaufen und nicht durch Verhalten und gesellschaftliche Phänomene zu beeinflussen sind. Es ist aber zu berücksichtigen, dass Alter kein homogener Prozess ist. Daher muss immer nach der Veränderbarkeit, der Plastizität und den darin liegenden Entwicklungspotentialen gefragt werden. Wenn eben möglich sollte aber auch immer zu klären versucht werden, welche Bedeutung die Individualität und die individuelle Verantwortung für diesen Prozess haben.

Es wurde dann die Frage erörtert, was unter einem „erfolgreichen Altern" zu verstehen ist und wie „Gewinne und Verluste" im Alter zu definieren sind. Für die Beantwortung dieser Frage können unterschiedliche Begriffe Verwendung finden, z. B. Überleben, Genussfähigkeit, Hochleistungen, soziales Ansehen und viele mehr. Für die Moralphilosophie stellt sich allerdings diese Gewinn-Verlust-Frage nicht, weil ein „erfülltes Leben" kein Privileg des Alters ist, sondern in jeder Phase des Lebens erreicht werden kann.

Ein weiteres Thema betraf den Zusammenhang von Reifung, Seneszenz und Lernen. Das Gehirn als Quelle von Verhalten, Erleben, Erinnern und Handeln ist auf die Umwelt und gesellschaftliche Veränderungen ausgerichtet. Umgekehrt wird das Gehirn durch das eigene Handeln und die Wechselwirkungen mit der Umwelt im Sinne einer Akkumulation von Erfahrungen verändert. Dagegen kann sich der Körper mit zunehmendem Alter einerseits zu einer Hypothek, andererseits aber auch zu einem Motor entwickeln. Es bestand Einigkeit, dass körperliches Training die Alternsprozesse verlangsamt und die soziale Partizipation erhöht. Das Potential für die Lernprozesse bleibt lebenslang erhalten, so dass geistige und künstlerische Höchstleistungen, trotz nachlassender körperlicher Kräfte oder Behinderungen, möglich bleiben. So schrieb GOETHE zwischen seinem 75. und 81. Lebensjahr den 2. Teil des *Faust*, der ertaubte BEETHOVEN komponierte sein gewaltiges Spätwerk, z. B. *Missa solemnis, 9. Symphonie* usw., PICASSO war bis in sein hohes Alter von 90 Jahren ungewöhnlich produktiv.

Ein weiterer Themenkomplex umfasste die medizinischen Möglichkeiten zur Lebenserhaltung und damit -verlängerung. Dabei steht in der Geriatrie das Problem der Multimorbidität sowie Lebensqualität und weniger – wie in jungen Jahren – der alleinige kurative Ansatz im Vordergrund. Für jeden einzelnen Patienten müssen individuell erreichbare Ziele definiert werden. Daher haben alle Maßnahmen zum Erhalt der Autonomie des Patienten die höchste Priorität. Das bedeutet, dass für alle medizinischen Entscheidungen die Lebensqualität einen höheren Stellenwert besitzt als die alleinige Lebensverlängerung. Beim Vorliegen gravierender Risikofaktoren muss eine gezielte Prävention eingesetzt werden, z. B. bei einer Hypertonie als dem gefährlichsten Risikofaktor des Schlaganfalles. Durch ein aktives, multidisziplinäres Vorgehen können häufig „Gewinne" für den Patienten erzielt werden, jedoch müssen in jedem Einzelfall auch Grenzen respektiert werden, z. B. wenn die Lebensqualität Schaden nimmt. Das multidisziplinäre Vorgehen bewirkt, dass Krankheit, Gebrechen, Behinderung und psychosoziale Lebenssituation nicht getrennt, nicht isoliert gesehen werden. Durch die Medien, insbesondere das Internet, sind Patienten und Angehörige auf diese Problematik besser vorbereitet als früher, und sie können zu wichtigen Partnern bei ärztlichen Entscheidungen werden. Es ist gelegentlich nicht einfach, diese Verhaltensweisen dem oft noch jungen, wenig lebenserfahrenen Personal in geriatrischen Einrichtungen zu vermitteln. Auch wird die Geriatrie im Studentenunterricht und bei der Weiterbildung der Ärzte immer noch zu wenig berücksichtigt. Obwohl am Ende des Lebens die Balance zwischen aktivem Vorgehen und dem Unterlassen von Maßnahmen auch eine ökonomische Dimension hat, sollte die ärztliche Indikationsstellung immer führend bleiben.

Ausführlich wurde über die wichtige Frage der Prävention diskutiert. Hier gibt es zum einen die bevölkerungsorientierte Strategie und zum anderen die Hochrisikostrategie, die sich auf die Gruppe der besonders gefährdeten Patienten konzentriert. Beide Strategien sollten sinnvollerweise miteinander kombiniert werden. Trotz großer Evidenz ist es aber schwierig, insbesondere Maßnahmen der Primärprävention durchzusetzen. Primärprävention setzt Einsicht und antizipatorisches Denken voraus, was nicht sehr verbreitet ist, denn es bedeutet Verzicht oder Einschränkung ohne direkte aktuelle Beschwerden. Mit der Primärprävention sollte frühzeitig, wenn möglich schon in der Jugend, begonnen werden, aber auch in höherem Alter ist es nie zu spät. Ob durch Anreizsysteme oder Belohnungen gesundheitsförderliches Verhalten induziert werden kann, wurde kontrovers beurteilt. Es überwog die Meinung, dass man davon Abstand nehmen sollte. Es besteht auch die Gefahr der Umkehr der Beweislast, indem möglicherweise Menschen stigmatisiert werden, die im Alter erkranken.

2. Medizin des Alterns: Aufgaben, Grenzen und Perspektiven

2.1 Grenzen und Potentiale: Allgemeiner Überblick über physiologische Alterungsprozesse und Organfunktionen (Kurt Kochsiek, Würzburg)

Am Anfang des Vortrages stand die Feststellung, dass sich in den meisten westlichen Industrienationen die mittlere Lebenserwartung innerhalb eines Jahrhunderts nahezu verdoppelt hat. In erster Linie ist diese Entwicklung auf die Verbesserung der allgemeinen Lebensbedingungen (Ernährung, Hygiene, reduzierte Kindersterblichkeit, Vorbeugung gegen lebensbedrohliche Infektionen und vieles mehr) zurückzuführen. Aber auch die Fortschritte der kurativen Medizin haben Anteil daran, dies zeigt die seit der Wiedervereinigung angestiegene und mittlerweile nahezu an den Westen angepasste Lebenserwartung in den neuen Bundesländern. Das Altern lässt sich nicht auf die Veränderungen einiger weniger Parameter zurückführen, es wird vielmehr durch die Interaktion von zahlreichen intrinsischen (genetischen) und extrinsischen Faktoren (Verhalten und Umwelt) bestimmt. Dabei beträgt der Anteil der intrinsischen, d. h. genetischen Einflüsse, etwa ein Fünftel bis maximal ein Drittel. Der Einfluss der extrinsischen Faktoren ist also erheblich größer. Die Lebenserwartung ist darüber hinaus von der sozialen Schichtung abhängig. Generell gilt: Die Zugehörigkeit zu einer niedrigen sozialen Schicht ist die stärkste Einflussgröße für frühzeitige Sterblichkeit bei erwachsenen Bevölkerungsgruppen in modernen Gesellschaften.

Im Alter lässt die Wirkung der verschiedenen Kontroll-, Schutz- und Reparaturmechanismen für genetische Fehlsteuerungen nach. Dies ist wahrscheinlich der Grund, warum maligne Erkrankungen im Alter zunehmen. Dabei ist altersbereinigt über lange Zeiträume die Inzidenz von bösartigen Erkrankungen unverändert geblieben, jedoch hat sich die Präferenz des Organbefalls – bei Männern und Frauen in unterschiedlicher Weise – verändert, was auf Umwelteinflüsse rückschließen lässt. Die Zunahme des Bronchialkarzinoms bei beiden Geschlechtern ist streng mit dem Zigarettenrauchen korreliert. Die Abnahme des Magenkarzinoms in der westlichen Welt ist auf die Konservierung der Nahrungsmittel durch Tiefkühlung zurückzuführen. Bei der früheren Konservierung mittels Räuchern und Pökeln entstanden Karzinogene, die im Magen wirksam werden konnten. Dagegen ist die Zunahme des Dickdarmkarzinoms bei beiden Geschlechtern ebenso wenig geklärt wie die Zunahme des Mammakarzinoms, mit Rückgang des Uteruskarzinoms, beim weiblichen Geschlecht.

Sehr stark zugenommen haben vor allem Erkrankungen des Herz-Kreislauf-Systems, einschließlich Hypertonie und Schlaganfall, sowie Diabetes mellitus Typ II. Durch präventive Maßnahmen wie körperliche Aktivität, Therapie von Risikofaktoren und Reduktion, besser Vermeidung von Übergewicht, können diese Erkrankungen zu einem ganz erheblichen Anteil verhindert werden. Akzeptanz und Umsetzung solcher Maßnahmen sind aber zu einem beträchtlichen Anteil von der sozialen Schichtzugehörigkeit und von der Bildung abhängig. Rauchen und Übergewicht sind in den niedrigen sozialen Schichten besonders weit verbreitet.

Die Abnahme der funktionellen Kapazitäten kann im Laufe des Lebens zu Behinderungen bis zur Pflegebedürftigkeit führen. Der Verlust der Autonomie wird jedoch nur selten von einer isolierten Störung verursacht, wie z. B. beim Schlaganfall. In der Regel ist die Pflegebedürftigkeit Folge einer Summation von Gesundheitsstörungen, d. h. Folge einer Multimorbidität. Dabei gibt es große individuelle Unterschiede. Die Geschwindigkeit und das Ausmaß dieser Entwicklung sind durch zusätzliche Krankheiten, individuelle Lebensweisen, medizinische Maßnahmen sowie das Zusammenwirken dieser Faktoren, beeinflussbar. In jüngeren Jahren kommt es darauf an, die Erwerbsfähigkeit, in fortgeschrittenem Alter die Autonomie und die Lebensqualität des Patienten zu erhalten bzw. wiederherzustellen.

Gesunde Ernährung, Verzicht auf Rauchen und die Vermeidung von Übergewicht, körperliche Aktivität, mentales Training und soziale Einbindung sind die wichtigsten verhaltensbezogenen Präventivmaßnahmen, mit denen die Lebenserwartung erhöht und gleichzeitig die Manifestation einer Reihe von Alterskrankheiten, besonders von chronisch-degenerativen, d. h. nicht auszuheilenden Krankheiten, verzögert werden kann, so dass Krankheitskosten zu einem späteren Zeitpunkt und nur für kürzere Zeit anfallen (Kompression der Morbidität).

Die Abbildung 1 zeigt die Entwicklung der Lebenserwartung in Deutschland über die letzten 500 Jahre. Die rote Linie gibt an, dass um 1500 nur 50 % der Lebendgeborenen die Chance hatten, ca. 35 Jahre alt zu werden. Im Jahre 2040 (geschätzt) wird die Lebenserwartung dieser 50 % auf über 80 Jahre gestiegen sein. Unter der biologischen Annahme, dass das menschliche Leben am Ende der Reproduktionsphase, d. h. um das 50. Lebensjahr, abgeschlossen sein sollte, die blaue Linie zeigt diese Annahme, erreichten um 1500 lediglich 24 % der Lebendgeborenen diese Altersstufe, heute wären es über 80 %. Diese Kurven wurden mit häufig benutzten demographischen Standardannahmen konstruiert, deren wissenschaftliche Untermauerung jedoch nicht ausreichend ist.

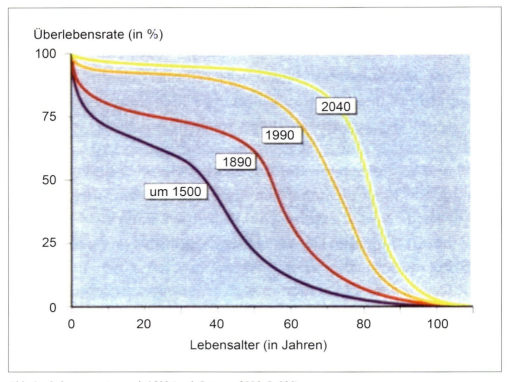

Abb. 1 Lebenserwartung seit 1500 (nach SCHMIDT 2005, S. 935)

Es ist seit langem bekannt, dass Langlebigkeit familiär gehäuft auftreten kann.[1] Wir wissen jedoch heute, dass etwa nur ein Fünftel bis ein Drittel der Varianz der Lebensspanne genetisch bedingt ist. Der größte Teil der Variabilität wird durch andere Faktoren beeinflusst: Umwelt, Verhalten und Zufall. Da Altern, im Gegensatz zu Entwicklungsprozessen, nur geringfügig durch ein genetisches Programm gesteuert wird, muss man annehmen, dass der Zufall eine wichtige Rolle spielt. Wo und wann welcher Schaden auftritt, ist nicht vorhersehbar, kann aber entscheidende Konsequenzen für den weiteren Alternsprozess haben. Die relativen Anteile von Umweltbedingungen und Zufall sind nicht bekannt.

Die Suche nach Langlebigkeitsgenen ist bisher erfolglos geblieben. Bei 100-Jährigen hat man zwar einzelne Genveränderungen, sogenannte Polymorphismen, gehäuft gefunden, die Penetranz dieser Polymorphismen ist aber sehr schwach. Man vertritt heute die Vorstellung, dass die Wechselwirkung einer größeren Menge von Genen untereinander und mit Umwelteinflüssen das Altern bestimmt. Ob diese größere Menge Dutzende, Hunderte oder Tausende von Genen beinhaltet, ist gegenwärtig umstritten.

In Abbildung 2 ist die durchschnittliche Lebenserwartung von 15-Jährigen in verschiedenen sozialen Schichten bei Männern und Frauen in Großbritannien in drei sequentiellen

---

1 Die menschliche Lebensspanne ist zu 20–33 % durch Vererbung bestimmt; populations- und molekulargenetische Modellstudien haben eine Reihe von Kandidatengenen identifiziert (SCHMIDT 2005, S. 936).

Tagungsprotokoll

Beobachtungszeiträumen dargestellt. Menschen mit einem hohen sozialen Status haben die längste Lebenserwartung, die auch von 1977 bis 1991 kontinuierlich zunimmt. Mitglieder der niedrigsten sozialen Schicht haben nicht nur eine deutlich geringere Lebenserwartung, vielmehr ist bei Männern und Frauen die Lebenserwartung von 1982 bis 1991 sogar leicht rückläufig. Generell gilt: Eine niedrige soziale Schichtzugehörigkeit ist die stärkste einzelne Einflussgröße für frühzeitige Sterblichkeit bei erwachsenen Bevölkerungsgruppen in modernen Gesellschaften.

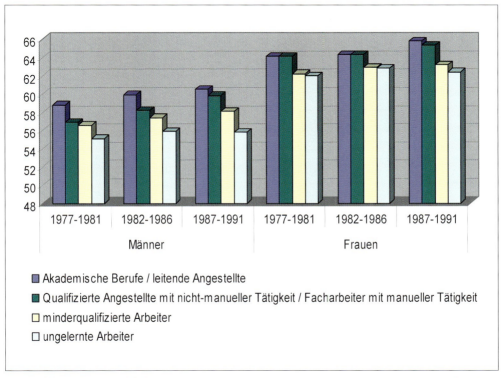

Abb. 2 Durchschnittliche Lebenserwartung nach sozialer Schicht (im Alter von 15 Jahren). (Quelle: Social Determinants of Health. Oxford University 1999)

Die Abbildung 3 zeigt den Altersaufbau der Bevölkerung Deutschlands 1999 und 2020 (geschätzt). Auf der rechten Seite erkennt man, dass ab dem 50. Lebensjahr noch eine „physiologische" Alterspyramide besteht, dagegen wird der 50-jährige „Unterbau" immer schmaler. Es ist zu Recht darauf hingewiesen worden, dass es nicht zutrifft, von einer Überalterung der Gesellschaft zu sprechen, da es sich in Wirklichkeit um eine „Entjüngung" handelt. Dies zu ändern ist eine Aufgabe der Gesellschaft und der Politik, aber nicht der Medizin.

WEILAND und Mitarbeiter haben kürzlich im Deutschen Ärzteblatt eine bemerkenswerte Studie über die Größenordnung der Determinanten und die Perspektiven für die Zunahme der Lebenserwartung publiziert (WEILAND et al. 2006).

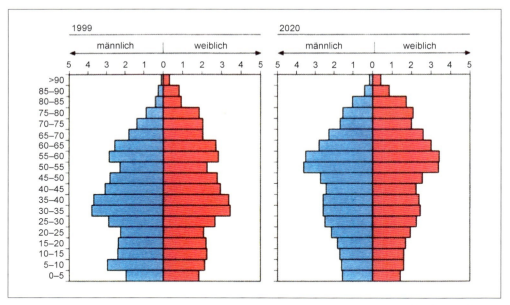

Abb. 3 Altersaufbau der Bevölkerung Deutschlands 1999 und 2020 (Quelle: Statistisches Bundesamt 2000)

In Abbildung 4, die auf Untersuchungen von OEPPEN und VAUPEL vom Rostocker Max-Planck-Institut für demographische Forschung zurückgeht, ist, getrennt nach Männern und Frauen, die jeweils höchste Lebenserwartung in unterschiedlichen Ländern dargestellt. Die ab 1960 durchgezogene Kurve zeigt, dass Deutschland nicht zu den Ländern mit der höchsten Lebenserwartung zählt. Bemerkenswert ist, dass die Lebenserwartung von wenigen Jahren abgesehen, über den gesamten Zeitraum konstant und nahezu linear ansteigt. Die Darstellung beginnt 1840, d. h. schon Jahrzehnte vor der Entwicklung der modernen Medizin, und es ist interessant, dass die großen Fortschritte in der Medizin, z. B. die Prävention durch Schutzimpfungen, das Zurückdrängen der Infektionskrankheiten, die großartigen Leistungen der kurativen Medizin, den kontinuierlichen Anstieg der Lebenserwartung, nicht beeinflusst haben. Dagegen ist der Einbruch um 1920 ohne Zweifel auf die damals grassierende Grippeepidemie mit weltweit einigen 'zig Millionen Toten zurückzuführen. Die Kurve zeigt, dass unter optimaler Ausnutzung der jeweils gegebenen wirtschaftlichen, politischen und sozialen Umstände die Lebenserwartung um etwa 2,3 Jahre pro Dekade angestiegen ist.

Abbildung 5 zeigt die durchschnittliche Lebenserwartung von Männern und Frauen in Deutschland seit 1980. Diese Abbildung aus der Publikation von WEILAND und Mitarbeitern (WEILAND et al. 2006) demonstriert ein natürliches Experiment, nämlich die Entwicklung der Lebenserwartung in den alten und den neuen Bundesländern zwischen 1990 und 2002. Im Jahre der Wiedervereinigung 1990 war die Lebenserwartung der ostdeutschen Männer 3,5 Jahre und der ostdeutschen Frauen 2,8 Jahre niedriger als im Westen. Dieser Unterschied hat sich innerhalb von 10 Jahren nahezu ausgeglichen. In den neuen Bundesländern ist also innerhalb von nur 10 Jahren die mittlere Lebenserwartung von Frauen und Männern um über 3 Jahre angestiegen, ob durch eine bessere medi-

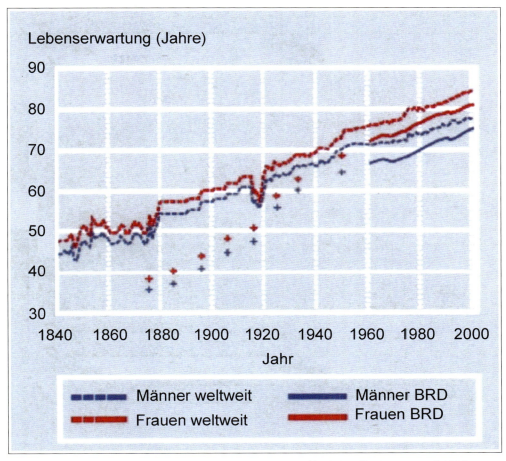

Abb. 4 Entwicklung der Lebenserwartung weltweit und in Deutschland. (Quelle: WEILAND et al. 2006)

zinische Versorgung oder die Verbesserung der sozioökonomischen Verhältnisse kann nicht entschieden werden.

Abbildung 6 zeigt die altersphysiologischen Veränderungen verschiedener Organsysteme. Die Geschwindigkeit des Alternsprozesses verläuft in den einzelnen Organsystemen nicht parallel. Die Abnahme der Organfunktionen macht sich primär nur unter Belastungsbedingungen bemerkbar, man spricht von einer eingeschränkten Organreserve. Die Abbildung lässt erkennen, dass die Nervenleitgeschwindigkeit, als ein willkürlicher Parameter der Funktion des Nervensystems, im Laufe des Lebens nur geringfügig abfällt. Auch der Herzmuskel und die periphere Muskulatur altern langsam, jedoch kommt es zu einer deutlichen Reduktion der Muskelmasse, vor allem der peripheren Muskulatur, mit konsekutivem Leistungsabfall. Dagegen nehmen die Lungenfunktion und vor allem die Nierenfunktion deutlich schneller ab. Die Abnahme der Nierenfunktion spielt für die Pharmakotherapie des alten Patienten eine wichtige Rolle.

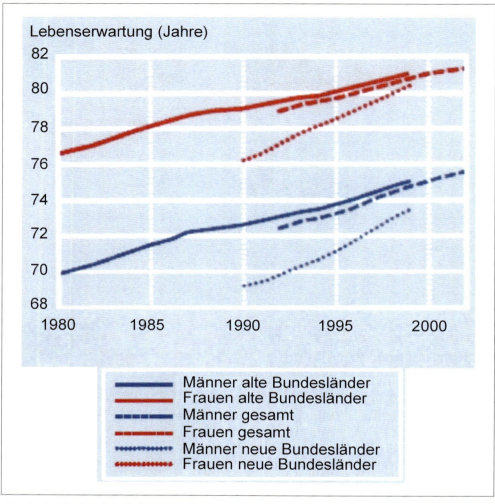

Abb. 5 Durchschnittliche Lebenserwartung von Männern und Frauen in Deutschland seit 1980. (Quelle: WEILAND et al. 2006)

Über die zellulären und molekularen Ursachen des Alterns wissen wir relativ wenig. Dazu gehören:

– antioxidative Schutzmechanismen;
– telomervermittelte zelluläre Seneszenz;
– Akkumulation falsch prozessierter oder geschädigter Proteine;
– Akkumulation von Mutationen, speziell in der mitochondrialen DNA;
– Modifikation hormoneller Stoffwechselregulation.

Die komplexität des Alterns ist ganz wesentlich durch die vielfachen Interaktionen zwischen diesen Mechanismen bestimmt (SCHMIDT 2005, S. 939). Die Wissenschaft beschäftigt

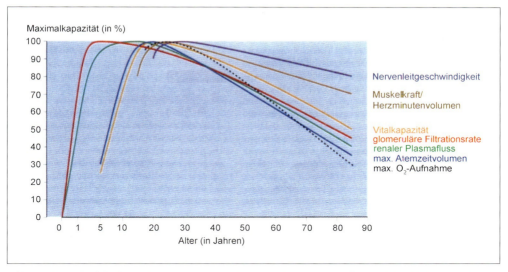

Abb. 6 Altersphysiologische Veränderungen verschiedener Organsysteme. Quelle: SCHMIDT 2005, S. 940)

sich damit erst seit relativ kurzer Zeit. Es ist bekannt, dass antioxidative Schutzmechanismen im Alter abnehmen. Im Stoffwechsel aller Zellen entstehen ununterbrochen hoch reaktive Sauerstoffverbindungen, die in geringen Konzentrationen wichtige Funktionen ausüben, die jedoch die Zellstrukturen schädigen, wenn sie im Übermaß vorhanden sind. Innerhalb einer gesunden Zelle existieren zahlreiche sogenannte antioxidative Schutzmechanismen, die eine Kumulation dieser sogenannten Sauerstoffradikale verhindern. Die Wirkung dieser Schutzmechanismen lässt im Alter nach, so dass es zu einer Kumulation dieser Sauerstoffradikale kommt mit Beeinträchtigung aller Zellfunktionen.

Bei jeder Zellteilung verkürzen sich die Endstücke der Chromosomen, die sogenannten Telomeren, was durch ein bestimmtes Enzym, die Telomerase, verhindert wird. Im Alter ist die Aktivität dieses Enzyms rückläufig.

Abbildung 7 zeigt die Korrelation von antioxidativem Schutz und Lebensspanne. Dieses Diagramm weist aus, dass die antioxidativen Schutzmechanismen eng mit der Lebenserwartung von Säugetieren korreliert sind. Bei geringem antioxidativem Schutz ist die Lebensspanne kurz, ist er dagegen stark ausgeprägt, findet sich eine lange Lebenserwartung. Beim Menschen ist diese fast doppelt so lang wie bei unseren nächsten biologischen Verwandten, Schimpansen und Gorilla. Die antioxidativen Schutzmechanismen des Menschen sind etwa doppelt so groß, dem entspricht eine Verdoppelung der Lebenserwartung.

Durch zahlreiche, bisher nicht verstandene Stoffwechselveränderungen, kann es zur Akkumulation geschädigter Proteine innerhalb der Zelle kommen, was mit einer Funktionsstörung bis zum Funktionsverlust einhergehen kann. Kommt es zu einer Akkumulation von Mutationen, d.h. einer Veränderung des genetischen Materials, kann sich ein bösartiger Tumor entwickeln. Insgesamt gilt: Das Altern lässt sich nicht auf die Veränderung einiger weniger Parameter zurückführen, das Altern ist vielmehr ganz wesentlich durch die vielfachen Interaktionen zwischen sehr unterschiedlichen Mechanismen bedingt. Zu den Organveränderungen im Alter gehören nach SCHMIDT (2005, S. 943, modifiziert) z. B.:

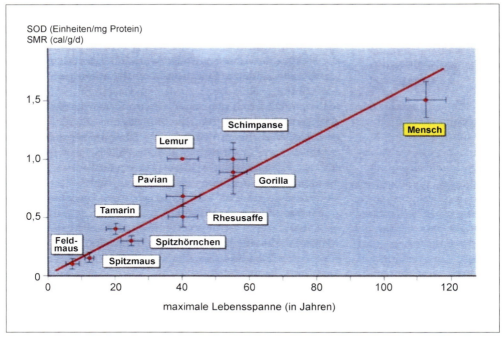

Abb. 7   Korrelation von antioxidativem Schutz und Lebensspanne. (Quelle: SCHMIDT 2005, S. 938)

– *Herz*: Funktionelle Veränderungen am Herzen führen zu verminderter körperlicher Belastbarkeit. Strukturelle Schädigungen an den glatten Gefäßmuskelzellen sind Ursache für die im Alter häufige Arteriosklerose und deren Folgen.
– *Lunge*: Herabgesetzte pulmonale Abwehrmechanismen erhöhen die Infektanfälligkeit und Aspirationsgefahr (abgeschwächter Hustenreflex). Strukturelle Veränderungen behindern den Gasaustausch.
– *Immunsystem*: Durch Funktionsverlust von T- und B-Lymphozyten kommt es zu erhöhter Anfälligkeit für Infekte, Autoimmunprozesse und Tumoren.
– *Leber und Niere*: Die verminderte Stoffwechselaktivität der Leber und der Funktionsrückgang der Nieren müssen unbedingt bei der Pharmakotherapie berücksichtigt werden.
– *Neuronale und hormonelle Steuerung*: Veränderungen der neuronalen und hormonellen Steuerungs- und Regelungsprozesse können zu Veränderungen des Schlafmusters, verzögerter Reaktionszeit, Gedächtnis- und Merkstörungen führen.
– *Sinnesorgane*: Die Einschränkung der Sinnesorgane führt – zusammen mit dem Nachlassen der Muskelkraft und des Reaktionsvermögens – zu erhöhter Unfallgefahr.
– *Bewegungsapparat*: Veränderungen an der Knochenmatrix (Osteoporose) erhöhen die Knochenbrüchigkeit.

Da die intrinsischen Faktoren ganz entscheidend von extrinsischen Einflüssen modifiziert werden, wird eine genetische Prognose zur Lebenserwartung nach dem derzeitigen Stand unseres Wissens nie möglich werden. Ähnliches gilt für eine sogenannte *Anti-Aging*-Medizin, die heute vielfach erörtert wird, d. h. eine medikamentöse Verzögerung oder Verschiebung der Alternsprozesse.

Es ist allgemein bekannt, dass Krebserkrankungen im Alter zunehmen (siehe Abb. 8). Hier ist die Inzidenz von Krebserkrankungen in verschiedenen Altersstufen schematisch dargestellt. Man erkennt eine moderate Zunahme bis zum 59. Lebensjahr, die das weibliche und männliche Geschlecht etwa gleichmäßig betrifft. Ab dem 60. Lebensjahr kommt es zu einer erheblichen Zunahme, besonders beim männlichen Geschlecht. Die maligne Entartung als Beginn einer Krebserkrankung betrifft in erster Linie die Zellen des Epithelgewebes, das die innere und äußere Körperoberfläche auskleidet und eine hohe Teilungsrate aufweist. Betroffen sind besonders die weibliche Brust, der Dickdarm, der Magen, die Prostata und die Lunge. Die Zellteilung ist ein äußerst komplexer Vorgang, bei dem es immer wieder zu chromosomalen Instabilitäten und Mutationen kommt. Diese Läsionen werden aber durch hoch aktive Kontroll-, Schutz- und Reparaturmechanismen unverzüglich behoben. Diese Mechanismen werden vom Immunsystem, wahrscheinlich aber auch von psychologischen Faktoren gesteuert. Mit zunehmendem Alter lässt die Wirkung dieser Schutzsysteme nach, so dass sich Zellmutationen entwickeln können, die schließlich in ein malignes Wachstum einmünden.

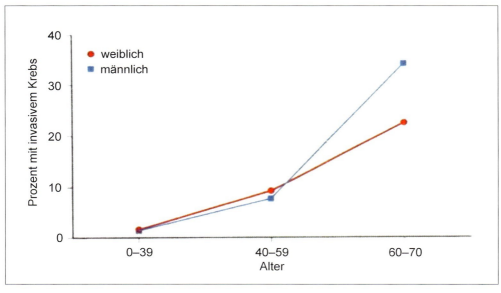

Abb. 8 Inzidenz von Krebs in verschiedenen Altersstufen. (Quelle: SCHMIDT und UNSICKER 2003, Teil D, S. 162)

Abbildung 9 zeigt die Erkrankungshäufigkeit mit zunehmendem Alter. Hier ist schematisch dargestellt, wie die Häufigkeit von Erkrankungen im Alter zunimmt. Die 40-Jährigen machen 16 % der Gesamtbevölkerung, aber nur 12 % der stationären Klinikpatienten aus, während die 80-Jährigen nur 7 % der Gesamtbevölkerung, aber über 50 % der stationären Patienten betreffen.

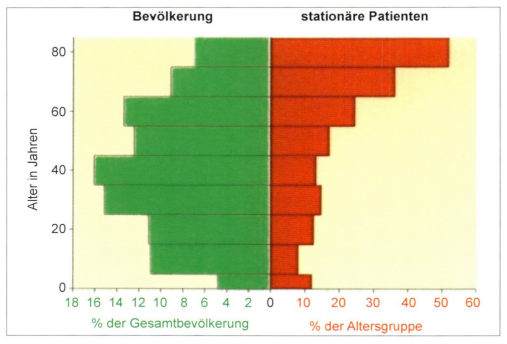

Abb. 9 Erkrankungshäufigkeit mit zunehmendem Alter. (Quelle: SCHMIDT et al. 2005, S. 944)

Im Folgenden sind für die entwickelten Industrienationen die wichtigsten chronischen Erkrankungen entsprechend ihrer Häufigkeit im Alter aufgeführt. An erster Stelle stehen nach wie vor die *Herz-Kreislauf-Erkrankungen*, d. h. in erster Linie Herzerkrankungen im weitesten Sinne. Danach folgt die *Hypertonie*, der Bluthochdruck, der eigentlich zu den Kreislauferkrankungen zählt, der aber wegen seiner Bedeutung für den *Schlaganfall* gesondert aufgeführt ist. Der *Diabetes mellitus Typ II*, d. h. der frühere Altersdiabetes, tritt sehr häufig im Rahmen eines sogenannten metabolischen Syndroms auf, das aus Übergewicht, Bluthochdruck, Vermehrung der Blutfette und Insulinresistenz besteht. Daran schließen sich die verschiedenen *Krebserkrankungen* an. Die *chronisch-obstruktiven Lungenerkrankungen* sind in der überwiegenden Mehrzahl eine Folge des Rauchens. Die *chronischen degenerativen Muskel- und Gelenkerkrankungen*, aber auch die Osteoporose, sind typische Gesundheitsstörungen des zunehmenden Alters. *Demenzen* und Depressionen spielen vor allem im hohen und höchsten Alter eine führende Rolle. *Seh- und Hörbehinderungen* können mit modernen Hilfsmitteln weitgehend kompensiert werden. Wichtig ist aber, dass die betroffenen Patienten einen ungehinderten Zugang zu diesen Hilfsmitteln be- und erhalten.

Abbildung 10 zeigt die schematische Darstellung der funktionellen Kapazitäten und ihre Änderungen im Lebensverlauf. Die funktionellen Kapazitäten, wie z. B. die Atmung, die Muskelkraft, die Leistungsfähigkeit des kardiovaskulären Systems usw., nehmen bis zum Beginn des frühen Erwachsenenalters zu, um danach in unterschiedlichem interindividuellen Ausmaß und unterschiedlicher Geschwindigkeit abzunehmen, markiert durch den Doppelpfeil. Dieser Rückgang wird beeinflusst von der individuellen Lebensführung, z. B.

Rauchen, Alkoholkonsum, körperliche Aktivität, Ernährung, aber auch von externen Faktoren, wie Umwelt, Luftverschmutzung usw. Die Abnahme der funktionellen Kapazität, oft in Kombination mit Multimorbidität, kann schließlich zu vorzeitiger Behinderung und Pflegebedürftigkeit führen. Geschwindigkeit und Ausmaß des Rückgangs von funktionellen Kapazitäten können durch individuelle medizinische Maßnahmen sowie durch Angebote der öffentlichen Gesundheitsdienste beeinflusst, d. h. verlangsamt werden. In dieser Abbildung sind zwei zusätzliche Linien eingefügt, die die Arbeitsfähigkeit markieren sollen. Die obere Linie entspricht der Arbeitsfähigkeit körperlich arbeitender, die untere Linie der Arbeitsfähigkeit nicht körperlich arbeitender Erwerbstätiger.

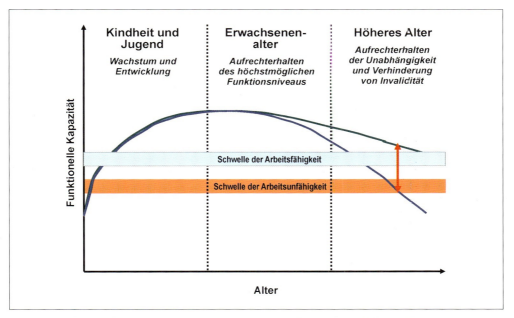

Abb. 10 Funktionelle Kapazitäten im Alter (obere dunkelgrüne Linie – Arbeitsfähigkeit körperlich arbeitender Erwerbstätiger, untere dunkelblaue Linie – Arbeitsfähigkeit nicht körperlich arbeitender Erwerbstätiger). Modifiziert nach KALACHEA und KICKBUSCH 1997

In Abbildung 11 sind Determinanten für Gesundheit und gesunde Lebensführung im Alter, gegliedert nach individuellen, medizinischen und gesellschaftlichen Faktoren, dargestellt. Der Prozess des Alterns wird von dem Zusammenwirken dieser Faktoren bestimmt und beeinflusst. Welche Faktoren dominant und welche weniger dominant wirken, kann nur vermutet werden. Die interindividuellen Unterschiede dürften erheblich sein.

Abbildung 12 zeigt den Zusammenhang von Zahnstatus und Bildung in den Jahren 1994 und 2000. Dargestellt ist der Zahnstatus von Dänen im Alter von 65 Jahren und älter. Die Gruppe mit dem kürzesten Schulabschluss (7 Jahre) hat den schlechtesten Zahnstatus, die *High-School*-Abgänger haben den besten. Zwischen 1994 und 2000 ist aber schon eine gewisse Besserung erkennbar. Ähnliche Verhältnisse finden sich auch für andere chronische Gesundheitsstörungen.

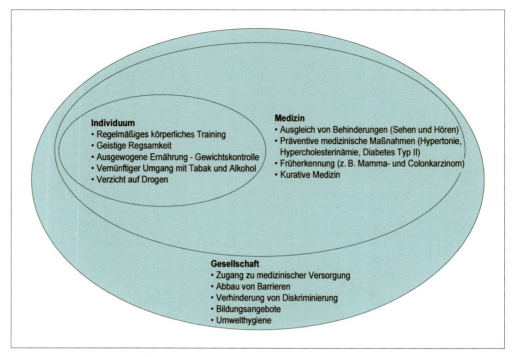

Abb. 11 Determinanten und Einflussfaktoren auf und für den Erhalt von Gesundheit im Alter

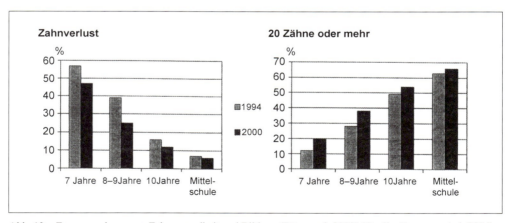

Abb. 12 Zusammenhang von Zahngesundheit und Bildung (Dänemark 2000) (Quelle: PETERSEN et al. 2004)

In Abbildung 13 sind die geschätzten Anteile von Erkrankungen im Alter dargestellt, die durch medizinische Maßnahmen oder durch Änderung der Lebensgewohnheiten vermieden werden können. Beim Kolonkarzinom wären dies regelmäßige koloskopische Vorsorgeuntersuchungen. Durch konsequente Behandlung des Bluthochdruckes, als entscheidender

Risikofaktor des Schlaganfalles, könnten mindestens 70% dieser sehr häufig zu bleibender Behinderung führenden Erkrankung vermieden werden. Es wird vermutet, dass die koronare Herzkrankheit mit dem Herzinfarkt durch regelmäßige körperliche Bewegung und konsequente Therapie der bekannten Risikofaktoren zu über 90% vermieden werden könnte. Auch die Entwicklung eines Diabetes mellitus Typ II könnte durch Vermeidung von Übergewicht und durch regelmäßige körperliche Aktivität zu über 90% vermieden werden.

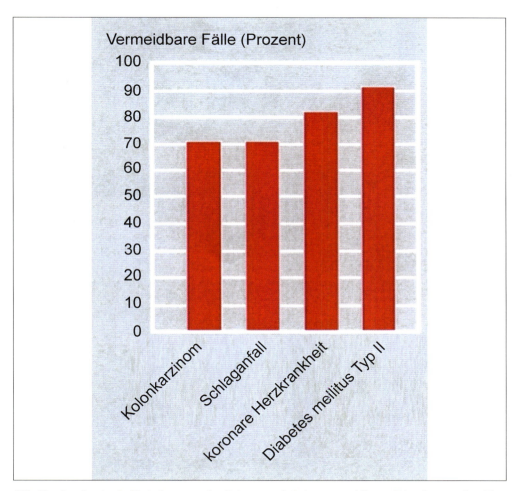

Abb. 13 Anteile durch Veränderungen der Lebensgewohnheiten vermeidbarer Erkrankungen im Alter. Deutsches Ärzteblatt *103*, 874–879 (2006)

Abbildung 14 zeigt schematisch die durch Risikofaktoren und damit in der Regel vermeidbaren Anteile an verschiedenen Erkrankungen. Alkoholbedingte Störungen sind ausschließlich durch den Risikofaktor Alkohol bedingt, während für Demenz, nach unserer heutigen Kenntnis, keine Risikofaktoren existieren. Lungenkrebs ist ganz überwiegend, die chronisch-obstruktive Lungenerkrankung (COPD) zu einem erheblichen Anteil auf den Risikofaktor inhalatives Rauchen zurückzuführen, für den Schlaganfall ist es der Bluthochdruck.

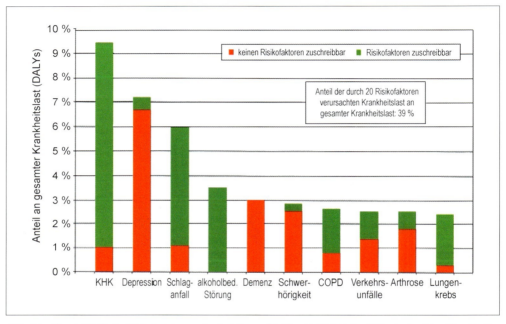

Abb. 14 Durch 20 Risikofaktoren verursache Anteile an der Krankheitslast der 10 bedeutendsten Krankheitsgruppen in entwickelten Weltregionen im Jahr 2000. *KHK:* Koronare Herzkrankheit; *COPD:* Chronisch-obstruktive Lungenerkrankung. (Quelle: Koenig und Riedel-Heller 2008)

Abbildung 15 zeigt eine schematische Darstellung der medizinischen Beeinflussung von Krankheiten und Behinderungen im Alter. Im ersten Beispiel beginnen die Symptome mit 55 Jahren und nehmen dann kontinuierlich zu, der Patient verstirbt mit 75 Jahren, d. h., die Dauer der Beschwerden beträgt 20 Jahre. Im zweiten Beispiel (Szenario I) beginnen die Beschwerden ebenfalls mit 55 Jahren, die Lebenserwartung ist aber auf 80 Jahre angestiegen, d. h., die Krankheitsphase ist um 5 auf 25 Jahre verlängert. Im dritten Beispiel (Szenario II) ist es gelungen, die Manifestation von Erkrankungen oder Behinderungen im Alter bis auf das 70. Lebensjahr hinauszuzögern. Die Krankheitsphase dauert dann nur vom 70. bis zum 80. Lebensjahr, d. h., es ist eine Kompression der Morbidität auf 10 Jahre erreicht worden. Jüngste klinische Studien zu Szenario II scheinen diese Zusammenhänge zu bestätigen.

Abbildung 16 verdeutlicht die „drei Säulen" der Alterungsprozesse. Der Einfluss der Einzelfaktoren ist unterschiedlich und nicht messbar.

In der anschließenden Diskussion besteht Einvernehmen hinsichtlich des Zusammenhanges von sozio-ökonomischen Lebensbedingungen und Gesundheit, bzw. Lebenserwartung. Die daraus zu ziehenden vielfältigen Konsequenzen erlauben aber keine einheitlichen

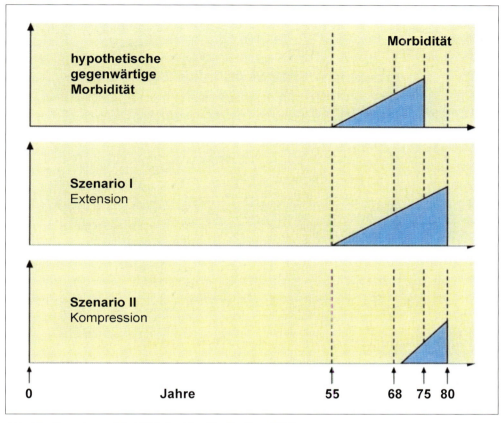

Abb. 15   Szenarien zur Morbidität im Alter (Quelle: FRIES 2000)

Empfehlungen. Gesellschaft und Politik sollten jedoch keine Anstrengung unterlassen, auf eine Änderung dieser Verhältnisse hinzuwirken.

Die Frage nach der Ursache der unterschiedlichen Lebenserwartung von Frauen und Männern ist nach wie vor nicht zu beantworten. Da die Lebenserwartung von Frauen und Männern sich erst seit Mitte des 19. Jahrhunderts auseinander entwickelt hat und der Unterschied in Ländern mit niedriger Lebenserwartung nicht existiert, ist anzunehmen, dass extrinsische Einflüsse wie z. B. gesellschaftliche Bedingungen, aber auch individuelle Verhaltensweisen eine wichtige Rolle dafür spielen. Diese Vorstellung wird auch durch die Ergebnisse der sogenannten „Klosterstudie" (*nun-study*) gestützt, in der die Lebenserwartung von Nonnen und Mönchen, die bekanntlich unter ähnlichen Bedingungen leben, nicht unterschiedlich ist. Es ist aber auch möglich, dass immunologische und genetische Faktoren dazu beitragen, dass einige zum Tode führende Erkrankungen bei Frauen später auftreten als bei Männern (siehe Beitrag ALLOLIO).

Insgesamt besteht Konsens, dass die individuellen Unterschiede beim Altern eine besondere Bedeutung haben (LUY 2002).

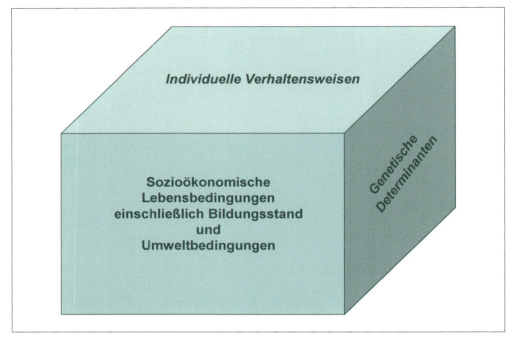

Abb. 16 Zusammenhang verschiedener Determinanten und Einflussfaktoren

2.2 Möglichkeiten und Grenzen der präventiven und therapeutischen Beeinflussung der Alterungsprozesse des Bewegungsapparates. Leben und Lebensqualität mit Hilfsmitteln, Gelenkersatz und Prothesen (Wolfram NEUMANN, Magdeburg)

Der Haltungs- und Bewegungsapparat als die Grundlage der menschlichen Mobilität stellt für die zunehmende Lebenserwartung eine besondere Herausforderung dar. Auf dem Gebiet der Orthopädie sind es im Wesentlichen zwei Gesundheitsstörungen, die im Alter zu zunehmenden Funktionseinschränkungen führen: die Osteoporose und die Arthrose.

Der Knochen wird bis in das 4. Lebensjahrzehnt kontinuierlich aufgebaut, d. h., der kontinuierliche Aufbau überwiegt den ebenfalls kontinuierlichen Abbau, dann setzt eine langsame Umkehr ein, indem sich die Balance zwischen Auf- und Abbau zu ungunsten des Aufbaus verschiebt. Bei krankhafter Erhöhung des Abbaus entwickelt sich eine Osteoporose. Dabei kommt es zu einer Erniedrigung der Knochenmasse mit Zerstörung der Mikroarchitektur des Knochengewebes und konsekutivem Frakturrisiko, vor allem der Wirbelsäule, des Oberschenkelhalses und des Unterarms.

Der Verlust an Stabilität der Wirbelsäule kann quälende Rückenschmerzen auslösen, und es können sich Deformitäten entwickeln (Witwenbuckel). Zu etwa 80 % ist das weibliche Geschlecht von der Osteoporose betroffen, in erster Linie bedingt durch die Abnahme von Östrogen im Klimakterium und während der Menopause. Osteoporose beeinträchtigt die Lebensqualität der betroffenen Patienten in erheblichem Maße, in ungünstigen Fällen bis zur Pflegebedürftigkeit. Die Prävention ist deshalb von großer Bedeutung. In der Primärprävention spielt regelmäßige körperliche Aktivität während des ganzen Lebens eine wichtige Rolle. Eine medikamentöse Prävention mit Kalzium, Vitamin D und Bisphosphonaten ist wissenschaftlich ebenfalls gut belegt. Die Therapie von Frakturen (in erster Linie Oberschenkelhals und lange Röhrenknochen) ist vorwiegend operativ. Dadurch können eine frühzeitige Übungsstabilität und eine schnellere Schmerzfreiheit erreicht und dauerhafte Behinderungen vermieden werden. Eine Altersgrenze für diese Eingriffe gibt es praktisch nicht mehr. Die Osteoporose wird von der WHO zu den wichtigsten Volkskrankheiten gezählt.

Eine weitere, mit dem Alter häufig assoziierte Erkrankung ist die Arthrose, die sich als Reaktion auf ein Missverhältnis zwischen der Leistungsfähigkeit des Knorpels und seiner lokalen Beanspruchung entwickelt. Man spricht von einer Dysbalance zwischen Belastung und Belastbarkeit. Teilweise wird eine genetische Disposition vermutet, aber auch vorangehende Knorpelschäden, z. B. durch berufliche Tätigkeit oder Sport, vermögen eine Arthrose auszulösen. Sie kann mit einer erheblichen Funktionseinschränkung der betroffenen Gelenke mit chronischen Schmerzen einhergehen und bis zur Immobilität und zum Verlust der Autonomie führen.

Grundsätzlich gilt, dass die regenerative Potenz des Knorpelgewebes nach Beendigung des Kindheitsalters so gut wie aufgehoben ist. Damit sind Knorpelschäden im Erwachsenenalter irreparabel. Abgesehen von der Empfehlung zur Gewichtsabnahme bzw. der Vermeidung von Übergewicht sowie regelmäßiger körperlicher Betätigung – beide Empfehlungen sind aber wissenschaftlich nur schwach gesichert – sind keine primärpräventiven Maßnahmen bekannt. Als Sekundärprävention ist Muskeltraining wichtig, um Beweglichkeit und Muskelkraft, auch im Hinblick auf eine spätere endoprothetische Versorgung, zu erhalten. Diese sollte keinesfalls zu frühzeitig erfolgen, da jede Endoprothese nur eine begrenzte Haltbarkeit aufweist. Durch medikamentöse Behandlung kann die Schmerzsymptomatik günstig beeinflusst werden. Ob durch endoskopische Eingriffe (Arthroskopie) eine anhaltende Beschwerdelinderung und ein Aufschub der endgültigen endoprothetischen Versorgung erreicht werden kann, ist noch nicht endgültig entschieden.

NEUMANN empfiehlt zur Prävention der Osteoporose, neben regelmäßiger Aktivität, frühzeitig die medikamentöse Prophylaxe anzuwenden. Bei der Arthrose muss versucht werden, durch konsequente körperliche Betätigung die Beweglichkeit der Gelenke zu erhalten und durch rechtzeitige endoprothetische Versorgung eine endgültige Immobilität zu verhindern.

In der Diskussion wurde angesprochen, dass trotz der gesicherten Erkenntnisse, dass durch regelmäßige körperliche Aktivität die Entwicklung der Osteoporose verhindert bzw. verlangsamt werden kann, ca. 80% der älteren Bevölkerung körperlich weitgehend inaktiv ist. Die Gründe hierfür sind bisher ungeklärt, mangelndes Angebot oder gewisse subjektive Faktoren mögen eine Rolle spielen. Dieses Problem sollte in der endgültigen Empfehlung der Arbeitsgruppe angesprochen werden. Aber auch die Ernährungsweise ist für die Entwicklung der Osteoporose von Bedeutung, z. B. führt der regelmäßige Genuss von Cola-Getränken zu einem vermehrten Kalziumabbau im Knochen. Ausdrücklich wurde betont, dass an der Wirksamkeit präventiver Maßnahmen keine Zweifel bestehen, auch wenn die Genese der Osteoporose multifaktoriell und teilweise noch ungeklärt ist.

Im Hinblick auf die Problematik von Frakturen bei älteren Menschen bestand Einvernehmen, dass das eigentliche Problem die Stürze infolge von neuromuskulären Koordinationsstörungen und neurodegenerativen Prozessen, in Kombination mit der Osteoporose, darstellen. Prophylaktische Maßnahmen wie Krankengymnastik und orthopädische Hilfen, wie Rollator,

Kurt Kochsiek und Gisela Gieselmann

Gehstützen usw., vor allem aber auch barrierefreies Wohnen, spielen für die Vermeidung eine entscheidende Rolle (Erggelet 2001, Schönle 2004, Jerosch et al. 2001, Pfeil 2000).

2.3 Bewegung und Gesundheit am Beispiel von Herz und Kreislauf (Rainer Hambrecht, Leipzig)

Hambrecht zeigt in seinem Beitrag anhand eigener wissenschaftlicher Ergebnisse, dass die in epidemiologischen Studien nachgewiesene präventive Wirkung einer regelmäßigen körperlichen Aktivität auf die Entwicklung von Herz-Kreislauf-Erkrankungen inzwischen durch pathophysiologische und pathobiochemische Mechanismen erklärt werden kann. Körperliche Aktivität trägt über eine Steigerung des Herzzeitvolumens und eine Beeinflussung von Stoffwechselvorgängen in der Gefäßwand zur Vermeidung von Arteriosklerose im Alter bei, indem auf komplizierten, aber inzwischen verstandenen biochemischen Wegen die im Alter nachlassende Erweiterungsfähigkeit der Herzkranzgefäße erhalten bleibt oder sogar wiederhergestellt werden kann. Die hämodynamischen Effekte bei körperlicher Aktivität besitzen eine erstaunliche Ähnlichkeit mit pharmakologischen Effekten bestimmter herzwirksamer Arzneimittel. Nicht nur für die Prävention von Herz-Kreislauf-Erkrankungen spielt die körperliche Aktivität eine herausragende Rolle, auch in der Rehabilitationsmedizin ist Ausdauertraining von großer Bedeutung. Metaanalysen haben belegt, dass körperliches Training bei stabiler, d. h. belastungsabhängiger, koronarer Herzkrankheit und bei Patienten nach Herzinfarkt einen prognostischen Nutzen hat mit einer erheblichen Reduktion von Morbidität und Letalität. Auch die Häufigkeit und Schwere von Schlaganfällen und anderen kardiovaskulären Krankheiten, wie z. B. Herzinsuffizienz, mit nachfolgenden Krankenhausaufenthalten kann durch körperliche Aktivität günstig beeinflusst werden. In eigenen Untersuchungen konnte Hambrecht nachweisen, dass bei stabiler koronarer Herzkrankheit eine konsequente Trainingsbehandlung einem interventionellen Vorgehen mittels Herzkatheter (Ballondilatation) überlegen ist. Dies wurde inzwischen in einer großen klinischen Studie bestätigt. Allerdings bleiben bei akuten Ereignissen oder nicht zu körperlicher Aktivität motivierbaren Patienten interventionelle kardiologische Maßnahmen wie bisher die Mittel der Wahl.

Aufgrund dieser gesicherten wissenschaftlichen Ergebnisse empfiehlt Hambrecht:

– Körperliche Ausdauersportarten sollen schon in der Schule zum festen Bestandteil des Curriculums werden.
– Konsequenter als bisher soll im Rahmen der Krankenversicherung die individuelle Verantwortung des Beitragszahlers für einen gesundheitsfördernden Lebensstil eingefordert werden. Hier sind positive Anreize, z. B. über die Rückerstattung von Beiträgen, denkbar. Aufwendige medizinische Interventionen sollten auch von der grundsätzlichen Bereitschaft der Patienten abhängig gemacht werden, gesundheitsschädliches Verhalten, z. B. Rauchen, einzustellen.
– Körperliche Aktivität alter Menschen und entsprechende Angebote sollten unbedingt gefördert werden. Sie leisten einen wesentlichen Beitrag zum Erhalt von Autonomie und sozialer Integration.

In der Diskussion bestand Konsens, dass regelmäßige körperliche Aktivitäten nicht nur zur Prävention von Herz-Kreislauf-Erkrankungen beitragen, sondern auch günstige Auswirkungen für andere Erkrankungen, wie die Entwicklung von Diabetes mellitus Typ II, Schlaganfällen und neuromuskulären Koordinationsstörungen, haben. Vom Erfolg dieser

Trainingsmaßnahmen im Bereich Herz-Kreislauf erhofft man sich auch einen Schrittmachereffekt in vielen anderen Bereichen, und vor allem eine verstärkte gesellschaftliche Akzeptanz präventiver, gesundheitsfördernder Maßnahmen insgesamt. Dem Vorschlag von Maßnahmen im Rahmen des Versicherungsverhältnisses wurde mit großer Skepsis begegnet. Es wird bezweifelt, dass Beitragszahler der Allgemeinheit grundsätzlich eine gesundheitsfördernde Lebensweise schulden. Auch müsse im Hinblick auf schichtspezifische unterschiedliche Verhaltensweisen die Gerechtigkeitsfrage diskutiert werden, zumal ein Bonussystem ohnehin sozial benachteiligte Menschen noch schlechter stellen würde. Gerade diese Menschen müssten vielmehr besonders gefördert und dürften keinesfalls von Behandlungsmaßnahmen ausgeschlossen werden (*ExTraMATCH* 2004, Tuomilehto et al. 2001, Hambrecht et al. 2000, 2004, Haskell et al. 2007, Nelson et al. 2007).

3. Gesundheit im Alter: Verhalten und Umwelt

3.1 Gesunde Ernährung im Alter (Karin Michels, Boston/USA), ergänzt durch: Alter und Alkohol (Ulrich Keil, Münster)

Michels erläutert und stellt die in Nahrungspyramiden strukturierten Ernährungsempfehlungen der US-amerikanischen Regierung für die (*1.*) Gesamtbevölkerung und für (*2.*) ältere Menschen sowie die in einzelnen Punkten davon abweichenden (*3.*) Empfehlungen der *Harvard Medical School* vor. Diese Empfehlungen basieren auf einer Reihe, größtenteils internationaler epidemiologischer Studien, die Zusammenhänge zwischen dem Verzehr bestimmter Nahrungsbestandteile und dem Auftreten bestimmter Erkrankungen sowie den Einfluss auf die Mortalitätsrate untersuchten. Michels stellt die Studienlage mit den jeweiligen, teilweise nicht unerheblichen methodischen Implikationen vor. Die „Nurses Health Study" hat erwiesen, dass eine im Fettangebot optimierte Diät, in Kombination mit täglicher Bewegung, Gewichtskontrolle, mäßigem Alkoholgenuss und Verzicht auf Rauchen, zu einer deutlichen Reduktion der koronaren Herzkrankheit führt. Allerdings weist nur ein kleiner Teil der Studienteilnehmerinnen (3 %) diese optimalen Verhaltensweisen auf. Als besonders gesundheitsgefährdlich haben sich Zusätze von Transfettsäuren erwiesen, die zum Härten von Fetten beigemischt werden und die eine erhebliche atherogene Potenz besitzen. Sie sind in einigen Ländern bereits gesetzlich verboten. Alle Studien haben die Vorteile der sogenannten mediterranen Kost bestätigt.

Ein häufig vermuteter Zusammenhang zwischen Krebserkrankungen oder Alzheimer-Demenz und der Ernährung konnte bisher nicht nachgewiesen werden. Auch der lange Zeit vermutete Zusammenhang von Osteoporose mit konsekutiven Knochenfrakturen und zu geringer Kalziumaufnahme, d. h. eine unzureichende Aufnahme von Milch und Milchprodukten als den wichtigsten Nahrungsträgern des Kalziums, konnte bisher nicht bestätigt werden. Eine hohe Milchaufnahme bei Männern steht sogar im Verdacht, das Risiko für die Entwicklung von Prostatakarzinom zu erhöhen. Die Datenlage ist aber nicht gesichert.

Die Größe der aufgenommenen totalen Fettmenge hat keinen Einfluss auf die Entwicklung von Herz- oder Krebserkrankungen im Alter. Im Gegenteil, sogenannte „gute" Fette wie mono- oder vielfach ungesättigte Fette, z. B. Olivenöl, schützen vor Herzerkrankungen. „Schlechte" Fette, wie Transfettsäuren und gesättigte Fette, können dagegen Herz-Kreislauf-Erkrankungen, vor allem die Entwicklung von Arteriosklerose, fördern.

Generell haben Kohlenhydrate eine ungünstige Wirkung auf die Entwicklung von Herzkrankheiten. Es muss aber differenziert werden zwischen „guten" und „schlechten" Kohlenhydraten. „Gute" Kohlenhydrate sind alle Getreideprodukte, zu den „schlechten" Kohlenhydraten zählen die raffinierten Stärken wie Weißbrot, Zucker, geschälter Reis, Teigwaren aus Weißmehl. Sie fördern Herzerkrankungen, Schlaganfälle, Diabetes mellitus Typ II und führen zu Adipositas. Dagegen sind Früchte und Gemüse die Basis jeder gesunden Ernährung. Sie sollten in großem Umfang konsumiert werden.

Zur Vermeidung oder Entwicklung von Osteoporose ist in vielen Fällen eine Vitamin-D-Substitution zu empfehlen, da bei alten Menschen oft eine ausreichende Sonnenlichtexposition fehlt – sie können ihre Wohnung häufig überhaupt nicht mehr oder nur kurz verlassen – und da wegen mangelnder Bewegung die für den aktiven Knochenstoffwechsel erforderliche Belastung der Knochen unzureichend ist.

Oft ist die Ernährung alter Menschen sehr einseitig, so dass eine Multivitaminsubstitution empfehlenswert ist.

Wegen des sehr häufig gestörten Durstgefühls alter Menschen ist eine ausreichende Hydradation ein zentrales Problem in der Ernährung alter Menschen.

Ein vermuteter Zusammenhang von Alkoholkonsum und Alzheimer-Demenz konnte bisher nicht bestätigt werden. Dagegen hat der regelmäßige Genuss kleiner Alkoholmengen eine protektive Wirkung für Herzerkrankungen und die kognitiven Funktionen (*french paradox*). KEIL führt dazu aus, dass geringe Alkoholmengen zu einer Reduktion von Erst- und Re-Infarkten sowie Schlaganfällen führen. Bei einer höheren Dosis sowie in jüngerem Alter würden aber die negativen Folgen eines regelmäßigen Alkoholkonsums bei weitem überwiegen. Eine Empfehlung zu einem regelmäßigen geringen Alkoholkonsum kann deshalb nicht gegeben werden.

MICHELS schließt mit folgender Empfehlung:

– Verzehr von Vollkorn- anstelle von Weißmehlprodukten;
– Vermeidung der „schlechten" und Bevorzugung der „guten" Fette;
– staatliches Verbot der Beimischung von Transfettsäuren zu Fertigprodukten;
– Prophylaxe mit Vitamin D.

In der Diskussion besteht zur Frage der Heterogenität innerhalb der Bevölkerung die Vermutung, dass diese genetisch determiniert ist. Sofern sich diese Zusammenhänge bestätigen, könnten aber individuelle Ernährungsempfehlungen entwickelt werden.

Im Hinblick auf die Motivierbarkeit zur Primärprävention wird kritisch bewertet, dass es selbst bei Studienprobanden nur einem kleinen Teil gelingt, die Studienvorgaben konsequent einzuhalten. Besser ist die Motivierbarkeit im Rahmen der Sekundärprävention. Diese zeigt, dass die „selbstbezogene Risikowahrnehmung" entscheidend für die Steuerung des Verhaltens ist. Darüber hinaus kann möglicherweise auch ein Weg zur Verbesserung der Primärprävention gebahnt werden. Schon im Kindesalter können – durch Vermittlung von Grundkenntnissen im Schulunterricht – nachhaltige Grundlagen des Lebensstils gelegt werden. Auch ist die Strategie der „Avoidance" in diesem Alter besonders wirksam. Grundsätzlich zu bedenken ist allerdings, dass Menschen im Rahmen einer Werteabwägung immer individuelle Prioritäten setzen und den (konkreten) Genuss einem zwar statistisch gesicherten, aber mit Verzicht verbundenen und individuell nicht beweisbaren Gesundheitsschutz vorziehen. Es besteht Konsens, dass Ernährung immer Teil des gesamten Lebensstils ist. Einzelne „Stellschrauben" gibt es nicht. Daher ist nicht zu erwarten, dass man die der

Ernährungsweise der Unterschicht diametral entgegenstehende „Ernährungspyramide" durch einzelne Empfehlungen durchsetzen kann. Hierfür wäre ein tieferes Verständnis der auch in der Ernährung zum Ausdruck kommenden unterschiedlichen Arten der Lebensführung notwendig (www.mypyramid.gov, www.nutrition.tufts.edu/pdf/pyramid.pdf, WILLET 2001, STAMPFER et al. 2000, MICHELS und WILLET 2008).

3.2 Arbeit, Umwelt und Gesundheit am Beispiel der Lungenfunktion (Dennis NOWAK, München), ergänzt durch Rauchen und Passivrauchen (Peter U. HEUSCHMANN, Münster)

NOWAK weist einleitend darauf hin, dass die Menschen in Deutschland, trotz steigender Lebenserwartung – ohne gesundheitliche Notwendigkeit – immer früher vom Erwerbs- ins rentenfinanzierte Leben wechseln. Waren um 1900 noch fast 70 % der über 65-jährigen Männer berufstätig, so waren es 1990 nur noch 17 %, obwohl die mittlere Lebenserwartung der Männer von 46 Jahren (1900) auf 76 Jahre (1990) gestiegen ist. Dagegen waren 2002 in Japan noch 71,2 % der 60–64-jährigen Männer erwerbstätig und in den USA 57,6 %. Es gibt Hinweise, dass Arbeit durch die komplexen Anforderungen an Körper und Geist zur Verlangsamung des Alternsprozesses beiträgt. Zudem gleichen die älteren Erwerbstätigen ihre abnehmende körperliche Leistungsfähigkeit durch eine wachsende Erfahrung aus. Ältere Arbeitnehmer weisen gegenüber jüngeren größere soziale Kompetenz, größere Konfliktfähigkeit, eine größere Erfahrung im Umgang mit Risiken, eine hohe „Corporate Identity" und, da kein Zwang zur Karriere mehr besteht, eine größere Gelassenheit auf. Voraussetzung dafür ist allerdings eine Begrenzung von Stress. NOWAK konstatiert: In der Regel wird der Mensch durch nichts in so ganzheitlicher und komplexer Weise gefordert wie durch Arbeit.

NOWAK stellt dann die Untersuchungstechniken zur Messung der Lungenfunktion vor und stellt fest, dass physiologischerweise auch im Alter die pulmonale Funktion, ebenso wie die kardiale, praktisch nicht leistungslimitierend ist. Leistungsbegrenzend ist normalerweise die periphere Muskulatur wegen des Abbaues an Muskelmasse. Herz und Lunge weisen, auch im Alter, noch eine große Funktionsreserve auf. Allerdings ist, ebenso wie in allen Organsystemen, die Funktion des pulmonalen Immunsystems rückläufig, so dass mit steigendem Alter das Risiko pulmonaler Infekte zunimmt. Hier kann durch Impfung eine Verbesserung der Abwehrlage erreicht werden.

Erkrankungen der Lunge durch toxische Einwirkungen am Arbeitsplatz werden in der Regel erst nach jahrzehntelanger Latenz manifest, z. B. Asbest. Trotz erheblicher Verbesserungen, die häufig auf gesetzliche Maßnahmen zurückzuführen sind, gibt es aber auch heute noch in bestimmten Branchen Arbeitsplätze mit einer mehr oder weniger hohen gesundheitlichen Gefährdung, weil die jeweiligen Betriebe nicht in der Lage sind, die häufig aufwendigen und kostenträchtigen Maßnahmen umzusetzen. Trotzdem ist unter allen Umweltrisiken aber das inhalative Rauchen unverändert das bei weitem gefährlichste. Im Vergleich dazu ist der negative Einfluss von Emissionen, z. B. aus der Intensivtierhaltung oder von Feinstaub, gering. Wegen der Langzeiteffekte und im Hinblick auf das Lungenwachstum ist bei Kindern allerdings Vorsicht geboten. Im Alter ist die Grenzziehung zwischen physiologischen und pathologischen Alterungsprozessen der Lunge oftmals schwierig. Die negativen Folgen eines erheblichen Abfallens der Lungenfunktion, wie Absinken des arteriellen Sauerstoffgehaltes und Anstieg der Kohlensäure, mit ihren metabolischen Rückwirkungen müssen aber unbedingt vermieden werden. Die wirksamste Prävention und der wirksamste Schutz für die Lungenfunktion ist der Verzicht auf das inhalative Rauchen. Dafür werden gesetzliche Maßnahmen gefordert. Der Einfluss von körperlichem Training auf die Lungenfunktion ist gering. Diskutiert wird ein protektiver Effekt von Vitamin C.

HEUSCHMANN ergänzt die Präsentation mit Hinweisen auf die Risiken des Passivrauchens, die inzwischen epidemiologisch erwiesen sind. Durch Metaanalysen konnte gezeigt werden, dass Passivrauchen bei Nichtrauchern zu einem nennenswerten Risiko für die obstruktive Lungenkrankheit, pulmonale Krebserkrankungen, koronare Herzkrankheit und Schlaganfall führt. 70% der Betroffenen sind Frauen. Auch die Gefahr des plötzlichen Kindstodes wird durch Passivrauchen erhöht. Es lässt sich berechnen, dass in Deutschland jährlich etwa 3500 Menschen an den Folgen des Passivrauchens versterben. Es wird darum eine konsequente Politik zum Schutz der Nichtraucher gefordert (*Deutsches Krebsforschungszentrum* 2005, HEIDRICH et al. 2007).

In der Diskussion werden, im Hinblick auf die verminderte Immunabwehr älterer Menschen, verbindliche Schutzimpfungen bzw. die Auffrischung von relevanten Impfungen im Alter vorgeschlagen.

Bei der Besprechung der Frage, welchen Beitrag die Betriebe zum Schutz der Gesundheit älterer Arbeitnehmer übernehmen können, ergab sich, dass es, neben den klassischen Berufskrankheiten, vor allem und zunehmend vermehrt darum gehen muss, die arbeitspsychologische Problematik aufzuarbeiten. Diese Aufgaben sind schon heute von großen Betrieben aufgegriffen worden, jedoch sind kleine, weniger leistungsstarke Betriebe, in denen zum Teil wenig Kenntnisse über Berufskrankheiten und über die gesetzlichen Forderungen des Arbeitsschutzes existieren, nur schwer erreichbar und durch gesetzliche Anforderungen eines verbesserten Arbeitsschutzes eher überfordert. Bei allen gesetzlichen Regelungen müssen die Risiken und die Kosten/Nutzen-Relation von Schutzmaßnahmen abgewogen werden. Es ist aber unbestritten, dass vom Passivrauchen – vom Aktivrauchen ganz zu schweigen – eine wesentlich größere Gefährdung für die Gesundheit ausgeht als von den derzeitigen Gesundheitsrisiken des Arbeitsplatzes.

Die abschließende Frage, ob Arbeit einen präventiven Effekt auf die Gesundheit hat, wird dahingehend diskutiert, dass altersgemischte Teams sich in vielen Bereichen, allerdings nicht generell, sehr positiv auf die Motivation der Älteren ausgewirkt haben, länger im Arbeitsprozess zu verbleiben. Es hat sich aber auch gezeigt, dass gesetzliche Regelungen diese Motivation im positiven wie im negativen Sinne ebenfalls stark zu beeinflussen vermögen.

Es gibt bisher keine Evidenzen, dass eine generelle Verlängerung der Lebensarbeitszeit, z. B. bis zum 65. Lebensjahr, mit gesundheitlichen Nachteilen verbunden ist. Im Gegenteil lässt die bekannte hohe Lebenserwartung in Japan, der Schweiz und Schweden, wo die Lebensarbeitszeit deutlich länger ist als in Deutschland, indirekt auf eine gesundheitsförderliche Rückwirkung schließen. Diese Vermutung ist selbstverständlich abhängig von der Art der Erwerbstätigkeit, z. B. körperliche Schwerarbeit oder Bürotätigkeit.

4. Körper und Geist – Alter, Krankheit und Autonomie

4.1 Physical Activity and Cognitiv Aging (Arthur F. KRAMER, Illinois/USA)

KRAMER berichtet über Tierversuche, in denen gezeigt werden konnte, dass aerobes Training bei Ratten zu vermehrtem Wachstum von Neuronen und zu verbesserten Lern- und Gedächtnisleistungen führt, bei jungen Tieren ausgeprägter als bei alten. Der Effekt lässt nach einigen Tagen nach, kann aber durch regelmäßiges Training stabilisiert werden. Gegenüber einer inaktiven Kontrollgruppe fand sich bei den trainierten Tieren ein Anstieg von neurochemischen Substanzen, die die Plastizität des Gehirns verbessern. Schließlich konnte in einem transgenen Mäusemodell für Alzheimer-Demenz die Amyloidbelastung reduziert werden. Diese Daten unterstützen den Zusammenhang von körperlicher Aktivität und Verbesserung von Hirnfunktion und Vorbeugung von Alzheimer-Demenz beim Menschen. Es muss allerdings danach gefragt werden, welche Effekte für die Verbesserung der kognitiven Leistungen maßgeblich sind. Der Befund, dass die positiven Wirkungen von körperlichem Training bei Tieren in der Isolation, also nicht im Gruppenverband, wesentlich geringer ausfielen, lässt vermuten, dass die mit dem „normalen" Training verbundene soziale Partizipation einen wichtigen Einfluss haben könnte. In die gleiche Richtung deuten Ergebnisse von Studien, in denen ältere Menschen gezielt in soziale Aufgaben eingebunden wurden mit dem Ergebnis, dass sie bessere körperliche und kognitive Leistungen erbrachten als isoliert trainierte Probanden.

Welche Kombination aus körperlichem und geistigem Training, sozialer Partizipation und Ernährung einem bestmöglichen gesunden Altern am förderlichsten ist, ist bisher nicht geklärt und erfordert weitere intensive Forschung. Vermutlich sind aber auch genetische Voraussetzungen für den individuellen Nutzen dieser Maßnahmen wesentlich.

Die nachfolgende Diskussion zeigt, dass die durch körperliches Training und soziale Interaktion bewirkten Effekte wegen ihrer Komplexität noch nicht vollständig verstanden werden. Ein kausales Zusammenspiel dieser Faktoren erscheint ebenso möglich wie voneinander unabhängige gleichgerichtete Effekte. Sehr wahrscheinlich spielen Stress, Hormonaktivitäten und Ernährung eine wichtige Rolle. Schließlich wirkt sich Training, neben der Neurogenese, auch auf zahlreiche andere Systeme aus, z B. Proteinbiosynthese, und auf zahlreiche weitere subzelluläre Strukturen.

Offen geblieben ist die Frage, ob nicht frühe, noch subklinische Veränderungen im Gehirn dazu führen, dass die von der Alzheimer-Demenz Betroffenen schon frühzeitig körperlich weniger fit, weniger aktiv und damit weniger trainierbar sind (KRAMER et al. 2005).

4.2 Autonomie im Alter: Multimorbidität als medizinische Herausforderung (Elisabeth STEINHAGEN-THIESSEN, Berlin)

STEINHAGEN-THIESSEN führt in die Thematik mit dem Hinweis ein, dass Alterungsprozesse immer auf einem Zusammenwirken von extrinsischen und intrinsischen Faktoren beruhen. Daraus resultieren zwei gegenläufige Entwicklungen: Krankheit und eventuell Funktionsverlust und, dem entgegenwirkend, Plastizität und Anpassungsfähigkeit an geänderte Lebensbedingungen. Maßgeblich für alle medizinischen Entscheidungen ist die subjektive Gesundheitswahrnehmung des alten Menschen, die von der objektiven Einschätzung und den objektiven Befunden erheblich abweichen kann und besonders von den noch vorhandenen funktionellen Kapazitäten bzw. deren Einschränkungen geprägt wird. – „Gesundheit bedeutet nicht, dass man frei ist von Störungen, sondern dass man die Kraft hat, mit ihnen zu leben." (D. RÖSSLER). – Altern ist ein mehrdimensionaler Prozess, der häufig von Multimorbidität geprägt ist. Daher ist es in der Geriatrie wichtig, keine organbezogene, vielmehr eine mehrdimensionale, weitgehend standardisierte Diagnostik (geriatrisches Assessment) durchzuführen, um dann, unter Berücksichtigung aller relevanten Dimensionen (medizinisch, psychisch, sozial), in der Therapie Prioritäten zu setzen. Dafür hat die Lebensqualität des Patienten einen höheren Stellenwert als die alleinige Lebensverlängerung. Es ist das Ziel, Immobilität, Rehospitalisierungen und Pflegebedürftigkeit zu verhindern, und die Autonomie des Patienten sowie seine soziale Integration zu erhalten oder wiederherzustellen.

Um diese Forderungen zu erreichen, sind Strukturen des Gesundheitswesens notwendig, die ein Zusammenwirken der verschiedenen Disziplinen fach- und systemübergreifend (ambulanter, akutmedizinischer und stationärer Sektor) ermöglichen und erleichtern und Frührehabilitation sowie häusliche Betreuung einschließen.

Angesichts der Alterung der Bevölkerung ist es notwendig, in zunehmendem Maße auch innovative Techniken einzusetzen, z. B. elektronische Technologien bei der häuslichen Betreuung und Überwachung sowie virtuelle Selbsthilfegruppen. Auch ist die frühzeitig umfassende Beratung äußerst wichtig, um die betroffenen Menschen und ihre Angehörigen, bzw. betreuenden Personen, bei der Planung und der Lebensgestaltung im Alter zu unterstützen und eventuelle Hilfsangebote bereitzustellen. Alle Maßnahmen dienen dem Ziel, Wohlbefinden und Autonomie im Alter zu fördern, damit der Zugewinn an Jahren nicht durch vermehrte Krankheiten und Funktionseinschränkungen geprägt wird (Kompression der Morbidität) (FRIES 2000).

In der anschließenden Diskussion zur Frage der Ressourcen wird festgestellt, dass die Entgelte für stationäre geriatrische Leistungen im derzeit gültigen Abrechnungssystem der Fallpauschalen (DRGs: *Diagnosis Related Groups*) einigermaßen ausreichend sind, jedoch lässt die Ausstattung zahlreicher geriatrischer Krankenhäuser und Abteilungen in vielfacher Hinsicht zu wünschen übrig. Äußerst lästig ist die häufig fehlende verbindliche Zuordnung der Leistungen zu den Kostenträgern, z. B. Kranken-, Renten- oder Pflegeversicherung, mit unnötigen Zeit- und Reibungsverlusten.

Die Arbeit der professionellen Kräfte kann und wird auf vielfache Weise durch ehrenamtliche Mitarbeiter und, wenn möglich, durch die Familie unterstützt, allerdings nur bei entsprechender Supervision. Ein Ersatz der professionellen durch ehrenamtliche Kräfte ist nicht möglich und wäre auch nicht zu verantworten. Der Einsatz ungelernter Kräfte, wie manchmal vorgeschlagen wird, kommt nicht in Betracht, im Gegenteil, selbst beim professionellen Personal ist ein erhebliches Maß an Qualifizierung und eine kontinuierliche Weiterbildung notwendig. Zur Professionalisierung tragen auch die heutige integrierte Pflegeausbildung und die stärkere Profilierung der Geriatrie im Medizinstudium bei.

In der Diskussion besteht Einvernehmen, dass ein ganzheitlicher geriatrischer Ansatz auch wirtschaftlich ist, weil dadurch die Kosten für die erheblich teurere Unterbringung in Akutkrankenhäusern oder Pflegeheimen eingespart werden oder erst später und damit nur kürzere Zeit anfallen. Ob es dazu auch Untersuchungen gibt, die den ambulanten Bereich einschließen, blieb in der Diskussion offen.

5. Altern des Gehirns

5.1 Altern des Gehirns, Neuropsychiatrie der Demenz (Friedel REISCHIES, Berlin)

REISCHIES leitet seinen Vortrag mit der Feststellung ein, dass bei Diagnosestellung, d. h. bei Manifestation einer Demenz, immer bereits eine massive und irreversible Störung des Gehirns vorliegt. Die bekannten Alzheimer-Demenzprozesse verlaufen in Zeiträumen von Jahrzehnten. In diesem Zusammenhang ergibt sich eine zentrale Frage, welche noch nicht zu entscheiden ist: Ab wann sind Demenzprozesse und Prozesse des „normalen" kognitiven Alterns zu unterscheiden? Handelt es sich, wenigstens zum Teil, um gemeinsame Prozesse oder um Kaskaden von schädigenden Einflüssen? Da schon bei leichten kognitiven Störungen eine Prävention nicht mehr möglich ist, ist die Frühdiagnose von entscheidender Bedeutung. Diese Frühdiagnose wird aber erschwert, weil es gegenwärtig noch nicht möglich ist, in der Frühphase einer Demenz zwischen „normalem" kognitivem Altern und Demenzprozessen sicher zu unterscheiden. Der pathologische Prozess wird durch individuell erheblich variierende intra- und extrazelluläre Ablagerungen unphysiologischer Protein- und Peptidstrukturen gekennzeichnet. Intrazellulär finden sich Ablagerungen von sogenannten Tau-Fibrillen, extrazellulär bilden sich Plaques, deren Hauptbestandteil Beta-Amyloid ist. Hinzu kommen weitere Faktoren, deren Rolle bei der Entwicklung der Demenz noch nicht geklärt ist. Zu den vermuteten funktionellen Regulationsmechanismen gehören körperliche Aktivität bzw. Inaktivität als Regulator der synaptischen Reorganisation sowie eine reduzierte Reorganisationsfähigkeit auf Umweltreize, die zu verminderter Plastizität der neuronalen Vernetzungen und zu reduzierter Lernfähigkeit im hohen Alter führen kann. Hinzu kommen Durchblutungsstörungen, ausgelöst durch Bluthochdruck, Bewegungsmangel, Diabetes mellitus Typ II usw. Daten aus der „Klosterstudie" (*nun-study*) belegen den erheblichen Einfluss dieser Faktoren. Von Bedeutung sind aber auch Kompensationseffekte durch Mehraktivierung sowie durch Regulatormechanismen, die auch bei nicht dementen Personen zu erheblichen Funktionsänderungen führen.

Die Entwicklung einer Alzheimer-Demenz kann heute schon vor der klinischen Manifestation durch neuropathologische Befunde der Liquoranalyse diagnostiziert werden, indem Tau-Proteine und Beta-Amyloid im Liquor nachgewiesen werden können, doch erlauben diese Befunde keine prognostische Aussage zum klinischen Verlauf, der darüber hinaus von zusätzlichen psychiatrischen Syndromen, wie z. B. Depression, Apathie, Halluzination oder Aggression modifiziert sein kann. Diese zusätzlichen, von der Demenz unabhängigen geriatrischen Symptome können aber für die Autonomie des Alzheimer-Patienten in der eigenen Wohnung entscheidend sein. Im Gegensatz zur Alzheimer-Demenz, deren Verlauf gegenwärtig nicht zu beeinflussen ist, sind diese Syndrome einer therapeutischen Beeinflussung zugänglich, was in der Behandlung von Demenzkranken eine große Bedeutung hat. Vermeiden bzw. beeinflussen lassen sich vor allem die durch gesundheitsgefährdenden Lebensstil entstehenden, oder sich verschlechternden, durchblutungsbedingten Zusatzschäden.

In der Diskussion wird insbesondere die Frage thematisiert, welche Bedeutung eine frühzeitige Diagnosestellung für die Betroffenen und ihre Angehörigen hat, solange es kaum therapeutische Möglichkeiten gibt. Auch stellt sich die ärztliche Frage, wie weitgehend die Betroffenen selbst über die Diagnose aufgeklärt werden sollen, wenn der Verlauf der Erkrankung nicht sicher prognostiziert und durch Sekundärprävention bzw. Behandlung nicht verändert werden kann. Angesprochen wird auch die Frage, was unter „erfolgreichem" Altern zu verstehen ist, wenn die Entwicklung einer Demenz durch eigenes Verhalten nicht vermieden werden kann. Des Weiteren werden Fragen der genetischen Konstitution im Hinblick auf die Entwicklung einer Demenz sowie bestimmte Veränderungen des Fettstoffwechsels und die Beobachtung diskutiert, dass Patienten mit Erkrankungen des rheumatischen Formenkreises seltener eine Demenz entwickeln. Diese Befunde sind gegenwärtig noch Gegenstand der aktuellen Forschung.

Zur Diagnostik wird festgestellt, dass die Indikation für die Liquorpunktion einheitlich durch Leitlinien festgelegt werden sollte. Wünschenswert wäre die Entwicklung eines

Serummarkers, wodurch das Problem der fehlenden Therapiemöglichkeiten aber auch nicht gelöst wird (BÄCKMANN et al. 2000, HANSSON et al. 2006, LU et al. 2004, REISCHIES et al. 1996, REISCHIES 2001, REISCHIES und HELMCHEN 2002, YAFFE et al. 2004).

5.2 Vaskuläre Faktoren und ihre präventive und therapeutische Beeinflussung
(Werner HACKE, Heidelberg)

HACKE beginnt seinen Vortrag mit der Darstellung und Erläuterung der physiologischerweise ausgezeichneten Blutversorgung des Gehirns sowie der Autoregulation der Durchblutung, die den aeroben Stoffwechsel des Gehirns sicherstellt und auch bei einem Blutdruckabfall, eventuell bis zur Infarktschwelle, das Gehirn vor Schädigungen zu schützen vermag. Bei akuten, aber auch chronischen Störungen der Gehirnfunktion ermöglichen bildgebende Verfahren eine frühzeitige Diagnostik. Dabei muss jedoch berücksichtigt werden, dass bei alten Patienten nicht jede dargestellte Veränderung von Krankheitswert ist, vielmehr gibt es mit fortschreitendem Alter „normale", d. h. alterstypische Veränderungen, die nicht mit eingeschränkten kognitiven Leistungen assoziiert sind.

Der Schlaganfall ist eine akute Funktionsstörung des Gehirns, bedingt durch eine regionale Durchblutungsstörung. Für die Therapie ist die Untersuchung der Ätiologie – Ischämie oder Blutung – von entscheidender Bedeutung. Die Inzidenz des Schlaganfalles steigt mit zunehmendem Alter, vor allem ab dem 65. Lebensjahr an. Männer sind stärker betroffen als Frauen. Neben genetischer Veranlagung sind Bluthochdruck, Rauchen, Diabetes mellitus Typ II gesicherte Risikofaktoren, wobei der Bluthochdruck besonders gravierende Auswirkungen hat, was für die Prävention von entscheidender Bedeutung ist. Weniger gut belegte Risikofaktoren sind Übergewicht, Bewegungsmangel, orale Kontrazeption, Alkoholmissbrauch und der soziale Status. Durch eine konsequente Therapie der Risikofaktoren kann die Inzidenz von Schlaganfällen deutlich gesenkt werden.

Die vaskuläre Demenz, nach Alzheimer die zweithäufigste Demenzform, ist durch Gefäßveränderungen (Arteriosklerose) des Gehirns mit konsekutiver, regional unterschiedlicher Minderdurchblutung bedingt. Risikofaktoren sind vor allem Hypertonie und Diabetes mellitus Typ II. In einem nicht geringen Teil ist, selbst pathologisch-anatomisch, eine eindeutige Trennung zur degenerativen Demenz nicht möglich. Eine gesicherte Primär- und Sekundärprävention des Schlaganfalles und der vaskulären Demenz konnte bisher nur durch Blutdrucksenkung und für cholesterinsenkende Statine nachgewiesen werden.

Im Hinblick auf das „normale" Altern ist bemerkenswert, dass das Gehirn bis ins hohe Alter erstaunlich anpassungsfähig bleibt und dadurch in der Lage ist, körperliche Gebrechen mit Funktionsverminderung des sensorischen Systems, wie z. B. Sehen, Hören, Gleichgewicht usw., zu kompensieren.

In der Diskussion wird der erhebliche Unterschied bei Schlaganfällen zwischen Männern und Frauen angesprochen. Frauen erleiden Schlaganfälle, ähnlich wie Herzinfarkte, etwa 10 Jahre später als Männer. Dies trägt dazu bei, dass das Alter „weiblich" ist. Als Ursache für die frühere Morbidität und Letalität bei Männern wird, neben einer möglichen genetischen Disposition, die risikoreichere Lebensführung (Rauchen, Alkohol) vermutet. Diese Hypothese wird durch die „Klosterstudie" (*nun-study*) gestützt, nach deren Ergebnissen die Lebenserwartung von Mönchen mit der von Nonnen und weltlichen Frauen identisch ist. Kritisch wird allerdings eingewendet, dass nicht ausgeschlossen werden kann, dass sich Nonnen und Mönche möglicherweise schon genetisch von anderen Menschen unterscheiden könnten (HAAN und WALLACE 2004, ROMAN 2003, SCHRADER 2003).

5.3 Cognitive Aging: Longitudinal Evidence and Plasticity (Lars NYBERG, Umeå/Schweden)

NYBERG geht zunächst auf die altersabhängigen Veränderungen kognitiver Leistungen ein und stellt das Betula-Projekt vor, eine Longitudinal-Studie mit dem Ziel, frühe relevante kognitive Leistungseinschränkungen und Risikofaktoren zu identifizieren, die auf die Entwicklung einer späteren Demenz hinweisen. In dieser Studie konnte gezeigt werden, dass bei alten Menschen die semantischen Gedächtnisleistungen, im Gegensatz zu den episodischen, wesentlich geringer eingeschränkt sind. Deutlich ausgeprägt ist jedoch eine sehr große interindividuelle Variabilität der kognitiven Leistungen im Alter. Damit erhebt sich die Frage, ob den unterschiedlichen Leistungen auch strukturelle Unterschiede des Gehirns zugrunde liegen. Mit Hilfe des funktionellen Magnetresonanz-Imagings konnte gezeigt werden, dass Personen mit abnehmenden Gedächtnisfunktionen im Laufe der Zeit eine Verkleinerung der Hippocampusregion sowie Veränderungen im Frontalbereich des Gehirns entwickeln. Letztere könnten Ausdruck eines kompensatorischen Prozesses sein.

Schließlich wird vermutet, dass altersgebundene Unterschiede der kognitiven Leistungsfähigkeit durch Trainingsmaßnahmen noch weiter vergrößert werden können. Wissenschaftliche magnetresonanztomographische Untersuchungen zu den Problemen der unterschiedlichen kognitiven Leistungsfähigkeit haben nicht nur Unterschiede zwischen älteren und jüngeren Probanden, sondern teilweise sehr gut erhaltene kognitive Leistungen sowie eine große neurale Plastizität bei älteren Menschen gezeigt. Es gibt aber auch Hinweise auf eine mögliche Limitierung der Plastizität. Altersabhängige Einschränkungen der Kognition, Plastizität und Hirnleistung hängen vermutlich in einem multifaktoriellen Geschehen zusammen.

NYBERG schließt seinen Vortrag mit folgenden Empfehlungen:

– Intraindividuell in Bezug auf verschiedene Funktionssysteme und interindividuell besteht eine erhebliche Variabilität der Alterserscheinungen. Es wird nachdrücklich empfohlen, diese Heterogenität bei allen Überlegungen streng zu beachten.
– Im Rahmen der weltweiten Alternsforschung sollte der Frage, was „normales" Altern ist und wodurch pathologische Veränderungen gekennzeichnet sind, besondere Aufmerksamkeit gewidmet werden.
– Kognitive Plastizität ist für das Altern von großer Bedeutung, jedoch sollten neurale Einschränkungen für kognitive Interventions- und Trainingsprogramme sorgfältig beachtet werden.

In der Diskussion wurde die Frage angesprochen, ob gezieltes kognitives Training und die aktive Teilnahme am sozialen und kulturellen Leben zum Erhalt der geistigen Leistungsfähigkeit im Alter sinnvoll sei. Es überwog die Einschätzung, dass Abwechslung, die stete Offenheit für die Aufnahme neuer Eindrücke usw., besonders wichtig ist und dass dadurch die Entwicklung der Einschränkungen der geistigen Leistungsfähigkeit verlangsamt und damit bis in ein höheres Alter hinausgezögert werden kann.

In diesem Zusammenhang kommt auch zur Sprache, ob eine bis ins höhere Alter verlängerte berufliche Tätigkeit alleine schon ausreicht, um die Abnahme der Hirnfunktionen zu verhindern bzw. zu verzögern. Vielleicht ist es aber auch gerade die Abwechslung zwischen verschiedenen beruflichen und außerberuflichen Aktivitäten, oder auch die Konfrontation mit neuartigen, bisher unbekannten Aktivitäten oder Stimuli, die für die Aufrechterhaltung zerebraler Funktionen und Strukturen besondere Bedeutung haben. Möglicherweise sind bereits ganz unspektakuläre, alltägliche Ereignisse die Abwechslung bringen, wie z. B. vermehrte soziale Kontakte und vieles mehr, die zur Aufrechterhaltung der kognitiven Funktionen beizutragen vermögen.

Es ist erwiesen, dass kognitives Training den Altersverlauf von mit Gehirnfunktionen verbundenen Leistungen kaum zu beeinflussen vermag, so gibt es z. B. keine Unterschiede zwischen dem Altersverlauf kognitiver Leistungen bei intellektuell aktiven gegenüber intellektuell weniger aktiven Probanden. Dagegen ist die absolute Höhe des geistigen Niveaus einem Training zugänglich, so dass ein möglicher Rückgang auf ein niedriges kritisches Niveau erst später stattfindet. Darüber hinaus sind die meisten Trainingseffekte auf sehr spezifische Leistungen beschränkt. Insgesamt bleibt festzuhalten, dass es kaum Kenntnisse darüber gibt, wie man einen generellen Transfer von Leistungsverbesserungen trainieren kann.

Zur Frage, wie groß die interindividuellen Unterschiede in der Gehirnaktivierung sind, wird ausgeführt, dass komplexere Aufgaben auch mit einer höheren Variabilität, d. h. mit mehr interindividuellen Unterschieden der Gehirnaktivierung, einhergehen. Es gibt Hinweise darauf, dass eine ungewöhnliche Aktivierung, d. h. eine Aktivierung, die von der normalen, durchschnittlichen abweicht, in der Regel mit schlechteren Leistungen einhergeht (CABEZA et al. 2005, NILSSON et al. 1997, NYBERG et al. 2003).

6. Alter und Bewegungskontrolle – Alter und Geschlecht

6.1 *Age, Stability, Mobility and Small Muscles (Benno M. NIGG, Calgary/Canada)*

NIGG leitet seinen Vortrag mit dem Hinweis ein, dass Bewegung und Mobilität für Wohlbefinden und Lebensqualität, besonders in zunehmendem Alter, von allergrößter Bedeutung sind: „Bewegung ist Leben und Leben ist Bewegung." Beweglichkeit und Mobilität sind aber im Alter rückläufig. Die Geschwindigkeit des Gehens und die Schrittlänge nehmen ab, während die Standphasen zunehmen, und zwar alles in allem um ca. 14 % pro Dekade. Ganz allgemein nimmt die Beweglichkeit der Gelenke mit zunehmendem Alter ab. Daraus resultiert nicht nur die steifere Körperhaltung im Alter, sondern auch eine nachlassende Stabilität, verbunden mit erhöhter Sturzgefahr und dem Risiko von Frakturen. Stürze mit Todesfolgen ereignen sich bei 30-Jährigen in 1,2, bei 70-Jährigen in 20,3 und bei über 80-Jährigen in 185,8 Fällen pro 100 000 Stürze. Diese ansteigende Tendenz ist vor allem eine Folge der aus vielfachen Gründen nachlassenden Stabilität. An der unteren Extremität nimmt vom 25. bis 80. Lebensjahr die Muskelkraft um etwa 50 % ab, vor allem als Folge eines Rückganges der Muskelmasse um etwa 50 %, aber auch einer reduzierten Kraftentwicklung jeder einzelnen Muskelfaser. Diesem Verlust an Muskelmasse und -kraft kann durch eine kalorienreduzierte Kost entgegengesteuert werden – jedoch sind die meisten Menschen dazu nicht zu bewegen – so dass allgemein die Muskelkraft mit steigendem Alter deutlich abnimmt.

Der Verlust der Muskelkraft wird außerdem vom Lebensstil beeinflusst. Verstärkt wird diese Entwicklung vom Schuhwerk, das zur Stabilisierung getragen wird. Dadurch werden insbesondere die kleinen Fuß- und Beinmuskeln weniger beansprucht, was eine Atrophie mit Kraftverlust dieser Muskeln zur Folge hat. Ein spezielles Training mit gezielten Übungen dieser kleinen Muskeln kann diesem Verlust entgegenwirken. Anders als durch das übliche Training der großen Muskelpartien wird durch das Training der kleinen Muskeln die Stabilität des gesamten Körpers gestärkt. Außerdem wird dadurch eine reduzierte Belastung von Gelenkflächen, insbesondere der Kniegelenke, erreicht. Ein Training der kleinen Muskeln kann aber auch durch Training auf instabilem und unebenem Grund, z. B. Training auf einem sogenannten „Wackelbrett" erreicht werden. Hierdurch kann, auch bei Sportlern, eine deutliche Steigerung der Leistung und eine Reduktion des Verletzungsrisikos erzielt werden. Zusätzlich sind isometrische Übungen für die kleinen Muskeln der Füße, der Unterschenkel, der Arme und der Hände empfehlenswert. Weiterhin kann durch Gehübungen mit Spezialschuhen, die eine gerundete und weiche Sohle haben, ein wirksamer Trainingseffekt für die kleinen Muskeln gefördert werden.

In der Diskussion werden vor allem die Zusammenhänge von fehlendem Muskeltraining und dem im Alter zunehmenden Muskelschwund angesprochen. Eine führende Rolle hierfür spielt möglicherweise, das durch das Tragen eines „bequemen" Schuhwerks bedingte fehlende Training der kleinen Muskeln. Jedoch steht man in dieser Hinsicht erst am Anfang der wissenschaftlichen Untersuchungen. Man vermutet, dass es sich hierbei um ein multikausales, komplexes Geschehen handelt.

Ein besonderes Bewegungsproblem alter Menschen, vor allem ausgeprägt bei der Parkinson-Krankheit, stellt die Ko-Kontraktion benachbarter Muskelgruppen dar. Es bleibt abzuwarten, inwieweit durch gezieltes Training der kleinen Muskeln eine gewisse Kompensation zu erreichen ist. Möglicherweise kann das Training auf einem „Wackelbrett" für die Wiedergewinnung der Stabilität hilfreich sein (EMERY et al. 2005, HEPPLE et al. 2005, NIGG et al. 2005).

6.2 Alter und Geschlecht, Bedeutung für Lebensqualität und Krankheit (Bruno ALLOLIO, Würzburg), ergänzt durch: Ursachen der geschlechtsspezifischen Unterschiede in der Lebenserwartung – Epidemiologische Befunde (Stephan WEILAND, Ulm)

ALLOLIO beginnt mit dem Hinweis, dass sich in den entwickelten Ländern, teilweise aber auch in der übrigen Welt, ein sogenanntes „gender-gap" entwickelt hat, indem Frauen deutlich länger leben als Männer. Die Lebenserwartung für im Jahre 2000 geborene Mädchen beträgt heute in Deutschland 81,1 Jahre, aber für Jungen nur 75,1 Jahre, d. h., es besteht ein „gender-gap" von 6 Jahren. Ein ähnlicher Wert findet sich in den USA, in Japan und Australien, während Länder mit einer deutlich niedrigeren Lebenserwartung, z. B. Bangladesch, keine Differenzen zwischen den Geschlechtern aufweisen. Die derzeitige Erklärungen für den „gender-gap" umfassen zwei Hypothesen: Genetik und Verhalten.

Der wesentliche genetische Unterschied zwischen Mann und Frau besteht bekanntlich im Chromosomensatz (Mann XY, Frau XX). Die Anzahl der Gene auf dem männlichen Y-Chromosomen ist bedeutend geringer als auf dem weiblichen X-Chromosomen. Es wird vermutet, dass dieser höhere Genbesatz den weiblichen Embryo z. B. vor oxidativem Stress und vor genetischen Schäden im späteren Leben schützt. Ein weiterer wichtiger Mechanismus für Langlebigkeit wird mit den Telomeren verbunden. Diese Endstücke der Chromosomen verkürzen sich bei jeder Zellteilung. Das Enzym Telomerase wirkt dieser Verkürzung entgegen. Sind die Telomerasen aufgebraucht, stirbt die Zelle. In mehreren Studien hat sich bei Frauen eine größere Telomerenlänge gefunden, ein Befund, der für die Langlebigkeit von Frauen bedeutsam sein könnte. Weiterhin konnte eine protektive Rolle von Oestrogen für Herz-Kreislauf-Erkrankungen nachgewiesen werden, während Androgen – das männliche Geschlechtshormon – Herz-Kreislauf-Erkrankungen fördert. Jedoch bewirkt eine Oestrogen-Ersatztherapie in der Menopause zwar eine bessere Lebensqualität, aber keine Lebensverlängerung. Eine Androgen-Therapie beim Mann führt weder zu einer Lebensverlängerung oder -verkürzung, noch zu vermehrten Herz-Kreislauf-Erkrankungen, jedoch zu einer positiven Beeinflussung des altersgebundenen Muskelabbaus (Sarkopenie).

Die Unterschiede in Lebensstil und Verhalten sind in beiden Geschlechtern erheblich. Es ist unbestritten, dass Männer ein höheres Risikoverhalten aufweisen als Frauen mit der Folge, dass die durch Rauchen, Alkohol, Unfälle und Suizide bedingte Letalität deutlich höher ist. Dieses Risikoverhalten hängt möglicherweise auch mit der männlichen Rolle bei der Reproduktion zusammen. Auch in der Ernährung sind die Unterschiede beträchtlich. Frauen essen, im Gegensatz zu Männern, mehr Früchte und Gemüse, weniger Fleisch und weniger Kochsalz, also eine gesündere Kost.

Der Einfluss unterschiedlicher Lebensstile wird durch die Ergebnisse der 2002 veröffentlichen „Klosterstudie" (*nun-study*) gestützt. In dieser Studie konnte gezeigt werden, dass Nonnen und Mönche, die einen in etwa vergleichbaren Lebensstil pflegen, keine Unterschiede in der Lebenserwartung aufweisen.

Es ist weiter zu beachten, dass die hormonellen Veränderungen im Alter bei Männern ausgesprochen langsam ablaufen – Absinken des Testosteronspiegels und Abnahme der Muskelkraft – während die Menopause bei Frauen relativ abrupt eintritt. Dieser Unterschied kann möglicherweise der Grund sein, warum die behinderungsfreie Lebensphase, und damit die Lebensqualität, trotz einer kürzeren Lebenserwartung bei Männern in der Regel länger ist. „Frauen werden älter, altern aber schneller." Dieses Phänomen hat auch Rückwirkungen auf die altersbezogenen Krankheitskosten, die bei Frauen höher sind als bei Männern. Männer haben aber auch von den großen therapeutischen Fortschritten in der Behandlung von Herz-Kreislauf-Erkrankungen in den vergangenen Jahren erheblich profitiert. Für das Altern dürfte auch die, im Vergleich zu anderen Säugern, sehr lange Menopause der Frauen eine Rolle spielen. Evolutionsbiologisch könnte auch der sogenannte „Großmutter-Effekt" eine Rolle spielen, indem sich die Großmütter aktiv am Aufziehen ihrer Enkel beteiligen, so dass die Geburtenzahl der Mütter ansteigen kann. In älteren Studien konnte gezeigt werden, dass die Lebenserwartung von älteren Frauen mit der Anzahl der Enkelkinder positiv korreliert ist. In der heutigen Zeit scheint dieser „Großmutter-Effekt" allerdings keine besondere Bedeutung mehr zu haben.

WEILAND zeigt ergänzend, dass die in den vergangenen 40 Jahren „gewonnenen" Lebensjahre hauptsächlich das Alter über 65 Jahre betreffen. Hierfür spielen der Rückgang und die bessere Therapie der Herz-Kreislauf-Krankheiten eine bedeutende Rolle. Demgegenüber fällt der „Gewinn" bei Krebserkrankungen deutlich geringer aus. Allerdings ist bei Krebserkrankungen ein Wandel des Organspektrums zu beobachten. Bei Frauen ist durch die Zunahme des Rauchens eine deutliche Steigerung des Lungenkarzinoms nachweisbar. Zur Frage, durch welche Maßnahmen ein gesünderes Altern zu erreichen ist, wird zusammenfassend gesagt, dass koronare Herzkrankheit, Diabetes mellitus Typ II, Schlaganfall und Dickdarm-, Prostata- sowie Mammakarzinom weiterhin die wesentlichen, durch Prävention, d. h. vor allem Frühdiagnose, vermeidbaren Erkrankungen sind.

Ein erster Teil der Diskussion dreht sich um die Frage, ob die Ergebnisse der „Klosterstudie" (*nun-study*) verlässlich dahingehend interpretiert werden können, dass der Lebensstil die wichtigste Einflussgröße für die Lebenserwartung ist, oder ob nicht mit der Auswahl der Bezugsgruppe, Nonnen und Mönche, gleichzeitig auch eine biologische Selektion erfolgt sein kann. Diese Frage kann nicht abschließend geklärt werden, jedoch besteht Einvernehmen, dass die Studie, trotz einer möglichen Selektion, einen Beleg für die Bedeutung des Faktors Lebensstil liefert. Genetische Einflüsse sind aber durch die Studie weder belegbar noch auszuschließen.

Ein weiterer Punkt der Diskussion ist die Frage, welchen Einfluss der „Großmutter-Effekt" auf die Gesundheit im Alter und die Lebenserwartung von Frauen hat. Es gibt Hinweise, dass die Lebenserwartung von Frauen mit der Anzahl der Enkelkinder steigt. Ob dabei die Art des Zusammenlebens von Familien eine Rolle spielt, kann nicht belegt werden, zumal es auch in früheren Jahrhunderten ein sehr großes unterschiedliches Spektrum von Formen des Zusammenlebens gegeben hat. Der „Großmutter-Effekt" sollte daher, besonders heute, nicht überbewertet werden.

Weiter wird die Frage thematisiert, welchen Einfluss biologische Faktoren im Zusammenspiel mit Effekten des Verhaltens und des Lebensstiles haben. Hier kommt die Diskussion zu dem Ergebnis, dass biologische Faktoren (z. B. Telomere bzw. Telomeraseaktivität) eine biologische Obergrenze für die erreichbare Lebensspanne setzen. Diese Grenze ist in den vergangenen Jahrhunderten aufgrund der herrschenden Lebensumstände nicht annähernd erreicht worden. Jedoch hat es auch in früheren Zeiten immer wieder Menschen gegeben, die sehr viel älter als die eigene Generation geworden sind. Das gilt auch heute für viele Länder außerhalb der westlichen Welt. Durch bessere Lebensumstände ist die Lebenserwartung in vielen westlichen Ländern insgesamt gestiegen. Die Unterschiede innerhalb einer Generation sind kleiner als früher. Es ist nicht auszuschließen, dass durch gesundheitsförderliche Lebensweise die Lebenserwartung einzelner Menschen, aber auch insgesamt, bis an die biologisch vorgegebene Grenze ausgedehnt werden kann.

Schließlich wird die veränderte Lebenserwartung in den neuen Bundesländern erörtert. Der größte Effekt sei durch die therapeutische Beeinflussung der Herz-Kreislauf-Erkrankungen im mittleren Alter erreicht worden. Hierfür dürften sowohl Änderungen des Lebensstils als auch die nach der Wende bessere medizinische Versorgung ursächlich sein (Allolio und Arlt 2002, Jockenhövel et al. 2001, Luy 2002, Weiland et al. 2006).

Literatur

Allolio, B., and Arlt, W.: DHEA Treatment: myth or reality? Trends Endocrinol. Metab. *13*, 288–294 (2002)

Bäckman, L., Ginovart, N., Dixon, R. A., Wahlin, T. B., Wahlin, A., Halldin, C., and Farde, L.: Age-related cognitive deficits mediated by changes in the striatal dopamine system. Amer. J. Psychiatry *157*/4, 635–637 (2000)

Cabeza, R., Nyberg, L., and Park, D. (Eds.): Cognitive Neuroscience of Aging. Oxford: Oxford University Press 2005

Deutsches Krebsforschungszentrum (Eds.): Passivrauchen – ein unterschätztes Gesundheitsrisiko. Deutsches Krebsforschungszentrum Bd. 5. Heidelberg 2005

Emery, C. A., et al.: Long-term caloric restriction abrogates the age-related decline in skeletal muscle aerobic function. The FASEB Journal express article *10*, 749–755 (2005)

Erggelet, C. (Ed.): Gelenkknorpeldefekte. Darmstadt: Steinkopff 2001

ExTraMATCH: Exercise training meta-analysis of trials in patients with chronic heart failure BMJ *328*, 189–192 (2004)

FRIES, J. F.: Compression of morbidity in the elderly. Vaccine *18*, 1584–1589 (2000)
HAAN, M. N., and WALLACE, R.: Can dementia be prevented? Brain aging in a population-based context. Annu. Rev. Public Health *25*, 1–24 (2004)
HAMBRECHT, R., WOLF, A., GIELEN, S., LINKE, A., HOFER, J., ERBS, S., SCHOENE, N., and SCHULER, G.: Effect of exercise on coronary endothelial function in patients with coronary artery disease. New Engl. J. Med. *342*/7, 454–460 (2000)
HAMBRECHT, R., WALTHER, C., MÖBIUS-WINKLER, S., GIELEN, S., LINKE, A., CONRADI, K., ERBS, S., KLUGE, R., KENDZIORRA, K., SABRI, O., SICK, P., and SCHULER, G.: Percutaneous coronary angioplasty compared with exercise training in patients with stable coronary artery disease: A randomized trial. Circulation *109*/11, 1371–1378 (2004)
HANSSON, O., ZETTERBERG, H., BUCHHAVE, P., LONDOS, E., BLENNOW, K., and MINTHON, L.: Association between CSF biomarkers and incipient Alzheimer's disease in patients with mild cognitive impairment: a follow-up study. Lancet Neurol. *5*, 228–234 (2006)
HASKELL, W. L., LEE, I. M., PATE, R. R., POWELL, K. E., BLAIR, S. N., FRANKLIN, B. A., MACERA, C. A., HEATH, G. W., THOMPSON, P. D., and BAUMAN, A.: Physical activity and public health: updated recommendation for adults from the American College of Sports Medicine and the American Heart Association. Circulation *116*/9, 1081–1092 (2007)
HEIDRICH, J., WELLMANN, J., HEUSCHMANN, P. U., KRAYWINKEL, K., and KEIL, U.: Mortality and morbidity from coronary heart disease attributable to passive smoking. European Heart Journal, doi:10.1093/eurheartj/ehm 151 (2007)
HEPPLE, R. T., BAKER, D. J., KACZOR, J. J., and KRAUSE, D. J.: Long-term caloric restriction abrogates the age-related decline in skeletal muscle aerobic function. The FASEB Journal express article *10*, 1096/fj.04–3535fje (2005)
JEROSCH, J., und HEISEL, J. (Eds.): Künstlicher Gelenkersatz. München: Pflaum 2001
JOCKENHÖVEL, F., LERCHL, A., und ALLOLIO, B.: Hormone gegen das Altern – Möglichkeiten und Grenzen. Dtsch. Ärzteblatt *98*/31–32, 2041–2045 (2001)
KALACHEA, A., and KICKBUSCH, I.: A global strategy for healthy ageing World Health. *4*, 4–5 (1997)
KOENIG, H. H., und RIEDEL-HELLER, S.: Prävention aus dem Blickwinkel der Gesundheitsökonomie. Internist *49*, 146–153 (2008)
KRAMER, A. F., COLOMBE, S. J., MCAULEY, E., SCALF, P. E., and ERICKSON, K. J.: Fitness, aging und neurocognitive function. Neurobiology of Aging *268*, 124–127 (2005)
LU, T., PAN, Y., KAO, S.-Y., Li, C., KOHANE, J., CHAN, J., and YANKNER, B. A.: Gene regulation and DNA damage in the aging human brain. Nature *429*, 883–891 (2004)
LUY, M.: Warum Frauen länger leben – Erkenntnisse aus einem Vergleich von Kloster- und Allgemeinbevölkerung, (Why women live longer – insights through a comparison of cloistered and general populations). Materialien zur Bevölkerungswissenschaft. Wiesbaden: Bundesinstitut für Bevölkerungsforschung *106* (2002)
MICHELS, K. B., and WILLETT, W. C.: Etiology of cancer: Dietary factors. In: DEVITA, V. T., LAWRENCE T. S., and ROSENBERG, S. A. (Eds.): Cancer: Principles and Practice of Oncology. 8th edition, Baltimore: Lippincott 2008
NELSON, M. E., REJESKI, W. J., BLAIR, S. N., DUNCAN, P. W., JUDGE, J. O., KING, A. C., MACERA, C. A., CASTANEDA-SCEPPA, C., *American College of Sports Medicine* and *American Heart Association* (Eds.): Physical activity and public health in older adults. Recommendation from the American College of Sports Medicine and the American Heart Association. Circulation *116*/9, 1094–1104 (2007)
NIGG, B. M., HINTZEN, S., and FERBER, R.: Effect of an unstable shoe construction on lower extremity gait characteristics. Cl. Biomechanics *21*/1, 82–88 (2005)
NILSSON, L.-G., BÄCKMAN, L., ERNGRUND, K., NYBERG, L., ADOLFSSON, R., BUCHT, G., KARLSSON, S., WIDING, M., and WINBLAD, B.: The Betula prospective cohort study: Memory, health, and aging. Aging, Neuropsychology and Cognition *4*, 1–32 (1997)
NYBERG, L., SANDBLOM, J., JONES, S., NEELY, A. S., PETERSSON, K. M., INGVAR, M., and BÄCKMAN, L.: Neural correlates of training-related memory improvement in adulthood and aging. Proc. Natl. Acad. Sci. USA *100*, 13728–13722 (2003)
PETERSEN, P. E., KJØLLER, M., CHRISTENSEN, L. B., and KRUSTRUP, U.: Changing dentate status of adults, use of dental health services, and achievement of national dental health goals in Denmark by the year 2000. J. Publ. Health Dentistry *64*, 127–135 (2004)
PFEIL, J. (Ed.): Minimal-invasive Verfahren in der Orthopädie und Traumatologie. Heidelberg: Springer 2000
REISCHIES, F. M.: Dementia: Psychiatric aspects. In: SMELSER, N., and BALTES, P. B. (Eds.): International Encyclopedia of the Social and Behavioral Sciences. Vol. 5, pp. 3396–3401. Oxford, UK: Elsevier 2001

Reischies, F. M., Schaub, R. T., and Schlattmann, P.: Normal aging, impaired cognitive functioning, and senile dementia – a mixture distribution analysis. Psychological Medicine *26*/4, 785–790 (1996)

Reischies, F. M., and Helmchen, H.: Normales und pathologisches kognitives Altern. In: Beyreuther, K., Einhäupl, K. M., Förstl, H., und Kurz, A. (Eds.): Demenzen. S. 1–14. Stuttgart: Thieme Verlag 2002

Roman, G. C.: Vascular dementia: distinguishing characteristics, treatment, and prevention. J. Amer. Geriatr. Soc. *51*, 296–304 (2003)

Schmidt, R. F., Lang, F., und Thews, G.: Physiologie des Menschen mit Pathophysiologie. 29. Aufl. Heidelberg: Springer 2005

Schmidt, R. F., und Unsicker, K.: Lehrbuch Vorklinik. Köln: Deutscher Ärzteverlag 2003

Schönle, C. (Ed.): Rehabilitation. Stuttgart: Thieme 2004

Schrader, G. C.: Cerebrovascular sequelae of hypertension. Herz *28*, 701–716 (2003)

Social Determinants of Health. Oxford: Oxford University 1999

Stampfer, M. J., Hu, F. B., Manson, J. E., Rimm, E. B., and Willett, W. C.: Primary prevention of coronary heart disease in women through diet and lifestyle. New Engl. J. Med. *343*, 16–22 (2000)

Statistisches Bundesamt: Statistisches Jahrbuch für die Bundesrepublik Deutschland. Wiesbaden 2000

Tuomilehto, J., Lindström, J., Eriksson, J. G., Valle, T. T., Hämäläinen, H., Ilanne-Parikka, P., Keinänen-Kiukaanniemi, S., Laakso, M., Louheranta, A., Rastas, M., Salminen, V., Uusitupa, M., and *Finnish Diabetes Prevention Study Group*: Prevention of type 2 diabetes mellitus by changes in lifestyle among subjects with impaired glucose tolerance. New Engl. J. Med. *344*/18, 1343–1350 (2001)

Weiland, S. K., Rapp, K., Klenk, J., und Keil, U.: Zunahme der Lebenserwartung. Größenordnung, Determinanten und Perspektiven. Deutsches Ärzteblatt *103*, 1072–1077 (2006)

Willet, W. C.: Eat, Drink and Be Healthy. New York: Free Press 2001

Yaffe, K., Kanaya, A., Lindquist, K., Simonsick, E. M., Harris, T., Shorr, R. I., Tylavsky, F. A., and Newman, A. B.: The metabolic syndrome, inflammation, and risk of cognitive decline. JAMA *292*/18, 2237–2242 (2004)

www.mypyramid.govwww.nutrition.tufts.edu/pdf/pyramid.pdf
www.nutrition.tufts.edu/pdf/pyramid.pdf

Prof. em. Dr. Dr. h. c. mult. Kurt Kochsiek
Mittlerer Neubergweg 34
97074 Würzburg
Bundesrepublik Deutschland
Tel.: +49 931 71 29 8
Fax: +49 931 71 27 2
E-Mail: k.kochsiek@web.de

Eckpunkte für Empfehlungen

Kurt Kochsiek (Würzburg)

Mit 1 Abbildung

Altern ist ein Prozess, in dem neben dem Individuum, Biologie (körperlicher Unterbau), Geist und Gesellschaft involviert sind. Die körperlich-organischen Funktionen vermindern sich etwa ab dem 30.–35. Lebensjahr kontinuierlich, besonders bei Belastung, aber in den verschiedenen Organsystemen mit unterschiedlicher Geschwindigkeit. Der Übergang von „physiologischen" Funktionseinschränkungen zu Krankheit kann fließend sein. Behinderungen mit Verlust der Autonomie können die Folge einer einzelnen – heilbaren oder kompensierbaren? – Krankheit sein oder sehr viel häufiger aus einer Summe von Funktionseinschränkungen unterschiedlicher Ursache (Multimorbidität) resultieren. Im Allgemeinen altert der Geist langsamer als der Körper. Daraus ergeben sich Möglichkeiten zur Kompensation körperlicher Gebrechen und Behinderungen – „es ist der Geist, der sich den Körper baut".

Während die rein kognitiven Fähigkeiten, d. h. das Erkennen, das Erfassen und die Geschwindigkeit der Informationsverarbeitung, sowie das Kurzzeit- oder Arbeitsgedächtnis nach einem steilen Anstieg bis zum jungen Erwachsenenalter dann aber parallel mit der nachlassenden körperlichen Leistungsfähigkeit abnehmen, bleibt die als Pragmatik bezeichnete Intelligenz, d. h. Lebenserfahrung, berufliche Qualifikation, kulturgebundene Fertigkeiten, emotionale und soziale Eigenschaften, auch in höherem Alter weiter entwicklungsfähig (Plastizität). Natürlich ist die Mechanik der biologische Unterbau der Lebensentwicklung, das was in jedem einzelnen Menschen genetisch (intrinsisch) präformiert angelegt ist. Die Qualität und die Reifung dieser Anlagen werden aber in erheblichem Maße von extrinsischen, gesellschaftsbezogenen Faktoren beeinflusst und modifiziert. Auch die pragmatische Intelligenz ist genetisch determiniert, sie gründet sich jedoch auf Alltagspraxis, Übung, Kultur, Bildung und Wissen und damit auf erlernbare Eigenschaften, für die vor allem das Langzeitgedächtnis eine wichtige Rolle spielt.

Die Variabilität im Allgemeinen und vor allem die interindividuelle Variabilität und Plastizität des Alternsprozesses sind sehr groß. Hierfür spielen, neben genetischen Faktoren, vor allem die Lebensführung – Ernährung, körperliche Aktivität, kontrolliertes Risikoverhalten – sowie Bildung und Sozialisation eine entscheidende Rolle. Diese in der Regel schichtspezifischen Einflüsse sind für Lebenserwartung und Gesundheit von großer Bedeutung.

Hinsichtlich der Lebenserwartung und des Gesundheitszustandes im Alter bestehen zwischen Männern und Frauen deutliche Unterschiede. Grundsätzlich gilt: Frauen werden älter, aber altern schneller, d. h., sie sind in höherem Alter im Allgemeinen gesundheitlich labiler und weniger leistungsfähig als gleichaltrige Männer. Die Ursachen hierfür sind bisher nicht geklärt, man vermutet genetische, hormonelle und verhaltensbedingte Einflüsse sowie ein Wechselspiel dieser Faktoren. Hier besteht noch ein großer Forschungsbedarf. Aber bereits heute gilt: Frauen könnten durch gesundheitsfördernde Verhaltensweisen – angepasste, gesunde Ernährung, regelmäßige körperliche Aktivitäten, herausfordernde kognitive Leistungen – einen Gewinn an „gesunden" Lebensjahren erzielen. Ähnliches gilt für Männer, bei denen allerdings ein größeres Risikoverhalten, insbesondere Alkohol und Rauchen, eine zusätzliche, aber beeinflussbare Rolle spielt.

Es ist gesichert, dass durch Primärprävention – Vermeidung bzw. Ausschaltung schädigender Faktoren – Sekundärprävention – Erkennung und Therapie von Krankheiten in möglichst frühem, vorklinischem Stadium – und durch Tertiärprävention – Verhinderung des Fortschreitens manifester Krankheiten und deren Komplikationen – sowie regelmäßiges körperliches und geistiges Training Funktionsverbesserungen sowohl im körperlichen als auch im geistigen Bereich erzielt werden können (siehe Abb. 1).

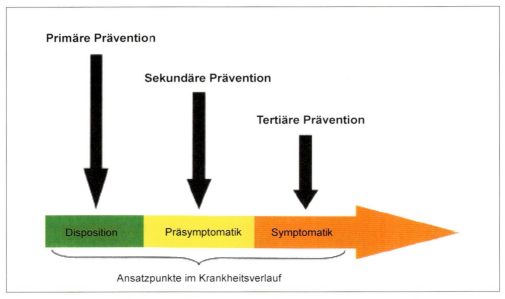

Abb. 1 Ansatzpunkte der Prävention im Krankheitsverlauf. Aus König und Riedel-Heller 2008

Durch Aufklärung sowie rechtzeitige Erkennung und Therapie sind jetzt schon Herz-Kreislauf-Erkrankungen, vor allem Durchblutungsstörungen des Herzmuskels und Bluthochdruck mit konsekutivem Schlaganfall, deutlich rückläufig. Dagegen nimmt, infolge der Übergewichtigkeit weiter Teile der Bevölkerung, die Volkskrankheit Diabetes mellitus Typ II stetig zu. Gesunde, angepasste Ernährung mit regelmäßigen Gewichtskontrollen und körperlichen Aktivitäten haben hier signifikante präventive Auswirkungen, sind aber nur äußerst schwierig durchzusetzen. In einem „natürlichen Experiment" in den Hungerjahren von 1945 bis 1948 kam in Deutschland kein Fall einer Neuerkrankung an Diabetes Typ II zur Beobachtung. Es wird geschätzt, dass heute über 10% der erwachsenen Bevölkerung an einem Diabetes Typ II leiden, Tendenz weiter steigend.

Die wichtigste krankmachende Droge ist das Rauchen, einschließlich des Passivrauchens. Nicht nur für das Bronchialkarzinom sind das Rauchen und das Passivrauchen der entscheidende Risikofaktor, auch an der Entwicklung anderer Organkarzinome ist das Rauchen ursächlich (mit) beteiligt. Neben der Vermehrung der Blutfette ist das Rauchen ein entscheidender Risikofaktor für die Arteriosklerose und vor allem für die koronare Herzkrankheit und den Herzinfarkt. Neben Verhaltensänderungen ist hier der Gesetzgeber aufgerufen, durch gesetzliche Maßnahmen das Rauchen mit seinen Folgeschäden einzuschränken, wie es in zahlreichen anderen Ländern bereits erfolgreich praktiziert wird. Auch die Verwendung von Fettarten mit besonders ungünstiger Wirkung auf die Arteriosklerose (Transfette) könnte durch gesetzliche Verbote ausgeschaltet werden.

Generell werden Verhaltensänderungen im Erwachsenenalter am ehesten praktiziert, wenn mit gesundheitsfördernden Maßnahmen bereits im Kindesalter begonnen wird – Prävention ist primär eine Aufgabe der Pädiatrie und nicht der Geriatrie. Das bedeutet nicht, dass präventive Maßnahmen im höheren Lebensalter wirkungslos sind. Dabei sollte nicht vergessen werden, dass Bildung eine entscheidende Bedeutung für die Akzeptanz gesunder Verhaltensweisen hat. Die stetig ansteigende „gesunde" Lebenserwartung weist eine schichttypische soziale Gliederung auf.

Im Alter nehmen die chronischen, d. h. nur palliativ oder nur symptomatisch behandelbaren, Krankheiten und Leiden zu. Viele alte Menschen leiden an mehreren Krankheiten (Multimorbidität). Für die Therapie alter Menschen hat der Erhalt der Autonomie die höchste Priorität. Hierfür haben, neben der Medizin, eine gesicherte soziale Einbindung und die Nutzung moderner Technologien, z. B. barrierefreies Wohnen, eine herausragende Bedeutung.

Ein spezifisches Problem des fortgeschrittenen Alters ist die kontinuierliche Zunahme der Demenzerkrankungen mit ihren vielfältigen, in der Regel sehr aufwendigen und belastenden Problemen. Eine therapeutische Beeinflussung der zur Demenz führenden Prozesse ist bisher nicht möglich und in absehbarer Zeit wohl auch nicht zu erwarten. Da die molekularen und zellulären Prozesse, die zur Demenz führen, der endgültigen Manifestation der Krankheit um Jahre vorausgehen, sind nur von einer Frühdiagnose therapeutische Möglichkeiten zu erhoffen. Allerdings sind die mit einer Frühdiagnose bei Nichtbehandelbarkeit verbundenen ethischen Probleme noch ungelöst.

Als einvernehmliches Ergebnis der Tagung bleibt festzuhalten, dass es bei der Variabilität des Alterns und den immensen Unterschieden in der beruflichen Tätigkeit, z. B. körperlich oder geistig, für die Beendigung der Erwerbstätigkeit nur eine flexible Altersgrenze bzw. ein flexibles Renteneintrittsalter geben sollte. Auch der Übergang vom dritten in das vierte Alter weist große interindividuelle Unterschiede auf und bedeutet keine starre Grenzziehung.

In der Tagung sind Fragen und Probleme offen geblieben bzw. nicht angesprochen worden, die erwähnt werden müssen. Über den „Wert" des Alters und die Bedeutung alter Menschen für die Gesellschaft wurde nur marginal gesprochen. Das gilt auch für die Frage: Was ist „erfolgreiches" Altern, vor allem im Hinblick auf schicksalhafte Phänomene, wie z. B. Demenz?

Obwohl zahlreiche gesundheitsfördernde Verhaltensweisen wissenschaftlich anerkannt sind, bestehen hinsichtlich der Umsetzung – wie, wann? – noch viele offene Fragen. Es bestand aber Einvernehmen, mit der Erziehung zu gesundheitsfördernden Verhaltensweisen und deren Vermittlung so früh wie möglich zu beginnen. Eng damit verbunden ist die Frage, wie kann selbstverantwortliches Handeln erreicht und gestärkt werden? Wie können die Kenntnisse um gesundheitsförderndes und gesundheitsschädigendes Verhalten dem Menschen vermittelt werden, z. B. durch Elternhaus, Schule, Medien usw.? Wie können dabei die schichttypischen sozialen Unterschiede Berücksichtigung finden?

Die Einführung eines Bonus-Malus-Systems durch die Versicherungsträger wurde mehrheitlich abgelehnt. Es bestand Einigkeit, dass eine Kompression der Morbidität anzustreben ist und eine vordringliche Aufgabe bei der Betreuung alter Menschen darstellt, d. h. die Manifestation chronischer Erkrankungen und das Lebensende zu komprimieren, um damit die durch Krankheit oder Behinderung eingeschränkte Lebenszeit zu verkürzen, was auch ökonomische Vorteile mit sich bringt.

Es wurde nicht näher diskutiert, ob und wenn ja, welche medizinischen Maßnahmen notwendig sind, wenn ältere Menschen länger im Arbeitsprozess verbleiben als heute bei uns. Das Beispiel der benachbarten Schweiz, wo ein hoher Prozentsatz der arbeitenden Bevölkerung erst mit 64–65 Jahren ohne ernsthafte gesundheitliche Probleme aus dem Erwerbsleben ausscheidet – die Schweiz hat außerdem, gemeinsam mit Schweden, die höchste Lebenserwartung aller großen europäischen Staaten – zeigt jedoch, dass bei individueller Anpassung an die nachlassende körperliche und kognitive Leistungsfähigkeit die Lebensarbeitszeit auch in Deutschland, gegenüber den heutigen Verhältnissen, wahrscheinlich ohne gesundheitliche Nachteile für die Arbeitnehmer verlängert werden kann. Dieser Zusammenhang bedarf aber einer statistischen Klärung. Ob für eine Verlängerung der Lebensarbeitszeit generell oder nur für bestimmte Erwerbstätigkeiten zusätzliche arbeitsmedizinische Maßnahmen notwendig sind, z. B. Ruhepausen, keine Schichtarbeit, technische Hilfsmittel, gymnastische Übungen, muss zukünftig zunehmende Beachtung finden.

Nicht angesprochen wurde die Frage, ob der Übergang in den Ruhestand mit positiven oder negativen Rückwirkungen auf den Gesundheitszustand verbunden ist. Es gibt Hinweise, dass sich die subjektive Gesundheitseinschätzung älterer Erwerbstätiger nach dem Übergang in den Ruhestand bessert, so dass der Ruhestand also keine Belastung, sondern eine günstige gesundheitliche Entwicklung bedeutet. Diese Annahme wurde in der Expertise „Ruhestand und Gesundheit" bestätigt. Nach statistisch abgesicherten Daten aus Österreich bewirkt eine „unfreiwillige" Arbeitslosigkeit, z. B. durch Werksschließung, einen Anstieg der Krankheitskosten in Höhe von 10 % des letzten Lohnes der Arbeitnehmer, sowohl für Männer als auch für Frauen. Die Kosten entstehen vor allem durch Zunahme der Hospitalisierungen und Verschreibung von psychotropen Pharmaka bei den männlichen Arbeitslosen. Sowohl hinsichtlich des Überganges in den Ruhestand als auch der „unfreiwilligen" Arbeitslosigkeit wären weitergehende Untersuchungen wünschenswert.

Eine Expertise hat gezeigt, dass gesundheitliche Probleme im mittleren Erwachsenenalter zunehmen. Ältere Arbeitskräfte haben einen höheren Krankenstand, der zunehmend durch Einflüsse der Arbeitswelt mit verursacht oder verstärkt wird. Insbesondere haben psychosoziale Belastungsfaktoren und Stressbelastungen zugenommen. Hier besteht Handlungsbedarf. Insgesamt ist aber der Übergang in den Ruhestand am Ende der Regelarbeitszeit nicht mit gesundheitlichen Nachteilen verbunden.

Mit dem Übergang vom dritten in das vierte Alter nehmen die Anforderungen an die Körperlichkeit ständig zu mit entsprechender Abnahme des geistigen Leistungsvermögens und der Motorik. „Der Körper wird zunehmend zu einer Hypothek des Geistes" (P. B. BALTES).

Aber auch der alte Körper ist in der Lage, durch dosiertes körperliches Training der Motorik und der neuromuskulären Koordination geistige Energie für andere Tätigkeiten freizustellen. Es ist Aufgabe der Geriatrie und der sozialen Einrichtungen, entsprechende Möglichkeiten zu schaffen, um eine anhaltende Autonomie auch im vierten Alter sicherzustellen. Dazu gehören auch zunehmend der Einsatz moderner Technologien sowie altersgerechte Wohnverhältnisse.

Ein ungelöstes Problem ist die mit zunehmendem Alter ansteigende Anzahl von Demenzerkrankungen. Sie beträgt bei den über 90-Jährigen schon mehr als 30%. Hier besteht Handlungsbedarf für Gesellschaft, Staat und Wissenschaft.

Wegen der demographischen Entwicklung und der besonderen, weit über das rein Medizinische herausreichenden Probleme bei der Betreuung alter und hoch betagter Menschen muss dem Fachgebiet Geriatrie ein breiterer Raum in der Ausbildung der Studenten und der Weiterbildung der Ärzte eingeräumt werden.

Nicht gelöst sind bisher zahlreiche ethische und rechtliche Fragen bei der Betreuung alter Patienten am Lebensende. Für alle betreuenden Personen, in erster Linie aber für die Ärzte, besteht hier eine ausgeprägte Rechtsunsicherheit. Es ist selbstverständlich, dass auch am Lebensende das Selbstbestimmungsrecht des Patienten gilt. Aber auf welcher rechtlichen Grundlage soll oder darf der Arzt entscheiden, wenn der Patient nicht mehr entscheidungsfähig ist? Welche Rechtsverbindlichkeit haben Patientenverfügungen oder Vorsorgevollmachten? Hier besteht dringender Handlungsbedarf für den Gesetzgeber.

Über den Alternsprozess auf zellulärer und molekularer Ebene ist relativ wenig bekannt. Hier besteht noch ein erheblicher Forschungsbedarf. Der nicht beeinflussbare genetische Einfluss wurde in der Vergangenheit überschätzt. Er hat nur einen Anteil von etwa 20–30% am Alternsprozess. Die beteiligten Gene sind bisher nicht bekannt, es wird angenommen, dass Wechselwirkungen zahlreicher Gene untereinander und mit Umwelteinflüssen das Altern bestimmen. Das bedeutet aber: Zwei Drittel bis drei Viertel des Alternsprozesses werden von extrinsischen sozioökonomischen und verhaltensbedingten, also grundsätzlich beeinflussbaren Faktoren gesteuert. Obwohl es eine *Anti-Aging*-Therapie nicht gibt, ist auch im Alter eine lebenswerte Lebensspanne durch günstige soziale Verhältnisse und ein höheres Bildungsniveau positiv beeinflussbar.

Die Determinanten und Einflussfaktoren auf und für den Erhalt von Gesundheit und Wohlbefinden im Alter betreffen das Individuum, die Medizin und die Gesellschaft.

Das Individuum vermag durch regelmäßige, angepasste körperliche Aktivität, durch geistige Regsamkeit, eine ausgewogene Ernährung mit Gewichtskontrolle, einem vernünftigen, maßvollen Umgang mit Alkohol und den Verzicht auf Tabak und Drogen, zur Gesundheit beizutragen.

Die Medizin kann durch kurative Maßnahmen im weitesten Sinne, vor allem aber durch Prävention, die bereits in jungen Jahren lebensbegleitend einsetzen sollte, Früherkennung von Krankheiten und Ausgleich von Behinderungen, z. B. Sehen, Hören, Prothesen usw., gesundheitsfördernd und -erhaltend wirksam werden. Die Notwendigkeit zur Inanspruchnahme medizinischer Dienste nimmt mit steigendem Alter kontinuierlich zu. Im sogenannten vierten Lebensalter ist in der Regel permanente medizinisch-ärztliche Betreuung erforderlich. Die Voraussetzungen hierfür müssen gewährleistet sein.

Die Gesellschaft muss den Zugang zu medizinischer Versorgung, den Abbau von Barrieren, die Verhinderung von Diskriminierung, angemessene Bildungsangebote und die Einhaltung der Umwelthygiene sicherstellen.

Kurt Kochsiek

Literatur

KÖNIG, H. H., und RIEDEL-HELLER, J.: Prävention aus dem Blickwinkel der Gesundheitsökonomie. Internist *49*, 146–153 (2008)

        Prof. em. Dr. Dr. h.c. mult. Kurt KOCHSIEK
        Mittlerer Neubergweg 34
        97074 Würzburg
        Bundesrepublik Deutschland
        Tel.:   +49 931 71298
        Fax: +49 931 71272
        E-Mail: k.kochsiek@web.de

Biologisches Altern

Altern des Immunsystems

Georg Wick (Innsbruck)

Zusammenfassung

Der Alterungsprozess des Menschen betrifft bekanntlich alle Zellen und Organe. Von besonderer Bedeutung für das Überleben in möglichst gutem Gesundheitszustand ist dabei das Altern der biologischen Kommunikationssysteme, des Nervensystems, des Hormonsystems und des Immunsystems. Das Immunsystem hat prinzipiell die Aufgabe, fremde, potentiell schädliche Eindringlinge (z. B. Infektionserreger) zu erkennen und abzuwehren, körpereigene Moleküle und Zellen aber unangetastet zu lassen. Es bewerkstelligt diese Aufgabe durch zwei Strategien, und zwar die sofort vorhandene unspezifische (sogenannte angeborene) Immunabwehr und die sich erst langsam aufbauende spezifischere und effizientere, sogenannte adaptive Immunabwehr. Die Funktion des adaptiven Immunsystems nimmt im Alter signifikant ab, während das angeborene Immunsystem teilweise noch gut funktioniert. Letzteres bedingt den für alte Menschen charakteristischen konstanten Entzündungszustand, der sich wiederum negativ auf die Entwicklung verschiedenster altersabhängiger Krankheiten, wie Arteriosclerose und Alzheimersche Erkrankung, auswirkt. Aufgrund der Abnahme der Reaktionsfähigkeit des effizienteren adaptiven Immunsystems sind alte Menschen im zunehmenden Maße gefährdet, Infektionskrankheiten und Tumoren zu entwickeln. Die Anwendung optimaler Impfstrategien für alte Menschen ist daher eine wichtige gesundheitspolitische Notwendigkeit.

Die Fähigkeit des adaptiven Immunsystems, körpereigenes von körperfremdem Material zu unterscheiden und ersteres nicht anzugreifen, geht mit zunehmendem Alter ebenfalls graduell verloren. Neben den erwähnten, auf einen altersabhängigen Immunmangelzustand beruhenden Erkrankungen, gibt es daher auch solche, wo das Immunsystem fälschlicherweise Zellen und Organe des eigenen Körpers angreift, sogenannte Autoimmunerkrankungen. Diese nehmen ihren Anfang zwar in jüngeren Jahren, sie werden aber meist erst später klinisch manifest, wie z. B. die rheumatoide Arthritis. Eine frühzeitige Diagnose bzw. Prävention von Autoimmunerkrankungen, die weltweit in volkswirtschaftlicher Hinsicht nach Infektionskrankheiten und Herz-Kreislauf-Erkrankungen – noch vor den Tumorerkrankungen – die drittwichtigste ökonomische Belastung unseres Gesundheitssystems darstellen, ist daher ebenfalls von großer gesundheitspolitischer Bedeutung.

Abstract

Human aging notably concerns all cells and organs. For survival in the best possible stage of health, aging of the major biological communication systems, the nervous system, the endocrine system and the immune system, is of utmost importance. Principally, the immune system has the task to recognize and eliminate foreign, potentially dangerous invaders, e.g. infectious agents and leave the body's own constituents unaffected. It fulfills this task via two strategies, i.e. the immediately available unspecific (so-called *innate*) defense and the slower arising, more specific and efficient so-called *adaptive* immune reaction. The function of the adaptive immune system is significantly decreased with increasing age, while innate immunity still functions to an adequate degree. The latter fact entails the notorious proinflammatory state of an aging organism that also contributes to the development of age-associated diseases, such as arteriosclerosis and Alzheimer's disease. Due to the malfunctioning of the adaptive immune system, old people are increasingly prone to develop infections and tumors. The application of optimal vaccination strategies for the elderly therefore is an important health policy issue.

Georg Wick

The ability of the adaptive immune system to distinguish "self" from "non-self" and not to attack the former is also gradually lost during aging. Thus, in addition to the diseases that develop on the basis of the above mentioned state of age–related immunodeficiency, there are also diseases where the immune system erroneously fights against cells and organs of the own body, so called autoimmune diseases. Although these are initiated in earlier years they usually become clinically manifest only later, e.g. rheumatoid arthritis. Socioeconomically, autoimmune diseases form the third largest financial burden of our societies, after infections and cardiovascular diseases, but still before cancer. An early diagnosis and prevention, respectively, of autoimmune diseases is therefore also of great relevance.

Obwohl alle Zellen, Gewebe und Organe des Körpers altern, scheinen für den Gesamtorganismus altersabhängige Veränderungen bestimmter, für das Überleben besonders wichtiger Systeme herausragende Bedeutung zu besitzen. Dabei handelt es sich um die sogenannten großen Kommunikationssysteme des menschlichen und tierischen Körpers, also das Nervensystem, das Hormonsystem, das Immunsystem und das Blutgefäßsystem. Auch diese Systeme können selbstverständlich nicht getrennt von einander gesehen werden, sondern stehen miteinander in enger Wechselwirkung, und zwar sowohl unter physiologischen als auch pathologischen Bedingungen.

Plötzliche, das Nervensystem alarmierende Stresssituationen führen beispielsweise zu einem Anstieg bestimmter Hormone, wie des aus dem Nebennierenmark stammenden Adrenalins, und in der Folge zu einer raschen Blutdruckerhöhung, die den Organismus für kurze Zeit leistungsfähiger für Kampf und Flucht macht. Hormone der Hirnanhangsdrüse (Hypophyse) beeinflussen verschiedenste hormonproduzierende Organe im restlichen Körper, wie die Schilddrüse, die Nebenniere oder die Hoden bzw. Eierstöcke, die dann ihrerseits Hormone mit verschiedensten Wirkungen auf das Immunsystem produzieren. Im Fall der Schilddrüse führt dies z.B. zu einer Erhöhung der Stoffwechselrate. Vom Immunsystem produzierte Signalstoffe transportieren Botschaften an das zentrale Nervensystem, von wo wiederum Signale ausgehen, die auf indirektem Wege eine überschießende Immunreaktion dämpfen, etc.

Neben derartigen physiologischen Interaktionen gibt es auch zahlreiche krankheitsverursachende bzw. krankheitsassoziierte pathologische Wechselwirkungen. So führt permanenter Stress zu einer Erhöhung des Blutdrucks und damit – im Verein mit anderen klassischen Risikofaktoren, wie Übergewicht oder Rauchen – zur Arteriosklerose mit den bekannten fatalen Folgeerscheinungen, wie Herzinfarkt, Schlaganfall oder dem Verschluss von Arterien in den Extremitäten. Gleichzeitig unterdrücken freigegebene Stresshormone, wie das aus der Nebennierenrinde stammende Cortisol, die Funktion des Immunsystems und erhöhen so die Infektanfälligkeit.

Prinzipiell kann man *zwei Formen der immunologischen Abwehr* unterscheiden, die angeborene oder unspezifische Abwehr und die adaptive oder sogenannte spezifische Abwehr. Wenn belebtes oder unbelebtes Fremdmaterial, z.B. in Form von viralen, bakteriellen oder parasitären Infektionserregern, in den Organismus eindringt, so versucht dieser, dieses Material sofort durch bereits vorhandene angeborene Abwehrmechanismen zu eliminieren. Zu diesen, großteils sehr *unspezifischen Abwehrmechanismen* zählen sowohl antibakterielle Bestandteile in Körperflüssigkeiten, wie Tränenflüssigkeit, Speichel, Talg der Hautdrüsen etc., als auch bestimmte weiße Blutkörperchen, sogenannte Monozyten und Granulozyten, sowie Fresszellen im Gewebe, sogenannte Makrophagen, die Fremdmaterial aufnehmen und abtöten bzw. verdauen können. Diese Komponenten des unspezifischen Abwehrsystems sind in allen gesunden Menschen bereits vor Eintritt eines Infektionserregers vorhanden und daher sofort verfügbar. Im Gegensatz dazu werden *spezifische und auch effizientere Abwehrmechanismen*, deren Reaktionsfähigkeit sich an das eingedrungene Fremdmaterial anpasst, d. h. adaptieren kann, und die auch spezifischer auf den jeweiligen Eindringling reagieren, erst später aktiviert und sind dann länger anhaltend wirksam.

Während, wie später noch ausgeführt, die Funktion des adaptiven Immunsystems mit zunehmendem Alter abnimmt, versucht der alternde Organismus diesen Defekt durch eine vermehrte Aktivierung des angeborenen Immunsystems wettzumachen. Dies führt u. a. dazu, dass im Körper alter Menschen ein ständig erhöhter Entzündungszustand herrscht, der im Englischen mit dem treffenden Ausdruck „Inflammage" bezeichnet wird. Dieser chronische Entzündungszustand hat zahlreiche negative Auswirkungen wie z. B. das weitere Fortschreiten von primär entzündlichen Erkrankungen, wie der rheumatoiden Arthritis. Interessanterweise haben bei der Entzündung von Zellen des unspezifischen Immunsystems freigesetzte Faktoren auch schädigende Wirkungen auf das zentrale Nervensystem. Sie verstärken nämlich, z. B. in den Nervenzellen des Gehirns, die Produktion jenes Stoffes, des sogenannten Amyloids, dessen Ablagerungen in aggregierter Form zur Alzheimerschen Erkrankung führen.

Im Rahmen des Alterungsprozesses kommt den altersabhängigen Veränderungen der *adaptiven immunologischen Reaktionsfähigkeit* besondere Bedeutung zu. Das Immunsystem hat zwei große Aufgaben, und zwar:

– die Erhaltung der *Integrität* und
– die Erhaltung der *Identität* des Körpers.

Erstere wird beispielsweise im Rahmen von Infektionen verletzt, letztere bei der Übertragung von nicht gewebsverträglichen Zellen, Geweben oder Organen, z. B. bei Bluttransfusionen oder Organtransplantationen.

Um diese Aufgaben bewältigen zu können, hat das adaptive Immunsystem drei wesentliche Charakteristika, und zwar die Spezifität, die Fähigkeit zur Unterscheidung von „Selbst" und „Nicht-Selbst" und die Fähigkeit zur Erinnerung.

Die Spezifität manifestiert sich beispielsweise dadurch, dass ein Mensch, der gegen Diphtherie geimpft ist, damit nur eine Immunität gegen Diphtherie, nicht aber gegen Tetanus erwirbt. Die Fähigkeit der Unterscheidung von „Selbst" und „Nicht-Selbst" ist die Grundlage dafür, dass das Immunsystem Fremdmaterial, beispielsweise in Form von Bakterien, Viren und Parasiten, erkennt und eliminiert, normalerweise aber Bestandteile des eigenen Körpers toleriert und nicht angreift. Das Erinnerungsvermögen des Immunsystems ist die Grundlage dafür, dass der Organismus auf einen zwei- oder mehrfachen Kontakt mit infektiösen Mikroorganismen rascher reagiert, als beim ersten Zusammentreffen in Form einer Impfung oder einer Infektion. Während einer ersten Immunreaktion haben sich nämlich sogenannte Gedächtniszellen gebildet, die an verschiedenen Stellen des Körpers in „Wartestellung" gehen und bei neuerlichem Eindringen der Mikroben rascher und effizienter verfügbar sind als bei der Erstinfektion.

Bei den Zellen des adaptiven Immunsystems kann man prinzipiell solche unterscheiden, die die eigentliche immunologische Abwehr bewerkstelligen (Effektorzellen und Gedächtniszellen), und solche, die diesen Zellen bei ihrer Funktion helfen. Diese Hilfe besteht einerseits darin, dass es Zellen gibt, die eingedrungenes Fremdmaterial aufarbeiten und zerkleinern, sodass sie den Effektorzellen und Gedächtniszellen in geeigneter Weise präsentiert werden können, und solche, die den Effektor- und Gedächtniszellen durch immunitätsverstärkende oder abschwächende (Regulator-) Funktionen helfen, ihre Aufgabe am richtigen Ort und in der genau benötigten Stärke und Zeitspanne auszuführen.

Die subtile Balance zwischen diesen verstärkenden und abschwächenden Funktionen ist im Alter gestört und stellt die Ursache für altersassoziierte, immunlogisch bedingte Erkrankungen dar. Dies gilt sowohl für Störungen im Erhalt der Integrität als auch für eine verminderte Fähigkeit zur Erhaltung der Integrität.

Im Alter ist die Immunreaktion zunehmend weniger spezifisch und kann auch körpereigenes („Selbst") von körperfremden Material („Nicht-Selbst") nicht mehr so gut unterscheiden.

Dies bedeutet, dass Infektionen nicht mehr so gut abgewehrt werden können und auch das Immunsystem „verbotenerweise" in zunehmendem Maße mit körpereigenen Eiweißstoffen bzw. Zellen reagiert. Letzteres führt zum Auftreten sogenannter Selbstangriffserkrankungen (= *Autoimmunerkrankungen*). Derartige Erkrankungen haben ihren Ursprung zwar in jüngeren Jahren, werden aber erst später klinisch manifest. Es handelt sich dabei um eine medizinisch und sozioökonomisch sehr wichtige Krankheitsgruppe, die u. a. die rheumatoide Arthritis, die multiple Sklerose, autoimmune Blut- und Leberkrankheiten und viele andere umfasst.

Infektionen sind weltweit nach wie vor die Todesursache Nummer eins, insbesondere in jenen Segmenten der Bevölkerung, die noch kein voll entwickeltes Immunsystem besitzen, also den Kindern, und bei den Alten, bei denen die Funktionsfähigkeit des Immunsystems nachlässt. Bei alten Menschen sind Infektionen der oberen Luftwege und der Lunge, des Urogenitaltraktes, der Verdauungsorgane und der Haut besonders häufig. Für Kinder und alte Menschen sind deshalb effiziente Impfprogramme von besonderer Bedeutung. Während aber Kinder und Jugendliche sowie gesunde, junge Erwachsene auf verschiedenste Impfungen mit einer guten, vor Infektionen schützenden Immunreaktion antworten, ist dies im Alter nicht mehr der Fall. Alte Menschen haben nämlich zwar relativ viele Gedächtniszellen, aber nur mehr wenige naive Immunzellen, die durch Impfstoffe zur Entwicklung in Effektorzellen stimuliert werden können. Auch die Gedächtniszellen funktionieren nicht mehr so gut wie bei den Jungen: Impfungen bei alten Menschen rufen nicht nur eine schwächere Immunreaktion hervor, sondern der Impfschutz dauert gegebenenfalls auch viel kürzer. Dies hat zur Folge, dass der alte Mensch schon kurz nach verabreichter Impfung nicht mehr vor der entsprechenden Infektion geschützt ist. Man kann bei alten Menschen also nicht darauf zählen, dass eine Auffrischungsimpfung erst nach mehreren Jahren notwendig ist, sondern sie müssen gegebenenfalls in kurzen Abständen, im Falle von Totimpfstoff mit einer höheren Impfdosis und, wenn möglich, mit genau für diesen Zweck anders zusammengesetzten Impfstoffen (z. B. gemischt mit besonderen Immunverstärkern) behandelt werden. In den entwickelten Ländern gilt dies beispielsweise für Impfungen gegen Infektionen mit Pneumokokken (Lungenentzündung) und Tetanus, aber auch für Impfungen gegen Grippe. Im letzteren Fall kommt noch erschwerend dazu, dass Grippeimpfstoffe wegen der genetischen Variation dieser Erreger jedes Jahr anders zusammengesetzt sein müssen.

Das Immunsystem hat auch eine Überwachungsfunktion bezüglich des Auftretens von *Tumoren*. Eine der Ursachen für die erhöhte Anfälligkeit für Krebs mit zunehmendem Alter ist daher auch im Abnehmen dieser immunologischen Kontrollfunktion zu sehen.

Schließlich ist es bis zu einem gewissen Grade tröstlich, zu erwähnen, dass aufgrund der Abnahme der Reaktionsfähigkeit des adaptiven Immunsystems *Allergiker* im Alter meist eine Besserung ihres Leidens erwarten können.

In Bezug auf altersabhängige Veränderungen der Immunabwehr steht die Forschung also vor einem Dilemma, einerseits soll die erhöhte Anfälligkeit für Infektionen und Tumoren durch geeignete Impfungen, die die Reaktionsfähigkeit des adaptiven Immunsystems verstärken, behoben werden; andererseits gibt es auch alterabhängige Krankheiten, wie bestimmte Autoimmunerkrankungen, aber auch die Alzheimersche Erkrankung, die auf einer Überreaktion des adaptiven bzw. angeborenen Immunsystems beruhen. In diesen Fällen muss man versuchen, die immunologische Reaktionsfähigkeit zu dämpfen, was wiederum mittels besonderer Impfstrategien bewerkstelligt werden soll, die sich von den immunreaktionverstärkenden Strategien grundlegend unterscheiden. In den nächsten Jahren sollten daher nicht nur immunitätsverstärkende Impfstoffe bzw. andere Maßnahmen zur Bekämpfung von Infektionen entwickelt und angewendet werden, sondern auch Impfstoffe gegen die Alzheimersche Erkrankung, die Arteriosklerose und die rheumatoide Arthritis mit dem Ziel der Unterdrückung von überschießenden Entzündungs- bzw. Immunreaktionen, ähnlich wie dies bereits bei der Hyposensibilisierung von allergischen Patienten praktiziert wird.

Die weltweiten Bemühungen zur Prävention bzw. Behandlung von Krebs durch Aktivierung des adaptiven Immunsystems haben die Erwartungen leider nicht erfüllt. Wohl aber gibt es große Fortschritte in der Prävention virusinduzierter Tumoren durch entsprechende Impfungen (z. B. Human-Papilloma-Virus – HPV-Impfung) und der Tumortherapie mittels hergestellter Abwehrstoffe, sogenannter monoklonaler Antikörpern, die Tumorzellen gezielt zerstören oder als effiziente Transportvehikel für Medikamente dienen können.

Literatur

GRUBECK-LOEBENSTEIN, B., and WICK, G.: The aging of the immune system. Adv. Immunol. *80*, 243–284 (2002)
WICK, G.: Perspektiven der Alternsforschung – Vom programmierten Zelltod zur Pensionsreform. Wien: Picus-Verlag 2008
WICK, G., BERGER, P., und GRUBECK-LOEBENSTEIN, B.: Altern. In: SCHWARZ, S., FÖRSTER, O., PETERLIK, M., SCHAUENSTEIN, K., und WICK, G. (Eds.). Pathophysiologie – Molekulare, zelluläre und systematische Grundlagen von Krankheiten. Wien: Wilhelm Maudrich 2007

    Prof. em. Dr. Georg WICK
    Sektion für Experimentelle Pathophysiologie und Immunbiologie
    Labor für Autoimmunität
    Biozentrum
    Medizinische Universität Innsbruck
    A-6020 Innsbruck
    Österreich
    Tel.: +43 1 512 58 50 98 14
    Fax: +43 1 512 58 50 98 19
    E-Mail: Georg.Wick@i-med.ac.at

Das auf der Spitze stehende Dreieck: Gemeinsamkeiten und Unterschiede zwischen Altern und neurodegenerativen Erkrankungen

Björn FALKENBURGER (Göttingen/Seattle)

Mit 1 Abbildung

Zusammenfassung

Neurodegenerative Erkrankungen treten vor allem im Alter auf. Dies erschwert eine ätiologische Trennung von Veränderungen im Alter einerseits und manifesten oder latenten neurodegenerativen Erkrankungen andererseits. Daher wird vorgeschlagen, den qualitativen Unterschied zwischen diesen beiden Entitäten mit dem Begriffspaar kompensiert – dekompensiert zu beschreiben. Schädigende Faktoren akkumulieren im Alter und bedingen sich gegenseitig. Protektive Faktoren nehmen dagegen ab und werden durch den Verlust bestimmter Neuronengruppen weiter geschwächt. Das Bild eines auf seiner Spitze balancierten Dreiecks wird verwendet, um diesen labilen Zustand im Alter anschaulich zu machen. Der kompensierte Zustand unterscheidet sich qualitativ vom dekompensierten. Gleichzeitig kann die Ursache der Labilität als Mitursache der Krankheit angesehen werden. Wirksame Strategien, Anzahl und Funktion von Nervenzellen im Alter zu erhalten, bestehen ansatzweise in Modellorganismen. Eine Übertragung auf Patienten gelang dagegen bisher nicht überzeugend. Daher kommt einer Reduktion veränderbarer schädigender Faktoren allererste Priorität zu. Die Ausschüttung endogener protektiver Faktoren kann zudem möglicherweise durch eine kontinuierliche Aktivität und Partizipation gefördert werden.

Abstract

Neurodegenerative diseases occur mainly in old age, making it difficult to discriminate whether the changes observed with aging are caused by the same or by different factors than neurodegenerative diseases. The qualitative difference between the two is illustrated as a triangle balanced on its tip – a compensated, but labile condition. This way, the compensated condition (age) and the decompensated condition (disease) can be qualitatively different but have the same causes. During aging, toxic factors accumulate whereas protective factors decline. Strategies to halt this process have not been convincingly transferred from model organism to patients. Prevention is therefore most important.

1. Altern und Krankheit

Alter ist der wichtigste Risikofaktor für neurodegenerative Erkrankungen und kardiovaskuläre Ereignisse. Zu den deutlichsten Ausprägungen neurodegenerativer Prozesse zählen Demenzen, z.B. vom Alzheimer-Typ, oder die Parkinson-Krankheit. Die Maximalform kardiovaskulärer Schädigung des Gehirns wird als subkortikale arteriosklerotische Enzephalopathie oder Multiinfarktdemenz bezeichnet. Diesen klinisch manifesten Erkrankungen gehen mit hoher Wahrscheinlichkeit weitgehend asymptomatische Stadien voraus. Für die

Parkinson-Krankheit wird z. B. vermutet, dass die Anzahl dopaminerger Neurone bei Diagnosestellung bereits um 50 % vermindert ist. Dies bedeutet, dass neurodegenerative Vorgänge nicht erst in der Altersgruppe über 60 Jahren, sondern bereits ca. ab dem 50. Lebensjahr relevant sein könnten. Die Existenz subklinischer Veränderungen bedeutet jedoch auch, dass die Prävalenz degenerativer Veränderungen im Alter noch unterschätzt wird. Dies macht eine Untersuchung des Einflusses von Altern auf das Gehirn ohne die Betrachtung von Krankheiten methodisch schwierig. Insbesondere stellt sich die Frage, ob sich Altern und Krankheit in ihren Ursachen unterscheiden oder lediglich im Grad der Ausprägung der Schädigung.

2. Altern und Demenz

Während das Hirnvolumen im Alter abnimmt, scheint die Anzahl der Neurone im Allgemeinen konstant zu bleiben (VON BOHLEN UND HALBACH und UNSICKER 2002, STARK und PAKKENBERG 2004). Das verminderte Volumen wäre dann auf eine Abnahme glialer Stütz- und Nährzellen zurückzuführen – oder auf eine Abnahme der Fortsätze von Neuronen. Die Abnahme glialer Zellen könnte mit einer erhöhten Empfindlichkeit des Gehirns in Verbindung gebracht werden. Eine Abnahme neuronaler Fortsätze wäre ein ambivalenter Befund. Einerseits werden embryonal viel zu viele Verbindungen ausgebildet; im Rahmen der Reifung des Gehirns werden dann unnötige Verbindungen eliminiert. Eine weitere Reduktion von Verbindungen im Alter könnte demnach als weiterer Rationalisierungsprozess ohne negative Folgen verstanden werden. Andererseits werden „spines", die kleinsten neuronalen Fortsätze, als morphologisches Korrelat von Gedächtnis angesehen. Bei demenziellen Erkrankungen wurde eine generalisierte Abnahme der „spines" beschrieben (KRAMER und SCHULZ-SCHAEFFER 2007). Kognitive Defizite im Alter werden daher plausibel durch eine Abnahme neuronaler Fortsätze und Verbindungen erklärt.

3. Dopaminerges System

Eine relativ kleine Population von Neuronen im vorderen Anteil des oberen Hirnstamms (Mittelhirn) synthetisiert Dopamin und schüttet es an über das ganze Gehirn verteilten Axonterminalen aus. Dabei kann ein lateraler Anteil dopaminerger Neurone, die Substantia nigra pars compacta (SNc), von einem medialen Anteil, dem ventralen tegmentalen Areal (VTA) unterschieden werden. Die SNc schüttet Dopamin insbesondere in den Basalganglien aus, die an der Regulation von Bewegungen beteiligt sind. Erkrankungen der Basalganglien führen entweder zu einer Verarmung an Bewegungen oder zu einem Übermaß an inadäquaten Bewegungen. Das VTA schüttet Dopamin aus im Präfrontalen Kortex, im Nucleus accumbens und im limbischen System. Diese Bereiche sind wichtig für Kurzzeitgedächtnis, Antrieb, Selbstregulation und werden für die psychotropen Wirkungen von Dopamin verantwortlich gemacht.

Die Wirkung von Dopamin kann z. B. durch die Droge Amphetamin verstärkt werden, die sowohl zu einer zusätzlichen Freisetzung von Dopamin aus Axonterminalen führt als auch die Wiederaufnahme von synaptisch freigesetzem Dopamin hemmt. Zu den Wirkungen von Amphetamin gehören Steigerung von Aktivität, Ausdauer, Konzentrationsfähigkeit und Lernfähigkeit, aber auch Sucht und schizophrene Symptome wie Halluzinationen.

Dopamin-Antagonisten wie Halloperidol werden zur Therapie schizophrener Symptome eingesetzt, Amphetamin-Derivate zur Therapie des Aufmerksamkeits-Hyperaktivitäts-Syndroms, zur Steigerung des Appetits bei Tumorpatienten und von Antrieb und Vigilanz bei Piloten im militärischen Bereich.

4. Pathogenese der Parkinson-Krankheit

Klinisch ist die Parkinson-Krankheit durch die motorische Trias von Tremor, Rigor und Akinese (Bewegungsarmut) gekennzeichnet. Im weiteren Verlauf treten vegetative und psychiatrische Störungen hinzu, insbesondere Blaseninkontinenz, Depression und Demenz. Histologische Kennzeichen sind die Degeneration dopaminerger Neurone der SNc und zelluläre Einschlüsse fehlgefalteter Proteine, die Lewy-Körperchen.

Aufgrund dieser Befunde bestehen aktuell drei Hypothesen zur Entstehung der Parkinson-Krankheit: mitochondriale Dysfunktion, oxidativer Stress und Proteinaggregation. Dopaminerge Neurone sind besonders empfindlich gegenüber Toxinen, die Mitochondrien schädigen. Zudem treten bei Patienten mit mitochondrialen Erkrankungen, wie der Leberschen Optikusatrophie, Parkinson-typische Symptome auf. Weiterhin befinden sich einige der für familiäre Formen der Parkinson-Krankheit verantwortlichen Mutationen in mitochondrialen Proteinen (PINK-1, DJ-1). Passend zur Rolle von Mitochondrien in der Entstehung der Parkinon-Erkrankung reduzierte das in den Mitochondrien wirkende Koenzym Q das Fortschreiten oder die Entstehung einer Parkinson-Krankheit (SHULTS et al. 2002).

Bei der Synthese von Dopamin entstehen reaktive Radikale, die dopaminerge Neurone durch Oxydation von Proteinen schädigen können. Auch Dopamin selbst kann Proteine durch Bildung von Dopamin-Quinonen oxidativ verändern. Folgerichtig wurden in den dopaminergen Neuronen von Parkinson-Patienten erhöhte Marker für oxidativen Stress und die oxidative Schädigung von Proteinen nachgewiesen (YORITAKA et al. 1996, BUHMANN et al. 2004). Substanzen, die oxidativen Stress vermindern, schützen Zellkultur- und Tiermodelle vor der Degeneration.

α-Synuklein ist der Hauptbestandteil von Lewy-Körperchen. Punktmutationen im α-Synuklein-Gen und Multiplikationen des α-Synuklein-Lokus liegen familiären Formen der Parkinson-Krankheit zugrunde. Die Mutationen fördern die Tendenz von α-Synuklein, unlösliche Proteinaggregate zu bilden. Zudem fanden sich in Familien mit Parkinson-Krankheit Mutationen in Genen für Proteine, die am Abbau fehlgefalteter Proteine beteiligt sind (Parkin, UCH-L1). Für die toxische Wirkung fehlgefalteter Proteine scheinen allerdings nicht die großen, mit dem Lichtmikroskop sichtbaren Proteinaggregate verantwortlich zu sein, sondern oligomere Vorstufen, sogenannte Protofibrillen. Zudem ist die Bildung von Proteinaggregaten kein langsamer oder unumkehrbarer Prozess, sondern ein labiles Gleichgewicht aus Bildung und Entsorgung von Proteinaggregaten durch Reparaturmechanismen der Zelle.

5. Gemeinsamkeiten und Unterschiede zwischen Altern und Parkinson-Krankheit

Wie eingangs erwähnt, nimmt die Anzahl dopaminerger Neurone im Alter ab, im Gegensatz zur Zahl anderer Neuronenpopulationen (STARK und PAKKENBERG 2004). Passend dazu sind im Alter insbesondere solche kognitiven Fähigkeiten vermindert, die durch die Wirkung dopaminerger Pharmaka verstärkt werden. Auf diesen Zusammenhang wird im Materialienband „Altern, Bildung und lebenslanges Lernen" (STAUDINGER und HEIDEMEIER 2009) näher eingegangen. Hier ist relevant, dass die Degeneration dopaminerger Neurone sowohl im Alter als auch im Rahmen der Parkinson-Erkrankung nahe legt, dass beidem ähnliche Ursachen zugrunde liegen könnten.

In der Tat wird die zunehmende Akkumulation oxidativer Schädigungen als ein zentrales Kennzeichen alternder Zellen angesehen (SQUIER 2001, BEAL 2002, MARIANI et al. 2005). Auch mitochondriale Schädigungen finden sich im Alter häufiger. Zudem sind Krankheiten beschleunigten Alterns auf mitochondriale Veränderungen zurückzuführen; die Überexpression des mitochondrialen Enzyms Katalase verlängert dagegen die Lebensspanne von Mäusen (BEAL 2005). Auch die Bildung von Proteinaggregaten scheint im Alter zuzunehmen, auch als Folge der oxidativen Veränderungen (SQUIER 2001). Die Hochregulation der Aggregation vermindernder „Chaperone" verlängerte dagegen die Lebensspanne von *Caenorhabditis elegans* (HSU et al. 2003).

Wenn sich ähnliche Veränderungen und ähnliche toxische Prinzipien sowohl bei der Parkinson-Krankheit als auch im normalen Alter finden lassen, was ist dann der Unterschied zwischen der Krankheit und dem gesunden Altern? Eine Möglichkeit wäre, dass der Unterschied nicht in den toxischen Prinzipien, sondern in den ihnen entgegen stehenden protektiven und Reparaturmechanismen besteht. Allerdings finden sich nicht nur bei der Parkinson-Krankheit, sondern auch im Alter eine verminderte Aktivität reparativer Systeme, wie z. B. des Proteasom-Systems, das fehlgefaltete Proteine abbaut (KELLER et al. 2000, SITTE et al. 2000, CARRARD et al. 2002) sowie des antioxidativen Glutathion-Systems (CHEN et al. 1989, MAHER 2005).

Am besten lässt sich der Unterschied zwischen Altern und der Parkinson-Krankheit demnach durch das Begriffspaar kompensiert/dekompensiert beschreiben. Toxische Prinzipien wie mitochondriale Dysfunktion, oxidativer Stress und Proteinaggregation nehmen im Alter zu und fördern sich gegenseitig. Zum Beispiel begünstigt die Oxidation von Proteinen deren Aggregation. Reparaturmechanismen sind im Alter vermindert und werden durch die genannten Veränderungen weiter reduziert. Zum Beispiel führt das mitochondriale Toxin MPP auch zur Hemmung des Proteasoms, und die Hemmung des Proteasoms verstärkt die Toxizität von MPP (HOGLINGER et al. 2003).

Diese Rückkopplungen auf zellulärer Ebene werden durch Rückkopplungen auf systemischer Ebene ergänzt. Zum Beispiel führt die Verminderung von Dopamin im Bereich der Basalganglien zu einer erhöhten Aktivität des Nucleus subthalamicus (STN), der die dopaminergen Neurone der SNc glutamaterg innerviert. Die vermehrte Ausschüttung von Glutamat wiederum könnte diese Neurone exzitotoxisch schädigen. Passend dazu verminderte eine vorausgegangene Läsion des STN das Ausmaß der Schädigung nach Gabe eines primär auf dopaminerge Neurone einwirkenden Toxins (CARVALHO und NIKKHAH 2001).

Durch diese Rückkopplungen und die verminderten Kompensationsmechanismen entsteht im Alter ein labiles Gleichgewicht, das durch kleinste Störungen zur Dekompensation gebracht werden kann. Die Entstehung dieses Zustandes kann man sich als wachsendes, auf der Spitze stehendes Dreieck vorstellen (Abb. 1).

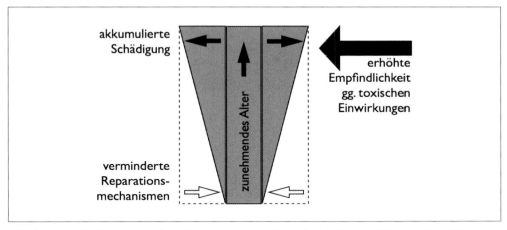

Abb. 1 Ein auf der Spitze balanciertes Dreieck veranschaulicht, wie sich Altern und Krankheit qualitativ unterscheiden können, obwohl sie überlappende Ursachen haben. Durch die Akkumulation schädigender Faktoren (oben breit) und die Abnahme protektiver Faktoren (unten schmal) entsteht im Alter eine zunehmend hohe und labile, aber kompensierte Figur. Das labile Gleichgewicht kann jedoch durch immer geringere äußere Faktoren zur Dekompensation gebracht werden.

Durch das zunehmende Alter entsteht eine zunehmend hohe Figur, die durch akkumulierte Schädigungen oben breiter wird und an der Basis durch abnehmende protektive und regenerative Mechanismen schmaler. Wenn das Umfallen der Pyramide die Dekompensation, das Auftreten einer Erkrankung symbolisiert, wäre dieses auf der Spitze stehende Dreieck zwar im Gleichgewicht (kompensiert), gegenüber von außen angreifenden Einflüssen jedoch zunehmend empfindlicher. Diese zunehmende Gefährdung, das zunehmend labile Gleichgewicht wäre eine bildliche Erklärung für das vermehrte Auftreten neurodegenerativer Erkrankungen im Alter. Das Bild illustriert zudem, wie sich gesundes Altern und Krankheit qualitativ unterscheiden können, obwohl die Ursachen von altersbedingten Veränderungen und neurodegenerativen Erkrankungen dieselben sind.

6. Neuroprotektion und Neurorestauration

Nervenzellen sterben im Rahmen neurodegenerativer Erkrankungen in der Regel durch programmierten Zelltod (Apoptose). Diese Entdeckung führte zu einer Vielzahl von Untersuchungen mit Hemmung Apoptose-vermittelnder Enzyme in Zellkultur- und Tiermodellen neurodegenerativer Erkrankungen. Das Ergebnis im Bereich der Tiermodelle war ernüchternd: Zwar ließ sich die Zahl überlebender Zellkörper dopaminerger Neurone in der SNc im Parkinson-Modell durch Hemmung von Apoptose erhöhen. Nicht geschützt wurden dagegen die Axonterminalen im Striatum (EBERHARDT et al. 2000). Für die Funktion dopaminerger Neurone sind diese Fortsätze jedoch entscheidend. Ein Überleben isolierter Nervenzellkörper ist ebenso unwahrscheinlich wie das erneute Auswachsen von Axonen aus der SNc ins Striatum. (Möglich ist dagegen das Aussprossen von Kollateralen aus bestehenden Axonterminalen im Striatum selbst.) In anderen Studien führte die Hemmung des programmierten Zelltods zum Absterben der Zellen über alternative Wege. Auch in Modellen anderer neurodegenerativer Erkrankungen brachten Strategien, die nur den Tod von Neuronen verminderten, keine positiven Ergebnisse.

Dies leuchtet ein; denn auch wenn in der landläufigen Diskussion über kognitiven Abbau im Alter vor allem vom Absterben und Überleben der „grauen Zellen" die Rede ist, kommt es nicht alleine auf die Anzahl der überlebenden Nervenzellen an. Falls dies nämlich zuträfe, sollte man ja „das Denken den Pferden überlassen, die haben größere Köpfe". Vielmehr kommt es darauf an, Fortsätze und Verbindungen von Nervenzellen zu erhalten, sowie deren Plastizität. Doch auch hier zählt nicht die Menge alleine, denn analog zu einem schwarzen Blatt Papier, das genauso wenig Information enthält wie ein weißes, ist auch ein Gehirn mit zu vielen unspezifischen Verbindungen nicht funktionsfähig.

Eine Strategie zum Erhalt von Nervenzellfortsätzen und Verbindungen ist die Applikation von Neurotrophinen. Diese körpereigenen Substanzen wurden erfolgreich in verschiedenen Modellen der Parkinson-Krankheit eingesetzt, versagten bisher jedoch in klinischen Studien. Zu den diskutierten Ursachen dieser Diskrepanz zählen die verwendete Dosis und die Bildung von Antikörpern gegen die verabreichten Proteine (SHERER et al. 2006).

Auch bei der Hoffnung auf eine Heilung durch Stammzellen gilt es zu berücksichtigen, dass sich neue Neurone mit den bestehenden verbinden müssten, um funktionell relevant zu sein. Das Auswachsen neuer Nervenzellfortsätze wird im erwachsenen Gehirn jedoch aktiv unterbunden. Diese Hemmung verhindert auch die Genesung nach Rückenmarksverletzungen und konnte trotz intensiver Forschung in den letzten Jahren bisher nicht überwunden werden.

Da den Veränderungen im Alter ähnliche Ursachen zugrunde liegen wie in der Entwicklung der Parkinson-Krankheit, liegt es nahe, die zitierten Befunde über neuroprotektive Strategien auf das Altern zu übertragen. Hierbei ist allerdings zu berücksichtigen, dass es sich bei der Parkinson-Krankheit eben um eine Krankheit mit Symptomen und Funktionseinschränkungen handelt. In der Abwägung von Wirkungen und Nebenwirkungen therapeutischer oder protektiver Interventionen kann daher ein gewisses Maß an oder Risiko von Nebenwirkungen akzeptiert werden. Dies gilt nicht für das normale Altern. Eine Intervention wie die Implantation einer Pumpe zur lokalen Verabreichung von Neurotrophinen kann bei Parkinson-Patienten diskutiert werden. Bei normalem Altern stehen der finanzielle Aufwand und das Risiko der Intervention in keinem Verhältnis zum erwarteten Nutzen.

7. Zusammenfassung und Ausblick

Kognitive Veränderungen im Alter entstehen nach heutigem Kenntnisstand im Allgemeinen nicht durch den Verlust von Nervenzellen, sondern durch den Verlust von Nervenzellfortsätzen und deren Verbindungen. Die Anzahl dopaminerger Neurone nimmt im Gegensatz zu anderen Neuronenpopulationen im Alter ab. Dieser Verlust hat vermutlich ähnliche Ursachen wie die Degeneration dopaminerger Neurone im Rahmen der Parkinson-Krankheit. Im Alter akkumulieren Schädigungen, und reparative Mechanismen nehmen ab. Dadurch entsteht ein labiles Gleichgewicht, das empfindlicher gegenüber Störungen ist und leichter dekompensiert. Wirksame Strategien, die Anzahl und Funktion dopaminerger Neurone zu erhalten, existieren ansatzweise in Zellkultur- und Tiermodellen der Parkinson-Krankheit. Eine Übertragung auf Patienten gelang bisher nicht überzeugend.

Was ist also zu tun? Zum einen sollten natürlich von außen einwirkende, schädigende Faktoren soweit als möglich reduziert werden. Daher ist auf eine ausgewogene Ernährung zu achten und sollten Noxen, durch Rauchen oder Alkoholismus, gemieden werden. Auch die Risikofaktoren für Schlaganfälle (Bluthochdruck, Diabetes und Hyperlipidämie) sollten selbstverständlich kontrolliert werden. Darüber hinaus muss die Integrität und Funktionalität des Gehirns jedoch auch aktiv erhalten werden. Nervenzellen sind auf die kontinuierliche Ausschüttung von Wachstumsfaktoren angewiesen und sterben ab, wenn diese sistieren. Dem kann durch stete geistige Aktivität entgegen gewirkt werden.

Um die Möglichkeit zur gesellschaftlichen Teilhabe im Alter zu erhalten, erscheint es daher wichtig, dass der Mensch sich zeitlebens als werdendes, lernendes Wesen versteht und sich neuen Situationen und Aufgaben aussetzt. Um dies zu erreichen, erscheint es sinnvoll, bereits im jungen Erwachsenenalter das Interesse an Neuem zu erhalten, in der Arbeitswelt die Einengung auf bestimmte Tätigkeiten und Fertigkeiten, so weit es geht, zu vermeiden und in der Freizeit Betätigungsfelder außerhalb der Arbeitswelt zu entwickeln. Ein früh beginnendes, aktives Erhalten von Leistungs- und Partizipationsfähigkeit unterscheidet sich vom Bild des Alters als einer Zeit der Ruhe und erfordert ein Umdenken nicht erst für die heute schon Älteren.

Literatur

Beal, M. F.: Oxidatively modified proteins in aging and disease. Free Radic. Biol. Med. *32*, 797–803 (2002)
Beal, M. F.: Mitochondria take center stage in aging and neurodegeneration. Ann. Neurol. *58*, 495–505 (2005)
Bohlen und Halbach, O. von, and Unsicker, K.: Morphological alterations in the amygdala and hippocampus of mice during ageing. Eur. J. Neurosci. *16*, 2434–2440 (2002)
Buhmann, C., Arlt, S., Kontush, A., Moller-Bertram, T., Sperber, S., Oechsner, M., Stuerenburg, H. J., and Beisiegel, U.: Plasma and CSF markers of oxidative stress are increased in Parkinson's disease and influenced by antiparkinsonian medication. Neurobiol. Dis. *15*, 160–170 (2004)
Carrard, G., Bulteau, A. L., Petropoulos, I., and Friguet, B.: Impairment of proteasome structure and function in aging. Int. J. Biochem. Cell Biol *34*, 1461–1474 (2002)
Carvalho, G. A., and Nikkhah, G.: Subthalamic nucleus lesions are neuroprotective against terminal 6-OHDA-induced striatal lesions and restore postural balancing reactions. Exp. Neurol. *171*, 405–417 (2001)
Chen, T. S., Richie, J. P. Jr., and Lang, C. A.: The effect of aging on glutathione and cysteine levels in different regions of the mouse brain. Proc. Soc. Exp. Biol. Med. *190*, 399–402 (1989)
Eberhardt, O., Coelln, R. V., Kugler, S., Lindenau, J., Rathke-Hartlieb, S., Gerhardt, E., Haid, S., Isenmann, S., Gravel, C., Srinivasan, A., Bahr, M., Weller, M., Dichgans, J., and Schulz, J. B.: Protection by synergistic effects of adenovirus-mediated X-chromosome-linked inhibitor of apoptosis and glial cell line-derived neurotrophic factor gene transfer in the 1-methyl-4-phenyl-1,2,3,6-tetrahydropyridine model of Parkinson's disease. J. Neurosci. *20*, 9126–9134 (2000)
Hoglinger, G. U., Carrard, G., Michel, P. P., Medja, F., Lombes, A., Ruberg, M., Friguet, B., and Hirsch, E. C.: Dysfunction of mitochondrial complex I and the proteasome: interactions between two biochemical deficits in a cellular model of Parkinson's disease. J. Neurochem. *86*, 1297–1307 (2003)
Hsu, A. L., Murphy, C. T., and Kenyon, C.: Regulation of aging and age-related disease by DAF-16 and heat-shock factor. Science *300*, 1142–1145 (2003)
Keller, J. N., Hanni, K. B., and Markesbery, W. R.: Possible involvement of proteasome inhibition in aging: implications for oxidative stress. Mech. Ageing Dev. *113*, 61–70 (2000)

Björn Falkenburger

KRAMER, M. L., and SCHULZ-SCHAEFFER, W. J.: Presynaptic alpha-synuclein aggregates, not Lewy bodies, cause neurodegeneration in dementia with Lewy bodies. J. Neurosci. *27*, 1405–1410 (2007)

MAHER, P.: The effects of stress and aging on glutathione metabolism. Ageing Res. Rev. *4*, 288–314 (2005)

MARIANI, E., POLIDORI, M. C., CHERUBINI, A., and MECOCCI, P.: Oxidative stress in brain aging, neurodegenerative and vascular diseases: an overview. J. Chromatogr. B Analyt. Technol. Biomed. Life Sci. *827*, 65–75 (2005)

SHERER, T. B., FISKE, B. K., SVENDSEN, C. N., LANG, A. E., and LANGSTON, J. W.: Crossroads in GDNF therapy for Parkinson's disease. Mov. Disord. *21*, 136–141 (2006)

SHULTS, C. W., OAKES, D., KIEBURTZ, K., BEAL, M. F., HAAS, R., PLUMB, S., JUNCOS, J. L., NUTT, J., SHOULSON, I., CARTER, J., KOMPOLITI, K., PERLMUTTER, J. S., REICH, S., STERN, M., WATTS, R. L., KURLAN, R., MOLHO, E., HARRISON, M., and LEW, M.: Effects of coenzyme Q10 in early Parkinson disease: evidence of slowing of the functional decline. Arch. Neurol. *59*, 1541–1550 (2002)

SITTE, N., HUBER, M., GRUNE, T., LADHOFF, A., DOECKE, W. D., ZGLINICKI, T. VON, and DAVIES, K. J.: Proteasome inhibition by lipofuscin/cercid during postmitotic aging of fibroblasts. FASEB J. *14*, 1490–1498 (2000)

SQUIER, T. C.: Oxidative stress and protein aggregation during biological aging. Exp. Gerontol. *36*, 1539–1550 (2001)

STARK, A. K., and PAKKENBERG, B.: Histological changes of the dopaminergic nigrostriatal system in aging. Cell Tissue Res. *318*, 81–92 (2004)

STAUDINGER, U., und HEIDEMEIER, H. (Eds.): Altern, Bildung und lebenslanges Lernen (Altern in Deutschland Bd. 2). Nova Acta Leopoldina NF Bd. *100*, Nr. 364 (2009)

YORITAKA, A., HATTORI, N., UCHIDA, K., TANAKA, M., STADTMAN, E. R., and MIZUNO, Y.: Immunohistochemical detection of 4-hydroxynonenal protein adducts in Parkinson disease. Proc. Natl. Acad. Sci. USA *93*, 2696–2701 (1996)

    Dr. med. Björn FALKENBURGER
    Abteilung für Neurologie und
    Abteilung für Neurodegeneration
    und Neurorestaurationsforschung
    Universität Göttingen
    jetzt:
    Department of Physiology and Biophysics
    PO box 357290
    Seattle, WA 98195-72903
    USA
    Tel.:   +1 206 5436661
    Fax: +1 206 6853191
    E-Mail: bfalken@u.washington.edu

Gesundes Altern im sozialen Kontext

Betriebliche Gesundheitsförderung und Prävention

Elisabeth Steinhagen-Thiessen (Berlin)

Zusammenfassung

In Deutschland haben sich die Arbeitsbedingungen in den letzten Jahrzehnten einschneidend geändert. Es gibt immer weniger gesundheitsschädliche Industriearbeitsplätze, dafür arbeiten mehr und mehr Menschen in modernen Dienstleistungsunternehmen. Für die Arbeitsmedizin bedeutet dieser Wandel eine große Herausforderung. Im Mittelpunkt der Gesundheitsförderung am Arbeitsplatz wird künftig der präventiv wirksame, ganzheitliche Arbeits- und Gesundheitsschutz stehen. Die demographische Entwicklung hat zur Folge, dass es in den kommenden Jahren mehr ältere Arbeitnehmer geben wird, die der Wirtschaft nur dann bis zur gesetzlichen Altersgrenze zur Verfügung stehen, wenn sie gesund bleiben. Deshalb zielt die betriebliche Gesundheitsförderung in Zukunft darauf, der Entstehung chronischer Krankheiten bei den Arbeitnehmern vorzubeugen. Im Zentrum dieser Primärprävention steht die Beeinflussung von Risikofaktoren wie Rauchen, Übergewicht und Adipositas, Bluthochdruck, Störungen des Fett- und Zuckerstoffwechsels, Bewegungsmangel und Alkoholmissbrauch durch nachhaltige Änderungen des Lebensstils. Die Gesundheit der arbeitenden Bevölkerung hat für den Wirtschaftsstandort Deutschland einen unschätzbaren Wert. Deshalb sind Ausgaben für betriebliche Gesundheitsförderung und Prävention unternehmerische Investitionen in die Zukunft.

Abstract

Working-conditions have been changing dramatically in Germany during the last decades. Health-damaging industrial work-places have become rare, more and more people are working in modern service companies. This is a great challenge for occupational medicine: The preventive and holistic aspect of occupational health and safety is moving into the centre of workplace health promotion.

Due to the demographic trends the number of older employees will rise. It is crucial that they remain healthy. Otherwise older employees will not be able to serve economy up to retirement age. Thus the target of workplace health promotion has to be the prevention of chronic diseases. Primary prevention must aim at lifestyle changes in order to influence risk factors like smoking, overweight, adiposity, hypertension, lack of exercises, abuse of alcohol and disruptions in lipid and sugar metabolism.

The health of the working population is of inestimable value to the German economy. This is why spending money on workplace health promotion and prevention is an investment into the future.

Die in Folge der industriellen Revolution entstandenen gesundheitsschädlichen Arbeitsplätze wurden in den entwickelten Ländern mithilfe arbeitsmedizinischer Interventionen und durch den Wandel von der Produktions- zur Dienstleistungsgesellschaft überwiegend abgeschafft.

Gegenwärtig wirken lebensstilbedingte Beeinträchtigungen der Gesundheit zunehmend in die Unternehmen hinein, die aber von der Arbeitsmedizin bisher kaum beachtet wurden.

Inzwischen bahnt sich ein Wandel zum ganzheitlichen betrieblichen Arbeits- und Gesundheitsschutz an, da von den Unternehmen die zunehmende Beeinträchtigung des Wertschöpfungspotentials ihrer Belegschaften durch lebenstilbedingte Risikofaktoren und als deren Folgen chronische Krankheiten festgestellt wird.

Bisherige Interventionen gegen Risikofaktoren chronischer Krankheiten im Rahmen der betrieblichen Gesundheitsförderung und Prävention wurden überwiegend zeitlich zu kurz angelegt (es werden nur Angebote gemacht, keine Anreizsysteme). Die Teilnahmerate an Kursen zur Verhaltensänderung ist ungenügend und ohne Nachhaltigkeit, die Compliance mit den erworbenen präventiven Verhaltensweisen hält nicht in dem erforderlichen Maße an. Probleme des Selektionsbias bei verhaltensbezogenen Maßnahmen der betrieblichen Gesundheitsförderung und der Verhältnisprävention werden noch ungenügend beachtet.

Die betriebliche Gesundheitsförderung kann einen wesentlichen Beitrag zur präventiven Ausrichtung des Gesundheitssystems leisten, weil präventive Maßnahmen am Arbeitsplatz potenziell einen Großteil der Bevölkerung erreichen.

Die Erwerbsfähigkeit ist das einzige Vermögen der meisten Menschen, das dauerhaft produktiver gemacht werden muss, um Wohlstand zu erhalten und immer wieder neu zu generieren. Dazu gehört auch, die Fähigkeiten zu entwickeln, richtige Entscheidungen zur Gesunderhaltung zu treffen und lebenslanges Lernen zu praktizieren.

Die demographische Entwicklung hat zur Folge, dass die Zahl der Arbeitnehmer, die bis zum Erreichen der gesetzlichen Altersgrenze oder darüber hinaus arbeiten, zukünftig steigen wird, denn die Wirtschaft wird auf jede Arbeitskraft angewiesen sein. Das ist aber nur dann möglich, wenn der Gesundheitszustand älterer Mitarbeiter eine verlängerte Lebensarbeitszeit zulässt. Die betriebliche Gesundheitsförderung und Prävention ist ein Weg, die Beschäftigungsfähigkeit älterer Mitarbeiter durch einen verbesserten Gesundheitszustand bis zur gesetzlichen Altersgrenze und darüber hinaus auch für ein gesünderes Altern zu erhalten.

Das Humankapital als Einheit von Gesundheit und Bildung ist eine der wichtigsten strategischen Ressourcen Deutschlands, deren Menge und Qualität darüber entscheidet, wie die Zukunft gemeistert wird.

Das Humankapital gehört zu den wichtigsten Bestimmungsfaktoren volkswirtschaftlichen Wachstums. Die Humankapitalakkumulation durch Investitionen in die Gesundheit und Bildung ist entscheidend für die innovativen Kompetenzen einer Volkswirtschaft. Beide Sektoren fördern das Wachstum der übrigen Sektoren der Wirtschaft und werden durch Eigenentwicklung selbst zu einem wesentlichen Wachstumsträger.

In der Einheit von Gesundheit und Bildung ist Gesundheit eine unverzichtbare Bedingung, um Bildung dienstbar zu machen. Die Weltbank hat in ihrem „Weltentwicklungsbericht 2007" Investitionen in das Humankapital mittels Gesundheit und Bildung als die entscheidende Voraussetzung definiert, um in der heutigen auf Wettbewerb orientierten globalisierten Welt als Individuum und als ganze Wirtschaftseinheiten erfolgreich sein zu können.

Ausgaben für Bildung und Gesundheit sollten im volkswirtschaftlichen Sinne als Investitionen gelten, weil sie dem Erhalt und der Entwicklung menschlicher Arbeitskraft dienen und damit zur Wertschöpfung beitragen.

Es wird deshalb notwendig, eine Abgrenzung für die investiven Ausgaben für Gesundheit und Bildung zu finden, damit diese nicht als Kosten, sondern als Investitionen in das betriebliche Controlling, die volkswirtschaftliche Gesamtrechnung und in den Staatshaushalt eingehen. Die Aufwendungen für die Gesundheit und Bildung werden dann nicht wie Konsumausgaben im Jahr ihres Verbrauchs im vollen Umfang kostenwirksam, sondern, wie bei Investitionen üblich, über Abschreibungen auf mehrere Jahre verteilt. Damit wird der Tatsache Rechnung getragen, dass zwischen Investitionen in Gesundheit und Bildung und dem Nutzen aus den Investitionen eine Zeitdifferenz von mehreren Jahren liegt.

Die präventive Ausrichtung des Gesundheitswesens und damit die Ausschöpfung des bisher ungenutzten Präventionspotentials ist eine immer noch ungelöste Aufgabe. Der Schlüssel zur primären Prävention ist die Vermeidung von Risikofaktoren chronischer Krankheiten wie Rauchen, hoher Blutdruck, hohes Cholesterin, ungesunde Ernährung, Übergewicht und Adipositas, mangelnde körperliche Aktivität, Alkoholmissbrauch etc.

Die Primärprävention zielt auf die Senkung der Eintrittswahrscheinlichkeit chronischer und anderer Krankheiten. Ergebnisse großer epidemiologischer Langzeitstudien weisen darauf hin, dass allein durch eine Änderung der Lebensgewohnheiten Diabetes mellitus Typ II („Altersdiabetes") zu 90 %, die koronare Herzkrankheit zu 80 % sowie Schlaganfälle zu 70 % vermeidbar wären.

Jeder bedeutsame Fortschritt in der öffentlichen Gesundheit war bisher mit der Reduktion und Kontrolle von Risikofaktoren verbunden. Der erste bedeutsame Schritt in der öffentlichen Gesundheit war die Vermeidung von Risikofaktoren für Infektionskrankheiten etwa ab Mitte des 19. Jahrhunderts durch Sicherung der Hygiene. Der nächste bedeutsame Schritt in der öffentlichen Gesundheit wird die Vermeidung der Risikofaktoren chronischer Krankheiten sein müssen. Die betriebliche Gesundheitsförderung und Prävention kann dazu einen wesentlichen Beitrag leisten.

Literatur

Bertelsmann Stiftung, Hans-Böckler-Stiftung (Eds.): Erfolgreich durch Gesundheitsmanagement. Beispiele aus der Arbeitswelt. Gütersloh: Bertelsmann Stiftung 2000
BKK Gesundheitsreport 2007. Gesundheit in Zeiten der Globalisierung. Essen 2007
http://www.bkk.de
HURRELMANN, K., KLOTZ, T., und HAISCH, J. (Eds.): Lehrbuch: Prävention und Gesundheitsförderung. Bern: Verlag Hans Huber 2004
KERR, J., WEITKUNAT, R., und MORETTI, M. (Eds.): ABC der Verhaltensänderung. Der Leitfaden für erfolgreiche Prävention und Gesundheitsförderung. München, Jena: Urban und Fischer 2007
KKH Kaufmännische Krankenkasse (Ed.): Weißbuch Prävention. Jahresreport 2004. Hannover 2004
LEUTZINGER, J. A., OZMINKOWSKI, R. J., DUNN, R. L., GOETZEL, R. Z., RICHLING, D. E., STEWART, M., and WHITMER, R. W.: Projecting future medical care costs using four scenarios of lifestyle risk rates. Amer. J. Health Promotion *15*/1, 35–44 (2000)
LÓPEZ-CASANOVAS, G., RIVERA, B., and CURRAIS, L. (Eds.): Health and Economic Growth. Findings and Policy Implications. Cambridge, MA, London: The MIT Press 2005
POOLE, K., KUMPFER, K., and PETT, M.: The impact of an incentive-based worksite health promotion program on modifiable health risk factors. Amer. J. Health Promotion, *16*/1, 21–26 (2001)
RIEDEL, J. E., LYNCH, W., BAASE, C., HYMEL, P., and PETERSON, K. W.: The effect of disease prevention and health promotion on workplace productivity: a literature review. Amer. J. Health Promotion, *15*/3, 167–191 (2001)
ROSENBROCK, R., und MICHEL, C.: Primäre Prävention, Bausteine für eine systematische Gesundheitssicherung. Berlin: Medizinisch Wissenschaftliche Verlagsgesellschaft OHG 2006
SIDDAL, C., and KJAESERUD, G.: Healthy ageing: keystone for a sustainable Europe – EU health poliy in the context of demographic change. Discussion paper of the services of DG SANCO, DG ECFIN and DG EMPL. Health and Consumer pürotection, Directorate-General, January (2007)

Elisabeth Steinhagen-Thiessen

SUHRCKE, M., MCKEE., M., SAUTO ARCE, R., TSOLOVA, S., and MORTENSEN, J.: The Contribution of Health to the Economy in the European Union. European Commission, Health and Consumer Protection Directorate-General. Office for Official Publications of the European Communities Luxemburg 2005

WALTER, U., KRAUTH, C., WIENOLD, M., DREIER, M., BANTEL, S., und DROSTE, S.: Verfahren zur Steigerung der Teilnahmerate an Krankheitsfrüherkennungsprogrammen. HTA-Bericht des Deutschen Instituts für Medizinische Dokumentation und Information (DIMDI). Schriftenreihe Health Technology Assessment *42*/1 (2006)

WHO 2002. World Health Organisation. The World Health Report 2002. Reducing Risks, Promoting Healthy Life. Geneva, October (2002)

WIESNER, G., GRIMM, J., BITTNER, E., und KURTH, B. M.: Multimorbidität in Deutschland. Stand – Entwicklung – Folgen. Robert Koch Institut Berlin 2003

        Prof. Dr. med. Elisabeth STEINHAGEN-THIESSEN
        Reinickendorfer Straße 61
        13347 Berlin
        Bundesrepublik Deutschland
        Tel.:   +49 30 4 50 55 33 32
        Fax: +49 30 4 50 55 39 33
        E-Mail: elisabeth.steinhagen-thiessen@charite.de

Ruhestand und Gesundheit

Susanne Wurm, Heribert Engstler und Clemens Tesch-Römer (Berlin)

Mit 21 Abbildungen und 10 Tabellen

Zusammenfassung

Der Beitrag fasst den empirischen Forschungsstand zu drei Fragen zusammen: Welchen Einfluss haben Arbeitsbedingungen auf die Gesundheit älterer Arbeitskräfte? Welchen Einfluss hat Gesundheit auf den Übergang in den Ruhestand? Wie wirken sich Zeitpunkt und Umstände des Wechsels in den Ruhestand auf die weitere gesundheitliche Entwicklung aus? Die Antworten auf diese Fragen wurden durch eine Auswertung der deutschen und internationalen Forschungsliteratur erarbeitet. Die Literaturanalyse zeigt, dass die Arbeitsbedingungen einen starken Einfluss auf die Gesundheit älterer Arbeitskräfte haben. An Bedeutung gewonnen hat insbesondere arbeitsbezogener Stress, der das Risiko psychischer Erkrankungen, stressbedingter körperlicher Krankheiten und gesundheitsschädlicher Verhaltensweisen erhöht. Der Anstieg psychosozialer Belastungen am Arbeitsplatz und die Zunahme von Übergewicht und Bewegungsmangel dämpfen die insgesamt optimistische Erwartung an einen längeren Erhalt der Erwerbsfähigkeit der nachwachsenden Kohorten. Zahlreiche Studien belegen den starken Einfluss der Gesundheit auf das Alter und die Umstände des Wechsels in den Ruhestand. Gesundheitlich beeinträchtigte Personen haben ein erhöhtes Risiko, vorzeitig wegen Arbeitsunfähigkeit, Arbeitslosigkeit oder Frühverrentung aus dem Erwerbsleben auszuscheiden. In vielen Studien war die Gesundheit der bedeutsamste Einzelfaktor. Bei Paaren spielt auch die Gesundheit des Partners oder der Partnerin eine Rolle. Zur Frage der Auswirkung des Übergangs in den Ruhestand auf Gesundheit und Mortalität stützt der empirische Forschungsstand die These, dass dieser Übergang im Allgemeinen kein Risikofaktor für eine Gesundheitsverschlechterung und erhöhte Sterblichkeit ist. Negative gesundheitliche Effekte ergeben sich allerdings, wenn der Ausstieg aus dem Erwerbsleben unfreiwillig und mehr als fünf Jahre vor dem üblichen Renteneintrittsalter erfolgt. Dies gilt insbesondere für Personen, die am Ende ihres Erwerbslebens länger arbeitslos sind.

Abstract

The paper summarizes the state of the art of empirical research in relation to three questions: How do working conditions influence the health of older employees? How does health influence the transition to retirement? Do the timing and circumstances of retirement affect how health subsequently develops? Answers to these questions were developed on the basis of an evaluation of German and international research literature. An analysis of the literature shows that working conditions have a strong influence on the health of older employees. Particularly, work-related stress is increasing, heightening the risk of mental disorders, stress related physical diseases and unhealthy behaviour. The rise in psychosocial stress at the workplace and the increase in overweight and lack of exercise among the workforce mitigate the overall optimistic expectations of a longer working ability for oncoming cohorts. Numerous studies support the strong influence of health on the age and circumstances under which people retire. Those with health impairments have a heightened risk of prematurely dropping out of the labour force due to disability, unemployment or early retirement. Many studies show health as the most significant single factor. In the case of couples the health of the partner also plays a role. On the question of whether the transition to retirement affects health and longevity, empirical research to date supports the assumption that this transition normally does not constitute a risk factor in relation to health deterioration and increased mortality.

Negative health effects do arise, however, when departure from the workforce is not voluntary and occurs over five years earlier than the normal retirement age. This applies particularly to those who were unemployed for a longer period at the end of their working career.

1. Einleitung

Wie beeinflussen Arbeitsbedingungen die Gesundheit der Beschäftigten? Welche Rolle spielen gesundheitliche Beeinträchtigungen beim Übergang in den Ruhestand? Wie wirkt sich der Übergang in den Ruhestand auf die Gesundheit der – dann ehemals – Erwerbstätigen aus? Der Beitrag widmet sich der Diskussion dieser Fragen anhand einer Zusammenstellung von empirischen Befunden sozial-, verhaltens- und gesundheitswissenschaftlicher Forschung. Dabei werden nationale und internationale Befunde herangezogen. Der Beitrag ist in sechs Abschnitte gegliedert. In der Einleitung (Abschnitt 1) geht es darum, die Relevanz der Fragestellung angesichts der Herausforderungen zu verdeutlichen, die der demographische Wandel mit Blick auf eine sich verändernde Arbeitswelt mit sich bringt. Der nächste Abschnitt skizziert den Gesundheitszustand von Menschen im mittleren und höheren Erwachsenenalter (Abschnitt 2). Die drei daran anschließenden, analytischen Abschnitte sind zentral. Hier geht es darum, welche Aspekte der Arbeitswelt für die Gesundheit relevant sind (Abschnitt 3), welche Bedeutung der Gesundheitszustand einer Person für den Übergang in den Ruhestand hat (Abschnitt 4) und welche Bedeutung der Übergang in den Ruhestand für den Gesundheitszustand hat (Abschnitt 5). In einem abschließenden Abschnitt werden die zuvor berichteten Befunde zusammengefasst und Schlussfolgerungen zu gesundheitlichen Perspektiven und Bedingungen eines längeren Verbleibs im Erwerbsleben gezogen (Abschnitt 6). Der vorliegende Beitrag wurde im Jahr 2007 als Expertise für die Arbeitsgruppe „Chancen und Probleme einer alternden Gesellschaft" (AG LeoTech Alter, später Akademiengruppe Altern in Deutschland) angefertigt.

1.1 Entwicklung der Erwerbsbevölkerung

Die Bevölkerungsentwicklung bis zum Jahr 2050 wird nach der 11. koordinierten Bevölkerungsvorausberechnung des Statistischen Bundesamtes von folgenden Entwicklungen gekennzeichnet sein (*Statistisches Bundesamt* 2006b). Es ist zum einen mit einer kontinuierlichen Alterung der Bevölkerung zu rechnen. Die Zahl der älteren Menschen wird zunehmen, insbesondere die Zahl der Hochaltrigen wird überproportional steigen. Zum anderen wird nach dem Jahr 2020 eine Abnahme der Gesamtbevölkerungszahl erwartet, wobei die Bevölkerung im Erwerbsalter prozentual stärker schrumpfen wird als die Gesamtbevölkerung. In der 11. Bevölkerungsvorausberechnung werden drei Varianten diskutiert („relativ junge" Bevölkerung, „mittlere" Bevölkerung, „relativ alte" Bevölkerung), die sich hinsichtlich der Annahmen zu Fertilität, Mortalität und Migration unterscheiden. Unterschiedliche Annahmen führen allerdings nur zu einer Verstärkung oder Abschwächung des Grundmusters, nicht aber zu einem völlig anderen Bild der Altersstruktur.

Die heute gegebene Altersstruktur der Bevölkerung wird lange Zeit die künftige Bevölkerungsentwicklung prägen. Teilt man die Bevölkerung in drei Altersgruppen (0 bis unter 20-Jährige, 20- bis unter 65-Jährige, über 65-Jährige), so lässt sich feststellen, dass die jüngere und die mittlere Altersgruppe anteilsmäßig an Bedeutung verlieren werden, während die ältere Altersgruppe an Bedeutung gewinnen wird (vgl. Abb. 1). Während es Ende 2005 noch etwas mehr unter 20-Jährige als über 65-Jährige gab, wird im Jahr 2050 die ältere Gruppe erheblich größer als die jüngere sein. Die Altersgruppe der unter 20-Jährigen schrumpft von heute 16,5 Millionen Personen auf 10,4 bis 11,4 Millionen im Jahr 2050. Auch die Zahl der Personen im derzeitigen Erwerbsalter (20 bis 64 Jahre) wird zurückgehen: von 50,1 Millionen im Jahr 2005 auf 35,5 bis 39,1 Millionen im Jahr 2050. Die Zahl der 65-Jährigen und Älteren wird dagegen bis 2050 steigen: von 15,9 Millionen im Jahr 2005 auf 22,9 bis 23,5 Millionen im Jahr 2050 (alle Zahlenangaben beziehen sich auf die „mittlere" Bevölkerung, Unter- und Obergrenze).

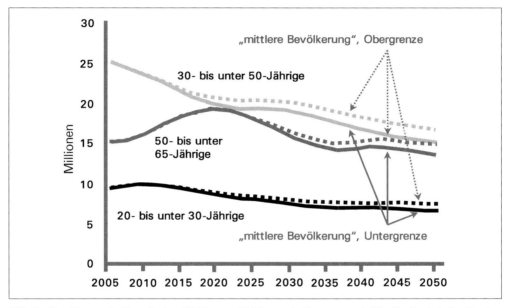

Abb. 1 Bevölkerung im Erwerbsalter (20 bis unter 65 Jahre nach Altersgruppen). (Quelle: *Statistisches Bundesamt* 2006b; 11. Bevölkerungsvorausberechnung)

Auch für die Bevölkerung im Erwerbsalter von 20 bis 64 Jahren zeichnet sich eine deutliche Schrumpfung und Alterung ab (vgl. Abb. 1). Für die Gruppe der 50–64-Jährigen ist erst eine deutliche Zunahme und später ein Absinken relativ knapp unter das Ausgangsniveau zu erwarten, während die Zahl der unter 50-Jährigen im Erwerbsalter erheblich abnimmt. Dabei vermindert sich die Altersgruppe der 30- bis unter 50-Jährigen schnell, während die der 20- bis unter 30-Jährigen zunächst konstant bleibt und erst später schrumpft. Die Zunahme bei den 50- bis unter 65-Jährigen ist so hoch, dass sie die Abnahme bei der mittleren und dann auch bei der jüngeren Gruppe ausgleicht. Die Bevölkerung im Erwerbsalter insgesamt wird deshalb zunächst konstant bleiben: Die Zahl der 20- bis unter 65-Jährigen insgesamt wird in den nächsten etwa 10 Jahren weitgehend stabil bei rund 50 Millionen liegen. Dann setzt ein Rückgang ein. Je nach Zuwanderung werden im Jahr 2020 zwischen 48 und 49 Millionen im erwerbsfähigen Alter zwischen 20 und 64 Jahren sein, im Jahr 2030 zwischen 42,4 Millionen und 44,1 Millionen und im Jahr 2050 zwischen 35,5 und 39,1 Millionen.

Diese Entwicklung wird langfristig vermutlich zu einer Verknappung von Arbeitskräften führen. Ein rückläufiges Arbeitsangebot kann sich als Hemmnis für die künftige wirtschaftliche Entwicklung erweisen. Neben arbeitsmarktpolitischen Erwägungen gibt es weitere wichtige Gründe, die für eine stärkere Nutzung des Potentials älterer Erwerbstätiger sprechen. Durch eine höhere Erwerbstätigenquote älterer Erwerbstätiger wird ein Anstieg von Sozialversicherungsbeiträgen gebremst, da sich die Relation von Leistungsempfängern zu Beitragszahlern verbessert. Zudem liegt heute ein erheblicher Wissens- und Erfahrungsschatz Älterer brach, der durch Jüngere nicht einfach ersetzt werden kann und künftig stärker genutzt werden sollte. Ältere Menschen verfügen auch im Erwerbsleben über erhebliche Wissens- und Erfahrungsbestände und damit über Ressourcen, auf die eine älter werdende Gesellschaft des langen Lebens nicht länger verzichten kann. Schließlich ist bei zunehmendem Lebensalter eine längere Erwerbsphase ein wichtiges Element einer erfüllten Lebensgestaltung, die heute vielen Älteren in den Betrieben und auf dem Arbeitsmarkt versagt wird.

1.2 Situation älterer Erwerbstätiger in einer sich wandelnden Arbeitswelt

In den vergangenen Jahrzehnten war ein – angesichts der steigenden Lebenserwartung – bemerkenswertes Paradox zu konstatieren: Während auf der einen Seite das Durchschnittsalter sowohl der Bevölkerung insgesamt als auch der Erwerbsbevölkerung zunahm, sank der Anteil der über 50-jährigen Menschen, die einer Erwerbsarbeit nachgingen. Hinter diesen Durchschnittszahlen verbergen sich allerdings unterschiedliche Entwicklungen bei Männern und Frauen. Die Erwerbstätigenquote der Männer in Deutschland ging – vor allem infolge von Frühberentung und Vorruhestandsregelungen – erheblich zurück, während die Erwerbstätigenquote der Frauen im gleichen Zeitraum von einem niedrigen Ausgangsniveau anstieg. Im Jahr 2005 waren nach den Ergebnissen des Mikrozensus (1 % Stichprobe der deutschen Bevölkerung) 37,5 % der Frauen im Alter von 55 bis 64 Jahren erwerbstätig (MENNING et al. 2007). In den letzten fünf Jahren hat allerdings auch der Anteil Erwerbstätiger unter den 55–64-jährigen Männern wieder zugenommen (2005, 53,5 %).

Dennoch zählen die über 55-Jährigen nach wie vor zu den „Problemgruppen" auf dem Arbeitsmarkt, wobei die Arbeitslosigkeit in den alten Bundesländern insgesamt geringer ist als in den neuen Bundesländern. Im Unterschied zu den meisten anderen entwickelten Industrieländern liegt die Arbeitslosigkeit Älterer in Deutschland über der durchschnittlichen Arbeitslosenquote aller Beschäftigten. Dies gilt sowohl im Vergleich zu Ländern mit hohen Beschäftigungsquoten Älterer (wie etwa Schweden, Schweiz oder Großbritannien), als auch im Vergleich zu Ländern mit niedrigen Beschäftigungsquoten (wie etwa Belgien oder Frankreich). Mehrere Gründe sind für die relativ niedrigen Arbeitslosenquoten Älterer in anderen Ländern verantwortlich. Dort sind Ältere entweder besser vor Entlassungen geschützt, die Leistungen an ältere Arbeitslose sind niedriger oder werden für eine kürzere Dauer gewährt, Ältere unterliegen weniger Diskriminierungen bei Einstellungen, haben mehr Ausstiegsoptionen aus dem Erwerbsleben, oder der Ausstieg wird nicht über Phasen der Arbeitslosigkeit, sondern z. B. direkt über die Rentensysteme vollzogen. Ältere sind durch ihre lange Betriebszugehörigkeit zwar besser als Jüngere gegen Entlassungen geschützt. Wenn sie aber arbeitslos werden, haben sie größere Schwierigkeiten, wieder einen neuen Arbeitsplatz zu finden und bleiben oft sehr lange arbeitslos. Deshalb unterscheidet sich das Profil der Arbeitslosigkeit Älterer deutlich von dem der jüngeren und mittleren Jahrgänge. Bei den Älteren ist der Anteil der Langzeitarbeitslosen erheblich höher. Im Jahr 2006 waren durchschnittlich 12,4 % der 55–64-Jährigen erwerbslos, davon knapp drei Viertel schon länger als ein Jahr (MENNING et al. 2007).

Eine gute schulische und berufliche Bildung ist mittlerweile zum Eintrittsbillett und – was zur Erklärung der Beschäftigungsquoten Älterer fast noch wichtiger ist – auch zur Voraussetzung des längerfristigen Verbleibs auf dem Arbeitsmarkt geworden. In allen Ländern der EU-15 steigen die Beschäftigungsquoten sowohl der 25–44-Jährigen als auch der 55–64-Jährigen für Männer und Frauen in Abhängigkeit vom Qualifikationsniveau. Wer besser qualifiziert ist, hat größere Chancen, eine Stelle zu finden und dann auch nach dem 55. Lebensjahr beschäftigt zu bleiben.

Die demographische Entwicklung könnte dazu beitragen, dass ältere Arbeitnehmerinnen und Arbeitnehmer auf dem Arbeitsmarkt verstärkt nachgefragt werden. Der zukünftige Arbeitskräftebedarf der Unternehmen wird voraussichtlich kaum durch die Anwerbung (junger) Arbeitskräfte aus dem Ausland zu decken sein, sondern nur durch das gleichzeitige Ausschöpfen des inländischen Arbeitskräftepotentials. Dies wird das schon heute steigende Durchschnittsalter der Erwerbstätigen weiter erhöhen. Es ist offen, wie Unternehmen auf eine in diesem Sinn veränderte Situation gegebenenfalls reagieren werden. Gerade hinsichtlich der Aspekte „Qualifikation" und „Wissen" präferieren Unternehmen bislang eher die Neurekrutierung jüngerer Absolventen mit aktueller Ausbildung als die Fort- und Weiterbildung der eigenen, älter werdenden Belegschaft. Möglicherweise führen die benannten demographischen Veränderungen auch dazu, mit den Humanressourcen älterer Arbeitnehmer bewusster umzugehen.

Zukunftsorientierte Strategien betrieblicher Personalpolitik in Bezug auf ältere Arbeitnehmer könnten neben der verstärkten Implementation lernförderlicher Arbeitsstrukturen in einer humankapitalerhaltenden Umgestaltung der Erwerbsbiographie liegen, d. h. einer stärkeren Lebensphasenorientierung von Arbeitszeitstrukturen und der Integration kontinuierlicher Qualifizierungsprozesse. Dafür bedarf es einer vorausschauenden Personalplanung und -entwicklung. Die unterschiedlichen Voraussetzungen im Lern- und Leistungsverhalten der älteren Erwerbstätigen stellen die Personalverantwortlichen vor die Herausforderung, neue Vorgehensweisen in der Personalentwicklung zu realisieren. Nicht selten ist fehlende Personalentwicklung eine Ursache der nachlassenden Leistungsfähigkeit älterer Mitarbeiterinnen und Mitarbeiter. Die geringe Bereitschaft von Personalverantwortlichen, auch ältere Erwerbstätige in Personalentwicklungsmaßnahmen einzubeziehen, kann Ausdruck von negativen Altersstereotypen sein.

1.3 Übergänge in den Ruhestand

Der bis vor einigen Jahren noch zu beobachtende Trend zur Frühberentung scheint beendet. Dies zeigt sich nicht nur im Anstieg der Erwerbstätigenquoten Älterer, sondern auch im steigenden Alter des Rentenzugangs. Zwischen den Jahren 2000 und 2006 erhöhte sich das durchschnittliche Alter des Erstbezugs einer Altersrente der Gesetzlichen Rentenversicherung um rund ein Jahr auf 63,2 Jahre (*Deutsche Rentenversicherung Bund* 2007a). Anders verlief die Entwicklung allerdings beim Zugangsalter in Erwerbsminderungsrenten. Dieses verringerte sich im gleichen Zeitraum um 1,4 Jahre auf durchschnittlich 50 Jahre. Eine Ursache dieser gegenläufigen Entwicklung liegt vermutlich im starken Rückgang der Gewährung von Erwerbsminderungsrenten nach der im Jahr 2000 erfolgten Reform dieser Rentenart. Mit dieser Reform wurden die Berufsunfähigkeitsrenten abgeschafft und die Zugangsvoraussetzungen geändert. Seither gibt es nur noch die Rente wegen teilweiser und voller Erwerbsminderung, abhängig vom medizinisch festgestellten Restleistungsvermögen an täglichen Arbeitsstunden (3–6 Stunden bei teilweiser, unter 3 Stunden bei voller Erwerbsminderung) auf dem allgemeinen (d. h. nicht nur dem berufsbezogenen) Arbeitsmarkt. Die jährliche Zahl der Neuzugänge in die Erwerbsminderungsrente, die bereits in den 1990er Jahren rückläufig war, verringerte sich nach 2000 nochmals deutlich, sowohl aufgrund einer sinkenden Zahl von Rentenanträgen als auch einer gestiegenen Ablehnungsquote (HAUSTEIN und MOLL 2007). Im Jahr 2006 erhielten rund 17% aller Neurentnerinnen und -rentner eine Erwerbsminderungsrente. Die erheblich gesunkene Zahl jährlicher Zugänge in Erwerbsminderungsrenten (von mehr als 294 000 im Jahr 1994 auf knapp 160 000 im Jahr 2006) lässt sich nur zum Teil mit einer verbesserten Arbeitsfähigkeit erklären. Einfluss auf diese Entwicklung hatten auch Veränderungen auf dem Arbeitsmarkt sowie in der staatlichen Regulierung des Übergangs in den Ruhestand. Es ist davon auszugehen, dass die Erwerbsminderungsrente gegenwärtig nicht mehr im selben Maße der Entlastung des Arbeitsmarkts und der Vermeidung von Langzeitarbeitslosigkeit Älterer dient wie noch zu Beginn der 1990er Jahre. Allerdings spielen die Beschäftigungschancen für Erwerbsgeminderte auch jetzt noch eine Rolle. Denn ist für teilweise Erwerbsgeminderte der Teilzeitarbeitsmarkt verschlossen, ist eine Rente wegen voller Erwerbsminderung zu gewähren. Entsprechend gering ist der Anteil der Renten wegen teilweiser Erwerbsminderung an den jährlichen Neubewilligungen von Invalidenrenten (2006: 16%).

Zur gesundheitsbedingten Frühberentung führen vor allem Krankheiten, die nicht unmittelbar das Leben bedrohen, aber die Erwerbsfähigkeit mindern. Häufig handelt es sich um chronisch-degenerative Krankheiten, insbesondere die sogenannten Verschleißerkrankungen des Skeletts, der Muskeln und des Bindegewebes. Allerdings hat deren Bedeutung über die Zeit abgenommen, ebenso die der Erkrankungen des Herz-Kreislauf-Systems. Deutlich zugenommen haben hingegen die Frühberentungen wegen psychischer Erkrankungen, was als Indikator für die zunehmenden psychosozialen Belastungen in der Arbeitswelt und der Gesellschaft angesehen wird (REHFELD 2006). Im Jahr 2006 erfolgte ein Drittel der Neuzugänge in die Erwerbsminderungsrente wegen psychischer Erkrankungen (Frauen: 38%, Männer: 28%). Die zweithäufigste Diagnosegruppe umfasst die muskuloskelettalen Krankheiten (Frauen und Männer: je 17%), gefolgt von den Krebserkrankungen (Frauen: 16%, Männer: 14%) und Krankheiten des Herz-Kreislauf-Systems (Frauen: 6%, Männer 15%, *Deutsche Rentenversicherung Bund* 2007a, eigene Berechnungen).

Die Wege in den Ruhestand sind vielfältig geworden. Quantitativ abgenommen hat der direkte Zugang in die Rente aus der Erwerbsarbeit, d. h. das Arbeiten bis zum Rentenbeginn. Nach Ergebnissen des Alterssurveys von 2002, einer repräsentativen Befragung der 40–85-jährigen Bevölkerung in Deutschland, war nur etwas mehr als die Hälfte (53%) der 1938–1942 geborenen Deutschen bis zum Eintritt in den Ruhestand erwerbstätig (ENGSTLER 2006). Zugenommen hat vor allem der Ausstieg über längere Arbeitslosigkeit vor der Rente, häufig verbunden mit der Inkaufnahme von Rentenabschlägen (ENGSTLER und BRUSSIG 2006). An Bedeutung gewinnt zudem der Ausstieg über die Altersteilzeit in Blockform, bei der die Freistellungsphase vor dem Rentenbeginn die Funktion eines Vorruhestands übernimmt.

1.4 Gesundheit als Voraussetzung eines verlängerten Erwerbslebens

Angesichts der geschilderten Entwicklungen ist eine bessere Nutzung des Potentials älterer Arbeitnehmer notwendig (vgl. hierzu zusammenfassend *BMFSFJ* 2006, *BMGS* 2004). Die Erhöhung der Beschäftigungsquote Älterer steht inzwischen nicht nur in Deutschland, sondern auch in anderen europäischen Ländern auf der politischen Tagesordnung. Zwei grundsätzliche, einander ergänzende Strategien sind hier zu nennen. Zum einen können Maßnahmen ergriffen werden, um die Erwerbstätigenquote der jetzt 55- bis unter 65-Jährigen zu erhöhen. In den letzten Jahren ist diese Quote langsam gestiegen, liegt aber insgesamt noch unter dem in der europäischen Arbeitsmarktpolitik vereinbarten „Stockholm-Ziel" von 50 %. Die bisherige Praxis der „frühen Freisetzung des Alters" wird in Zukunft sicherlich nicht weitergeführt werden können. Zum anderen kann mit einer Heraufsetzung des Anspruchsalters auf eine volle Altersrente – wie geschehen – das Erwerbspersonenpotential vergrößert werden. Im Jahr 2030 wird das Erwerbspersonenpotential bei einem Rentenalter von 67 Jahren um etwa 6 % und im Jahr 2050 um etwa 5 % höher liegen, als dies bei einem Rentenalter von 65 Jahren der Fall wäre.

Mehrere Voraussetzungen sind notwendig, um eine Politik des längeren Erwerbslebens zum Erfolg zu führen. Grundsätzlich ist es von großer Bedeutung, dass die Befürwortung des frühen Ruhestandes abnimmt, die aus dem Zusammenwirken von Politik, Sozialpartnern, Betrieben und Arbeitnehmern erwachsen ist. Dies setzt ein Umdenken bei allen Akteuren voraus. Zweitens sind Voraussetzungen zu schaffen, die die Chancen älterer Erwerbstätiger auf dem Arbeitsmarkt verbessern. Ältere Erwerbstätige sind auf dem Arbeitsmarkt oftmals weniger gefragt als Jüngere, so dass eine Heraufsetzung des Renteneintrittsalters zu einer Rentenkürzung für einen erheblichen Teil zukünftiger Rentnerinnen und Rentner führen könnte, wenn sich die Situation auf dem Arbeitsmarkt nicht wandelt. Schließlich ist es notwendig, die Beschäftigungsfähigkeit älterer Erwerbstätiger zu stärken. Diese Herausforderung ist umso größer, als es um eine Verbesserung der individuellen Beschäftigungsfähigkeit im Zusammenhang mit einem kollektiven Altern der Erwerbsbevölkerung geht. Hier ist erstens die Qualifikation älter werdender Erwerbstätiger zu nennen, die ein Resultat von Grund(aus)bildung und lebenslangem Lernen ist. Inwieweit der größer werdende Anteil älterer Personen und der Rückgang der Bevölkerung im Erwerbsalter insgesamt Deutschlands Position im globalen Wettbewerb beeinflussen werden, wird insbesondere von der Qualifikation der älter werdenden Erwerbsbevölkerung abhängen.

Zentral ist zweitens die Frage, ob die gesundheitlichen Voraussetzungen für einen längeren Verbleib im Erwerbsleben gegeben sind – und dies ist die Fragestellung des vorliegenden Beitrags. Das Verhältnis von Gesundheit, Erwerbstätigkeit und Übergang in den Ruhestand ist für demographisch sich wandelnde, älter werdende Gesellschaften von zentraler Bedeutung. In den vergangenen Jahrzehnten ist ein säkularer Wandel mit Blick auf die Gesundheit zu beobachten: Die nachwachsenden Geburtsjahrgänge älter werdender und alter Menschen weisen bislang einen besseren Gesundheitsstatus als die vorangegangenen auf. Dies kann bedeuten, dass für einen wachsenden Teil der Erwerbsbevölkerung die gesundheitlichen Voraussetzungen für einen längeren Verbleib im Erwerbsleben gegeben sind. Allerdings darf dabei nicht übersehen werden, dass ein erheblicher Teil der älteren Erwerbstätigen (und zwar bereits der über 50-Jährigen) an zum Teil chronischen Gesundheitseinbußen leidet, die es schwierig machen können, körperlich und psychisch belastenden Berufen bis zum 68. Lebensjahr nachzugehen. Die komplexen Interaktionen zwischen Arbeitsbedingungen, Gesundheit und Übergang in den Ruhestand werden – auch unter Berücksichtigung sozialpolitischer Regelungen – im Rahmen des vorliegenden Beitrags erörtert.

2. Gesundheit im mittleren Erwachsenenalter

Im vorliegenden Abschnitt steht die Frage im Vordergrund, ob ältere Erwerbstätige gesund genug sind bzw. in Zukunft gesund genug sein werden, um länger arbeiten zu können. Vor diesem Hintergrund gliedert sich Abschnitt 2 in drei Unterabschnitte: Veränderung der Gesundheit im mittleren Erwachsenenalter (Abschnitt 2.1), Gesundheitsprobleme im mittleren Erwachsenenalter (Abschnitt 2.2) und Gesundheit älterer Erwerbstätiger (Abschnitt 2.3). Im Vordergrund dieses Abschnitts stehen deskriptive Gesundheitsinformationen, während Faktoren für Gesundheit im Erwerbsalter im daran anschließenden Abschnitt 3 bearbeitet werden. Abschnitt 3 endet mit einem Zwischenresümee (Abschnitt 3.4), in dem auf der Grundlage der Darstellungen der Abschnitte 2 und 3 eine Zusammenfassung zur Frage gegeben wird, ob ältere Erwerbstätige gesund genug sind, um länger arbeiten zu können.

2.1 Veränderungen der Gesundheit im mittleren Erwachsenenalter

Eine gute Gesundheit ist ein Leben lang wichtig – sowohl für die einzelne Person als auch für die Gesellschaft – für Letztere vor allem, da sie die Kosten schlechter Gesundheit mitzutragen hat. Während in der ersten Lebenshälfte gute Gesundheit oftmals selbstverständlich ist und Krankheiten überwiegend temporären Charakter haben (z. B. Infektionserkrankungen), verändert sich das Krankheitsgeschehen ab dem mittleren Erwachsenenalter, d. h. ab einem Alter von rund 40 Jahren. Die Dauer und Schwere von Erkrankungen nimmt zu. Dies spiegelt sich im altersabhängigen Anstieg von Erkrankungen und Verletzungen wider, die ambulant oder stationär medizinisch behandelt werden müssen (vgl. Abb. 2, Liniendiagramm). Damit zusammenhängend steigt ab dem mittleren Erwachsenenalter auch die Mortalität sichtbar an (vgl. Abb. 2, Balkendiagramm). Dabei haben Männer in der Altersgruppe der 45–64-Jährigen ein doppelt so hohes Sterblichkeitsrisiko wie Frauen (Lademann und Kolip 2005).

Für die Zunahme von Erkrankungen sowie die steigende Mortalität im mittleren Erwachsenenalter sind mehrere Faktoren verantwortlich (vgl. Schwartz et al. 1998):

— Zum einen spielen *altersphysiologische* Veränderungen von Organen und Organsystemen eine Rolle. Diese äußern sich unter anderem in einer verminderten Belastbarkeit und Anpassungsfähigkeit (Garms-Homolová und Schaeffer 2003). Hinzu kommt die mit dem Alter abnehmende Immunresponsivität des Organismus, d. h. die abnehmende Fähigkeit, auf Krankheitserreger zu reagieren.
— Ebenso trägt die *lange Latenzzeit* (symptomlose Zeit) mancher Krankheiten (z. B. einiger Krebserkrankungen) dazu bei, dass ab dem mittleren Erwachsenenalter Krankheiten zunehmen.
— Einige Gesundheitsprobleme „altern" lediglich mit, d. h., sie bestanden bereits im jüngeren Alter, verursachten zu dieser Zeit aber vergleichsweise geringfügige Beschwerden (z. B. Arthrosen). *Mitalternde Krankheiten* (z. B. Diabetes) können durch die lange Dauer ihres Bestehens zu Folgekrankheiten führen (z. B. Arteriosklerose).
— Schließlich ist eine weitere Ursache für die steigende Prävalenz bestimmter Erkrankungen im mittleren Erwachsenenalter in der jahre- oder jahrzehntelangen *Exposition verschiedener Risikofaktoren* zu sehen. Hierzu zählen einerseits Umfeldfaktoren (z. B.

Lärm, Gifte[1]), andererseits das individuelle Gesundheitsverhalten (z. B. Rauchen, Ernährung).

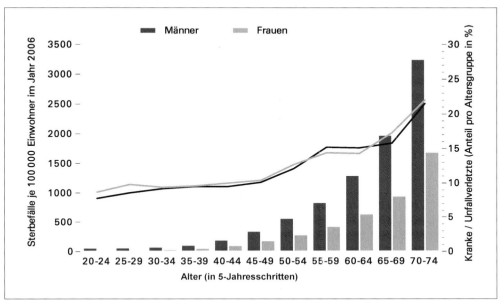

Abb. 2   Anteil der Kranken oder Unfallverletzten Personen in % (Linien) sowie Sterblichkeit je 100 000 Einwohner (Balken) in Deutschland differenziert nach Geschlecht und Altersgruppe (20–74 Jahre). (Quellen: *Statistisches Bundesamt* Krankenhausstatistik und Todesursachenstatistik 2005)

Die Vorstellung eines normalen Alterungsprozesses geht davon aus, dass es altersabhängige (altersphysiologische) Veränderungen gibt, die universal, intrinsisch und progressiv sind. Den derzeitigen Erkenntnissen zufolge finden altersphysiologische Veränderungen in zahlreichen Organen und Organsystemen statt (z. B. ALDWIN und LEVENSON 2001, MERRILL und VERBRUGGE 1999). Diese Veränderungen verlaufen graduell, ohne distinkten Beginn oder Ende. Viele Körperfunktionen erreichen ihre maximale funktionale Kapazität bereits im Alter zwischen 20 und 30 Jahren und nehmen danach ab. Genetische Faktoren und das Gesundheitsverhalten können den Beginn und das Ausmaß körperlicher Veränderungen beschleunigen oder verzögern. Dennoch vollziehen sich bis zum 50. Lebensjahr meist so viele Veränderungen, dass diese für den Einzelnen spürbar werden. Zu solchen Veränderungen zählen beispielsweise die Alterssichtigkeit (Presbyopie), Hörverluste (insbesondere Hochtonverluste), die Abnahme von Muskelkraft und Knochendichte sowie die Verringerung des Herzschlagvolumens und der Arterienelastizität. Schließlich führen altersphysiologische Veränderungen des endokrinen Systems zum Abbau der reproduktiven Hormone Testosteron (bei Männern) sowie Östrogen und Progesteron (bei Frauen). Diese hormonellen Veränderungen, die den Beginn der Menopause einleiten, sind für viele zunächst die deutlichsten altersphysiologischen Veränderungen. Weniger bemerkbar machen sich hingegen neuronale Veränderungen. Hierzu zählt u. a., dass die Geschwindigkeit der Reizweiter-

---

1 Zu Belastungsfaktoren am Arbeitsplatz vgl. Abschnitt 3.2.

leitung im zentralen als auch im peripheren Nervensystem mit dem Alter abnimmt, sowie die Tatsache, dass die Blut-Hirn-Schranke poröser wird und dadurch toxische Substanzen (z. B. Medikamente, Drogen und Alkohol) das Gehirn in stärkerem Maße erreichen (und schädigen) können.

Alle genannten Veränderungen erhöhen als Risikofaktoren die Vulnerabilität gegenüber Krankheiten. So geht beispielsweise eine Abnahme von Muskelkraft und Knochendichte mit erhöhtem Risiko von Knochenbrüchen und Osteoporose einher, während die Verringerung von Herzschlagvolumen und Arterienelastizität das Risiko von kardiovaskulären Erkrankungen (Bluthochdruck, Herzinfarkt, Schlaganfall) erhöht. Auch hormonelle Veränderungen (u. a. Abnahme von Sexualhormonen, Insulin, Wachstumshormonen) tragen zur Abnahme von Muskelkraft und Knochendichte sowie zur Veränderung von Stoffwechsel, kardiovaskulären Funktionen und Gedächtnis bei. Zudem erhöhen sie das Risiko, an Diabetes Typ II zu erkranken; bei Frauen steigt das Risiko von Brust- und Gebärmutterkrebs. Die Bedeutung der veränderten Blut-Hirn-Schranke wird als ein möglicher Faktor für den Beginn von Alzheimer- und Parkinson-Erkrankung diskutiert (SKOOG et al. 1998); beide Erkrankungen treten jedoch zumeist nicht im mittleren, sondern im höheren und hohen Erwachsenenalter auf.

Während altersphysiologische Faktoren oftmals zu ersten merklichen Veränderungen der körperlichen Gesundheit führen, bleibt die kognitive Leistungsfähigkeit im mittleren Erwachsenenalter weitgehend konstant. Hierbei ist hervorzuheben, dass Frauen und Männer im Alter zwischen 50 und 60 Jahren im Durchschnitt ihre höchste kognitive Leistungsfähigkeit erreichen – verglichen mit ihrer Fähigkeit im jungen Erwachsenenalter (WILLIS und SCHAIE 1999). Zentrale mentale Fähigkeiten wie schlussfolgerndes Denken, räumliche Orientierung und Wortverständnis nehmen bis ins mittlere Erwachsenenalter noch zu. Lediglich die Wahrnehmungsgeschwindigkeit nimmt bereits ab einem Alter von Mitte 20 ab. Die meisten anderen mentalen Fähigkeiten wie beispielsweise räumliches Vorstellungsvermögen und Rechenfähigkeit nehmen jedoch erst ab einem Alter von etwa Mitte 60 sicher ab, manche Fähigkeiten wie verbales Gedächtnis und Wortverständnis sogar erst ab einem Alter von 70 bis 80 Jahren (WILLIS und SCHAIE 1999).

Zusammenfassend lässt sich feststellen, dass sich Verschlechterungen des Gesundheitszustands im mittleren Erwachsenenalter vor allem durch zwei Aspekte charakterisieren lassen: eine Abnahme der körperlichen Leistungsfähigkeit und eine Zunahme von – überwiegend chronischen – Erkrankungen, bei gleichzeitig hoher kognitiver Leistungsfähigkeit. Genetische Faktoren können Schätzungen zufolge weniger als die Hälfte der Varianz in Krankheiten und Mortalität erklären (MCCLEARN und HELLER 2000). Somit entscheiden der individuelle Lebensstil sowie die äußeren Lebensbedingungen wesentlich mit darüber, wann und in welchem Ausmaß diese Beeinträchtigungen auftreten.

Dementielle Erkrankungen sowie Hilfe- und Pflegebedürftigkeit spielen im mittleren Erwachsenenalter hingegen noch keine bedeutsame Rolle. Die Prävalenzrate für Demenzerkrankungen liegt selbst im Alter von 65–69 Jahren lediglich bei 1,2 %; erst ab einem Alter von 80 Jahren steigt sie auf über 10 % an (BICKEL 2002). Die Rate der Hilfebedürftigen liegt im mittleren Erwachsenenalter unter 4 % (40–54-Jährige: 1,4 %; 55–64-Jährige: 3,7 %), die Rate der Pflegebedürftigen in Privathaushalten liegt deutlich darunter (40–54-Jährige: 0,6 %; 55–64-Jährige: 1,1 %; SCHNEEKLOTH und WAHL 2005). Im Folgenden wird näher darauf eingegangen, welche Gesundheitsprobleme im mittleren Erwachsenenalter bestehen.

2.2 Gesundheitsprobleme im mittleren Erwachsenenalter

Die eingangs dargestellte Abbildung 2 machte deutlich, dass im mittleren Erwachsenenalter die Erkrankungen zunehmen. Welche Erkrankungen stehen hierbei im Vordergrund? Eine Betrachtung der Krankenhausstatistik des Statistischen Bundesamtes (Tab. 1) macht deutlich, dass im mittleren Erwachsenenalter folgende Erkrankungsgruppen besonders verbreitet sind: Krebserkrankungen, kardiovaskuläre Erkrankungen, Erkrankungen des Verdauungssystems sowie Krankheiten des Muskel-Skelett-Systems (u. a. Polyarthritis und Arthrosen). Ebenso zählen im mittleren Erwachsenenalter stationär behandlungsbedürftige psychische und Verhaltensstörungen (insbesondere Alkoholabusus) sowie Verletzungen zu den häufigsten Diagnosen bei stationären Krankenhauspatienten.

Tab. 1 Die häufigsten sechs Diagnosengruppen von vollstationären Patienten und Patientinnen der Krankenhäuser im Jahr 2005 für die Altersgruppen der 45–64-Jährigen. Anzahl der Personen und Ranking der Diagnosehäufigkeit (in Klammern). (Quelle: *Statistisches Bundesamt* 2006a)

	45–49 Jahre	50–54 Jahre	55–59 Jahre	60–64 Jahre
Neubildungen	118 839 (1)	141 109 (1)	159 992 (2)	237 031 (2)
Krankheiten des Kreislaufsystems	99 600 (5)	141 351 (3)	174 736 (1)	262 037 (1)
Krankheiten des Muskel-Skelett-Systems und Bindegewebes	101 401 (4)	122 142 (2)	129 497 (3)	154 163 (3)
Krankheiten des Verdauungssystems	108 540 (3)	116 872 (4)	114 134 (4)	143 829 (4)
Psychische und Verhaltensstörungen	114 203 (2)	89 218 (5)	58 132 (6)	49 409 (6)
Verletzungen, Vergiftungen und andere Folgen äußerer Ursachen	88 155 (6)	86 704 (6)	81 656 (5)	97 821 (5)
Alle Diagnosen	903 109	986 358	1 004 501	1 310 853

Anhand der Daten von allgemeinärztlichen Praxen wird zusätzlich deutlich, welche Erkrankungen ambulant behandelt werden: Diesen Daten zufolge zählen zu den häufigsten Diagnosen (über alle Altersgruppen) die essentielle Hypertonie, Störungen des Lipoproteinstoffwechsels und sonstige Lipidämien, Rückenschmerzen, chronische ischämische Herzkrankheit sowie Diabetes mellitus Typ II (Quelle: ADT(Abrechnungsdatenträger)-Panel, Zentralinstitut für die kassenärztliche Versorgung in der Bundesrepublik Deutschland, 2006).

Altersphysiologische Prozesse sowie die steigende Prävalenz von Erkrankungen tragen wesentlich dazu bei, dass im mittleren Erwachsenenalter ein nennenswerter Anteil von Personen eine eingeschränkte körperliche Leistungsfähigkeit hat. Über körperliche Einschränkungen bei anstrengenden Tätigkeiten berichten rund 40 % der 45–54-Jährigen, 11 % davon erleben starke Einschränkungen. Im Alter zwischen 55 und 64 Jahren berichten rund 60 % der Personen über Einschränkungen bei anstrengenden Tätigkeiten, fast ein Viertel (23 %) davon ist stark eingeschränkt (vgl. Abb. 3). Etwas weniger verbreitet sind Einschränkungen der Beweglichkeit (sich beugen, knien oder bücken) sowie Probleme bei mittelschweren Tätigkeiten. Allerdings sind im mittleren Erwachsenenalter auch bei diesen beiden Aktivitäten über 10 % der Personen körperlich eingeschränkt. Zugleich zeigt sich eine deutliche Differenz zwischen den beiden Altersgruppen 45–54-Jähriger und 55–64-Jähriger. Dies verweist auf eine Abnahme der körperlichen Leistungsfähigkeit im mittleren Erwachsenenalter, wenngleich anhand dieser Daten nicht zwischen Alters- und Kohorteneffekten unterschieden werden kann. Innerhalb der beiden Altersgruppen sind in Bezug auf die drei dargestellten Aspekte körperlicher Funktionsfähigkeit keine wesentlichen Geschlechtsunterschiede festzustellen.

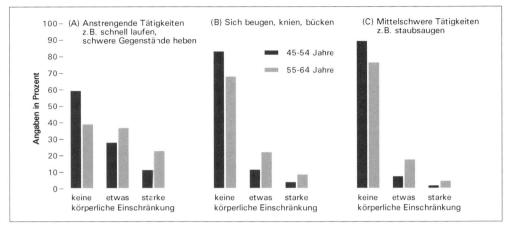

Abb. 3 Körperliche Leistungsfähigkeit im mittleren Erwachsenenalter am Beispiel von drei ausgewählten Aktivitäten. Quelle: Deutsches Zentrum für Altersfragen, Alterssurvey 2002 (gewichtet)

In etwas geringerem, aber nennenswertem Maß sind Personen im mittleren Erwachsenenalter auch von Seh- oder Hörbeeinträchtigungen betroffen. Im Alter zwischen 45 und 54 Jahren berichtet jede sechste Person (16%) über Sehprobleme beim Lesen einer Zeitung (auch dann, wenn die Person Brille oder Kontaktlinsen trägt), im Alter zwischen 55 und 64 Jahren betrifft dies etwa jede fünfte Person (19%). Probleme mit dem Hören bei einem Gruppentreffen sind im Alter zwischen 45 und 54 Jahren wenig verbreitet (6%), liegen jedoch in der Gruppe der 55–64-Jährigen doppelt so hoch (12%). Dabei berichten Männer dieser Altersgruppe deutlich häufiger (15%) über Hörprobleme als Frauen (8%).

Schließlich sind Schmerzzustände im mittleren Erwachsenenalter verbreitet. Den Daten des Bundes-Gesundheitssurveys[2] (BGS 98) zufolge geben 68% der Männer und 80% der Frauen im Alter zwischen 45 und 64 Jahren an, innerhalb der letzten sieben Tage unter Schmerzen gelitten zu haben (LADEMANN und KOLIP 2005). Über eine mittlere bis starke Beeinträchtigung aufgrund von Schmerzen innerhalb der vergangenen zwei Wochen berichtet jede zehnte Person (10%) im Alter zwischen 45 und 54 Jahren und rund jede fünfte Person (19%) im Alter zwischen 55 und 64 Jahren (Quelle: Alterssurvey[3] 2002, eigene Berechnungen).

---

2 Der Bundes-Gesundheitssurvey 1998 liefert als Querschnittsstudie umfassende, repräsentative Daten zu Gesundheitsstatus, Gesundheitsverhalten und Gesundheitsversorgung der 18–79-jährigen Wohnbevölkerung in Deutschland (n = 7124). Die Datenerhebung umfasste neben einem Fragebogen auch ein ärztliches Interview, eine körperliche Untersuchung und Laboruntersuchungen.

3 Der Alterssurvey ist eine für Deutschland bundesweit repräsentative Untersuchung der „zweiten Lebenshälfte", also des mittleren und höheren Erwachsenenalters und wurde bislang in den Jahren 1996 und 2002 durchgeführt. Ziel der Alterssurveys ist es, die Lebensbedingungen von älter werdenden und alten Menschen in umfassender Weise zu betrachten und ihre Lebensveränderungen im Rahmen des sich stetig vollziehenden sozialen Wandels zu verfolgen. Im Jahr 2002 wurden alle Teilnehmer/innen der Ersterhebung, die bereit und in der Lage waren, an einer zweiten Befragung teilzunehmen, erneut aufgesucht (N = 1524). Ergänzend wurden im Jahr 2002 erneut Personen im Alter von 40 bis 85 Jahren befragt (n = 3084 Personen). Die wiederholte Befragung macht es möglich, individuelle Veränderungen und Kohortenvergleiche zu analysieren.

In Abschnitt 2.1 wurde einleitend dargestellt, dass im mittleren Erwachsenenalter nicht nur ein Anstieg der Morbidität festzustellen ist, sondern auch ein Anstieg der Mortalität. Auf welche Erkrankungen ist diese erhöhte Sterblichkeit im mittleren Erwachsenenalter zurückzuführen?

Anhand von Abbildung 4 sind die drei Haupttodesursachen von Männern und Frauen zwischen dem 45. und 64. Lebensjahr dargestellt. Hierbei zeigt sich, dass die Todesursachen von Männern und Frauen etwas differieren. In beiden Gruppen sind Krebserkrankungen zwar die Haupttodesursache, bei Frauen ist dies jedoch auf Brustkrebs zurückzuführen, bei Männern auf Bronchial- und Lungenkrebs. Bei Frauen ist Bronchial- und Lungenkrebs die zweithäufigste Haupttodesursache, bei Männern gleichen Alters ist hingegen der Myokardinfarkt die zweite dominierende Todesursache. Ab dem Alter von 55 Jahren rückt auch bei den Frauen der Myokardinfarkt an die Stelle der drei häufigsten Todesursachen. Bei Männern wie Frauen ist zudem die alkoholische Lebererkrankung im mittleren Erwachsenenalter eine häufige Todesursache. Diese Todesursachen machen deutlich, dass die vorzeitige Sterblichkeit im mittleren Erwachsenenalter wesentlich auf lebensstilbedingte Risikofaktoren (u. a. Alkohol, Rauchen) zurückzuführen ist.

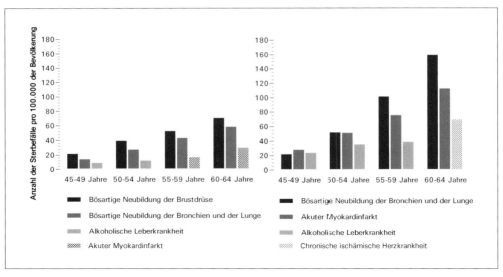

Abb. 4 Die drei häufigsten Todesursachen pro Altersgruppe im Jahr 2006, differenziert nach Geschlecht. (Quelle: Gesundheitsberichterstattung des Bundes [www.gbe-bund.de]; eigene Darstellung)

Zusammenfassend ist festzustellen, dass im mittleren Erwachsenenalter die Prävalenz von Erkrankungen und körperlichen Beeinträchtigungen zunimmt. Die dargestellten Daten der Todesursachen- und Krankenhausstatistik machen deutlich, welche Erkrankungen im mittleren Erwachsenenalter besonders verbreitet sind. Neben Krebserkrankungen und Herz-Kreislauf-Erkrankungen sind dies auch Erkrankungen des Muskel-Skelett-Systems. Die Erkrankungen spiegeln sich teilweise in Beeinträchtigungen der körperlichen Leistungsfähigkeit wider. Keine entscheidende Rolle spielen in diesem Alter hingegen Einschränkungen hinsichtlich basaler Aktivitäten des täglichen Lebens (hierzu zählt u. a. duschen oder baden, sich anziehen). Schließlich verweisen die dargestellten Diagnosen darauf, dass erhebliche Präventionspotentiale (sowohl im Sinne der Verhaltens- als auch der Verhältnisprävention) bestehen, da die Erkrankungen wesentlich durch lebensstilbedingte Risikofaktoren mitbedingt sind.

2.3 Gesundheit älterer Erwerbstätiger

Was bedeutet die im mittleren Erwachsenenalter steigende Prävalenz von Erkrankungen mit Blick auf ältere Erwerbstätige? Liegt der Krankenstand älterer Erwerbstätiger über dem von jüngeren und wenn ja, welche Erkrankungen stehen hierbei im Vordergrund? Der nachfolgende Abschnitt gibt einen kurzen Überblick über einige zentrale arbeitsbezogene Gesundheitsdaten wie Arbeitsunfähigkeit, Arbeitsunfälle und Berufskrankheiten sowie subjektives Gesundheitserleben älterer Erwerbstätiger.

2.3.1 Arbeitsunfähigkeit

Die nachfolgende Abbildung 5 enthält den Anteil von kranken oder unfallverletzten Personen differenziert nach Altersgruppe und Beteiligung am Erwerbsleben. In beiden Altersgruppen (15–39 Jahre, 40–64 Jahre) lag der Anteil kranker bzw. unfallverletzter Personen im Jahr 2005 bei 10% (Frauen) bzw. 9% (Männer). Erst im Alter von 65 und mehr Jahren findet sich ein höherer Anteil von kranken oder unfallverletzten Erwerbstätigen (Frauen: 15%, Männer: 12%). Ein ähnlicher Befund zeigt sich, wenn die beiden Gruppen jüngerer und älterer Erwerbstätiger anhand von Daten zu Arbeitsunfähigkeitsfällen differenzierter betrachtet werden: Die Zahl der Arbeitsunfähigkeitsfälle liegt in der Gruppe der 15–19-jährigen Erwerbstätigen am höchsten, verringert sich bis zur Altersgruppe der 30–34-Jährigen und bleibt ab diesem Alter weitgehend konstant (VETTER et al. 2007, Grundlage: AOK-Mitglieder 2005). Im Gegensatz zur *Zahl* der Arbeitsunfähigkeitsfälle erhöht sich jedoch mit steigendem Alter die *Dauer* der Arbeitsunfähigkeit, wie im Folgenden noch dargestellt wird.

Abbildung 5 ermöglicht auch einen Vergleich von Erwerbstätigen und Erwerbslosen (bei Letzteren entfällt die Altersgruppe 65+ aufgrund des Rentenzugangsalters). Hierbei ist festzustellen, dass bei den 40–64-jährigen Erwerbslosen der Anteil von kranken oder unfallverletzten Personen um ein Drittel höher liegt (Frauen: 15%, Männer: 14%) als bei den gleichaltrigen Erwerbstätigen (10% bzw. 9%). Auf den Zusammenhang zwischen Arbeitslosigkeit und Gesundheit haben zahlreiche Studien hingewiesen (vgl. Abschnitt 3.3.5). Schließlich findet sich in der Gruppe der Nichterwerbspersonen der größte Anteil kranker oder unfallverletzter Personen. Dies ist u.a. darauf zurückzuführen, dass Personen mit gesundheitsbedingter Frühberentung zu den Nichterwerbspersonen zählen. Frauen zählen häufiger ohne gesundheitliche Gründe zur Gruppe der Nichterwerbspersonen (z.B. Hausfrauen) als Männer, weswegen sich bei den Nichterwerbspersonen zugleich die größten Geschlechterdifferenzen zeigen. Die Daten machen deutlich, dass bei einem steigenden Bedarf an älteren Arbeitskräften und sinkender Arbeitslosigkeit (möglicherweise auch sinkender Zahl an Frühberentungen) die Zahl von Erwerbstätigen mit einer schlechteren Gesundheit zunehmen könnte.

Während der Anteil kranker oder unfallverletzter Erwerbstätiger über die verschiedenen Altersgruppen weitgehend konstant bleibt, steigt, über die Altersgruppen betrachtet, allerdings der Krankenstand an – d.h. der Anteil der Arbeitsunfähigkeitstage im Kalenderjahr. Die nachfolgende Abbildung 6 macht deutlich, dass dieser Anstieg besonders ab einem

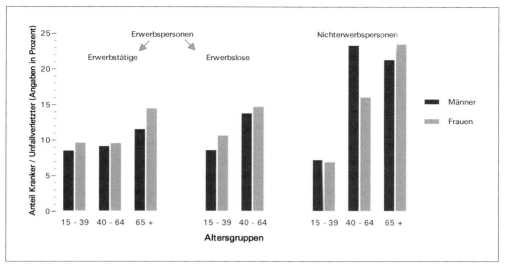

Abb. 5 Anteil kranker und unfallverletzter Personen im Jahr 2005, differenziert nach Beteiligung am Erwerbsleben, Altersgruppe und Geschlecht. Quelle: Mikrozensus, Kranke und Unfallverletzte 2005 (*Statistisches Bundesamt* 2006a). Eigenangaben der Personen auf die Frage „Waren Sie in den letzten 4 Wochen krank bzw. unfallverletzt?"; eigene Darstellung.

Alter von 50 Jahren festzustellen ist. Der Anstieg der Arbeitsunfähigkeitstage ist darauf zurückzuführen, dass mit dem Alter die durchschnittliche *Dauer* der Arbeitsunfähigkeit ansteigt. Liegt die durchschnittliche Zahl der Arbeitsunfähigkeitstage pro erkrankter Person in der Gruppe der unter 25-jährigen Erwerbstätigen noch bei 6,1 Tagen, beträgt diese Zahl in der Altersgruppe der 45–54-Jährigen 16,8 Tage, in der Gruppe der 55–64-Jährigen 23,8 Tage (Quelle: Krankheitsartenstatistik 2005, Versicherte der Allgemeinen Ortskrankenkassen, AOK Bundesverband).

Der weitaus größte Anteil von Arbeitsunfähigkeitstagen geht hierbei auf Krankheiten des Muskel-Skelett-Systems zurück (Abb. 7). Hierbei ist für Männer wie Frauen ein deutlicher Unterschied zwischen den Gruppen der 45–54-Jährigen und der 55–64-Jährigen zu erkennen. Krankheiten des Atmungssystems sowie Verletzungen, Vergiftungen oder andere Folgen äußerer Ursachen führen ebenfalls zu einer großen Zahl von Arbeitsunfähigkeitstagen. Krankheiten des Kreislaufsystems führen besonders bei Männern der Altersgruppe 55 bis 64 Jahre zu einem großen Anteil von Arbeitsunfähigkeitstagen, während bei Frauen psychische und Verhaltensstörungen ein häufiger Grund von Arbeitsunfähigkeit sind.

Im Jahr 2005 waren 5 % der Arbeitsunfähigkeitsfälle auf Arbeitsunfälle zurückzuführen (unberücksichtigt sind hier Straßenverkehrsunfälle und Dienstwegunfälle); diese waren für 6 % der Arbeitsunfähigkeitstage verantwortlich. Deutliche Unterschiede in der Unfallhäufigkeit zeigen sich bei einer näheren Betrachtung verschiedener Berufsbranchen. Die meisten unfallbedingten Arbeitsunfähigkeitsfälle gibt es im Baugewerbe (10 %) und in der Land- und Forstwirtschaft (9 %), im Bereich von Banken und Versicherungen finden sich die wenigsten unfallbedingten Arbeitsunfähigkeitsfälle (1 %; VETTER et al. 2007). Ältere Erwerbstätige stellen dabei den geringsten Anteil aller Personen mit Arbeitsunfällen dar (SEIDEL et al. 2007). Dies ist jedoch vor allem darauf zurückzuführen, dass sie einen kleineren Anteil an

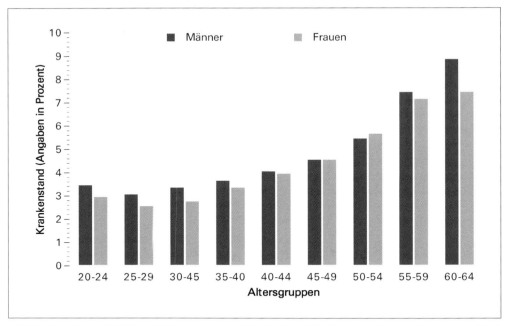

Abb. 6 Krankenstand 2005 nach Altersgruppe und Geschlecht, AOK-Mitglieder. (Quelle: VETTER et al. 2007; eigene Darstellung)

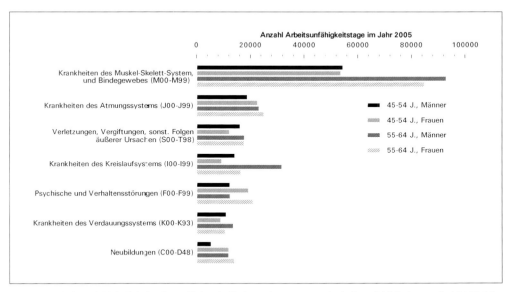

Abb. 7 Arbeitsunfähigkeit bei AOK-Pflichtmitgliedern ohne Rentner (Arbeitsunfähigkeitstage je 10 000 Mitglieder), ausgewählte Krankheitsgruppen nach ICD-10[1]. (Quelle: Krankheitsartenstatistik [Versicherte der Allgemeinen Ortskrankenkassen], AOK Bundesverband)

[1] ICD = International Classification of Diseases. Dargestellt sind jene sieben Krankheitsgruppen, die die höchste Zahl von Arbeitsunfähigkeitstagen verursachen.

der Gruppe aller Erwerbstätigen ausmachen. Daten des Mikrozensus 2005 deuten darauf hin, dass ältere Erwerbstätige etwas häufiger als jüngere einen Arbeits- bzw. Dienstunfall haben. Diesen Angaben zufolge hatten in der Altersgruppe 15 bis 39 Jahre insgesamt 216 von 100 000 Erwerbstätigen einen Arbeitsunfall, in der Altersgruppe 40 bis 64 Jahre waren es auf 100 000 Erwerbstätige 232 Personen (Quelle: *Statistisches Bundesamt* 2006a).

Betrachtet man die Entwicklung des Krankenstands im Zeitverlauf, ist festzustellen, dass der Krankenstand seit Mitte der 1990er Jahre abnimmt. Daten der gesetzlichen Krankenversicherungen zufolge lag der Krankenstand im Jahr 1990 noch bei 5,1 %, im Jahr 2003 fiel er auf unter 4 % (3,6 %) und lag zuletzt im Jahr 2006 bei 3,3 % (*Bundesministerium für Gesundheit* 2007). Ebenso zeigt sich zwischen 1991 und 2005 ein einheitlicher Trend zu einer sinkenden Anzahl von Arbeitsunfällen. Im Vergleich zu 1991 ist die Zahl der Arbeitsunfälle um etwa die Hälfte auf rund 1030000 Unfälle gesunken; ebenfalls deutlich gesunken ist die Zahl tödlicher Arbeitsunfälle sowie die Zahl von Wegeunfällen (*Bundesanstalt für Arbeitsschutz und Arbeitsmedizin* 2007).

Eine differenzierte Betrachtung der Arbeitsunfähigkeitstage nach Krankheitsarten macht zugleich deutlich, dass sich neben dem positiven Trend eines Rückgangs von Arbeitsunfähigkeitstagen zugleich eine Verschiebung des Krankheitsspektrums zeigt (Abb. 8). Für einige Krankheitsgruppen ist seit Mitte der 1990er Jahre die Zahl der Arbeitsunfähigkeitstage zurückgegangen. So sank beispielsweise die Zahl von Arbeitsunfähigkeitstagen aufgrund von Krankheiten des Verdauungssystems um über ein Drittel (−37,5 %) und aufgrund von Herz-Kreislauf-Erkrankungen und Verletzungen um jeweils knapp ein Drittel (−31 %). Ebenso nahm die Zahl von Fehltagen aufgrund von Krankheiten des Muskel-Skelett-Systems (−26,3 %) und des Atmungssystems (−18,3 %) ab.

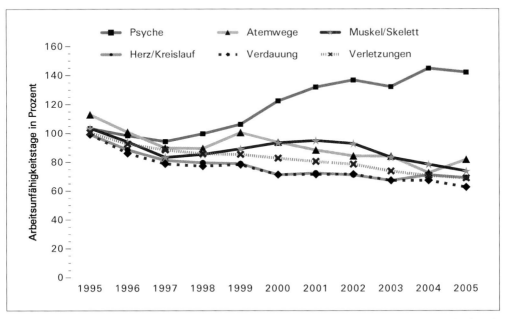

Abb. 8 Veränderung der Arbeitsunfähigkeitstage nach Krankheitsart in den Jahren 1995–2005 (Indexdarstellung: 1994 = 100 %). (Quelle: Arbeitsunfähigkeit bei AOK-Pflichtmitgliedern ohne Rentner, ausgewählte Krankheitsgruppen nach ICD-10 [VETTER et al. 2007, S. 235])

Andererseits zeigt sich ein erheblicher Anstieg von Arbeitsunfähigkeitstagen, die auf psychische und Verhaltensstörungen zurückzuführen sind. Gegenüber dem Jahr 1994 stiegen die Fehltage aufgrund psychisch bedingter Erkrankungen um 42 %, die Zahl der Arbeitsunfähigkeitsfälle stieg sogar um 66,5 %. Eine analoge Entwicklung ist auch hinsichtlich der Ursachen für eine Frühberentung festzustellen (REHFELD 2006). Krankheiten des Muskel-Skelett-Systems verursachen damit zwar weiterhin mit Abstand die meisten Arbeitsunfähigkeitstage (vgl. Abb. 7), psychische Erkrankungen rücken jedoch zunehmend in den Vordergrund.

2.3.2 Berufskrankheiten

Zu Berufskrankheiten zählen Erkrankungen, die die Bundesregierung in die sogenannte Berufskrankheitenliste aufgenommen hat (SEIDEL et al. 2007). Die Anerkennung einer Berufskrankheit setzt voraus, dass ein ursächlicher Zusammenhang zwischen einer versicherten beruflichen Tätigkeit, einer durch diese Tätigkeit schädigenden Einwirkung sowie einer dadurch entstandenen Erkrankung besteht. Im Jahr 2005 wurden in Deutschland 53 983 Anträge zur Anerkennung von Berufskrankheiten gestellt (146 Anträge pro 100 000 Erwerbstätige), 13 298 dieser Anträge wurden bewilligt (36 Fälle pro 100 000 Erwerbstätige). Die Häufigkeit von Berufskrankheiten liegt damit bei Männern um das Zehnfache höher (12 113 Fälle) als bei Frauen (1185 Fälle). Vergleicht man die Zahl anerkannter Berufskrankheiten in Deutschland mit der europäischen Statistik für Berufskrankheiten (EODS), so liegt Deutschland im europäischen Mittel: Die Inzidenzrate von Berufskrankheiten liegt in den EU-Mitgliedsstaaten (Grundlage: EU-12) bei 37 Fällen pro 100 000 Erwerbstätigen (KARJALAINEN und NIEDERLAENDER 2004). Dabei steigt die Inzidenzrate von 8 Fällen (pro 100 000 Erwerbstätige) in der Altersgruppe der 15–17-Jährigen auf 69 Fälle in der Altersgruppe der 55–64-jährigen Erwerbstätigen an (KARJALAINEN und NIEDERLAENDER 2004). Wirtschaftszweige, in denen Berufskrankheiten am häufigsten auftreten, sind das verarbeitende Gewerbe und das Baugewerbe.

Anhand von Abbildung 9 wird deutlich, welche Erkrankungsgruppen am häufigsten in Deutschland als Berufskrankheiten beantragt und anerkannt werden. Während Hauterkrankungen und Wirbelsäulenerkrankungen häufig beantragt, aber vergleichsweise selten als Berufskrankheiten anerkannt werden, zählen zu den am häufigsten anerkannten Berufskrankheiten Lärmschwerhörigkeit sowie Pneumokoniosen (Staublungenkrankheiten; hierzu zählen Asbestose und Silikose).

Die Entwicklung der Zahl von Berufskrankheiten lässt sich ebenfalls im Zeitverlauf betrachten. Hierbei ist festzustellen, dass sowohl die Zahl beantragter als auch anerkannter Berufskrankheiten seit Mitte der 1990er Jahre kontinuierlich zurückgegangen ist (*Bundesanstalt für Arbeitsschutz und Arbeitsmedizin* 2007).

2.3.3 Subjektive Gesundheit

Neben der körperlichen Gesundheit ist die subjektive Gesundheitseinschätzung eine wichtige ergänzende Gesundheitsinformation. Subjektive Gesundheit reflektiert die persönliche Gesamtbewertung des Gesundheitszustands. In diese Gesamtbewertung fließen auch Wohlbefinden und Lebenszufriedenheit mit ein sowie die Bewertung der eigenen Gesundheit im Vergleich zu früheren Lebensphasen (temporaler Vergleich) und im Vergleich zu Gleich-

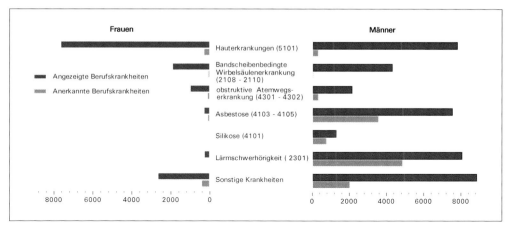

Abb. 9 Angezeigte und anerkannte Berufskrankheiten (in Klammern: BK-Nr.[1]), Deutschland, 2005. (Quelle: Deutsche Gesetzliche Unfallversicherung [DGVU]: Geschäfts- und Rechnungsergebnisse der gewerblichen Berufsgenossenschaften in Deutschland. [1] BK-Nr. = Berufskrankheiten-Nummer)

altrigen (sozialer Vergleich). Die hohe Bedeutung subjektiver Gesundheit wurde besonders anhand zahlreicher Studien deutlich, die aufzeigten, dass die subjektive Gesundheitseinschätzung im Vergleich zu objektiven Gesundheitsmaßen ein sensitiverer Indikator für das Mortalitätsrisiko ist (zur Übersicht vgl. BENYAMINI und IDLER 1999, IDLER und BENYAMINI 1997). Vor diesem Hintergrund wird subjektive Gesundheit nicht nur als bedeutsam für die Lebensqualität betrachtet, sondern teilweise als eine genauere Gesundheitsinformation angesehen als die objektive Gesundheit (EBRAHIM 1996). Zudem gibt es Hinweise darauf, dass die subjektive Gesundheitseinschätzung ein zentraler Indikator dafür ist, ob ältere Erwerbstätige bis zum regulären Ruhestandsalter arbeiten oder vorzeitig das Erwerbsleben beenden. Grund hierfür ist, dass Personen, die gerne arbeiten, eher dazu neigen, ihre Gesundheitsprobleme herunterzuspielen, während umgekehrt Personen mit geringer Arbeitszufriedenheit dem Gesundheitszustand eine höhere Bedeutung bemessen und früher in den Ruhestand gehen (vgl. Abschnitt 4.1).

Eine Betrachtung der subjektiven Gesundheit älterer Erwerbstätiger macht deutlich, dass die Mehrheit der Personen ihren Gesundheitszustand als gut oder sogar sehr gut beurteilt. Während allerdings bei den 45–54-Jährigen drei Viertel (74%) ihre Gesundheit als gut oder sehr gut beurteilen, sind dies in der Gruppe der 55–64-Jährigen nur noch knapp zwei Drittel (63%) der Personen (vgl. Abb. 10, „Unterschiede im Querschnitt"). Die beiden Altersgruppen unterscheiden sich damit deutlich (und statistisch signifikant) voneinander. Die Gesundheitseinschätzungen von Frauen und Männern dieser beiden Altersgruppen unterscheiden sich hingegen nicht wesentlich voneinander, weswegen auf eine geschlechtsdifferenzierte Darstellung verzichtet wurde.

Die aufgezeigten Altersgruppenunterschiede können hierbei nicht allein auf Kohortenunterschiede zurückgeführt werden. Dies wird anhand der rechten Seite von Abbildung 10 („Veränderungen im Längsschnitt") deutlich: Hierbei zeigt die Analyse individueller Entwicklungen über einen Sechsjahreszeitraum, dass die Gesundheit über die Zeit im Durchschnitt signifikant schlechter beurteilt wird (WURM 2006).

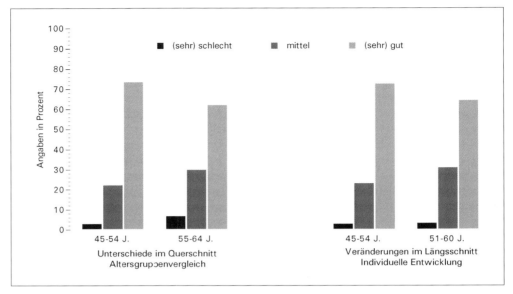

Abb. 10 Subjektive Gesundheitseinschätzung älterer Erwerbstätiger. Altersgruppenunterschiede im Querschnitt und individuelle Entwicklungen im (Sechsjahres-) Längsschnitt. (Quelle: Deutsches Zentrum für Altersfragen, Alterssurvey. Querschnittstichprobe 2002 [linke Abbildungsseite] sowie Längsschnittstichprobe 1996 und 2002 [rechte Abbildungsseite; Wurm 2006])

Analog zur objektiven Gesundheit (vgl. Abb. 5) weist ein ergänzender Vergleich zwischen erwerbstätigen und erwerbslosen Erwerbspersonen[4] auf deutliche Unterschiede in der subjektiven Gesundheit hin (Abb. 11). Erwerbslose Personen beurteilen ihre Gesundheit deutlich schlechter als Erwerbstätige. Im Vergleich zu Erwerbstätigen geben dreimal so viele erwerbslose Frauen (12% gegenüber 4%) und viermal so viele erwerbslose Männer (21% gegenüber 5%) an, eine schlechte bzw. sehr schlechte Gesundheit zu haben (Wurm 2006).

Die aufgezeigten Unterschiede in der objektiven und subjektiven Gesundheit zwischen Erwerbstätigen und Erwerbslosen werfen die Frage auf, in welchem Maß schlechtere Gesundheit zu höherer Erwerbslosigkeit führt und welche Rolle umgekehrt Erwerbslosigkeit für eine Verschlechterung des Gesundheitszustandes spielt. Beide Wirkzusammenhänge haben unterschiedliche Implikationen – besonders bei einem steigenden Bedarf an älteren Arbeitskräften. Führt schlechtere Gesundheit zu höherer Erwerbslosigkeit, kann dies bei steigendem Bedarf an älteren Arbeitskräften bedeuten, dass in Zukunft mehr ältere Personen mit schlechtem Gesundheitszustand erwerbstätig (statt erwerbslos) sein werden. Umgekehrt kann ein steigender Bedarf an älteren Arbeitskräften einen positiven Effekt auf die Gesundheit älterer Erwerbspersonen haben, und zwar dann, wenn weniger Personen vom negativen Gesundheitseffekt einer Erwerbslosigkeit betroffen sind. Im nachfolgenden Abschnitt 3 wird näher auf den Zusammenhang zwischen Erwerbsstatus und Gesundheit und den Einfluss der Arbeitswelt auf die Gesundheit eingegangen.

---

4 Zur Gruppe der Erwerbslosen werden in Anlehnung an das ILO-Konzept (ILO = Internationale Arbeitsorganisation) Personen gezählt, die kein Arbeitsverhältnis haben, sich aber vorstellen können, wieder zu arbeiten. Abweichend vom ILO-Konzept werden hier jedoch auch Personen hinzugezählt, die sich innerhalb der letzten zwei Wochen nicht aktiv um einen Arbeitsplatz bemüht haben.

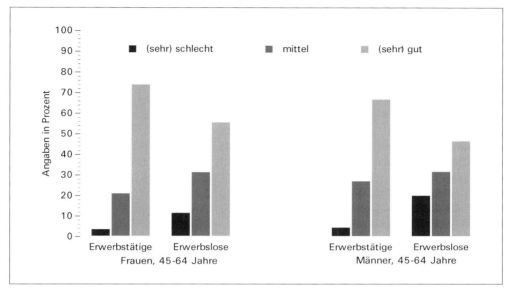

Abb. 11 Subjektive Gesundheitseinschätzung differenziert nach Beteiligung am Erwerbsleben und Geschlecht. (Quelle: Deutsches Zentrum für Altersfragen, Basisstichprobe Alterssurvey 2002 [Wurm 2006])

3. Arbeitsweltbezogene Einflüsse auf die Gesundheit

Der im mittleren Erwachsenenalter festzustellende Anstieg von Erkrankungen, der sich auch in der subjektiven Gesundheitseinschätzung widerspiegelt, ist nicht allein auf altersphysiologische Prozesse zurückzuführen (vgl. Abschnitt 2.1). Die Gesundheit und damit auch die Arbeits- und Leistungsfähigkeit jüngerer wie älterer Erwerbstätiger hängt wesentlich von der Arbeit selbst ab. Neben den objektiven Bedingungen des Arbeitsplatzes ist entscheidend, wie der jeweilige Arbeitsplatz individuell erlebt und bewertet wird. Dabei ist die Bewertung abhängig vom persönlichen Ist-Soll-Vergleich. Je nachdem, welche Voraussetzungen vorhanden sind (Ist-Zustand) und welche Ziele angestrebt werden (Soll-Zustand), kann ein Arbeitsplatz von verschiedenen Personen unterschiedlich bewertet werden. Gesundheit und Arbeit beeinflussen hierbei einander wechselseitig. Personen mit schlechter Gesundheit erleben mit höherer Wahrscheinlichkeit ihren Arbeitsplatz als belastend, Personen mit hoher Unzufriedenheit und Arbeitsbelastung laufen umgekehrt Gefahr, körperlich oder seelisch zu erkranken.

Im Folgenden werden zunächst auf einer theoretischen Ebene arbeitsbezogene Faktoren dargestellt, die für die Gesundheit von (älteren) Erwerbstätigen von Bedeutung sind (Abschnitt 3.1). Der daran anschließende Abschnitt 3.2 stellt dar, welchen Belastungen ältere Erwerbstätige am Arbeitsplatz ausgesetzt sind, inwieweit sie sich hierbei von jüngeren Altersgruppen unterscheiden und welche Arbeitsbelastungen in den vergangenen Jahrzehnten ab- bzw. zugenommen haben. Schließlich erfolgt eine Darstellung von Studien, die den Einfluss der Arbeit (und Arbeitslosigkeit) auf Gesundheit, Arbeitszufriedenheit und Wohlbefinden untersucht haben (Abschnitt 3.3).

3.1 Einführung in verschiedene Einflussfaktoren von Arbeit auf die Gesundheit

Zahlreiche Studien haben sich damit beschäftigt, welche Merkmale der Arbeit für die Gesundheit und Arbeitsfähigkeit bedeutsam sind. Auf dieser Grundlage wurden wiederholt zentrale Arbeitsmerkmale herausgearbeitet und theoretische Modelle entwickelt. Die vorliegende Darstellung konzentriert sich auf Arbeitsmerkmale, die im Rahmen von Forschung zu Arbeitsfähigkeit, psychischer Gesundheit und Wohlbefinden, krankheitswertigen Stresserfahrungen am Arbeitsplatz sowie zu Arbeitslosigkeit entwickelt wurden.

Anhand von drei Arbeitsmerkmalen lässt sich grob charakterisieren, durch welche arbeitsbezogenen Einflussfaktoren gesundheitliche Risiken entstehen können:

– *Arbeitsumgebung*: gesundheitliche Risiken z. B. durch Hitze, Kälte, Nässe, rasche Temperaturänderungen.
– *Physische Arbeitsanforderungen*: gesundheitliche Risiken z. B. durch hohen Krafteinsatz, Heben und Tragen, repetitive Arbeit, gleichzeitig gebeugte und gedrehte Körperhaltung.
– *Arbeitsorganisation*: gesundheitliche Risiken z. B. durch Rollenkonflikte, Mangel an Einflussmöglichkeiten auf eigene Arbeit, Zeitdruck, Mangel an beruflicher Perspektive, mangelnde Anerkennung durch Vorgesetzte.

Diese arbeitsplatzbezogenen Risikofaktoren ermittelte ILMARINEN (1995) in einer 10-Jahres-Längsschnittstudie zur Arbeitsfähigkeit älterer Erwerbstätiger. Dabei betont ILMARINEN (1995), dass physische Arbeitsanforderungen für ältere Erwerbstätige aufgrund der höheren Prävalenz von muskuloskelettalen Erkrankungen kritischer sind als für jüngere Erwerbstätige.

Besonders die Aspekte der Arbeitsorganisation spielen zugleich eine bedeutsame Rolle für die psychische Gesundheit, Wohlbefinden und Arbeitszufriedenheit erwerbstätiger Personen. WARR (1998) unterscheidet hierbei auf der Grundlage zahlreicher Studien insgesamt neun Faktoren, die bedeutsam für die psychische Gesundheit sind:

– Kontrollmöglichkeiten;
– Möglichkeit der Anwendung eigener Fähigkeiten bzw. Fertigkeiten;
– externale Ziele (z. B. Arbeitsanforderungen, qualitatives und quantitatives Arbeitspensum);
– Vielfalt (z. B. verschiedene Arbeitsinhalte, nicht-repetitive Arbeit);
– Klarheit (z. B. über Verhaltenskonsequenzen, berufliche Zukunft, Arbeitsplatzsicherheit);
– Vorhandensein von Geld (z. B. Einkommenshöhe, materielle Ressourcen);
– körperliche Sicherheit (z. B. gute Arbeitsbedingungen, geringe körperliche Risiken);
– Gelegenheit interpersonalen Kontakts (Menge und Qualität sozialer Beziehungen am Arbeitsplatz);
– wertgeschätzte soziale Position (z. B. berufliches Prestige, Bewertung durch direktes soziales Umfeld sowie eigene Bewertung der Arbeit).

Nach WARR (1998) sind diese neun Faktoren im Grundsatz in jeder Umgebung bedeutsam, in arbeitsbezogenen Kontexten ebenso wie außerhalb des Erwerbslebens. Sind diese Merkmale in einem mittleren Ausmaß gegeben, ist dies in der Regel förderlich für die psychische

Gesundheit. Ein Zuviel einzelner Merkmale, wie beispielsweise das Vorhandensein von zu vielen Zielen, kann jedoch negative Folgen haben und u. a. zu arbeitsbezogenem Stress beitragen.

In den vergangenen Jahrzehnten haben sich die Strukturen der Erwerbsarbeit in modernen Gesellschaften deutlich gewandelt; damit einhergehend haben psychosoziale Belastungen, darunter auch krankheitswertige Stresserfahrungen, zugenommen (Siegrist und Dragano 2006). Gründe hierfür liegen u. a. darin, dass im Zuge verstärkter Automatisierung der Anteil konzentrationsarmer Tätigkeiten zu Gunsten konzentrierter Kontroll- und Überwachungstätigkeiten abgenommen hat. Hinzu kommt, dass der mit der Globalisierung einhergehende Wettbewerbsdruck zu Rationalisierungen, Privatisierungen, Unternehmenszusammenschlüssen und damit zusammenhängend zu häufig erhöhten Lern- und Anpassungsanforderungen, Intensivierung von Arbeit und erzwungener Flexibilisierung von Arbeitszeiten geführt hat. In Ländern, die von der Rezession betroffen waren, zählten Personalabbau und Hierarchieabbau (*lean management*) ebenso zur gängigen Praxis wie Produktionsverlagerung und Untervergabe von Aufträgen an Zulieferfirmen. Die Zunahme von unsicheren, prekären Beschäftigungsverhältnissen (befristete Arbeitsverträge, Leih- und Zeitarbeit, „neue Selbstständigkeit") und Arbeitsplatzunsicherheit sind eine Folge dieser Entwicklung (Brinkmann et al. 2006, Dörre 2005, Siegrist 2005, Sparks, et al. 2001).

Der mit dem Wandel der Erwerbsarbeit erfolgte Anstieg von psychischen Belastungen wurde in zahlreichen Studien zur Bedeutung von arbeitsbezogenem Stress für die Gesundheit untersucht. Dabei haben sich zwei Arbeitsstressmodelle als besonders erfolgreich für die Erklärung der Entstehung von Krankheiten erwiesen: das Anforderungs-Kontroll-Modell (Karasek 1979) sowie das Modell beruflicher Gratifikationskrisen (Siegrist 1996). Das Anforderungs-Kontroll-Modell unterscheidet zwei Dimensionen von Arbeitsinhalten: Arbeitsanforderungen, die an eine Person gestellt werden, sowie das Ausmaß an Kontrolle, über die eine Person im Hinblick auf ihre Tätigkeit verfügt. Dem Modell zufolge treten chronische Stresserfahrungen und dadurch bedingte gesundheitsschädigende Auswirkungen besonders dann auf, wenn dauerhaft hohe Arbeitsanforderungen mit geringen Kontrollmöglichkeiten einhergehen. Während sich dieses Modell vor allem auf arbeitsbezogene Faktoren konzentriert, bezieht das Modell beruflicher Gratifikationskrisen personenbezogene Faktoren explizit mit ein. Kern dieses Modells ist der Ansatz sozialer Reziprozität: Erbrachte Arbeitsleistungen werden mit Gratifikationen in Form von Lohn bzw. Gehalt, Achtung und Wertschätzung sowie beruflichem Aufstieg und Arbeitsplatzsicherheit honoriert. Gratifikationskrisen entstehen dann, wenn dauerhaft hoher beruflicher Einsatz erfolgt, aber eine entsprechende Gratifikation ausbleibt und ein Ausweg aus diesem Ungleichgewicht aufgrund externer Gründe (z. B. keine Möglichkeit des Arbeitsplatzwechsels) oder personimmanenter Gründe (z. B. Verausgabungsneigung) nicht möglich ist. Während das Anforderungs-Kontroll-Modell stresstheoretisch die Bedeutung personaler Kontrolle hervorhebt, ist dies im Modell beruflicher Gratifikationskrisen die soziale Belohnung.

Psychosozialer Stress tritt jedoch nicht nur beim Vorhandensein von Arbeit auf, sondern auch infolge von Arbeitsplatzverlust und Arbeitslosigkeit. Kieselbach und Beelmann (2006) unterscheiden hierbei drei Ebenen von Viktimisierung arbeitsloser Personen: Zur primären Viktimisierung zählt, dass mit der Arbeitstätigkeit verbundene Momente wie ökonomische Sicherheit, soziale Einbindung, Selbstwertgefühl und Zeitstrukturierung weniger werden oder verloren gehen. Diese Belastungen werden durch das Erleben von Alltagsproblemen wie finanziellen Sorgen und sozialer Stigmatisierung verstärkt (sekundäre Viktimisierung).

Schließlich werden sozial als unangemessen betrachtete Formen der Bewältigung den Betroffenen angelastet (tertiäre Viktimisierung). Hierzu zählt sowohl, wenn Personen ihre Situation unzureichend bewältigen und gravierende psychosoziale Probleme entwickeln, als auch, wenn sie ihre Situation „zu gut" bewältigen und ihnen ein Missbrauch des Sozialversicherungssystems vorgeworfen wird.

Während im Folgenden zunächst eine deskriptive Darstellung von ausgewählten Arbeitsmerkmalen erfolgt, die für die physische wie psychische Gesundheit älterer Erwerbstätiger relevant sind, wird im daran anschließenden Abschnitt auf die gesundheitlichen Folgen von arbeitsbezogenem Stress und Arbeitslosigkeit eingegangen.

3.2 Belastungen am Arbeitsplatz im Zeit- und Altersgruppenvergleich

Der im vorangegangenen Abschnitt dargestellte Wandel der Erwerbsarbeit führte zu einer teilweisen Verschiebung des arbeitsbezogenen Belastungsspektrums von physischen zu psychosozialen Belastungen. Betrachtet man die drei zentralen arbeitsbezogenen Einflussfaktoren *Arbeitsumgebung, physische Arbeitsanforderungen* sowie *Arbeitsorganisation* (ILMARINEN 1995), so lässt sich anhand der BIBB/IAB-Befragungen aus den Jahren 1985/86 und 1998/99 folgende Entwicklung erkennen (vgl. Tab. 2.)

Belastende Arbeitsumgebungen sind dieser Untersuchung zufolge insgesamt zurückgegangen, wobei besonders ein Rückgang der Belastung durch gefährliche Stoffe (z. B. Strahlung) sowie durch schlechte Beleuchtung und Lärm festzustellen ist. Es findet sich jedoch kein einheitlicher Rückgang aller umweltbezogenen Belastungsfaktoren, wie an dem leichten Anstieg von Belastungen durch Rauch, Staub, Gase oder Dämpfe erkennbar wird. Während umgebungsbedingte Arbeitsbelastungen zurückgingen, zeigt sich ein Anstieg von körperlichen und insbesondere von psychischen Arbeitsanforderungen. Von diesem Anstieg sind alle Altersgruppen betroffen. Die dargestellten Prozentangaben des Anstiegs machen jedoch deutlich, dass in den jüngeren Altersgruppen (unter 30 Jahren und zwischen 30 und 44 Jahren) ein stärkerer Anstieg dieser Belastungen festzustellen ist als in der ältesten der drei betrachteten Altersgruppen.

Anhand einer Studie zu den Arbeitsbedingungen in der Europäischen Union (*European Working Conditions Survey*) wird deutlich, dass die Arbeitsintensität im Verlauf der drei Untersuchungsjahre 1990, 1995 und 2000 zugenommen hat, wobei der Anstieg zwischen 1990 und 1995 stärker zugenommen hat als zwischen den Jahren 1995 und 2000 (MERLLIÉ und PAOLI 2000). Dieser Studie zufolge stieg der Anteil von Personen, die mit sehr hoher Arbeitsgeschwindigkeit arbeiten von 48 % (1990) auf 54 % (1995) und schließlich auf 56 % (2000) an. Der Anteil von Personen, die angaben, eng gesetzte Termine zu haben, lag im Jahr 1990 noch bei 50 % und stieg über die Jahre auf 56 % (1995) bzw. 60 % (2000) an. Dies bedeutet, dass im Jahr 2000 mehr als die Hälfte der Personen angaben, mit hoher Arbeitsgeschwindigkeit und eng gesetzten Terminen zu arbeiten.

Abbildung 12 macht deutlich, dass jene Personen, die diesen Arbeitsanforderungen gegenüberstehen, zu einem deutlich größeren Anteil über psychophysische Beschwerden berichten als Personen, die angeben, niemals mit hoher Geschwindigkeit oder eng gesetzten Terminen zu arbeiten. Dabei treten bei jenen Personen mit höheren Arbeitsbelastungen nicht nur doppelt so häufig Rückenschmerzen, Stresserleben und Muskelschmerzen auf, sondern auch Verletzungen.

Tab. 2 Veränderung des Anteils von Arbeitnehmerinnen und Arbeitnehmern, die häufig/praktisch immer unter den genannten Bedingungen arbeiten. ProzentzahleN = Differenzwerte zwischen 1985/86 und 1998/99 (Westdeutschland). (Quelle: Kistler et al. 2006; eigene Darstellung)

	unter 30 Jahre	30–44 Jahre	45 Jahre und älter
(a) Belastende Arbeitsumgebung			
Gefährliche Stoffe	↓–5,0%	↓–2,9%	↓–3,6%
Grelle, schlechte Beleuchtung	↓–3,1%	↓–1,8%	↓–3,3%
Lärm	↓–1,8%	↓–6,1%	↓–4,3%
Kälte, Nässe etc.	↑+0,9%	↓–2,9%	↓–1,2%
Rauch, Staub, Gase, Dämpfe	↑+1,5%	↑+0,3%	↑+0,5%
(b) Physische Arbeitsanforderungen			
Schwere Lasten	↑+8,6%	↑+3,4%	↑+3,9%
Zwangshaltungen[1]	↑+5,0%	↑+4,2%	↑+3,0%
Stehen	↑+4,1%	↑+2,7%	↑+4,3%
(c) Psychische Arbeitsanforderungen			
Störungen/Unterbrechungen der Arbeit	↑+10,5%	↑+16,0%	↑+10,6%
Arbeit unter Termin-/Leistungsdruck	↑+6,4%	↑+7,0%	↑+1,8%
Stückzahl, Leistung oder Zeit vorgegeben	↑+5,3%	↑+3,9%	↑+1,8%
Konfrontation mit neuen Aufgaben	↑+4,9%	↑+9,1%	↑+1,2%

[1] Zum Beispiel in gebückter, hockender, knieender oder liegender Stellung tätig zu sein bzw. Arbeiten über Kopf auszuführen, ist eine Zwangshaltung (Jansen und Müller 2000).

Die Darstellungen machen somit deutlich, dass das Ausmaß von körperlichen und psychischen Arbeitsbelastungen in den vergangenen Jahrzehnten zugenommen hat und mit erhöhten psychophysischen Beschwerden einhergeht. Die im Vergleich zu jüngeren Altersgruppen geringere Zunahme von Arbeitsbelastungen bei älteren Arbeitskräften kann jedoch nicht dahingehend gewertet werden, ältere Erwerbstätige seien weniger von Belastungen betroffen. Im Gegenteil: Altersgruppenvergleiche (im Querschnitt) machen deutlich, dass gerade ältere Erwerbstätige in besonderem Ausmaß über physische und psychische Arbeitsbelastungen berichten (Abb. 13 und 14).

Die Ergebnisse einer Mitarbeiterbefragung von insgesamt 32055 Beschäftigen aus 160 Unternehmen und Organisationen (vgl. Vetter und Redmann 2005) zeigen, dass ältere Erwerbstätige zu einem deutlich höheren Anteil als jüngere über körperliche Arbeitsbelastungen bedingt durch Arbeiten im Stehen, schwere Arbeiten und Hebearbeiten sowie durch Überkopfarbeit berichten.

Eine ergänzende Betrachtung psychischer Arbeitsbelastungen macht deutlich, dass ältere Erwerbstätige auch häufiger eine starke Belastung durch Hektik, Zeit- und Termindruck, große Arbeitsmengen und Leistungsdruck erleben. Andere psychische Belastungen sind mit steigendem Alter jedoch rückläufig. Hierzu zählen die Belastung aufgrund von Bildschirmarbeit, eintöniger Arbeit, hoher Fehlermöglichkeit sowie Überstunden.

Zusammenfassend weisen die altersgruppendifferenzierten Darstellungen auf einen altersabhängigen Anstieg körperlicher und psychischer Arbeitsbelastungen hin. Allerdings lassen sich aus diesen Daten nicht unmittelbar Prognosen darüber ableiten, in welchem

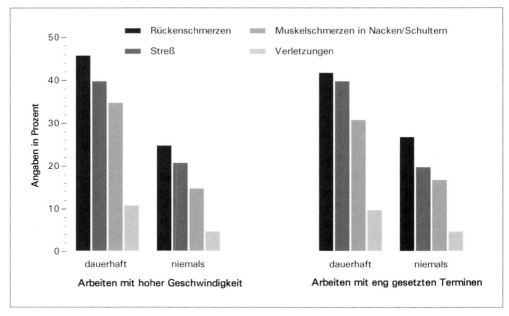

Abb. 12 Anteil von Personen (in %), die dauerhaft bzw. niemals mit hoher Geschwindigkeit oder eng gesetzten Terminen arbeiten und über gesundheitliche Beschwerden berichten. (Quelle: European Working Conditions Survey [MERLLIÉ und PAOLI 2000]; eigene Darstellung)

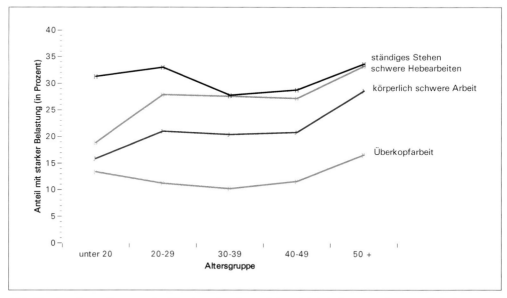

Abb. 13 Anteil von Personen (in %) mit starken körperlichen Arbeitsbelastungen im querschnittsbezogenen Altersgruppenvergleich. (Quelle: WidO 2007 – Mitarbeiterbefragungen im Rahmen des AOK-Service „Gesunde Unternehmen"; eigene Darstellung)

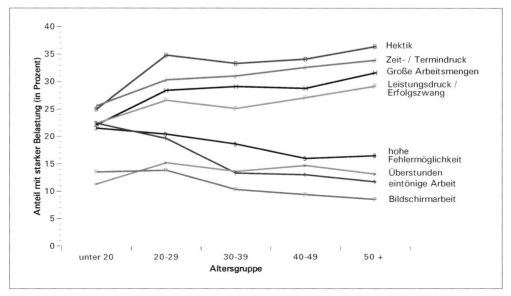

Abb. 14 Anteil von Personen mit starken psychischen Arbeitsbelastungen (in %) im querschnittsbezogenen Altersgruppenvergleich. (Quelle: WIdO 2007 – Mitarbeiterbefragungen im Rahmen des AOK-Service „Gesunde Unternehmen"; eigene Darstellung)

Ausmaß Personen, die heute im jungen oder mittleren Erwachsenenalter sind, in Zukunft von Arbeitsbelastungen betroffen sein werden, wenn sie in das Alter von älteren Erwerbstätigen kommen. Zu berücksichtigen sind hierbei nicht nur gesundheitsbezogene Kohortenunterschiede und damit die Frage, ob nachfolgende Kohorten mit besserer oder schlechterer Gesundheit älter werden als heutige Kohorten Älterer. Zu berücksichtigen ist auch, dass die jahrelang bestehenden vorzeitigen Ausstiegspfade aus dem Erwerbsleben dazu beigetragen haben, dass insbesondere Personen mit einem schlechteren Gesundheitszustand das Erwerbsleben bereits vor dem Rentenalter beendeten, wodurch umgekehrt für die Gruppe der älteren Erwerbstätigen positive Selektionseffekte entstanden sind.

3.3 Der Einfluss von Arbeit auf die Gesundheit

Arbeitsbezogene Faktoren können nicht nur zu Berufskrankheiten und Arbeitsunfällen führen, sondern sie beeinflussen die Gesundheit in weit vielfältigerer Weise. Die folgende Darstellung von empirischen Studien geht in erster Linie auf jene arbeitsbezogenen Faktoren ein, die sich im Zuge des Wandels der Erwerbsarbeit (vgl. Abschnitt 3.1) als wichtige psychosoziale Belastungsfaktoren herausgestellt haben. Hierzu zählen die Zunahme von Arbeitsplatzunsicherheit sowie die Intensivierung und Flexibilisierung von Arbeit. Damit liegt der Schwerpunkt der Darstellungen auf berufs- und branchenübergreifenden Faktoren der Arbeitsorganisation und nicht auf arbeitsplatzspezifischen gesundheitlichen Risiken, wie z. B. Arbeitsumgebungen mit gefährlichen Stoffen oder erhöhtem Unfallrisiko. Welchen Einfluss arbeitsbezogene Faktoren auf die Gesundheit haben, wird hierbei für vier Gesundheitsaspekte aufgezeigt: für die körperliche und psychische Gesundheit, das

Gesundheitsverhalten sowie für die Mortalität. Ziel der nachfolgenden Darstellungen ist es nicht, einen umfassenden Überblick über empirische Studien zu diesem Thema zu geben. Vielmehr soll anhand ausgewählter Beispiele illustriert werden, welche gesundheitsrelevanten Belastungsfaktoren in der Literatur diskutiert werden.

3.3.1 Arbeit und körperliche Gesundheit

Aufgrund der deutlichen Zunahme psychosozialer Belastungen am Arbeitsplatz haben sich zahlreiche Studien mit dem Einfluss von arbeitsbedingtem Stress auf die Gesundheit beschäftigt. Vielen dieser Studien liegen die Theorien zum Ungleichgewicht zwischen Anforderungen und Kontrolle (Anforderungs-Kontroll-Modell nach KARASEK) sowie zum Ungleichgewicht zwischen Anstrengungen und Belohnungen (Modell beruflicher Gratifikationskrisen nach SIEGRIST) zugrunde (vgl. Abschnitt 3.1). Die Mehrzahl dieser Studien untersuchte hierbei den Einfluss von arbeitsbedingtem Stress auf kardiovaskuläre Erkrankungen, aber auch auf krankheitsbedingte Fehlzeiten und Mortalität (siehe unten). Hierbei konnten die beiden genannten Theorien wiederholt empirisch gestützt werden (z. B. BOSMA et al. 1998).

Eine aktuelle Meta-Analyse von insgesamt 14 prospektiven Studien mit insgesamt 83014 Beschäftigten stützt die große Bedeutung von arbeitsbedingtem Stress: Demnach haben Personen, die arbeitsbedingten Stress erleben, ein um 50 % erhöhtes Risiko für kardiovaskuläre Erkrankungen (KIVIMÄKI et al. 2006d). Während sich in einigen Studien berufliche Anforderungen (im Gegensatz zu Kontrolle im Anforderungs-Kontroll-Modell) nicht als bedeutsam für kardiovaskuläre Erkrankungen erwiesen, konnte anhand einer aktuellen Studie gezeigt werden, dass sich besonders langfristige Arbeitsbelastungen ebenfalls negativ auf die kardiovaskuläre Gesundheit auswirken (KIVIMÄKI et al. 2006a). Analog zum Konzept der Kontrolle zeigte sich im Rahmen einer dänischen Längsschnittstudie (IPAW-Studie, N = 1919), dass Personen mit einer hohen Entscheidungsbefugnis auch weniger krankheitsbedingte Fehlzeiten aufweisen. Zudem spielte dieser Studie zufolge die Vorhersagbarkeit (d. h. die Informiertheit über zukünftige Arbeitsanforderungen) eine stressreduzierende Rolle, allerdings zeigte sich dies nur für Männer (NIELSEN et al. 2004).

Neben dem Mangel persönlicher Kontrolle der eigenen Arbeit sowie beruflichen Gratifikationskrisen hat sich auch die wahrgenommene *Arbeitsplatzunsicherheit* als krankheitswertiger Stressfaktor herausgestellt. Daten der OECD zufolge ist die Arbeitsplatzunsicherheit in den 1990er Jahren deutlich angestiegen, in Deutschland ebenso wie in einer Reihe von anderen Ländern (*OECD* 1997). Die Wahrnehmung von Arbeitsplatzunsicherheit wirkt sich in vielfältiger Weise auf die körperliche Gesundheit aus. Basierend auf Daten einer lokalen Längsschnittstudie in Südwest-Finnland (N = 981) konnte gezeigt werden, dass in Unternehmen die Zahl der Langzeiterkrankungen nach starkem Stellenabbau (*downsizing*) im Vergleich zur Situation vor dem Stellenabbau erheblich anstieg; Personen ab 45 Jahren hatten hierbei erheblich häufiger Langzeiterkrankungen als jüngere (VAHTERA et al. 1997). Wahrgenommene Arbeitsplatzunsicherheit trägt zudem zu gesundheitlichen Beschwerden sowie einer Erhöhung von Blutdruck und Cholesterin bei (für einen Überblick: FERRIE 2001, SVERKE et al. 2002). Doch nicht nur Arbeitsplatzunsicherheit und Stellenabbau erhöhen die Wahrscheinlichkeit von Erkrankungen, sondern auch Unternehmensexpansionen. In einer schwedischen Längsschnittstudie (WESTERLUND et al. 2004) auf der Grundlage eines alle zwei Jahre durchgeführten Surveys zu Arbeitsumgebungen (N = 24036) zeigte sich, dass

Unternehmensexpansionen die Wahrscheinlichkeit von Langzeiterkrankungen (mindestens 90 Krankentage) und Krankenhausaufenthalten erhöhten. Als Erklärungen hierfür werden angeführt, dass schnelle und große Expansionen zu Problemen der Personalrekrutierung und damit zu hoher Arbeitsbelastung und unzureichender praktischer wie sozialer Unterstützung führen können.

Zu arbeitsplatzbezogenen Faktoren, die in den vergangenen Jahrzehnten deutlich zugenommen haben, zählen auch die *zeitliche Flexibilisierung* der Arbeit (MERZ und BURGERT 2004) sowie die *Computernutzung*. Studien, die die Gesundheit von Schichtarbeitern untersuchten, weisen darauf hin, dass Schichtarbeit zu einem erhöhten Risiko von kardiovaskulären Erkrankungen und krankheitsbedingten Fehlzeiten beiträgt (für eine Übersicht: KNUTSSON und BOGGILD 2000). Dabei steigt ab einem Alter von 40 Jahren die Inzidenz von Schlafstörungen und krankheitsbedingten Fehlzeiten aufgrund von gastrointestinalen und kardiovaskulären Erkrankungen an (KOLLER 1983). Als ein wesentlicher Risikofaktor von Schichtarbeit wird der beeinträchtigte zirkadiane Rhythmus und der damit oftmals einhergehende Schlafmangel angesehen (RAJARATNAM und ARENDT 2001). Seit den 1970er Jahren hat die Arbeit an Bildschirmarbeitsplätzen zugenommen, und den Daten des aktuellen *Fourth European Working Conditions Survey* zufolge arbeiteten im Jahr 2006 53,5 % der befragten deutschen Erwerbstätigen am Computer (*European Foundation for the Improvement of Living and Working Conditions* 2007). Zahlreiche Studien haben sich mit den gesundheitlichen Folgen von Computerarbeitsplätzen beschäftigt. Dabei werden insbesondere die negativen Konsequenzen im Hinblick auf Augenbeschwerden und muskuloskelettale Erkrankungen (vor allem Erkrankungen und Schmerzen im Bereich von Nacken, Schultern, Armen, Handgelenken und Händen) hervorgehoben (für einen Überblick: AARAS et al. 2000, IJMKER et al. 2007).

3.3.2 Arbeit und psychische Gesundheit

Studien zu psychosozialen Arbeitsbelastungen verweisen nicht nur auf die hohe Bedeutung dieser Belastungen für körperliche, sondern auch für psychische Erkrankungen. Im Rahmen der englischen Längsschnittstudie Whitehall II (N = 10308) mit einem mittleren Beobachtungszeitraum von 5,3 Jahren wurde auf der Grundlage des Modells der Gratifikationskrisen aufgezeigt, dass arbeitsbezogener Stress das Risiko psychischer Störungen für Männer um das 2,6-fache, für Frauen um das 1,5-fache erhöht (STANSFELD et al. 1999). Ähnliche Befunde zeigen sich in der Studie von STANSFELD und Kollegen ebenso wie in zahlreichen anderen Studien für den Einfluss hoher Arbeitsanforderungen und geringer Kontrollmöglichkeiten auf die Inzidenz psychischer Störungen, insbesondere Depressionen (für eine Übersicht: MICHIE und WILLIAMS 2002). Während die meisten Studien auf Selbstangaben zu psychischen Störungen beruhen, wurde im Rahmen des deutschen Bundes-Gesundheitssurveys mit einer national repräsentativen Stichprobe ein klinisches Interview basierend auf DSM-IV-Kriterien[5] eingesetzt (N = 2329 Erwerbstätige). Auch hier zeigte sich, wenngleich auf der Grundlage von Querschnittsdaten, dass arbeitsbedingter Stress mit erhöhter Prävalenz psychischer Störungen wie Angststörungen, somatoformen Störungen und affektiven

---

5 DSM – IV = Diagnostic and Statistical Manual of Mental Disorders (Diagnostisches und Statistisches Handbuch Psychischer Störungen). Es handelt sich hierbei um ein *Klassifikationssystem* der Amerikanischen Psychiatrischen Vereinigung, das auch in Deutschland angewendet wird. Der Inhalt des DSM wird von Experten festgelegt, um Diagnosen reproduzierbar zu machen.

Störungen einhergeht (ROESLER et al. 2006). Im Rahmen einer niederländischen Längsschnittstudie mit vier Befragungszeitpunkten (N = 668) wurde der reziproke Effekt von psychosozialen Arbeitsbelastungen und psychischer Befindlichkeit (u. a. Depressivität, emotionale Erschöpfung) untersucht (DE LANGE et al. 2004). Diese Studie stützt, dass Arbeitsbelastungen tatsächlich einen stärkeren Einfluss auf die psychische Befindlichkeit haben als umgekehrt.

Zahlreiche Studien verweisen darauf, dass sich auch die *Arbeitsplatzunsicherheit* negativ auf die psychische Befindlichkeit auswirkt. Einer repräsentativen kanadischen Längsschnittstudie mit vier Befragungszeitpunkten zwischen 1994 und 2001 (N = 6359) zufolge ist bei Personen mit wahrgenommener Arbeitsplatzunsicherheit das Risiko um rund 30% erhöht, zu nachfolgenden Zeitpunkten psychischen Stress zu erleben. In Bezug auf depressive Störungen zeigte eine repräsentative dänische Längsschnittstudie (N = 4133), dass Männer mit erlebter Arbeitsplatzunsicherheit ein um das Zweifache erhöhtes Risiko von schweren depressiven Symptomen hatten (NIELSEN et al. 2004). Der reziproke Einfluss von Arbeitsplatzunsicherheit und psychischer Gesundheit wurde im Rahmen einer schwedischen Längsschnittstudie (N = 533) untersucht. Hierbei zeigte sich, dass Arbeitsplatzunsicherheit psychische Beschwerden vorhersagen konnte, während umgekehrt psychische Beschwerden nicht zu Arbeitsplatzunsicherheit beitrugen (SVERKE et al. 2002).

Im Rahmen einer Meta-Analyse verglichen STANSFELD und CANDY (2006) den Einfluss verschiedener psychosozialer Arbeitsbelastungen auf die psychische Gesundheit (bzw. psychische Störungen). Berücksichtigt wurden sieben Arbeitscharakteristika: Entscheidungsmacht, Entscheidungsfreiheit, psychische Anforderungen, Arbeitsbelastung, soziale Unterstützung, Ungleichgewicht zwischen Anstrengungen und Belohnungen sowie Arbeitsplatzunsicherheit. Hierbei wurde deutlich, dass hohe Arbeitsbelastungen (Ungleichgewicht zwischen geringer Entscheidungsfreiheit und hohen Anforderungen) sowie ein Ungleichgewicht zwischen Anstrengungen und Belohnungen (berufliche Gratifikationskrisen) die stärksten Effekte auf die psychische Gesundheit haben.

3.3.3 Arbeit und risikobezogenes Gesundheitsverhalten

Arbeitsbezogener Stress wirkt sich nicht nur direkt auf die Gesundheit aus, sondern oftmals indirekt vermittelt über ein ungünstiges Gesundheitsverhalten. Zu einem solchen Verhalten zählen in erster Linie Rauchen, Alkoholkonsum und zu Übergewicht führendes Verhalten (übermäßige Kalorienzufuhr, Bewegungsmangel). Besonders im Zusammenhang mit kardiovaskulären Erkrankungen wird auch die Bedeutung des metabolischen Syndroms als Risikofaktor hervorgehoben. Gemäß der Definition der *International Diabetes Federation* besteht ein metabolisches Syndrom, wenn eine Person Übergewicht und zusätzlich zwei der folgenden Risikofaktoren hat: erhöhter Triglycerid-Wert, geringer HDL-Cholesterinwert, erhöhter Blutdruck, erhöhter Glukosewert bzw. Diagnose von Diabetes II (*International Diabetes Federation* 2006).

Der Zusammenhang zwischen arbeitsbedingtem Stress und verhaltensbezogenen Risikofaktoren wurde in einer Reihe von Quer- und Längsschnittstudien hervorgehoben. Basierend auf den national repräsentativen Querschnittsdaten des deutschen Bundes-Gesundheitssurveys (N = 2329) wurde deutlich, dass Personen, die Stress am Arbeitsplatz erleben, ein um das 1,5-fache erhöhtes Risiko für Substanzmissbrauch (d. h. Nikotin, Alkohol bzw. Drogen) haben. Eine Schweizer Querschnittstudie (N = 2024) machte deutlich, dass

Personen, die eine hohe Arbeitsplatzunsicherheit erleben, eine um das 1,6-fache erhöhte Wahrscheinlichkeit von Schlafstörungen und Rauchen und eine um das 2,1-fache erhöhte Wahrscheinlichkeit der regelmäßigen Einnahme von Beruhigungsmitteln haben (DOMENIGHETTI et al. 2000). In einer prospektiven niederländischen Studie (*Maastricht Cohort Study*, N = 12 140), in der Schicht- und Tagesarbeiter miteinander verglichen wurden, wurde festgestellt, dass Schichtarbeiter innerhalb des untersuchten Zweijahreszeitraums mit einer 1,5-fach größeren Wahrscheinlichkeit angefangen hatten zu rauchen (VAN AMELSVOORT et al. 2006). Andere Faktoren wie Arbeitsanforderungen und Entscheidungsfreiheit erwiesen sich als vergleichsweise weniger prädiktiv. In einem aktuellen Überblick über 46 Studien zum Einfluss von arbeitsbedingtem Stress auf das Gesundheitsverhalten kommt SIEGRIST allerdings zu dem Schluss, dass Studien zum Rauchverhalten nicht zu einheitlichen Ergebnissen kommen (SIEGRIST und RÖDEL 2006). Der Studie von SIEGRIST zufolge gibt es hingegen konsistentere Befunde zum Einfluss von arbeitsbedingtem Stress auf starken Alkoholkonsum bei Männern und Gewichtsveränderungen bei Männern und Frauen.

Übergewicht ist mit beeinflusst durch arbeitsbedingten Stress. BRUNNER, CHANDOLA und MARMOT (2007) fanden auf der Grundlage der prospektiven Whitehall-II-Studie, dass arbeitsbezogener *Stress* sowohl allgemeines Übergewicht als auch zentrales Übergewicht (Bauchumfang) vorhersagen konnte. Bei Personen mit hohem Stresserleben war das Risiko von allgemeinem Übergewicht um das 1,7-fache erhöht, das Risiko von zentralem Übergewicht um das 1,6-fache. Dabei hatten Personen, die während des 19 Jahre umfassenden Untersuchungszeitraums über eine höhere Zahl von Stressphasen berichteten, ein höheres Risiko für Übergewicht als Personen mit einer geringeren Anzahl von Stressphasen. Im Zuge von weiteren Analysen der Whitehall-II-Studie wurde anhand einer Fünfjahres-Wiederholungsbefragung die Körpergewichtsentwicklung differenzierter nach Gewichtsabnahmen und -zunahmen untersucht. Deutlich wurde an diesen Analysen, dass sehr schlanke Männer (BMI < 22) mit hohem Stresserleben über die Zeit Gewicht abnahmen, übergewichtige Männer (BMI > 27) hingegen zunahmen; bei Frauen war dieser Effekt nicht festzustellen (KIVIMÄKI et al. 2006b). Schließlich wurde ebenfalls auf der Grundlage der Whitehall-II-Daten (N = 10 308) über einen durchschnittlichen Zeitraum von 14 Jahren hinweg die Bedeutung von chronischem Arbeitsstress für das Risiko eines metabolischen Syndroms untersucht. Hierbei zeigte sich bei Männern, die über eine höhere Zahl von Stressphasen berichteten, ein zweifach erhöhtes Risiko für die Entwicklung eines metabolischen Syndroms, bei Frauen ein nahezu vierfach (OR = 3,73) erhöhtes Risiko (CHANDOLA et al. 2006).

3.3.4 Arbeit und vorzeitige Mortalität

Arbeitsbedingter Stress wirkt sich nicht nur ungünstig auf die körperliche und psychische Gesundheit sowie das Gesundheitsverhalten aus, sondern hat zudem einen eigenständigen Erklärungswert für die vorzeitige Mortalität von Erwerbstätigen. Dies konnten mehrere Studien in Hinblick auf die allgemeine Mortalität (LYNCH et al. 1997) und vor allem die kardiovaskulär bedingte Mortalität zeigen (BRUNNER et al. 2004, KIVIMÄKI et al. 2002). Arbeitsbezogener Stress wurde in den meisten dieser Studien anhand der Kriterien von Anforderungen und Kontrolle (d. h. Arbeitsbelastungen im Sinne des Anforderungs-Kontroll-Modells) sowie der Kriterien Anstrengungen und Belohnungen (gemäß dem Modell beruflicher Gratifikationskrisen) gemessen. In einer Studie von KIVIMÄKI und Kollegen (2002) wurden für Mitarbeiter der finnischen Valmet-Maschinenwerke, die keine kardiovaskulären Vorerkrankungen aufweisen (N = 812), über einen durchschnittlichen Zeitraum von 25,6 Jahren hinweg aufgetretene Todesfälle dokumentiert. In den Analysen zur Bedeutung von arbeitsbezogenem Stress auf die kardiovaskuläre Mortalität zeigte sich, dass Personen mit hoher Arbeitsbelastung ein über doppelt so hohes Mortalitätsrisiko aufweisen wie Personen mit geringen Belastungen (*Hazard Ratio* [HR] = 2,22); in die gleiche Richtung weist der Befund, dass auch Personen mit hohen beruflichen Gratifikationskrisen ein erhöhtes Mortalitätsrisiko (HR = 2,42) aufwiesen – und zwar auch nach Berücksichtigung von weiteren bedeutsamen Faktoren wie Alter und Geschlecht, Berufsgruppe, Gesundheitsverhalten und metabolischen Risikofaktoren (u. a. Blutdruck, BMI). Basierend auf den gleichen Daten untersuchten BRUNNER und Kollegen (2004), inwieweit sozioökonomische Faktoren den Einfluss von Arbeitsbelastungen auf Mortalität erklären können. Sie stellten fest, dass auch nach Kontrolle verschiedener sozioökonomischer Faktoren (u. a. Bildung, Berufsgruppe, Einkommen) der Einfluss von arbeitsbedingtem Stress auf Gesundheit erhalten blieb. In der finnischen *Kuopio Ischemic Heart Disease Risk Factor Study* (Stichprobengröße nach Ausschluss von Personen mit kardiovaskulären Vorerkrankungen: N = 1727), zeigten sich deutlichere Hinweise auf die Bedeutung von Faktoren des sozioökonomischen Status (LYNCH et al. 1997). In diesen Analysen wurden anhand der Kriterien berufliche Anforderungen, Ressourcen und Einkommen verschiedene Gruppen gebildet und für diese Gruppen getrennt das Mortalitätsrisiko berechnet. Hierbei zeigte sich, dass Personen mit hohen beruflichen Anforderungen, geringen Ressourcen und geringem Einkommen das höchste Mortalitätsrisiko aufwiesen (*Relative Hazard* = 3,12; Referenzgruppe: Personen mit geringen Anforderungen, hohen Ressourcen und hohem Einkommen). Aber auch Personen mit hohen Anforderungen und hohen Ressourcen sowie geringen Anforderungen und hohen Ressourcen hatten dann ein erhöhtes Mortalitätsrisiko, wenn sie zusätzlich ein geringes Einkommen aufwiesen. Dies zeigte sich sowohl für die generelle als auch die spezifisch kardiovaskulär bedingte Mortalität.

Schließlich wurde auf zwei weitere wesentliche Faktoren hingewiesen, die die kardiovaskulär bedingte Mortalität bei Erwerbstätigen erhöhen. Zum einen wurde im Rahmen einer japanischen Studie (N = 203) aufgezeigt, dass lange Arbeitszeiten zu vorzeitigem kardiovaskulären Tod beitragen, ein Befund, der auch als *Karoshi* (plötzlicher berufsbezogener Tod durch Überarbeitung) bekannt ist (UEHATA 1991). Zum anderen gibt es anhand einer aktuellen finnischen Studie Hinweise darauf, dass auch Personen mit geringen Erholungszeiten (wenigen freien Wochenenden) ein erhöhtes kardiovaskuläres Mortalitätsrisiko haben (KIVIMÄKI et al. 2006c).

3.3.5 Arbeitslosigkeit und Gesundheit

Die vorangegangenen Darstellungen haben verschiedene Risikofaktoren für die Gesundheit erwerbstätiger Personen aufgezeigt. Doch nicht nur die Arbeit, sondern auch der Verlust des Arbeitsplatzes birgt erhebliche gesundheitliche Risiken wie eine umfangreiche Zahl von empirischen Studien gezeigt hat. Im Folgenden wird anhand exemplarisch ausgewählter Studien ein kurzer Eindruck darüber gegeben, welche Auswirkungen der Verlust des Arbeitsplatzes auf die Gesundheit haben kann.

Die Folgen eines Arbeitsverlustes für die *psychische Gesundheit*, insbesondere in Hinblick auf Depressionen, wurden wahrscheinlich am häufigsten untersucht (MURPHY und ATHANASOU 1999). So haben sich beispielsweise zwei neuere Studien von William GALLO und Kollegen gezielt mit der Bedeutung des Arbeitsplatzverlustes für die psychische Gesundheit von älteren Erwerbstätigen beschäftigt (GALLO et al. 2000, 2006a). Grundlage dieser Analysen waren Daten der *Health and Retirement Study* (HRS), einer umfangreichen Längsschnittstudie (Ausgangsstichprobe N = 12 521), die seit 1992 alle zwei Jahre Wiederholungsbefragungen durchführt. Basierend auf den ersten beiden Wellen der HRS untersuchten GALLO und Kollegen (2000) zunächst die kurzfristigen Effekte eines Arbeitsplatzverlustes bei älteren Erwerbstätigen (55 Jahre und älter, N = 3116) auf die Entwicklung von Depressivität. Tatsächlich hatten Personen in der Folge eines Arbeitsplatzverlustes höhere Depressivitätswerte als Personen, die im Erwerbsleben blieben, und zwar nahezu unabhängig davon, wie depressiv die Personen vor dem Arbeitsplatzverlust waren. Zugleich zeigte die Studie, dass sich bei zuvor arbeitslosen älteren Erwerbstätigen, die eine Wiederanstellung fanden, die Depressivitätswerte deutlich verringerten. In einer zweiten Studie konnten GALLO, BRADLEY und Kollegen (GALLO et al. 2006a) vier Wellen der HRS (1992–1998) einbeziehen und die langfristigen Effekte eines Arbeitsplatzverlustes auf die Entwicklung von Depressivität untersuchen (N = 3555, 51–61 Jahre). Hierbei fanden sich Unterschiede zwischen Personen mit geringerem und höherem Eigenkapital (hierzu zählten u. a. Bankkonto, Wertpapiere, Pensionsrücklagen). Ältere Erwerbstätige, die ihren Arbeitsplatz verloren hatten und über ein geringes Kapital verfügten, hatten auch noch vier und sechs Jahre nach dem Arbeitsplatzverlust höhere Depressivitätswerte; dies traf hingegen für jene mit höherem Eigenkapital nicht zu. Der Studie zufolge sind somit ältere Erwerbstätige mit geringerem Wohlstand besonders lange von den psychischen Folgen eines Arbeitsplatzverlustes betroffen. Die Befunde verschiedener Studien zu psychischen Folgen des Arbeitsplatzverlustes und Studien zu psychischen Folgen einer Wiederbeschäftigung wurden im Rahmen einer Meta-Analyse von MURPHY und ATHANASOU (1999) zusammengefasst. Hierbei zeigte sich, dass Studien zum positiven Effekt der Wiederbeschäftigung für die psychische Gesundheit höhere Effektstärken aufwiesen (durchschnittliche Effektgröße $d = .54$) als Studien zum negativen Effekt des Arbeitsplatzverlustes ($d = .36$).

Mehrere Studien verweisen auf negative Effekte eines Arbeitsplatzverlustes für die *körperliche Gesundheit* (z. B. GALLO et al. 2000, 2004, 2006b, KORPI, 2001, LINN et al. 1985). Ausgehend von Studien, die auf einen erhöhten psychischen Stress nach Arbeitsplatzverlust hinweisen, untersuchten GALLO und Kollegen, inwieweit ein Arbeitsplatzverlust bei älteren Erwerbstätigen das Risiko von Myorkardinfarkt und Schlaganfall erhöht. Grundlage hierfür waren die Daten einer 10-Jahres-Wiederholungsbefragung der HRS (N = 4301; 51–61 Jahre). Tatsächlich zeigen die Ergebnisse, dass Personen, die ihren Arbeitsplatz verloren haben, gegenüber Erwerbstätigen ein mehr als doppelt so hohes Risiko für Schlaganfall (adjustierter HR = 2,43) und Herzinfarkt (adjustierter HR = 2,48) haben. Die Analysen wurden hierbei für zahlreiche soziodemographische, psychosoziale und gesundheitsverhaltensbezogene Variablen kontrolliert (u. a. Alter, Geschlecht, Berufsgruppe, Übergewicht, Rauchen, Erkrankungen). Im Rahmen einer anderen Studie von GALLO und Kollegen zeigte sich zudem, dass sich ein Arbeitsplatzverlust auch auf die funktionelle Gesundheit (d. h. Mobilität und Aktivitäten des täglichen Lebens) auswirkte (GALLO et al. 2000).

Der Einfluss des Arbeitsplatzverlustes für das *Gesundheitsverhalten* wurde ebenfalls in einer Reihe von Studien untersucht (z. B. FALBA et al. 2005, GALLO et al. 2001, LEINO-ARJAS et al. 1999). Die Folgen eines Arbeitsplatzverlustes für risikobezogenes Gesundheitsverhalten fallen in Bezug auf das Rauchverhalten und den Alkoholkonsum unterschiedlich aus. Eine Studie von FALBA und Kollegen (2005) auf der Grundlage von zwei Befragungszeitpunkten der HRS verglich die Veränderungen des Rauchverhaltens von älteren Erwerbstätigen (51–61 Jahre), die einen Arbeitsplatzverlust erlebten, und denjenigen, die weiterhin erwerbstätig blieben. Einbezogen wurden hierbei Personen, die aktuell oder in der Vergangenheit Raucher waren (N=3052). Die Ergebnisse machen deutlich, dass Raucher mit längerer Arbeitslosigkeit durchschnittlich 30% mehr rauchten als noch während ihrer Erwerbstätigkeit. Zudem fingen 7,6% der ehemaligen Raucher nach dem Arbeitsplatzverlust wieder an zu rauchen. Die Ergebnisse verweisen damit darauf, dass der Arbeitsplatzverlust das Risikoverhalten Rauchen erhöht. Ein Anstieg des Alkoholkonsums nach Verlust des Arbeitsplatzes ist hingegen verschiedenen Studien zufolge nicht festzustellen (z.B. GALLO et al. 2001, LEINO-ARJAS et al. 1999). Lediglich bei Personen, die zuvor keinen Alkohol konsumiert haben, stieg der Konsum nach einem Arbeitsplatzverlust an, allerdings nur in moderaten Mengen (GALLO et al. 2001).

Schließlich haben mehrere Studien auf die Bedeutung des Arbeitsplatzverlustes für eine vorzeitige *Mortalität* hingewiesen (z.B. MARTIKAINEN et al. 2007, MARTIKAINEN und VALKONEN 1996, MORRIS et al. 1994). Basierend auf Daten der finnischen Bevölkerungszählung (N=2,5 Millionen) analysierten MARTIKAINEN und VALKONEN (1996) Informationen zum Erwerbsstatus der Jahre 1987–1989, 1990 und 1991. In Analysen zum Einfluss von Erwerbstätigkeit bzw. Arbeitslosigkeit auf Mortalität zeigte sich nach Kontrolle von Alter, Bildung, Familienstand und Berufsgruppe, dass das Mortalitätsrisiko von Personen, die im Jahr 1990 arbeitslos waren um das 2,11-fache (Männer) bzw. 1,61-fache (Frauen) gegenüber dem Risiko von Erwerbstätigen erhöht war. Während im Jahr 1990 die Arbeitslosigkeitsrate in Finnland bei 7,6% (Männer) bzw. 6% (Frauen) lag, stieg die Arbeitslosigkeit bis zum Jahr 1992 auf 22% (Männer) bzw. 15,3% (Frauen) an. Für Personen, die im Jahr 1992 arbeitslos wurden, war das Mortalitätsrisiko weniger hoch als für jene die 1990 arbeitslos wurden. Gegenüber Erwerbstätigen im Jahr 1992 hatten Arbeitslose nur noch ein 1,3-fach erhöhtes Mortalitätsrisiko. Für diese variierenden Befunde werden zwei mögliche Erklärungen angeführt: Zum einen die Vermutung, dass in Phasen mit geringer Arbeitslosenrate vor allem Personen arbeitslos sind, die eine schlechte Gesundheit und ungesunde Lebensgewohnheiten haben, während in Zeiten der Rezession auch gesunde, qualifizierte Personen arbeitslos werden. Zum anderen wird die Möglichkeit gesehen, dass Arbeitslosigkeit weniger zu Stigmatisierung und Stress führt, wenn viele Personen arbeitslos sind. Zu einem ähnlichen Schluss kommen auch MARTIKAINEN und Kollegen in einer aktuellen Studie (MARTIKAINEN et al. 2007). Sie verweisen deshalb darauf, dass der kausale Effekt von Arbeitslosigkeit auf Mortalität möglicherweise überschätzt wird und zusätzliche, bisher nicht näher analysierte Faktoren eine maßgebliche Rolle spielen könnten.

3.4 Zwischenresümee: Werden ältere Erwerbstätige gesund genug sein, um länger zu arbeiten?

In den vergangenen Jahrzehnten ist die Lebenserwartung deutlich angestiegen, und bisher gibt es auch keine Hinweise darauf, dass sich diese Entwicklung einem Endpunkt nähert oder abflacht (VAUPEL und VON KISTOWSKI 2005). Betrachtet man die fernere Lebenserwartung von Personen im Alter von 50 Jahren, so ist diese innerhalb eines Jahrhunderts für Frauen um 12 Jahre, für Männer um 9 Jahre angestiegen (vgl. Abb. 15).

Die steigende Lebenserwartung könnte dadurch bedingt sein, dass mehr Personen schwere Krankheiten (wie z.B. Schlaganfall) oder Unfälle überleben. Dies würde implizieren, dass

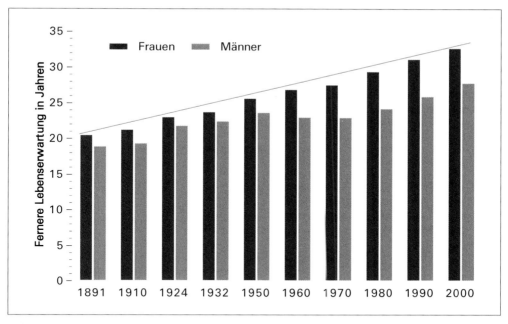

Abb. 15 Fernere Lebenserwartung von Frauen und Männern im Alter von 50 Jahren, Deutschland 1891/1900 bis 2000/2002. (Quelle: Statistisches Bundesamt, Periodensterbetafeln für Deutschland [Statistisches Bundesamt 2004])

der Anteil von Personen mit körperlichen Einschränkungen, Hilfe- oder Pflegebedürftigkeit über die Kohorten hinweg zunimmt (These der Morbiditätsexpansion, z. B. KRAMER 1980).

Die überwiegende Zahl von Studien spricht jedoch für die gegenläufige Entwicklung, dass sich trotz längerer Lebenszeit eine von Krankheiten und Beeinträchtigungen begleitete Lebensphase nicht verlängert, sondern gleich bleibt oder sogar verkürzt (These der Morbiditätskompression; FRIES 1980). Zahlreiche amerikanische Studien verweisen darauf, dass die Prävalenz von dauerhaften körperlichen Einschränkungen und Behinderungen in den vergangenen Jahrzehnten abgenommen hat (z. B. ALLAIRE et al. 1999, MANTON et al. 2006, für eine Übersicht: FREEDMAN et al. 2002, 2004).

MUNNELL und LIBBY (2007, S. 3) sprechen deshalb davon, dass „[...] since the early 1990s it seems irrefutable that the health of the older population has been improving". Auch deutsche Studien weisen in diese Richtung. Kohortenvergleichende Analysen auf Grundlage des Mikrozensus ergaben beispielsweise, dass nachfolgende Geburtskohorten eine geringere Krankheitsprävalenz und eine bessere Gesundheitseinschätzung haben als früher geborene Kohorten (DINKEL 1999, DOBLHAMMER und KYTIR 2001). Anhand von Daten des *Sozio-oekonomischen Panels* (SOEP) konnte gezeigt werden, dass in nachfolgenden Kohorten auch das Pflegerisiko gesunken ist (ZIEGLER und DOBLHAMMER 2005).

Studien, die sich mit der Frage der Morbiditätsexpansion versus -kompression beschäftigen, konzentrieren sich meist auf Altersgruppen jenseits von 60 Jahren, da sich besonders im höheren Lebensalter die Entwicklung von Einschränkungen und Behinderungen manifestiert. Aber auch jene Studien, die bereits Altersgruppen im mittleren Erwachsenenalter einbezogen haben, verweisen darauf, dass sich bereits in diesem Lebensalter ein kohortenabhängiger Rückgang körperlicher Einschränkungen und Erkrankungen zeigt (ALLAIRE et al. 1999, MUNNELL und LIBBY 2007, ROMEU GORDO 2006, WURM und TESCH-RÖMER 2006).

Eine Reihe von Gründen trägt zur Erklärung der angestiegenen Lebenserwartung und abnehmenden Morbidität bei. Hierzu zählen Verbesserungen in der medizinischen Versorgung und Medikation, beispielsweise eine bessere Behandlung von Diabetes, Bluthochdruck oder Asthma sowie eine geringere Rate von Infektionskrankheiten. Letztere werden für verschiedene chronische Erkrankungen wie rheumatische Herzerkrankungen und Arteriosklerose mitverantwortlich gemacht. Als weitere Faktoren für die steigende Lebenserwartung und bessere Gesundheit nachfolgender Kohorten werden höhere Bildung und Einkommen und ein gesünderer Lebensstil angeführt (für einen Überblick: COSTA 2005).

In den vergangenen Jahrzehnten haben sich zudem die Berufsbilder verändert und mit ihnen der Anteil von Arbeitern und Angestellten. So hat in Deutschland seit Anfang der 1990er Jahre[6] der Anteil von Arbeitern (*blue-collar workers*) an der Gesamtzahl aller Erwerbstätigen abgenommen (1991: 38,5%, 2005: 29,1%), während der Anteil von Angestellten (*white-collar workers*) von 45,3% (1991) auf 52,4% (2005) anstieg; auch der Anteil Selbständiger stieg an, und zwar von 8,2% (1991) auf 11,2% (2005, Quelle: DZA Gerostat, Daten des Mikrozensus, Statistisches Bundesamt). Ein wesentlicher Grund hierfür ist der deutliche Ausbau des Dienstleistungssektors. In den vergangenen Jahrzehnten sank jedoch auch die Gesundheitsgefährdung körperlicher Arbeit, u.a. durch die Verbesserung von Sicherheitstechnik (z.B. Maschinenschutz), Arbeitshygiene (z.B. sicherer Einsatz von Gefahrenstoffen), Ergonomie sowie Arbeitsorganisation (z.B. Arbeitsabläufe).

Diese Entwicklungen spiegeln sich auch in den dargestellten Ergebnissen wider, die auf eine im Zeitverlauf sinkende Zahl von Arbeitsunfähigkeitstagen, Arbeitsunfällen und Berufskrankheiten hinweisen (vgl. Abschnitt 2.4). Diese Darstellungen basieren allerdings auf Angaben, die nicht altersstandardisiert sind. Dies bedeutet, dass ein Teil der positiven Entwicklung darauf zurückzuführen sein kann, dass über viele Jahre hinweg der Anteil älterer Erwerbstätiger zugunsten jüngerer (und oftmals gesünderer) Erwerbstätiger abgenommen hat. Zudem ist bekannt, dass die Entwicklung der krankheitsbedingten Fehlzeiten auch vom volkswirtschaftlichen Konjunkturverlauf beeinflusst ist. Die Entwicklung des Krankenstandes spiegelt daher nur teilweise die gesundheitliche Entwicklung der Arbeitnehmerinnen und Arbeitnehmer wider.

Der insgesamt positiven Gesundheitsentwicklung nachfolgender Geburtskohorten stehen negative Entwicklungen gegenüber, die den Optimismus in Hinblick auf eine längere Erwerbsfähigkeit abdämpfen. Es handelt sich hierbei um Entwicklungen, die in Frage stellen, ob der Trend einer besseren Gesundheit nachfolgender Geburtskohorten anhält. Gesellschaftlich wird vermehrt die Problematik diskutiert, dass der Anteil von Personen mit Übergewicht und mangelnder Bewegung deutlich zugenommen hat. Daten des Mikrozensus vom Statistischen Bundesamt zufolge hatten im Jahr 2005 18% der Männer und 14% der Frauen im Alter zwischen 40 und 64 Jahren starkes Übergewicht (Adipositas). Zudem hat das Rauchverhalten bei Frauen im Alter zwischen 40 und 64 Jahren zugenommen. Gab im Jahr 1999 noch rund jede fünfte Frau dieser Altersgruppe (19,8%) an, regelmäßig zu rauchen, waren es im Jahr 2005 bereits 22,5%. Bei Männern ist der Anteil der regelmäßigen Raucher unter den 40–64-Jährigen hingegen leicht zurückgegangen (1999: 31,5%, 2005:

---

6 Seit Anfang der 1990er Jahre liegen entsprechende Vergleichsdaten für Gesamtdeutschland vor.

30,8 %). Rauchen und Übergewicht stellen im Hinblick auf chronische, insbesondere kardiovaskuläre Erkrankungen wichtige Risikofaktoren dar.

Ein weiterer wesentlicher negativer Faktor ist der dargestellte Anstieg psychosozialer Belastungen am Arbeitsplatz (vgl. Tab. 2). Dieser spiegelt sich nicht nur in der steigenden Bedeutung psychischer Erkrankungen für die Zahl von Arbeitsunfähigkeitstagen wider (vgl. Abb. 8). Psychosoziale Arbeitsbelastungen sind vielmehr auch ein bedeutsamer Faktor für die Entwicklung chronischer Erkrankungen, bis hin zu einer erhöhten Mortalität von Personen mit hohem arbeitsbezogenen Stress (vgl. Abschnitt 3.3). Hierbei haben sich mehrere arbeitsbezogene Faktoren als besonders bedeutsam für die Gesundheit herausgestellt: eine hohe Arbeitsbelastung (durch ein Ungleichgewicht zwischen Anforderungen und Kontrollmöglichkeiten), berufliche Gratifikationskrisen (durch ein Ungleichgewicht zwischen Anstrengungen und Belohnungen), Arbeitsplatzunsicherheit und die Flexibilisierung der Arbeitszeiten und Arbeitsplätze (inklusive verlängerte Arbeits- und verkürzter Erholungszeiten).

Schließlich kann auch die in Deutschland seit Jahren rückläufige Zahl der Krankentage nicht nur positiv interpretiert werden. Kocyba und Voswinkel (2007) weisen darauf hin, dass die gegenwärtig geringe Zahl an Krankentagen mittelfristig zu neuen Kostenbelastungen führen könnte. Denn künftige Erkrankungen können ihre Ursache darin haben, dass heute Erkrankungen institutionell „verleugnet" werden. Besonders die Angst um den eigenen Arbeitsplatz kann nicht nur zu erhöhtem Stress führen, sondern auch dazu, Belastungen und Krankheiten zu verheimlichen. Risikobezogenes Gesundheitsverhalten wie Rauchen und Übergewicht sind teilweise eine Folge arbeitsbezogener Belastungen und können mittelfristig zu erheblichen gesundheitlichen Beeinträchtigungen führen. Nicht ausreichend auskurierte Erkrankungen bergen zudem die Gefahr einer Chronifizierung. Schließlich können dauerhafte psychische Belastungen am Arbeitsplatz, insbesondere einhergehend mit hoher Eigenverantwortung und Überidentifikation, in Burnout münden (Leppin 2007).

In welchem Ausmaß nachfolgende Generationen älterer Erwerbstätiger gesundheitlich in der Lage sein werden, länger zu arbeiten, wird damit wesentlich davon abhängen, wie sich die Ausgestaltung der Arbeitsplätze in Zukunft entwickelt und wie gesundheitsförderlich die Lebensgewohnheiten der Menschen sein werden.

4. Der Einfluss der Gesundheit auf den Übergang in den Ruhestand

Welche Rolle spielt Gesundheit bzw. Krankheit beim Übergang in den Ruhestand? Dieser Frage widmet sich Abschnitt 4. Anknüpfend an die Ergebnisse der Abschnitte 2 und 3, die Auskunft über den Gesundheitszustand älterer Arbeitskräfte und den Einfluss der Arbeitswelt auf die Gesundheit geben, wird in diesem Abschnitt der Forschungsstand zum Einfluss gesundheitlicher Beeinträchtigungen auf das Ausscheiden älterer Arbeitskräfte aus dem Erwerbsleben und den Übergang in den Ruhestand überblicksartig dargestellt und erörtert. Ausgangspunkt bildet die Berücksichtigung gesundheitlicher Einflüsse in theoretischen Modellen zur Erklärung des Übergangs in den Ruhestand. Danach folgt ein Überblick über nationale und internationale empirische Befunde zum Einfluss von schlechter Gesundheit auf den Erwerbsausstieg und den Eintritt in den Ruhestand. Sofern vorhanden, wird dabei auch auf Befunde zu individuellen und Kontextfaktoren hingewiesen, die die Gesundheitseffekte verringern oder verstärken. Auf der Grundlage der Darstellungen zum Forschungsstand wird am Ende dieses Kapitels ein Zwischenresümee gezogen.

Susanne Wurm, Heribert Engstler und Clemens Tesch-Römer

4.1 Gesundheitliche Faktoren in theoretischen Ansätzen zur Erklärung des Ausscheidens aus dem Erwerbsleben

In diesem Abschnitt werden der Stellenwert, Messkonzepte und die angenommenen Wirkungen gesundheitlicher Faktoren in unterschiedlichen disziplinären Ansätzen zur Erklärung des Übergangs in den Ruhestand kurz vorgestellt. Die Ansätze unterscheiden sich vor allem in Bezug auf den angenommenen Entscheidungsspielraum der Arbeitskräfte, die zugrunde liegenden Entscheidungskalküle, die als relevant erachteten Rahmenbedingungen sowie die Konzeption von gesundheitsbezogenen Einflüssen. Da die theoretischen und empirischen Forschungsansätze im Wesentlichen mit der disziplinären Ausrichtung variieren, orientiert sich der Überblick am wahrgenommenen *Mainstream* verschiedener wissenschaftsdisziplinärer Ansätze, die sich der Erforschung des Übergangs in den Ruhestand widmen. Untersuchungen hierzu liegen vor allem aus der Ökonomie, Soziologie, Psychologie, Arbeitsmedizin und Rehabilitationsforschung vor.

4.1.1 Ökonomie

Die theoretische und empirische Forschung zum Übergang in den Ruhestand ist zu großen Teilen in der Ökonomie beheimatet. Dort haben insbesondere mikroökonomische Ansätze mit neoklassischer Ausrichtung zur Erklärung des Ausscheidens Älterer aus dem Erwerbsleben Beachtung gefunden (LUMSDAINE und MITCHELL 1999). Der Wechsel in den Ruhestand wird dabei als ein Spezialfall der Arbeitsangebotsentscheidung des Individuums betrachtet. Die Aufgabe der Berufstätigkeit und der Eintritt in den Ruhestand werden gedeutet als Ergebnis eines rationalen dynamischen Entscheidungsprozesses des Individuums über das Anbieten der eigenen Arbeitskraft auf der Grundlage wiederholter Nutzenkalküle. Diese Kalküle heben sehr stark auf die Einkommens- und Altersvorsorgefunktion der Erwerbstätigkeit und das erwartbare Einkommen während der Gesamtdauer des Ruhestands ab (STOCK und WISE 1990). Von hoher Relevanz für die Ruhestandsentscheidung ist jeweils das Verhältnis des erwarteten weiteren Lebenseinkommens bei sofortigem Wechsel in den Ruhestand zum voraussichtlichen Einkommen bei einem Aufschub der Erwerbsbeendigung unter Berücksichtigung der Präferenzen für Freizeit und Einkommen (Konsummöglichkeiten). Es wird angenommen, dass die Individuen einen großen Handlungsspielraum haben; der Wechsel in den Ruhestand erfolgt dementsprechend freiwillig. Ein zentraler Stellenwert wird den Anreizfunktionen des Ruhestands, insbesondere den finanziellen Anreizen aus Alterssicherungssystemen („pension wealth"), zugesprochen (GRUBER und WISE 2004, ARNDS und BONIN 2002). Diese werden u. a. dann als sehr stark erachtet, wenn die Weiterarbeit nur noch zu relativ geringen Zuwächsen in der Leistungshöhe der Alterssicherung führt bzw. umgekehrt ein früher Wechsel in den Ruhestand finanziell besser abgesichert ist, als dies dem Postulat der versicherungsmathematischen Neutralität geschuldet wäre (WISE 2006, BÖRSCH-SUPAN et al. 2004, BÖRSCH-SUPAN 2000). In ökonomischen Ansätzen stehen insgesamt die *Pull*-Faktoren im Vordergrund, die den Wechsel in den Ruhestand als einen freiwilligen Wechsel in den attraktiven Ruhestand interpretieren, mit einem Nutzenvorteil vor allem im Hinblick auf Freizeit und Einkommen aus der Alterssicherung.

Der Gesundheitszustand wird demgegenüber in ökonomischen Erklärungsmodellen meist nur als Kontrollfaktor einbezogen. Denn trotz der theoretischen Fokussierung auf den nutzenabhängigen Arbeitsangebotswillen wird auch in ökonomischen Ansätzen gesehen, dass die körperliche, psychische und geistige Arbeitsfähigkeit des Individuums seine Chancen zur Fortführung oder Neuaufnahme einer Erwerbstätigkeit bzw. die Nachfrage nach seiner Arbeitskraft beeinflusst. Allerdings wird der Wirkmechanismus von Gesundheit meist nicht näher spezifiziert. Allgemein angenommen wird aus ökonomischer Perspektive ihr Einfluss auf die Arbeitsproduktivität, die Präferenzen und Nutzenkalküle des Individuums. Unter anderem aufgrund der Annahme, dass schlechte Gesundheit den Wunsch nach Freizeit verstärkt sowie die Produktivität und den Arbeitslohn sinken lässt (sofern dieser produktivitätsabhängig ist), wird in ökonomischen Ansätzen generell ein negativer Einfluss schlechter Gesundheit auf die Erwerbsbeteiligung erwartet. Unter bestimmten Bedingungen wäre allerdings auch ein positiver Einfluss denkbar, z. B. wenn krankheitsbedingt oder aufgrund von Funktionseinbußen ein höherer finanzieller Bedarf entsteht, der nicht durch Versicherungs- oder staatliche Leistungen gedeckt ist (DESCHRYVERE 2005). Dies könnte die Erwerbsneigung erhöhen. Der Umsetzung entgegen stehen jedoch die eingeschränkten Arbeitskapazitäten und der negative Effekt auf die Arbeitsnachfrage. Daher wird insgesamt ein negativer Effekt schlechter Gesundheit angenommen. Als differenzierende Bedingung für die Auswirkung des Gesundheitszustands auf den Übergang in den Ruhestand wird vor allem die Ausgestaltung des sozialen Sicherungssystems genannt: Je nach den vorhandenen Möglichkeiten oder Restriktionen, gesundheitsbedingte Ansprüche auf Lohnersatz- oder Rentenleistungen zugesprochen zu bekommen, und in Abhängigkeit der erwartbaren Leistungshöhe, verstärkt oder verringert dies – so die Annahme – den Einfluss schlechter Gesundheit auf das Ausscheiden Älterer aus dem Erwerbsleben (GRUBER und WISE 2004, DE JONG et al. 2006).

In der ökonomischen Forschung bestehen oft Vorbehalte gegenüber subjektiven Gesundheitsindikatoren. Die subjektive Einschätzung der Gesundheit gilt als beeinflusst von geplanten oder bereits vollzogenen Änderungen der eigenen Erwerbsbeteiligung (ANDERSON und BURKHAUSER 1985, BOUND 1991). Diejenigen, die früh aus dem Erwerbsleben ausscheiden, könnten geneigt sein, dies mit schlechter Gesundheit zu rechtfertigen, insbesondere wenn ihnen dies den Zugang zu einer Frührente erleichtert. Umgekehrt könnte ein hohes Interesse an einer Weiterarbeit zum „Herunterspielen" von gesundheitlichen Problemen führen. Im Extremfall beeinflusst dann nicht die Gesundheit das Erwerbsverhalten, sondern das Erwerbsverhalten die Gesundheitsbewertung. Daher findet man die Empfehlung, alternativ oder ergänzend zur subjektiven Gesundheitseinschätzung objektivere Gesundheitsmerkmale oder Angaben zu spezifischen Funktionsbeeinträchtigungen in der empirischen Untersuchung zu verwenden (BOUND et al. 1999, DESCHRYVERE 2005). Das angenommene Endogenitätsrisiko durch erwerbsverlaufssensitive Gesundheitsangaben lässt sich zudem durch ein Längsschnittdesign verringern, in dem zur Erklärung des Erwerbsverhaltens zeitlich vorgelagerte Gesundheitsmerkmale („lagged health") verwendet werden.

Neuere theoretische Ansätze erachten die Gesundheitsdynamik, d. h. die persönliche Veränderung des Gesundheitszustands, als bedeutsamer für den Übergang in den Ruhestand als das Gesundheitsniveau. Ein starker negativer Effekt wird vor allem von einer rapiden Gesundheitsverschlechterung („health shock") erwartet (RIPHAHN 1999, DWYER 2001, JIMÉNEZ-MARTIN et al. 2006). Vereinzelt wird auch darauf hingewiesen, dass die Arbeitsangebotsentscheidung bei Paaren keine rein individuelle Entscheidung auf der Grundlage des Individualnutzens sei, sondern gemeinsamen Zielen und Erwägungen des Paares folge. Die Nutzenfunktion wird dabei auf Modelle des Haushaltsnutzens erweitert (KILLINGSWORTH und HECKMAN 1986). Mikroökonomische Aushandlungsmodelle, wie sie vermehrt zur

Erklärung der Erwerbsbeteiligung von Müttern und Vätern mit betreuungsbedürftigen Kindern herangezogen werden, haben bislang noch keinen nennenswerten Eingang in die ökonomietheoretische Erklärung des Übergangs in den Ruhestand gefunden.

4.1.2 Soziologie

Soziologische Ansätze gehen davon aus, dass dem Übergang in den Ruhestand ein multifaktorielles Geschehen zu Grunde liegt. Die Einflussgrößen werden häufig in *Pull-* und *Push-*Faktoren unterschieden (KOHLI und REIN 1991, RIPHAHN und SCHMIDT 1995, CLEMENS 2001). *Pull-*Faktoren wirken – wie bereits erwähnt – aufgrund der Attraktivität des Ruhestands. *Push-*Faktoren hingegen bezeichnen Einflüsse, bei denen eher unangenehme Aspekte der Erwerbstätigkeit, denen man potenziell entfliehen kann, und der hinausdrängende bzw. negative Einfluss auf die Möglichkeit zur Fortführung der Berufstätigkeit im Vordergrund stehen. Im Gegensatz zu den ökonomischen Ansätzen betonen soziologische Ansätze die *Push-*Faktoren. Der Handlungsspielraum der älteren Arbeitskräfte wird weniger groß erachtet, da angenommen wird, dass der Prozess des Ausscheidens aus dem Erwerbsleben sehr stark von den Arbeitgebern und institutionellen Regelungen beeinflusst wird. Soziologische Ansätze heben die gesellschaftliche Regulierung des Übergangs in den Ruhestand, in erster Linie durch sozialrechtliche und tarifliche Bestimmungen, hervor (ROSENOW und NASCHOLD 1994). Es wird davon ausgegangen, dass die institutionellen Regelungen und die soziale Strukturiertheit des Lebensverlaufs eine starke normative Kraft besitzen – als Lebenslaufregime, Altersnormen und Altersgrenzen (MAYER und DIEWALD 2007, MAYER und MÜLLER 1989, KOHLI 1985). Sie haben eine Orientierungsfunktion und erzeugen bei Arbeitnehmern und Arbeitgebern Handlungserwartungen (KOHLI 1988, 2000). Skeptisch bis ablehnend äußert sich die Soziologie gegenüber der – in der Ökonomie verbreiteten – Annahme eines gut informierten, auf das Ziel der Maximierung des Gesamtlebensnutzens ausgerichteten, rational handelnden Individuums mit großem Handlungsspielraum. Dementsprechend werden seltener als in der ökonomischen Forschung handlungstheoretische Erklärungsmodelle entwickelt. Im Vordergrund stehen Ansätze, die die Nachfrage nach älteren Arbeitskräften, deren Beschäftigungschancen, hervorheben (siehe z. B. BELLMANN und JANIK 2007, VICKERSTAFF et al. 2004, GEORGE 2000, NAEGELE 1988, 2002). Ein hoher Stellenwert wird dabei betrieblichen und arbeitsmarktstrukturellen Einflüssen und den Auswirkungen geänderter institutioneller Rahmenbedingungen, insbesondere der Gesetzlichen Rentenversicherung, auf die Entwicklung der Übergangsprozesse in den Ruhestand zugemessen.

Eine eingeschränkte Gesundheit und gesundheitliche Verschlechterungen werden zu den wichtigen *Push-*Faktoren gezählt, die das Risiko der Ausgliederung aus dem Arbeitsprozess erhöhen. Weitere Beispiele für *Push-*Faktoren, die neben direkten Wirkungen auf den Ausstieg auch die Gesundheit beeinträchtigen können, sind ungünstige Arbeitsbedingungen, schlechtes Arbeitsklima bzw. mangelnde Anerkennung (bis hin zum Mobbing), Defizite der Weiterqualifizierung und unternehmerische Faktoren, die die Nachfrage nach älteren Arbeitskräften im Betrieb negativ bzw. das Risiko der Ausgliederung positiv beeinflussen (wirtschaftliche Probleme, Restrukturierungen, Personalumbau/-abbau). Aus dieser Perspektive kann dann auch die Frage nach der Freiwilligkeit oder Unfreiwilligkeit des Ausscheidens gestellt werden.

4.1.3 Psychologie

In der Psychologie greifen vor allem die Arbeits- und die Gesundheitspsychologie Fragen zu Gesundheit und Ruhestand auf. Forschungsgegenstand ist dabei weniger der Zusammenhang zwischen Gesundheit und Rentenzugang, sondern arbeitsweltbezogene und andere Einflussfaktoren auf die Gesundheit sowie die Erforschung und Entwicklung gesundheitsförderlicher Maßnahmen, u. a. im Rahmen betrieblicher Gesundheitsförderung (BOSSÉ et al. 1991, SCHWARZER 2005, ULICH 2005, BAMBERG et al. 2006). Untersucht werden u. a. die psychischen Auswirkungen, Bewältigungsressourcen und -muster von ungünstigen Bedingungen der Arbeit, das Entstehen psychischer Störungen in der Arbeitswelt sowie die Möglichkeiten der Prävention und Therapie. Psychologische Ansätze fokussieren besonders auf das Entstehen und den Umgang mit Stress und anderen psychischen Belastungen (SIEGRIST 2005, BAMBERG et al. 2006, Näheres hierzu siehe in Abschnitt 3). Das Ausscheiden aus der Erwerbstätigkeit wird dabei als ein mögliches Resultat am Ende eines längeren Auseinandersetzungsprozesses einbezogen, steht jedoch nicht unbedingt im Vordergrund. Schlechte Gesundheit gilt auch in psychologischen Ansätzen als Risikofaktor für ein vorzeitiges Ausscheiden (DRAGANO 2007). Ob dieser zum Tragen kommt, wird jedoch als abhängig erachtet von verschiedenen individuellen Merkmalen und Kontextbedingungen. Die Psychologie widmet sich dabei besonders den psychischen Dispositionen, Orientierungen und Bewältigungsressourcen.

4.1.4 Arbeitsmedizin und Rehabilitationsforschung

Innerhalb der Arbeitswissenschaft beschäftigen sich vor allem die Rehabilitationsforschung und die Arbeitsmedizin mit der Frage des krankheitsbedingten, frühzeitigen Ruhestands und seiner Vermeidung. Die Rehabilitationswissenschaft entwickelt vor dem Hintergrund unterschiedlicher Rehabilitationsziele bzw. Erfolgskriterien, wie etwa Verbesserung oder Wiederherstellung der Erwerbs*fähigkeit*, zahlreiche gesundheitliche Indikatoren sowie – eher selten verwendet – die Rückkehr zur Erwerbs*tätigkeit*. In arbeitsmedizinischen und rehabilitationswissenschaftlichen Untersuchungen werden Modelle zur Erreichung dieser Ziele gebildet und deren empirische Gültigkeit überprüft (MÜLLER-FAHRNOW et al. 2006, *Deutsche Rentenversicherung Bund* 2007b). Hauptsächlich untersucht wird die Anwendbarkeit und Effektivität verschiedener Therapien und der Einfluss individueller Merkmale auf den unterschiedlich definierten Rehabilitationserfolg. Diese Befunde dienen auch der Prognose der Reha-Erfolgsaussichten, die ein wichtiges Kriterium für die Bewilligung beantragter Rehabilitationsmaßnahmen und der Auswahl geeigneter Einrichtungen sowie – nach Abschluss der Maßnahme – die Empfehlung zur Gewährung einer Erwerbsminderungsrente bilden (KÜPPER-NYBELEN et al. 2003).

Die Arbeitsmedizin befasst sich mit der Gesundheit und Arbeitsfähigkeit von Beschäftigten, arbeitsinduzierten Ursachen von Unfällen, Erkrankungen und Arbeitsunfähigkeit sowie der Entwicklung und Überprüfung von betrieblichen Maßnahmen zur Vermeidung und Abmilderung gesundheitlicher Beeinträchtigungen bzw. der Wiederherstellung oder Verbesserung der Arbeitsfähigkeit (TRIEBIG et al. 2003). Krankheitsbedingte Einschränkungen der Arbeitsfähigkeit gelten in arbeitswissenschaftlichen Ansätzen als zentrale Bestimmungsfaktoren des vorzeitigen Ausscheidens aus dem Erwerbsleben und der Frühberentung (BÖDEKER et al. 2006, HIEN 2006). Bei der Erforschung der Ursachen der Arbeitsunfähigkeit und der Mechanismen des gesundheitsbedingten Frühruhestands stützt sich die Arbeitswissenschaft auf systemische und prozessuale Ansätze. Ob und wie sich Krankheiten entwickeln, sich auf die Arbeitsfähigkeit und -motivation auswirken, wird als abhängig von zahlreichen individuellen Merkmalen und Kontexteinflüssen gesehen. Zentral hierzu zählen persönliche Dispositionen und Ziele, Lebensstilmerkmale, die soziale Einbindung und Unterstützung, die Gestaltung und Anpassung der Arbeit an die Leistungsfähigkeit sowie die Anwendung und Wirksamkeit von Interventionen (HIEN 2006, DRAGANO 2007). Die Chronifizierung von Krankheiten und die weitere oder anhaltende Einschränkung der Arbeitsfähigkeit werden als Folge einer misslingenden Anpassung und Kontrolle gesehen. Im Extremfall führt Krankheit zur Invalidität. Sofern auf Dauer keine Kompatibilität zwischen den Arbeitsanforderungen und der (reduzierten) Leistungsfähigkeit hergestellt werden kann, birgt dies ein hohes Risiko der Arbeitsaufgabe bzw. des Arbeitsplatzverlustes oder – bei hoher Arbeitsplatzsicherheit – des Risikos wiederholter längerer Arbeitsunfähigkeitsphasen. Ob die gesundheitsbedingte Aufgabe des Arbeitsplatzes in den vorzeitigen Ruhestand mündet, hängt auch nach Auffassung der Arbeitswissenschaften von den Voraussetzungen des Zugangs in die Frührente oder vorgezogene Altersrente ab. Alternativen sind der Wechsel in die Arbeitslosigkeit oder auf einen anderen Arbeitsplatz, der sich besser mit der eingeschränkten Arbeitsfähigkeit vereinbaren lässt.

4.1.5 Theoretische Ansätze und empirische Forschung

Der skizzierte Überblick über die disziplinären Ansätze zur Betrachtung und Erklärung des Zusammenhangs zwischen Gesundheit und Ruhestand lässt erwarten, dass sich in empirischen Untersuchungen Gesundheit als eine wichtige Einflussgröße auf Zeitpunkt und Art des Übergangs in den Ruhestand erweist. Zwar stehen in den Erklärungsansätzen oft andere Faktoren im Vordergrund oder werden ebenfalls als zentral eingestuft, – vor allem das erwartbare Ruhestandseinkommen, betriebliche und arbeitsmarktliche Einflüsse, das soziale Umfeld und institutionelle Regelungen –, nahezu durchgängig werden jedoch ein schlechter Gesundheitszustand und gesundheitliche Verschlechterungen als wichtige Ursache für ein frühzeitiges Ausscheiden aus dem Erwerbsleben genannt. Unterschiede bestehen vor allem in den vorgeschlagenen Messkonzepten von Gesundheit und Ruhestand und den Annahmen über moderierende Bedingungen. Vor diesem Hintergrund werden im Folgenden Abschnitt Ergebnisse empirischer Untersuchungen zum Einfluss der Gesundheit auf das Ausscheiden aus dem Erwerbsleben und den Übergang in den Ruhestand vorgestellt und erörtert.

4.2 Empirische Befunde zum Einfluss schlechter Gesundheit auf den Übergang in den Ruhestand

Die Anzahl empirischer Studien zum Ausscheiden aus dem Erwerbsleben und den Eintritt in den Ruhestand ist auf internationaler Ebene kaum überschaubar. Der nachfolgende Überblick konzentriert sich daher auf quantitative Untersuchungen mit Anspruch auf Repräsentativität für ein oder mehrere Länder, deren Ergebnisse in englischer oder deutscher Sprache veröffentlicht wurden. Die Auswahl beschränkt sich weitgehend auf Publikationen der vergangenen zehn Jahre, die sich explizit der Frage gesundheitlicher Einflüsse widmen. Da

Längsschnittstudien besser als Querschnittstudien geeignet sind, den Einfluss der Gesundheit und der gesundheitlichen Entwicklung auf den zeitlichen Prozess des Übergangs in den Ruhestand zu analysieren, werden besonders Arbeiten betrachtet, die auf prospektiven Längsschnittdaten oder prozessproduzierten Lebensverlaufsdaten beruhen. Ergänzend berichtet werden Befunde aus größeren Querschnittserhebungen mit Retrospektivangaben zur Phase des Ausscheidens Älterer aus dem Erwerbsleben und vorgelagerten Gesundheitsmerkmalen bzw. erkennbar gesundheitsbezogenen Ausstiegspfaden. In die Darstellung einbezogen sind zudem einzelne querschnittsbasierte Untersuchungen zum Gesundheitseinfluss auf die Ausstiegspläne älterer Arbeitskräfte. Der Überblick beschränkt sich insgesamt auf Forschungsarbeiten, deren Ergebnisse zum Gesundheitseinfluss auf multivariaten Analysen unter Kontrolle anderer Faktoren beruhen. Häufig handelt es sich dabei um finanzielle Einflussgrößen (aktuelles und zu erwartendes Einkommen, Vermögen), soziodemographische Merkmale (Alter, Geschlecht, Familienstand, Qualifikationsniveau) sowie arbeitsstrukturelle und -biographische Faktoren (Beruf, berufliche Stellung, Branche, Wochenarbeitszeit, Erwerbsjahre, Erwerbsunterbrechungen, Erwerbsbeteiligung des Partners). Nur soweit in den empirischen Studien explizit auf Wechselbeziehungen dieser Merkmale mit dem Faktor Gesundheit eingegangen wird oder Aussagen zum Stellenwert des Gesundheitseinflusses im Vergleich zu anderen Einflüssen gemacht werden, wird darüber berichtet. Ansonsten wird nicht näher auf andere Einflüsse eingegangen. Entscheidend ist vielmehr, dass in diesen Untersuchungen der eigenständige Gesundheitseinfluss unter Kontrolle anderweitiger Einflüsse zum Vorschein kommt.

Tabelle 3 enthält eine Übersicht der – den geschilderten Auswahlkriterien entsprechenden – deutschen und internationalen Untersuchungen zum Einfluss eingeschränkter Gesundheit und Arbeitsfähigkeit auf den Ausstieg älterer Arbeitskräfte aus der Erwerbstätigkeit und den Übergang in den Ruhestand. Für Deutschland liegen vergleichsweise wenige Untersuchungen vor. Diese stützen sich überwiegend auf die Längsschnittdaten des *Sozio-oekonomischen Panels* (SOEP) und prozessproduzierten Daten der Sozialversicherungen. Auf internationaler Ebene liegen vor allem für die Vereinigten Staaten zahlreiche Arbeiten vor, die sich häufig auf Längsschnittdaten der *Health and Retirement Study* (HRS) stützen. Mehrere Arbeiten liegen auch für Großbritannien vor, überwiegend gestützt auf Längsschnittdaten des *British Household Panel Survey* (BHPS).

Die Darstellung gliedert sich nach den gesundheitlichen Aspekten und benutzten Gesundheitsindikatoren. Die meisten Studien folgen dabei der in der ökonomischen Ruhestandsforschung gebräuchlichen allgemeinen Unterscheidung in subjektive und objektive Gesundheitsmerkmale. Als objektive Gesundheitsmerkmale zählen dabei nicht nur harte medizinische Gesundheitsindikatoren, die durch Tests und medizinische Untersuchungen gewonnen werden, sondern auch die Selbstauskünfte der Befragten zu Krankheiten, Unfällen, spezifischen Funktionseinbußen, krankheitsbedingten Fehlzeiten und die Inanspruchnahme spezifischer Leistungen des Gesundheitswesens (siehe hierzu auch DESCHRYVERE 2005). Hauptindikator der subjektiven Gesundheit ist die allgemeine Bewertung des Gesundheitszustands, bisweilen ergänzt durch eine allgemeine Einschätzung der Funktionstüchtigkeit. Die Darstellung folgt dieser Unterscheidung. Auf der Grundlage der vorliegenden Untersuchungen wird zunächst zusammengefasst, welchen Einfluss die subjektive Gesundheit auf den Erwerbsausstieg und den Wechsel in den Ruhestand hat. Anschließend wird die empirische Befundlage zum Einfluss der (eher) objektiven Gesundheitsmerkmale berichtet. Da in mehreren Studien sowohl der Einfluss objektiver als auch

Tab. 3 Untersuchungen zum Einfluss schlechter Gesundheit auf den Ausstieg aus der Erwerbstätigkeit bzw. den Übergang in den Ruhestand.
*) + = Positiver Effekt von schlechter/sich verschlechternder Gesundheit oder Funktionseinbußen auf den frühzeitigen Erwerbsausstieg/Ruhestandseintritt bzw. Nicht-Erwerbstätigkeit; M = Männer, F = Frauen

Land/Region	Autor	Untersuchung/ Zeitraum	Sample	Design	Unabh. Variablen	Abh. Variablen	Zusammenhang*	Ergänzungen und Erläuterungen
(a) Untersuchungen zum Einfluss nur der subjektiven Gesundheit								
Deutschland	Riphahn 1999	SOEP 1984–1994	Vollzeit ET 40–59 Jahre kumuliertes N=19509	Längsschnitt jährl. Wellen	rapide Verschlechterung der subjektiven Gesundheit (*health shock*)	Wechsel zu Teilzeit-ET Arbeitslosigkeit ET-Ausstieg	+ + +	Multinomiale logistische Regression; eine rapide Gesundheitsverschlechterung erhöht die Wahrscheinlichkeit des Wechsels in Teilzeit-ET um 60%, der Arbeitslosigkeit um 84% und des vollst. Rückzugs um 200%; Gesundheitsverschlechterung wichtigster Faktor des ET-Ausstiegs
Deutschland	Engstler 2006	Alterssurvey 1996–2002	ET 40+ J. N=702	Längsschnitt 2 Wellen	schlechte subjektive Gesundheit	ET-Ausstieg	(+)	Binomiale logistische Regression; Odds Ratio 2,7
UK	Haardt 2006	BHPS, 1991–2004	40–70 J. N=8361	Längsschnitt jährl. Wellen	schlechte subjektive Gesundheit	ET-Ausstieg	+	Ereignisanalyse.; Hazard Ratio für ET-Austritt (Referenzkategorie hervorragende Gesundheit): schlechte Gesundheit: 2,8 (M), 2,7 (F) sehr schlechte Ges.: 4,1 (M), 3,2 (F)
Niederlande	Lindeboom und Kerkhofs	CERRA Panel 1993–1995	43–61 J. N=3038	Längsschnitt 2 Wellen	Gesundheitsindex (Wahrscheinlichkeit schlechter subjektiver Gesundheit)	ET-Ausstieg via Arbeitslosigkeit Erwerbsunfähigkeit vorgez. Ruhestand	+ + +	Multinomiale Logit-Analyse; stärkster Effekt auf Erwerbsunfähigkeit; subjektive Gesundheit wird beeinflusst von Austrittspfad; Einfluss der Erwerbsjahre auf objektive Gesundheit (Verschlechterung ab 25 Jahre)

Tab. 3 Fortsetzung

Land	Autor	Daten	Stichprobe	Design	Prädiktoren	Outcome	Effekt	Ergebnisse
Schweiz	Balthasar et al. 2003	2002	59–71 J. F 61–73 J. M N = 1064– 2240	Querschnitt mit Retrospektivangaben	schlechte subjektive Gesundheit im Alter von 60	vorzeitiger Ruhestand (Selbstangabe) Ruhestandsalter	+ +	Logistische Regression unter Kontrolle anderer Variablen, Odds Ratio 3,6; 28 % der Frühpensionierten nennen gesundheitliche Probleme als Grund; Cox-Regression, Hazard Ratio 1,8
Schweiz	Dorn und Sousa-Poza 2004	SAKE 2002	55–70 J. (F+M mit vorzeitigem Ruhestand nach 1996) N = 1005	Querschnitt mit Retrospektivangaben	Alter, Geschlecht, Partnerschaft, Bildung, berufliche Position, Branche, Sprachregion, Ausländerstatus, Ruhestandsjahr	Nennung gesundheitlicher Gründe für vorzeitigen Ruhestand (in Konkurrenz zu 3 anderen Gründen)	+	Multinomiale logistische Regression; erhöhte Wahrscheinlichkeit der Nennung von Gesundheitsgründen bei Männern, geringer Bildung, einfachen manuellen Tätigkeiten und Industriearbeit; 15,4 % der Frühberentungen erfolgten aus subjektiven gesundheitlichen Gründen
Norwegen	Blekesaune und Solem 2005	1991–1999	60–67 J. N = 19114	Längsschnitt	Arbeitsbelastung	ET-Ausstieg	+	Binomiale logistische Regression, Einfluss harter körperlicher Arbeit bei F stärker als bei M; Einfluss niedriger Autonomie bei M stärker als bei F
USA	Mutchler et al. 1999	SIPP, 1984–1985	55–69 J. M N = 4100	8-Monats-Längsschnitt	schlechte subjektive Gesundheit	Verlassen des Arbeitsmarkts (labor force)	+	Logistische Regression mit Interaktionseffekten; Odds Ratio (intervallskaliert): Gesundheit 1,25; nur Interaktion mit Alter und Familienstand signifikant; Gesundheitseffekt stärker bei M mit erwerbstätiger F und im etwas jüngeren Alter, da ältere M und M mit nichterwerbstätiger F auch bei guter Gesundheit eine höhere Exit-Rate haben

Tab. 3 Fortsetzung

Land/Region	Autor	Untersuchung/ Zeitraum	Sample	Design	Unabh. Variablen	Abh. Variablen	Zusammenhang*	Ergänzungen und Erläuterungen
USA	WILLIAMSON und MCNAMARA 2003	HRS, 1992–1998	51–61 J. (1992) N = 5942	Längsschnitt 4 Wellen	subjektive Behinderung, Eintritt Wegfall	Nichtausübung einer ET	+ –	Hierarchische logistische Regression; der Eintritt einer Behinderung erhöht die Ausstiegswahrscheinlichkeit, zum Teil aber verzögert bis zum Erreichen des Frührentenberechtigungsalters
USA	MCNAMARA und WILLIAMSON 2004	HRS, 1998	60+ J. N = 11 849	Querschnitt (4. Welle)	schlechte subjektive Gesundheit in Kombination mit Alter, Geschlecht (F), Rasse	ET-Ausstieg	+ – + –	Binomiale logistische Regression; stärkerer Gesundheitseffekt im jüngeren Seniorenalter, bei Frauen und Weißen
Australien	COBB-CLARK und STILLMAN 2006	HILDA, 2001–2003	45–50 J. F N = 433 45–55 J. M N = 809	Längsschnitt 3 Wellen	schlechte subjektive Gesundheit Veränderung der subjektiven Gesundheit	geplantes Ruhestandsalter (gruppiert)	0 + (F)	Logitanalyse; bei einer Verschlechterung der eigenen Gesundheit oder der des Partners erwarten Frauen einen um 1,9 J. früheren Ruhestand als zuvor, 3 Jahre früher bei verbesserter Gesundheit des Partners; kein Effekt bei Männern
(b) Untersuchungen zum Einfluss subjektiver und (eher) objektiver Gesundheit								
Deutschland	BRUSSIG und NORDHAUSE-JANZ 2006	SOEP, 1992–2003	50–69 J. N = 8300	Längsschnitt jährl. Wellen	schlechte subjektive Gesundheit und objektive Gesundheit (Index) Behinderungsgrad	Wechsel in Status „Rente, Ruhestand"	+ + 0	Ereignisanalyse, prozentuale Veränderung der Übergangsrate: subjektive Gesundheit: 6,1% (M), 6,2% (F), Index realer Gesundheit: 2,5% (M), 1,6% (F); Behinderungsgrad: n. s.

Tab. 3 Fortsetzung

Land	Autor	Datensatz	Stichprobe	Design	Gesundheitsindikator	Ruhestandsindikator	Effekt	Methode, Ergebnis
Deutschland UK	Roberts et al. 2006	SOEP BHPS 1991–2002	ET 50+ J. (1991) N=1186 (D) N=1135 (UK)	Längsschnitt jährl. Wellen	schlechte subjektive Gesundheit funktionale Einbußen (jeweils Status und Veränderung)	Wechsel in den Ruhestand (Selbstangabe)	+ +	Ereignisanalyse; D+UK: Gesundheit als Hauptdeterminante des Übergangs in den Ruhestand; Gesundheitsverschlechterung bedeutsamer als Gesundheitsstatus und häufiger in unteren Einkommensgruppen; D: Frühruhestand überproportional in unteren Einkommensschichten, umgekehrt in UK
UK	Disney et al. 2003a	BHPS, 1991–1998	50–64 J. (1991) N=1712	Längsschnitt jährl. Wellen	Index subjektiver Gesundheit Index funktioneller Gesundheit	ET-Ausstieg	+ +	Logit-Modell mit „fixed effects"; Verschlechterung der subjektiven und funktionellen Gesundheit hat starken Einfluss auf ET-Ausstieg
England	Emmerson und Tetlow 2006	ELSA, 2002/03–2004/05	50–64 J. N=2687	Längsschnitt 2 Wellen	schlechte subjektive Gesundheit Mobilitätseinschränkung	ET-Ausstieg	+ +	deskriptiv; Gesundheitseinfluss überdurchschnittlich bei manuellen Berufen und Männern
12 EU-Länder	Jiménez-Martin et al. 1999	ECHP 1994–1995	Paare: M 55+ oder F50+, mindestens 1 erwerbstätig oder arbeitslos N=4639 Paare	Längsschnitt 2 Wellen (+Retrosp. Angaben)	schlechte subjektive Gesundheit objektive Gesundheitsindikatoren (bei beiden Partnern)	Wechsel in den Ruhestand	0 +	Logitanalyse (mit Ländern als Kovar); eigene schlechte Gesundheit und die des Partners erhöhen die Ruhestandswahrscheinlichkeit; Effekt der Partnergesundheit bei F stärker als bei M; schwächerer Effekt bei Alleinverdienern
USA	Bound et al. 1999	HRS, 1992–1996	50–62 N=6701	Längsschnitt 3 Wellen	prädizierter Gesundheitsindex Ausgangsniveau und Veränderung	Jobwechsel Frührentenantrag sonstige NET	+ + +	Multinomiale logistische Regression; Gesundheitsverschlechterung erklärt mehr als der Gesundheitszustand

Tab. 3 Fortsetzung

Land/Region	Autor	Untersuchung/ Zeitraum	Sample	Design	Unabh. Variablen	Abh. Variablen	Zusammenhang*	Ergänzungen und Erläuterungen
USA	DWYER und MITCHEL 1999	HRS, 1992	51–62 J. M N=4369	Querschnitt (1. Welle)	schlechte subjektive Gesundheit Arbeitseinschränkung Index objektiver Gesundheit (Krankheitsanzahl) ADL/IADL-Limitation (I)ADL/FL-Index	subjektiv erwartetes Ruhestandsalter	+ + + + 0	OLS-Regression; subjektive Arbeitseinschränkungen verringern das geplante Ruhestandsalter um 2 J., Jahr; Funktionseinbußen: – 1 J.; keine statistische Überlegenheit objektiver Indikatoren; keine empirische Evidenz für Rechtfertigungs-Bias; Gesundheitseffekte stärker als finanzielle Effekte
USA	DWYER 2001	HRS, 1992–1998	ET 50+ J. (1992) N=5102	Längsschnitt 4 Wellen	Verschlechterung des funktionalen Status und der allgemeinen Gesundheit Herzinfarkt	Eintritt in den Ruhestand (im Vergleich zu den ursprüngl. Plänen)	+ + +	Probit- und multinomiale Logit-Analyse; Verschlechterung des Funktionsstatus erhöht die Ruhestandswahrscheinlichkeit um 14%, bei 22,6% der ungeplant (d.h. entgegen der in W1 genannten Pläne) in W4 im Ruhestand Befindlichen hatte sich der Funktionszustand verschlechtert
USA	KIM und DEVANEY 2005	HRS, 1992–2000	Vollzeit ET 51–61 J. (1992) N=3268	Längsschnitt 5 Wellen	schlechte subjektive Gesundheit Zahl schwerer Krankheiten Zahl chronischer Krankheiten	Wechsel in Teil- und Vollruhestand (bis Jahr 2000)	+ 0 (+)	Multinomiale logistische Regression; chronische Erkrankungen erhöhen signifikant die Wahrscheinlichkeit des Teilruhestands, schlechte subjektive Gesundheit die des Vollruhestands; kein signifikanter Einfluss der Anzahl schwerer Krankheiten (eventuell selektionsbedingt)

Tab. 3 Fortsetzung

(c) Untersuchungen zum Einfluss nur (eher) objektiver Gesundheitsmerkmale

Deutschland	BLAU und RIPHAHN 1999	SOEP, 1984–1994	Verh. Paare, 50–69 J., N = 1553	Längsschnitt jährl. Wellen	Prävalenz und Inzidenz einer chron. Erkrankung bei Zielperson oder Partner	ET-Ausstieg	(+)	Ereignisanalyse; eigene chronische Erkrankung und die des Partners forcieren den eigenen ET-Ausstieg; Effekt der Erkrankung des Partners bei F stärker als bei M, besonders wenn M bereits nicht mehr erwerbstätig ist
Deutschland	WÜBBEKE 2005	IAB-Beschäftigtenstichprobe (mit eingefügten RV-Daten), 1975–1995	1920 (1923)–1930 geb. westdt. Versicherte, N = 25 938 (18 974)	Verwaltungsproduzierter Längsschnitt (Versicherteribiographie)	Langzeiterkrankungen ab 50 (Lohnfortzahlung übersteigende AU-Tage) kumulierte Monatssumme, Zahl der Krankheitsperioden	Ausstieg aus SV-Pflicht ET-Übergang in Arbeitslosigkeit Krankengeldbezug direkter Rentenbezug (inklusive Vorruhestand)	+ + + +	Ereignisanalyse; Effekt längerer AU-Periode auf Wahrscheinlichkeit des ET-Ausstiegs: +21,5 % (M) bzw. +14,7 % (F); zusätzl. Effekt der Summe der AU-Monate: +1,7 % (M) bzw. +1,6 % (F) je Monat; bei F führt längere AU stärker zum Ausstieg über Arbeitslosigkeit und Krankengeldbezug, bei M stärker über direkten Rentenzugang
Deutschland	RADL 2007	DRV-Rentenzugang 2004	M Altersrentenneubezieher, N = 30 737	Querschnitt mit Retrospektivangaben	Anrechnungszeit wegen Krankheit Rehabilitation in den letzten 5 J. Krankengeldbezug vor Rentenbeginn	Schnelligkeit des Altersrentenzugangs (ab 60 J.)	+ + +	Ereignisanalyse; gesundheitliche Probleme führen zu niedrigem Renteneintrittsalter; alle 3 Indikatoren signifikant; ausschlaggebende Rolle der Gesundheit für Erwerbsfähigkeit; Push-Faktoren bedeutsamer als Pull-Faktoren

Tab. 3 Fortsetzung

Land/Region	Autor	Untersuchung/ Zeitraum	Sample	Design	Unabh. Variablen	Abh. Variablen	Zusammenhang*	Ergänzungen und Erläuterungen
11 europ. Länder	KALWIJ und VERMEULEN 2005	SHARE, 2004	50–64 J. N=12237	Querschnitt (1. Welle eines Längsschnitts)	schwere Krankheiten (jetzt od. früher) mittelschwere Krankheiten ADL-Restriktionen Adipositas (BMI > 30) Handkraft-Index	Erwerbstätigkeit (ja/nein), länderspezifisch	+ (+) + (+) +	Probit-Regression; Gesamteinfluss bei M stärker als bei F; in Deutschland 4 der 5 Gesundheitsindikatoren signifikant; schwere Krankheiten: bei M in 5 Ländern, darunter am geringsten in Deutschland (–13%); mittelschwere Krankh.: nur bei M in Deutschland signifikant; ADL-Restriktion: in 5 Ländern, darunter auch Deutschland; Adipositas: nur bei M in Italien; Handkraft: signifikant in 6 Ländern (inklusive Deutschland); bei F insg. kein signifikanter Gesundheitseinfluss in Österreich und Griechenland.
USA	JAMES und SPIRO 2006	HRS, 1992–2002	51–61 J. (1992) N=9824	Längsschnitt 6 Wellen	Depressionsskala (CES-D)	Eintritt in den Ruhestand	+	Je höher die Depressivität, desto größer die Wahrscheinlichkeit des Wechsels in den Ruhestand binnen 2 Jahren (+ 6,8% je STD)

(d) Untersuchungen zum Gesundheitseinfluss auf die Rückkehr ins Erwerbsleben

| Deutschland | BLAU und RIPHAHN 1999 | SOEP, 1984–1994 | Verh. Paare, 50–69 J. N=1553 | Längsschnitt, jährl. Wellen | Prävalenz und Inzidenz einer chronischen Erkrankung bei Zielperson oder Partner | ET-Eintritt | – | Ereignisanalyse; eigene chronische Erkrankung und die des Partners verringern die eigene Rückkehrrate und die des Partners; Partnereinfluss bei F stärker als bei M |

Tab. 3 Fortsetzung

UK	HAARDT 2006	BHPS, 1991–2004	40–70 J. N=8361	Längsschnitt jährl. Wellen	schlechte subjektive Gesundheit	ET-Eintritt	Ereignisanalyse; deutlich verringerte ET-Eintrittschancen bei schlechter Gesundheit
England	EMMERSON und TETLOW 2006	ELSA, 2004/05	50–64 J.	Längsschnitt	schlechte subjektive Gesundheit Mobilitätseinschränkung	ET-Eintritt	Deskriptiv; schlechte eigene Gesundheit verringert die Rückkehrrate von M stärker als von F; ET-Eintritt von M bei schlechter Gesundheit: 5 %, bei sehr guter Gesundheit: 12 %.
USA	MUTCHLER et al. 1999	SIPP, 1984–1985	55–69 J. M N=4100	8-Monats-Längsschnitt	schlechte subjektive Gesundheit	Eintritt in den Arbeitsmarkt (labor force)	Binomiale logistische Regression mit Interaktionseffekten; insgesamt geringe ET-Rückkehr; negativer Effekt schlechter Gesundheit; höheres Alter, höheres Einkommen, vorhandene Rentenoption und weiße Hautfarbe verringern den positive Effekt sehr guter Gesundheit

subjektiver Gesundheitsmerkmale untersucht wurde, sind die Forschungsarbeiten in der Überblickstabelle einem von drei Blöcken zugeteilt: Studien mit nur subjektiven, subjektiven und objektiven oder nur objektiven Gesundheitsindikatoren. Da einige der Studien zugleich auch die Wahrscheinlichkeit der – eher seltenen – Rückkehr ins Erwerbsleben untersuchen, werden diese (nochmals) in einem vierten Block aufgelistet und Befunde zum Gesundheitseinfluss auf die Rückkehr zur Arbeit berichtet.

Die Studien unterscheiden sich nicht nur darin, welche Aspekte der Gesundheit sie mit welchen Operationalisierungen als Einflussgrößen zur Erklärung heranziehen, sondern auch darin, welche Veränderungen im Erwerbsstatus von Älteren als abhängige Größen untersucht werden und wie sie den Ruhestand definieren. Überwiegend wird der Wechsel in den Status der Nichterwerbstätigkeit betrachtet. Teilweise werden verschiedene Formen der Nichterwerbstätigkeit unterschieden; hauptsächlich Arbeitslosigkeit, langfristige Arbeitsunfähigkeit (*disability*), Ruhestand und diverse Ruhestandsformen (Rentenarten, Frühruhestand). Vereinzelt wird auch der Wechsel von der Vollzeit- zur Teilzeittätigkeit (als teilweiser Ruhestand) untersucht. Zudem gibt es Untersuchungen, die nicht den realisierten, sondern den geplanten Ruhestand erforschen. Abhängige Größe ist dabei das geplante oder erwartete Alter des Ausscheidens aus dem Erwerbsleben oder des Eintritts in den Ruhestand. Eher selten sind Studien, die bei Rentnerinnen und Rentnern die nachträglich genannten subjektiven Gründe für den Wechsel in den Ruhestand untersuchen und dabei den Stellenwert gesundheitlicher Gründe erkunden.

Für den Eintritt in den Ruhestand (*retirement*) gibt es keine einheitliche empirische Definition. Die Studien verwenden unterschiedliche Kriterien, die von Veränderungen im Erwerbsumfang, den Einkommensquellen bis zur Selbstbenennung reichen. Gebräuchlich sind folgende Operationalisierungen, teilweise miteinander kombiniert:

– Nicht-Erwerbstätigkeit ab einem bestimmten Alter (55–60 Jahre), teilweise verbunden mit dem Kriterium einer Mindestdauer (z. B. 1 Jahr);
– Verlassen des Arbeitsmarkts (weder erwerbstätig noch arbeitslos);
– Wegfall oder Rückgang des Erwerbseinkommens (um einen bestimmten Prozentsatz oder unter eine bestimmte Anteilsschwelle);
– Rentenbezug (insgesamt oder als Haupteinkommensquelle oder einer bestimmten Rentenart);
– Selbstdeklaration.

In den betrachteten Studien überwiegen Operationalisierungen, die auf die Nicht-Erwerbstätigkeit bzw. den Wegfall der Erwerbstätigkeit abheben. Daneben wird nicht selten die Eigendeklaration verwendet.

4.2.1 Der Einfluss subjektiver Gesundheit

Die subjektive Gesundheit wird in den betrachteten Studien als Bewertung des eigenen allgemeinen Gesundheitszustands durch die Befragten erhoben. Meistens wird in der Frage nach der Gesundheitseinschätzung auf die Nennung einer Bezugsgröße verzichtet. Gelegentlich soll die Einschätzung der eigenen Gesundheit jedoch im Vergleich zur vermuteten durchschnittlichen Gesundheit der Personen gleichen Alters erfolgen. Nahezu immer werden zur Erhebung Antwortvorgaben von „sehr schlecht" bis „sehr gut" oder entsprechend abgestufte 5- bis 11-stufige Antwortskalen verwendet. In den Analysen werden diese entweder direkt als ordinal- oder intervallskalierte Prädiktoren verwendet, oder es werden daraus *Dummy*-Variablen mit zusammengefassten Antwortkategorien eingesetzt – gebräuchlich ist hierbei die Variable „schlechte und sehr schlechte subjektive Gesundheit". Daneben werden methodisch anspruchsvollere Konstrukte verwendet, indem entweder aus mehreren Fragen zur subjektiven Gesundheit ein Gesamtindex gebildet oder ein regressionsanalytisch vorhergesagter Schätzwert der subjektiven Gesundheit (*health stock*) benutzt wird (BOUND et al. 1999, LINDEBOOM und KERKHOFS 2002, DISNEY et al. 2003, ROBERTS et al. 2006). Letzteres soll vor allem der Bereinigung des möglichen Rechtfertigungsbias', d. h. des Einflusses der Erwerbsbeteiligung und Ausstiegsabsichten auf die Gesundheitseinschätzung, dienen.

Zum leichteren Nachvollzug der Zusammenhangsrichtung wurde in der tabellarischen Übersicht für alle Operationalisierungsvarianten der subjektiven Gesundheit (direkte und abgeleitete Skalen, unterschiedliche Skalenrichtungen, Einzelausprägungen als dichotome Variablen und Referenzkategorien) der Begriff „schlechte subjektive Gesundheit" verwendet und darauf bezogen der Effekt auf die Wahrscheinlichkeit des Erwerbsausstiegs bzw. Ruhestandseintritts angegeben.

Die quantitativ-empirischen Studien zum Einfluss subjektiver Gesundheit auf den Ausstieg aus der Erwerbstätigkeit und den Übergang in den Ruhestand zeigen eine einheitliche Befundlage. In 16 der 18 betrachteten Untersuchungen (siehe Blöcke [*a.*] und [*b.*] in Tab. 3) wurde ein signifikanter Einfluss festgestellt: Bei schlechter und mit schlechter werdender subjektiver Gesundheit steigt das Risiko von älteren Arbeitskräften, aus dem Erwerbsleben auszuscheiden und in den – vorzeitigen – Ruhestand zu wechseln. In der Tabelle ist dies durch ein Pluszeichen in der Spalte „Zusammenhang" gekennzeichnet. Dieses zeigt an, dass in der multivariaten Analyse der jeweiligen Studie ein statistisch signifikanter Gesundheitseffekt in der genannten Richtung festgestellt wurde. Steht das Pluszeichen in Klammern, ist der Zusammenhang nur schwach signifikant ($0,05 < p < 0,10$) oder – falls ausschließlich für verschiedene Gruppen untersucht (Männer/Frauen; Ländervergleich) – nicht bei allen Gruppen signifikant. Eine „0" steht für keinen signifikanten Zusammenhang, das Minuszeichen für einen negativen Zusammenhang. Egal wie die subjektive Gesundheit im Einzelnen operationalisiert wurde, nahezu immer hat sie – unter Kontrolle zahlreicher soziodemographischer, finanzieller und arbeitsbezogener Einflussgrößen – einen starken eigenständigen Einfluss auf Zeitpunkt und Art des Übergangs in den Ruhestand. Da die Studien verschiedene Konstrukte, Referenzkategorien und unterschiedliche statistische Methoden verwenden, mit einer gewissen Vorliebe für binomiale und multinomiale logistische Regressionen sowie semi- bis vollparametrischen Ereignisanalysen, kann keine vergleichende Aussage zur Stärke des Gesundheitseffekts gemacht werden. In der Bandbreite erhöht eine schlechte subjektive Gesundheit das Ausstiegsrisiko auf etwa das Zwei- bis Vierfache (HAARDT 2006, RIPHAHN 1999, LINDEBOOM und KERKHOFS 2002, BALTHASAR et al. 2003, ENGSTLER 2006, ROBERTS et al. 2006, MCNAMARA und WILLIAMSON 2004, KIM und DEVANEY 2005, MUTCHLER et al. 1999).

Die wenigen Studien, die den Einfluss subjektiver Gesundheit auf einzelne Ausstiegspfade untersucht haben (LINDEBOOM und KERKHOFS 2002, RIPHAHN 1999, BOUND et al. 1999), konnten ein erhöhtes Risiko der Altersarbeitslosigkeit und anerkannten Erwerbsunfähigkeit feststellen. Dies deutet darauf hin, dass bei schlechter Gesundheit der Weg in den vorzeitigen Ruhestand mit erhöhter Wahrscheinlichkeit über die Arbeitslosigkeit und die Erwerbsunfähigkeit (*disability*) führt.

Einige Längsschnittstudien haben die Bedeutung der Veränderung des subjektiven Gesundheitszustands für das Risiko des Ausscheidens aus dem Arbeitsleben untersucht. Deren Befunde legen nahe, dass die Gesundheitsveränderung, vor allem die Verschlechterung, bedeutsamer ist als das Gesundheitsniveau (Riphahn 1999, Roberts et al. 2006, Rice et al. 2007, Williamson und McNamara 2003, Bound et al. 1999). Insbesondere eine rapide Verschlechterung der subjektiven Gesundheit (*health shock*) forciert den Ausstieg aus der Erwerbsarbeit. So stellte Riphahn (1999) für Deutschland auf der Grundlage der SOEP-Daten der Jahre 1984 bis 1994 fest, dass eine plötzliche Gesundheitsverschlechterung das Risiko des Wechsels in die Arbeitslosigkeit bei älteren Arbeitskräften um 84% und das ihres vollständigen Rückzugs aus dem Erwerbsleben um 200% erhöhte. Die Veränderung der subjektiven Gesundheit erwies sich in dieser Studie als wichtigster Faktor der Erwerbsbeendigung Älterer. Zum selben Ergebnis gelangen in einer neueren Arbeit auch Roberts et al. (2006), in der sie auf der Grundlage von 12 Wellen des SOEP und des BHPS (jeweils 1991–2002) für Deutschland und Großbritannien den Einfluss der gesundheitlichen Entwicklung und anderer Faktoren auf den Übergang in den Ruhestand bei Erwerbstätigen ab 50 Jahren ereignisanalytisch untersuchten. Sie kommen zu folgender Aussage: „The most striking result from the above models is that, regardless of the way we measure own health, it is found to be a key determinant of the retirement hazard for both men and women in the UK and Germany. The size of the health effect is large compared to the other variables, and in particular is larger than the pension entitlement effects in both countries. The results also suggest that it is health shocks rather than a continual level of poor health that is important in determining retirement. A 1 unit decrease in latent health stock is estimated to increase men's probability of retirement by around 35% in the UK and around 15% in Germany, for women these figures are 50% and 15% respectively." (Roberts et al. 2006, S. 5 f.)

Ökonomische Ansätze haben – wie bereits erwähnt – mitunter Vorbehalte gegenüber der Verwendung von Indikatoren subjektiver Gesundheit. Die Skepsis gegenüber den Selbstangaben zum allgemeinen Gesundheitszustand im Vergleich zu eher objektiven Kriterien scheint jedoch unbegründet zu sein. Studien, die den Einfluss subjektiver und objektiver Gesundheitsmerkmale auf die Erwerbsbeendigungspläne verglichen haben, konnten keine Unterschiede in der Erklärungskraft und -richtung zwischen subjektiven und objektiven Gesundheitsmerkmalen feststellen (Dwyer und Mitchel 1999, McGarry 2002). Auch Deschryvere (2005) gelangt in einem Review über ökonomische Studien zum Eintritt in den Ruhestand zur Schlussfolgerung, „[…] that the old assumption that objective health measures are superior to subjective health measures needs to be applied with caution" (S. 1). Dennoch erscheint es angebracht, auch die Befundlage zum Einfluss mehr objektiver Gesundheitsmerkmale zu berichten, um einen Gesamteindruck der Relevanz gesundheitlicher Faktoren auf den Übergang in den Ruhestand zu erhalten.

4.2.2 Der Einfluss eher objektiver Gesundheitsmerkmale

Wie erwähnt, ist es in der ökonomischen und sozialwissenschaftlichen Literatur gebräuchlich, als Merkmale der objektiven Gesundheit nicht nur harte medizinische Gesundheitsindikatoren zu verwenden, die durch Tests und medizinische Untersuchungen gewonnen werden. Als Indikatoren objektiver Gesundheit werden auch die Selbstauskünfte der Befragten zu Krankheiten, Unfällen, spezifischen Funktionseinbußen, krankheitsbedingten Fehlzeiten und Inanspruchnahme spezifischer Leistungen verwendet.

In den vorliegenden Studien wurden folgende Aspekte objektiver Gesundheit verwendet und teilweise zu Indizes verarbeitet:

– Mobilitätseinschränkung und Funktionseinbußen bei täglichen Verrichtungen (ADL/IADL);
– eingeschränkte arbeitsbezogene Leistungsfähigkeit;
– Arbeitsunfähigkeitsepisoden (Anzahl und Dauer), Krankengeldbezug;
– offizieller Behinderungsgrad;
– Existenz und Anzahl vorhandener Krankheiten (insgesamt; schwere, chronische Krankheiten);
– Existenz spezifischer und chronischer Krankheiten;
– Schweregrad der Krankheiten;
– Depressionsskala;
– Handkraft-Index;
– *Body-Mass*-Index (BMI);
– Klinikaufenthalte und Arztkontakte;
– erfolgte Rehabilitationsmaßnahmen.

Am häufigsten verwendet werden Indikatoren für Funktionseinschränkungen und chronische oder schwerere Krankheiten. Für Deutschland liegen zudem zwei auf umfangreichen Prozessdaten beruhende Studien vor, die den Einfluss längerer Phasen der Arbeitsunfähigkeit untersuchen (WÜBBEKE 2005, RADL 2007). Daher wird nachfolgend ein Überblick zum Einfluss dieser drei Gesundheitsaspekte (Funktionseinschränkungen, Krankheiten, krankheitsbedingte Fehlzeiten) auf der Grundlage ausgewählter Studien dargestellt.

Funktionseinschränkungen: Von den in Tabelle 3 aufgeführten Studien mit multivariaten Analysen enthalten vier Untersuchungen Funktionseinschränkungsmerkmale als gesundheitliche Prädiktoren des Wechsels in die Nichterwerbstätigkeit oder den Ruhestand (ROBERTS et al. 2006, KALWIJ und VERMEULEN 2005, DWYER 2001, DISNEY et al. 2003b). Alle vier Studien belegen, dass eine schlechte und sich verschlechternde funktionale Gesundheit die Ausstiegswahrscheinlichkeit erhöht.

In der Studie von ROBERTS et al. (2003) erhöht das Vorhandensein selbstberichteter Einschränkungen der täglichen Aktivitäten in der vorherigen Befragungswelle die Wahrscheinlichkeit, aus der Erwerbstätigkeit auszuscheiden, bei britischen Männern ab 50 Jahren auf das 3,5-fache, bei Frauen auf das 2,5-fache (für Deutschland gab es in dieser Studie kein analoges Merkmal funktionaler Gesundheit).

Die Studie von KALWIJ und VERMEULEN (2005) beruht auf den Daten der ersten Welle der SHARE-Studie aus dem Jahr 2004, einer standardisierten Erhebung in elf europäischen Ländern. Sie enthält verschiedene objektive (und subjektive) Gesundheitsindikatoren. Die funktionale Gesundheit wird durch Fragen zu Einschränkungen bei verschiedenen Aktivitäten des täglichen Lebens (ADL) erhoben. Untersucht wurde der Zusammenhang zwischen dem Vorliegen einer ADL-Restriktion (und zugleich weiteren vier Gesundheitsindikatoren) mit dem Erwerbsstatus 50–64-jähriger Männer und Frauen in jedem Teilnehmerland. Unter Kontrolle anderer Gesundheitseinflüsse (Einzelerkrankungen, die als schwer oder weniger schwer anzusehen sind, Adipositas und Handkraftstärke), des Alters, der Qualifikation und der familiären Situation hatte das Vorliegen einer ADL-Restriktion in Deutschland, Dänemark, den Niederlanden, Schweden und Spanien einen signifikant negativen

Effekt auf die Erwerbsbeteiligung, bei Männern stärker als bei Frauen. Die prozentualen marginalen Effekte reichen von minus 10% bis minus 26%, in Deutschland betrug der ADL-Effekt minus 9% für Frauen und minus 12% für Männer.

DWYER (2001) untersuchte für die Vereinigten Staaten auf der Grundlage der Längsschnittdaten der HRS, welche Auswirkungen eine Verschlechterung der funktionalen Gesundheit im Beobachtungszeitraum (1992–1998) bei anfänglich 50-jährigen und älteren Erwerbstätigen auf die Wahrscheinlichkeit hat, in den Ruhestand zu wechseln. Insgesamt hatte eine Verschlechterung (ja/nein) einen signifikant erhöhenden Effekt auf die Ausstiegswahrscheinlichkeit um 14%. Er fiel stärker aus (18%), wenn die Untersuchungsteilnehmer in Welle 1 geplant hatten, noch länger als sechs Jahr erwerbstätig zu bleiben. Deskriptiv äußerte sich dies in der Tatsache, dass 23% derer, die entgegen ihrer ursprünglichen Pläne in den Ruhestand wechselten, von einer Verschlechterung ihrer funktionalen Gesundheit betroffen waren, gegenüber nur 10% derer, die wie geplant weiterhin erwerbstätig waren. Diese Befunde belegen somit auch für die funktionale Gesundheit, dass eintretende Gesundheitsverschlechterungen den Erwerbsausstieg beschleunigen und dabei auch eine Revision ursprünglicher Pläne veranlassen.

Chronische und schwere Krankheiten: Ebenfalls mit den Längsschnittdaten der HRS untersuchten KIM und DEVANEY (2005) den Einfluss der Anzahl schwerer und chronischer Krankheiten bei Vollzeiterwerbstätigen des Jahres 1992 auf den Übergang in den Ruhestand. Dabei unterschieden sie, ob die Untersuchungsteilnehmer im Jahr 2000 sich selbst als im Voll- oder Teilruhestand erachteten. In der multinomialen logistischen Regressionsanalyse, in die auch die subjektive Gesundheit und zahlreiche finanzielle, berufliche und soziodemographische Merkmale einbezogen wurden, zeigte sich kein signifikanter Effekt der Anzahl schwerer Krankheiten. Eventuell verbarg sich dieser hinter dem vorhandenen Einfluss der subjektiven Gesundheit auf den Wechsel in den Vollruhestand. Die Anzahl chronischer Erkrankungen erhöhte hingegen signifikant die Wahrscheinlichkeit des Teilruhestands (*Odds Ratio* 1,13; Referenz: Vollzeiterwerbstätigkeit), nicht jedoch des Vollruhestands. Nach Einschätzung der Autorinnen neigen die Beschäftigten zur Reduzierung ihrer Arbeitszeit, wenn sie aufgrund chronischer Erkrankungen Schwierigkeiten haben, weiterhin ein Vollzeitpensum zu leisten: „This suggests that older workers with chronic conditions such aus arthritis, asthma, cataracts, gout, and ulcers have difficulty in working full-time but they are willing to work part-time." (KIM und DEVANEY 2005, S. 386.)

BLAU und RIPHAHN (1999) untersuchten für Deutschland mit den Längsschnittdaten des SOEP (1984–1994) auf Paarebene den Einfluss zahlreicher Variablen auf die Beendigung der Erwerbstätigkeit Älterer (ab 50 Jahren). Dabei wurde auch der Einfluss der Existenz einer chronischen Erkrankung analysiert. Es zeigte sich, dass chronische Erkrankungen die Ausstiegswahrscheinlichkeit erhöhen und dabei auch der Gesundheitszustand des Partners eine Rolle spielt. Hatte der Mann eine chronische Erkrankung, hing die Reaktion seiner Frau davon ab, ob er noch erwerbstätig war oder nicht. War der chronisch erkrankte Mann bereits ausgeschieden, erhöhte dies signifikant auch die Ausstiegsneigung seiner Frau. Umgekehrt war der Erwerbsstatus der Frau für das Ausstiegsverhalten der Männer im Falle einer chronischen Erkrankung der Frau irrelevant.

In der zuvor bereits beschriebenen Arbeit von KALWIJ und VERMEULEN (2005) wird neben anderen Gesundheitseinflüssen auch der Einfluss schwerer oder minderschwerer Krankheiten auf die Erwerbsbeteiligung Älterer in den elf Ländern der SHARE-Studie untersucht. Als schwere, jemals erlebte Erkrankungen werden beispielhaft Herzkrankheiten, Herzinfarkt, Krebs und Parkinson genannt, als minderschwere Krankheiten ein hoher Cholesterinspiegel, Diabetes, Arthritis und Bluthochdruck. Auch unter Kontrolle der anderen objektiven Gesundheitseinflüsse hat in der Hälfte der Länder, darunter auch in Deutschland, die vergangene oder aktuelle Existenz einer schweren Erkrankung einen signifikant negativen Einfluss auf die Wahrscheinlichkeit, im Alter von 50 bis 64 Jahren erwerbstätig zu sein. Erneut tritt der Effekt bei den Männern häufiger und stärker auf als bei den Frauen. Bei den Männern in Deutschland beträgt der prozentuale marginale Effekt minus 13 % (bei Frauen: nicht signifikant), in Österreich erreicht er minus 31 %. Interessant ist, dass unter den Männern nur für Deutschland zusätzlich auch ein signifikant negativer Effekt (minus 8 %) des jemaligen Bestehens einer minderschweren Erkrankung festzustellen ist.

Dass die verschiedenen gesundheitlichen Beeinträchtigungen zusammen einen erheblichen Einfluss auf die Erwerbsbeteiligung Älterer und das Ausstiegsalter haben, illustrieren KALWIJ und VERMEULEN (2005) eindrücklich mittels einer Simulation der Erwerbstätigenquote unter Anwendung der festgestellten Effektkoeffizienten. Hätten die 50–64-jährigen Männer keine gesundheitlichen Beeinträchtigungen, läge nach den Ergebnissen dieser Simulation ihre Erwerbstätigenquote rein statistisch um 2,5 Prozentpunkte (Italien) bis 12,2 Prozentpunkte (Spanien) über dem aktuellen Wert. Deutschland gehört mit einer Differenz von 12,0 Prozentpunkten zu den Ländern mit dem höchsten Steigerungspotential durch die Verbesserung des Gesundheitszustands älterer Arbeitskräfte. Bei den Frauen besteht gemäß dieser Simulation erhebliches Steigerungspotential in Schweden, den Niederlanden und Frankreich (KALWIJ und VERMEULEN 2005, S. 26).

Krankheitsbedingte Fehlzeiten: Durch die in den vergangenen Jahren forcierte Öffnung des Bestands an Mikrodaten der deutschen Sozialversicherungen über die Erwerbsverläufe und Rentenübergänge ihrer Versicherten für wissenschaftliche Sekundäranalysen ergeben sich zusehends Möglichkeiten, auf der Grundlage hoher Fallzahlen und weniger, aber äußerst zuverlässiger Variablen mit sogenannten *Scientific Use Files* die Prozesse des Übergangs vom Erwerbsleben in den Ruhestand sehr differenziert zu untersuchen (vgl. WÜBBEKE 2005, RADL 2007). Die Untersuchung von WÜBBEKE (2005) zum Übergang in den Rentenbezug stützt sich auf eine Teilstichprobe der IAB-Beschäftigtenstichprobe, für die auf der Individualebene zusätzlich Daten der Deutschen Rentenversicherung hinzugespielt wurden. Auf diese Weise konnte für rund 19 000 Versicherte der westdeutschen Geburtsjahrgänge 1920 bis 1930 der Erwerbsverlauf (soweit sozialversicherungsrechtlich relevant) bis zum Renteneintritt untersucht werden. In die Analyse der Einflussfaktoren auf den Prozess des Ausscheidens und auf verschiedene Pfade in den Ruhestand (über Arbeitslosigkeit, Krankengeldbezug, direkten Rentenzugang) wurden zur Messung von Gesundheitseinflüssen die Anzahl und Dauer von Langzeiterkrankungen einbezogen, wie sie sich in den Daten der Sozialversicherungsmeldungen finden. Indikator hierfür waren die über die Zeit der Lohnfortzahlung hinausgehenden Arbeitsunfähigkeitstage seit Vollendung des 50. Lebensjahres (während der Lohnfortzahlung werden im genannten Datensatz keine Arbeitsunfähigkeitstage registriert). Im Einzelnen wurden die Anzahl solcher Langzeiterkrankungen und die kumulierte Dauer (in Monaten) im sozialversicherten Beschäftigungsverlauf ab dem Alter 50 als Einflussgrößen betrachtet.

Die mittels Ereignisanalysen betriebene Untersuchung offenbarte einen starken Effekt beider Indikatoren objektiver Gesundheit auf die Wahrscheinlichkeit des Wechsels in die dauerhafte Nichterwerbstätigkeit und verschiedene Übergangspfade. Mit jeder über den Entgeltfortzahlungszeitraum hinaus andauernden Krankheitsepisode nahm das Risiko des endgültigen Ausscheidens aus dem Erwerbsleben für Frauen um 14,7 % und für Männer um 21,5 % zu. Dies bedeutet, dass beispielsweise nach drei Langzeiterkrankungen ab dem Alter von 50 Jahren männliche Arbeitnehmer ein um 82 % höheres Ausstiegsrisiko hatten als Arbeitnehmer ohne Langzeiterkrankungen. Zusätzlich stieg ihre Wahrscheinlichkeit des endgültigen Ausscheidens mit jedem Arbeitsunfähigkeitsmonat jenseits der Lohnfortzahlung um 1,7 % (bei Frauen: 1,6 %). Wie die Autorin betont, „[…] bestätigen die Schätzresultate die Ergebnisse einer Vielzahl anderer empirischer Untersuchungen, welche übereinstimmend die bedeutende Rolle gesundheitlicher Beeinträchtigungen für das vorzeitige Ausscheiden aus dem Erwerbsleben belegen" (WÜBBEKE 2005, S. 214).

RADL (2007) legte die Ergebnisse einer Studie zu personenbezogenen Determinanten des Renteneintrittsalters vor, die sich auf die prozessproduzierten Mikrodaten der gesetzlichen Rentenversicherung über die Männer stützte, welche im Jahr 2004 erstmalig eine gesetzliche Altersrente bezogen. Auf der Grundlage einer 10%igen Stichprobe der männlichen Altersrentenzugänge (N=30 737) wurde auch hier der Einfluss gesundheitlicher Merkmale untersucht. Als Indikatoren für gesundheitliche Probleme dienten ihm dabei das Vorkommen des Versichertenstatus „Bezieher von Kranken- oder Verletztengeldbezug und ähnliches" jeweils zum 31. 12. der letzten drei Jahre vor Rentenbeginn, die registrierte Dauer von rentenrechtlichen Anrechnungszeiten wegen Krankheit und die Gewährung einer Rehabilitationsleistung in den letzten fünf Jahren vor dem Renteneintritt.

Obwohl sich die ereignisanalytische Untersuchung auf den Eintritt in die Altersrente beschränkte und Zugänge in die Erwerbsminderungsrente (als primären Zweig zur Absicherung vorzeitiger Erwerbsunfähigkeit) nicht einbezog, zeigten sich in der Untersuchung markante positive Einflüsse aller drei Indikatoren gesundheitlicher Einschränkung auf die Berentungswahrscheinlichkeit. So erhöhte die Tatsache des Bezugs von Kranken- oder Verletztengeld die Wahrscheinlichkeit des Altersrenteneintritts (Hazardrate) auf das 2,3-fache und das Angewiesensein auf Rehabilitationsmaßnahmen um 13 %. Je Einheit der Anrechnungszeit wegen Krankheit (leider wurde die Einheit nicht angegeben; vermutlich handelt es sich um Anrechnungsmonate) erhöhte sich das Übergangsrisiko um 0,4 %. RADL sieht in diesen Befunden eine erneute Bestätigung für die ausschlaggebende Rolle der Gesundheit und ein klares Indiz dafür, „[…] dass das Invaliditätsrisiko in der gesetzlichen Rentenversicherung nicht restlos durch Erwerbsminderungsrenten abgedeckt wird" (RADL 2007, S. 58). Zur Frage der Bedeutung von *Pull-* und *Push*-Faktoren für den Rentenübergang (siehe hierzu Abschnitt 4.1) zieht er folgendes Fazit: „Die Bilanz zur theoretischen Kontroverse zwischen Pull- und Push-Argumenten fällt ambivalent aus. Sowohl rationale Abwägungen der finanziellen Anreize einer Frühberentung durch die Akteure, als auch die restriktiven Auswirkungen betrieblicher Ausgliederungen und gesundheitlicher Probleme kommen im Rentenzugang von Männern zum Tragen. Insgesamt haben Push-Faktoren im Lichte der Daten aber das größere Gewicht." (RADL 2007, S. 59.)

Der Überblick über die empirischen Untersuchungen zur Abhängigkeit des Zeitpunkts und der Art des Ausscheidens älterer Arbeitskräfte aus dem Erwerbsleben von gesundheitlichen Merkmalen macht deutlich, dass der Gesundheitszustand und seine Veränderung einen zentralen Einfluss auf das Ausscheiden haben. Die bisherigen Ausführungen gingen vor allem der Frage nach, welchen Einfluss unterschiedliche Aspekte der Gesundheit haben und folgten dabei der häufig getroffenen Unterscheidung in eher subjektive und eher objektive Gesundheitsmerkmale. Es zeigte sich, dass beide Dimensionen bedeutsam sind und die Erklärungs- und Prognosekraft der subjektiven Gesundheit im Allgemeinen nicht schlechter als die von objektiveren Gesundheitsindikatoren ist. Schlechte subjektive und objektive Gesundheit erhöht das Risiko des vorzeitigen Ausstiegs aus dem Beruf, das Risiko der Arbeitslosigkeit am Ende des Erwerbslebens und der Frühberentung. Auch konnte gezeigt werden, dass im Ensemble der Determinanten des Übergangs in den Ruhestand der Gesundheit eine wichtige Stellung zukommt. Ob eine Person bis zum Erreichen der Standardaltersgrenze, die gegenwärtig in den meisten westlichen Ländern bei 65 Jahren liegt, im Erwerbsprozess verbleibt oder vorzeitig ausscheidet, hängt mindestens so sehr von der gesundheitlichen Situation und Entwicklung ab wie von betrieblichen Einflüssen, der finanziellen Lage und Attraktivität des Ruhestands und den institutionalisierten Regelungen.

Allerdings ist nicht zu erwarten, dass sich gesundheitliche Probleme bei allen älteren Arbeitskräften in gleicher Stärke auf das Risiko des Ausscheidens aus dem Beruf auswirken. In den bisherigen Ausführungen wurde bereits vereinzelt auf eine Alters- und Geschlechtsabhängigkeit des Gesundheitseinflusses hingewiesen. Zu erwarten sind weitere Bedingungen, die Einfluss darauf haben, wie stark durch schlechte Gesundheit das Ausstiegsrisiko erhöht wird. Im nächsten Abschnitt wird daher ein kurzer Überblick zur empirischen Befundlage über Differenzen der gesundheitlichen Effekte in Abhängigkeit von persönlichen und kontextuellen Merkmalen gegeben.

4.2.3 Bedingungen, die die Stärke des Gesundheitseffekts beeinflussen

Die meisten empirischen Studien zu gesundheitlichen und anderen Determinanten des Ausstiegs älterer Arbeitskräfte aus der Erwerbsarbeit und zum Eintritt in den Ruhestand beschränken sich in ihren multivariaten Designs auf die Analyse der Haupteffekte der einbezogenen Prädiktoren. Betrachtet wird dabei der eigenständige Einfluss von schlechter Gesundheit unter Kontrolle anderer Faktoren. Die vorhersagbare Ausstiegswahrscheinlichkeit von Individuen und Gruppen ergibt sich dann aus der jeweiligen Kombination der positiven und negativen Effekte der einbezogenen Prädiktoren – und dem Einfluss unbeobachteter Heterogenität. Per Saldo kann dabei der Einfluss schlechter Gesundheit durchaus durch andere gegenläufig wirkende Einflüsse kompensiert werden, oder es überwiegen sich kumulierende negative Effekte. Dies ist jedoch etwas anderes als die Frage nach einem differenziellen Gesundheitseffekt, d. h. der unterschiedlichen Stärke (und eventuelle Richtung) des Gesundheitseinflusses selbst in Abhängigkeit von individuellen und kontextuellen Merkmalen. Nur wenige Untersuchungen widmen sich den Bedingungen, die Einfluss auf die Stärke des Gesundheitseffekts nehmen, und richten ihren Untersuchungsansatz darauf aus, indem sie beispielsweise getrennte Analysen für Untergruppen durchführen oder Interaktionseffekte einbeziehen. Am ehesten findet man noch Studien, die auf alters- und geschlechtsspezifische Unterschiede des Gesundheitseffekts hinweisen. Nach Durchsicht der in Tabelle 3 aufgeführten maßgeblichen Untersuchungen finden sich hauptsächlich Anhaltspunkte zu folgenden moderierenden Einflüssen: Alter, Geschlecht, Erwerbsbeteiligung und Gesundheit des Partners. Den Überblick zum Gesundheitseinfluss auf das Ausscheiden aus der Erwerbstätigkeit bei älteren Arbeitskräften abschließend, wird die nicht sehr umfangreiche Befundlage zu diesen intervenierenden Aspekten kurz dargestellt, bevor anschließend auf die Abhängigkeit der erneuten Aufnahme einer Beschäftigung vom Gesundheitszustand eingegangen wird.

Alter: Die wenigen empirischen Studien, die die Altersspezifik des Gesundheitseffekts auf den Ausstieg älterer Arbeitskräfte aus der Erwerbsarbeit mit untersuchen, kommen zu uneinheitlichen Ergebnissen. MUTCHLER et al. (1999) untersuchten das Ausstiegsverhalten 55–69-jähriger Männer in den Jahren 1984 und 1985 auf der Grundlage einer Wiederholungsbefragung einer für die USA repräsentativen Stichprobe. Es wurde ein signifikanter Interaktionseffekt zwischen Alter und subjektiver Gesundheit auf das Ausstiegsverhalten von Männern festgestellt. Die vorhergesagte Ausstiegswahrscheinlichkeit 58-jähriger Männer lag im Falle schlechter subjektiver Gesundheit viermal höher als im Falle bester Gesundheit. Bei 62-jährigen Männern war dieses Risiko nur 1,5-fach erhöht, bei 66-Jährigen nur noch 40% über dem der Männer mit bester Gesundheit. Der Effekt schlechter Gesundheit wurde demnach umso schwächer, je mehr man sich der institutionellen Altersgrenze näherte.

WILLIAMSON und MCNAMARA (2003) finden auf der Grundlage von Längsschnittdaten der *Health and Retirement Study* (HRS) einen ähnlichen Zusammenhang. Sie untersuchten die Auswirkung des Eintritts selbstberichteter Funktionseinbußen, die die Arbeitsfähigkeit beeinträchtigen, auf die Erwerbsbeteiligung Älterer. Sie stellten fest, dass der Eintritt einer solchen gesundheitlichen Verschlechterung generell zwar den Ausstieg fördert, im rentennahen Alter jedoch eine Neigung besteht, das Ausscheiden zu verzögern, bis man Anspruch auf den Zugang in die Altersrente bzw. bessere finanzielle Sicherungsleistungen erhält. Dies deutet darauf hin, dass der Alterszusammenhang teilweise dem Einfluss altersbezogener Regulierungen der sozialen Sicherung geschuldet ist. Dazu würde auch ein Ergebnis einer weiteren Untersuchung der beiden Autoren passen, wonach die Ausübung einer Erwerbstätigkeit im Alter ab 68 Jahren weniger vom Gesundheitszustand abhängt als zwischen 60 und 67 Jahren (MCNAMARA und WILLIAMSON 2004).

Während die bisher genannten Studien mit steigendem Alter eine Abschwächung des Effekts schlechter Gesundheit nahe legen, allerdings beschränkt auf das Alter jenseits des 57. Lebensjahres, gelangten BOUND et al. (1999) zu einer anderen Einschätzung der Altersdynamik des Gesundheitseffekts auf die Erwerbsbeteiligung älterer Arbeitskräfte. Die Autoren untersuchten mit den Längsschnittdaten der ersten drei HRS-Wellen (1992–1996) den Einfluss des Gesundheitszustands und seiner Veränderung auf die Erwerbsstatuswechsel der 50–62-Jährigen in den Vereinigten Staaten. Es zeigte sich, dass der negative Effekt von raschen Gesundheitsverschlechterungen (*health shocks*) auf die Wahrscheinlichkeit, den Arbeitsmarkt zu verlassen, umso geringer ausfiel, je früher die Verschlechterung im Beobachtungszeitraum eintrat. Die Autoren schließen daraus: „These results are consistent with the hypothesis that people adapt to relatively early health shocks in ways that enable continued labor force participation." (BOUND et al. 1999, S. 198.) Die berichteten Befunde lassen vermuten, dass gesundheitliche Verschlechterungen besonders dann den Ausstieg aus dem Erwerbsleben forcieren, wenn die Betroffenen ein Alter erreicht haben, in dem der Wechsel in den Ruhestand kulturell akzeptiert oder gar erwartet wird und ihnen die Option eines sozialstaatlich abgesicherten vorzeitigen Wechsels in den Ruhestand offen steht.

Geschlecht: Hat der individuelle Gesundheitszustand für die Aufrechterhaltung der Erwerbstätigkeit bei Männern die gleiche Relevanz wie bei Frauen? Erhöht schlechte Gesundheit bei beiden Geschlechtern ähnlich stark das Risiko, vorzeitig aus dem Erwerbsleben auszuscheiden? Die empirischen Befunde hierzu sind uneinheitlich. Es überwiegen Arbeiten, die entweder keine bedeutsamen geschlechtsbezogenen Unterschiede feststellen oder eine größere Abhängigkeit des Wechsels in die Nichterwerbstätigkeit bzw. den Ruhestand vom Gesundheitszustand bei den Männern beobachten. Nur ein kleiner Teil der in Tabelle 3 aufgelisteten Arbeiten enthält Befunde, die einen Geschlechtervergleich zulassen. Drei Studien sprechen für eine Indifferenz (ROBERTS et al. 2006, HAARDT 2006, BOUND et al. 1999) und zwei für eine stärkere Relevanz bei den Männern (WÜBBEKE 2005, EMMERSON und TETLOW 2006). Die ländervergleichende Untersuchung von KALWIJ und VERMEULEN (2005) kommt zu unterschiedlichen Befunden, je nach Land und Gesundheitsindikator. Eine amerikanische Untersuchung stellt fest, dass schlechte Gesundheit bei Frauen stärker als bei Männern die Ausstiegswahrscheinlichkeit erhöht (MCNAMARA und WILLIAMSON 2004).

Für Deutschland sind die Befunde von WÜBBEKE (2005) hervorzuheben. In der bereits besprochenen Forschungsarbeit stellt sie markante geschlechtsspezifische Unterschiede im Gesundheitseinfluss auf die Ausstiegswahrscheinlichkeit und die Übergangspfade fest. Während insgesamt das Ausstiegsgeschehen bei Männern stärker als bei Frauen durch gesundheitliche Probleme beeinflusst wurde, war es jedoch bei einzelnen Ausstiegspfaden umgekehrt. So erhöhte sich mit steigenden krankheitsbedingten Fehlzeiten für Frauen stärker als für Männer das Risiko, über Arbeitslosigkeit (Effekt je AU-Monat: +6,4% bei Frauen, +2,6% bei Männern) und Krankengeldbezug (Frauen: +13,4%; Männer: +8,1%) dauerhaft aus dem Erwerbsleben auszuscheiden, während Männer bessere Chancen auf einen direkten Rentenzugang, einschließlich eines abgesicherten Vorruhestands hatten. In diesem Zusammenhang ist darauf hinzuweisen, dass die Untersuchung von WÜBBEKE (2005) die Altersübergänge in der Zeit vor 1996 erfasst. Mittlerweile haben sich die Möglichkeiten des frühzeitigen Wechsels in die Erwerbsminderungs- und Altersrente verschlechtert, und die früheren, staatlich mitfinanzierten Vorruhestandsmöglichkeiten wurden weitgehend beseitigt. Neu geschaffen wurde hingegen die Möglichkeit der Altersteilzeit, die in der überwiegend praktizierten Variante des Blockmodells (Ansparung von Mehrarbeit auf einem Zeitkonto mit anschließendem Aufbrauchen in der Freistellungsphase) faktisch eine neue Form des Vorruhestands darstellt. Allerdings liegen noch keine empirischen Untersuchungen zu gesundheitlichen Einflüssen auf die vorzeitige Berufsaufgabe über die Altersteilzeit als Quasi-Vorruhestand vor.

In der Untersuchung von KALWIJ and VERMEULEN (2005), die auf der Grundlage der ersten Welle der SHARE-Befragung für elf Länder die Einflüsse verschiedener objektiver Gesundheitsmerkmale auf die Erwerbsbeteiligung der 50–64-jährigen Frauen und Männer untersucht, erweisen sich in der deutschen Stichprobe bei Männern vier von fünf Gesundheitsindikatoren als signifikant, bei Frauen nur einer. Auch die Effektstärken sind bei den Männern etwas höher. Betrachtet man jedoch alle einbezogenen Länder, stellt sich die Situation heterogener dar. Es gibt auch Länder, in denen der Gesundheitseffekt – gemessen an der Anzahl und Stärke signifikanter Einzeleffekte – bei den Frauen ausgeprägter erscheint als bei den Männern (Frankreich, Niederlande, Schweden).

Erwerbsbeteiligung und Gesundheit des Partners: Allmählich berücksichtigen empirische Forschungsarbeiten die Annahme (bzw. Erkenntnis), dass bei Paaren die Ruhestandsentscheidung von gemeinsamen Plänen sowie Interessen und Merkmalen des Partners beeinflusst wird. Daher werden bei der Analyse des Übergangs in den Ruhestand der verheirateten Individuen zusehends auch Merkmale des Partners zur Erklärung herangezogen oder Paare als Untersuchungseinheiten gewählt. Im Allgemeinen bevorzugen Paare den gemeinsamen, zeitlich nicht zu weit auseinander liegenden Wechsel in den Ruhestand, um den Ruhestand gemeinsam gestalten zu können. Daher wird dem Erwerbsstatus des Partners ein Einfluss auf die eigene Ausstiegsneigung zugemessen, der sich auch auf die Bereitschaft erstrecken kann, bei gesundheitlichen Beeinträchtigungen in den Ruhestand zu wechseln. Erwartet wird allgemein, dass sich die Wahrscheinlichkeit des Ausscheidens erhöht, wenn der Partner bereits im Ruhestand ist. Des Weiteren lässt sich annehmen, dass ein schlechter Gesundheitszustand des Partners Einfluss auf die eigene Erwerbsneigung hat. Über die Richtung dieses Einflusses kann man allerdings unterschiedliche Annahmen treffen. Einerseits kann eine schlechte Gesundheit des Partners zum Erwerbsausstieg zwingen oder animieren, damit man sich besser um ihn kümmern kann. Dies ist allerdings nur zu erwarten, wenn der kranke Partner nicht mehr im Erwerbsleben steht. Andererseits können das fehlende Erwerbseinkommen des kranken nicht-erwerbstätigen Partners und ein möglicherweise erhöhter finanzieller Bedarf zur Bestreitung der Gesundheitsausgaben es notwendig machen, selbst so lange wie möglich erwerbstätig zu bleiben, auch bei eingeschränkter Gesundheit.

Von den in Tabelle 3 aufgeführten empirischen Studien untersuchen vier den Einfluss des Gesundheitszustands des Partners auf die eigene Ausstiegswahrscheinlichkeit und zwei davon auch die moderierende Wirkung der Erwerbsbeteiligung des Partners auf den Einfluss des eigenen Gesundheitszustands. BLAU und RIPHAHN (1999) untersuchten mit den Längsschnittdaten der ersten elf Wellen des SOEP (1984–1994) den Einfluss der Erwerbsbeteiligung des Partners und seiner Gesundheit auf den Wechsel in die Nichterwerbstätigkeit bei 50–69-jährigen verheirateten Paaren. Die Ausstiegswahrscheinlichkeit Erwerbstätiger war deutlich erhöht, wenn der Partner bereits ausgeschieden war, ein Ergebnis, das sich auch in den anderen betrachteten Studien fand (ROBERTS et al. 2006, JIMÉNEZ-MARTIN et al. 1999). Ein schlechter Gesundheitszustand des Partners beeinflusste hingegen nur bei Frauen deren Ausstiegsneigung. Die Stärke des Effekts hing darüber hinaus vom Erwerbsstatus des kranken Ehemannes ab. War er noch erwerbstätig, schieden die Frauen mit geringerer Wahrscheinlichkeit aus, als wenn der kranke Ehemann nicht mehr am Erwerbsleben teilnahm.

Weniger differenziert untersuchten auch ROBERTS et al. (2006) mit Daten des SOEP und des BHPS den Einfluss der Gesundheit des Partners auf den Übergang in den Ruhestand in Deutschland und Großbritannien. Sie konnten keinen signifikanten Effekt feststellen. Hingegen stellten JIMÉNEZ-MARTIN et al. (1999) auf europäischer Ebene mit Daten des Haushaltspanels der EU (ECHP) fest, dass schlechte Gesundheit nicht nur die eigene Ausstiegswahrscheinlichkeit, sondern auch die des Partners erhöht. Der Gesundheitszustand des Mannes ist dabei einflussreicher als jener der Frau.

Die Autoren untersuchten auch, inwieweit der negative Effekt eigener schlechter Gesundheit auf den Erwerbsausstieg von Merkmalen des Partners abhängt. Sie kamen zu folgenden Ergebnissen: Ist der Partner bereits im Ruhestand, beschleunigt schlechte Gesundheit den eigenen Übergang in den Ruhestand stärker, als wenn der Partner noch erwerbstätig ist. Alleinverdienende Männer in Haushalten, die das *Familienernährer*-Modell praktizieren, bleiben bei schlechter Gesundheit länger erwerbstätig als Männer, deren Partnerin ebenfalls erwerbstätig ist (ein Befund, der sich auch für die USA in der Untersuchung von MUTCHLER et al. 1999 zeigte). Haben Frauen aufgrund der schon länger zurückliegenden gesundheitsbedingten Berufsaufgabe des Mannes die *Familienernährer*-Funktion übernommen, bleiben sie auch bei schlechter Gesundheit länger erwerbstätig.

Die vorgestellten Befunde unterstützen die Annahme, dass der Übergang in den Ruhestand bei Paaren als ein wechselseitig abhängiger Prozess aufzufassen ist. Wie dieser Prozess durch gesundheitliche Beeinträchtigungen der Partner beeinflusst wird, hängt u. a. vom Wunsch nach einem gemeinsamen Ruhestand und dem Wunsch nach einer akzeptablen Einkommenssituation ab. Legt letzteres eine Fortsetzung der eigenen Erwerbstätigkeit nahe, mildert dies den Gesundheitseffekt; erscheint die finanzielle Absicherung gewährleistet, verstärkt sie ihn.

4.2.4 Gesundheitseinfluss auf die Wiederaufnahme einer Beschäftigung

Der bisherige Überblick über die empirische Forschung hat sehr deutlich gemacht, dass schlechte Gesundheit bei älteren Arbeitskräften einer der Hauptfaktoren für den frühzeitigen Berufsausstieg ist. Die meisten Untersuchungen erachten die Beendigung einer Erwerbstätigkeit bei Personen ab ca. 55 Jahren dabei explizit oder implizit als den Abschied aus dem hauptberuflichen Erwerbsleben und den Übergang in den Ruhestand, allenfalls angereichert durch überwiegend geringfügige Beschäftigung bei einer Minderheit der Ruheständlerinnen und Ruheständler. Bei Ereignisanalysen lässt sich diese Sichtweise häufig daran erkennen, dass der Statuswechsel zur Nichterwerbstätigkeit als ein „absorbierender" Zustand, sprich irreversibler Endzustand, modelliert wird. Für die große Mehrheit Älterer dürfte diese Einschätzung auch der Realität entsprechen. Allerdings ist durchaus ein Wiedereinstieg in eine berufliche Tätigkeit denkbar – und kommt auch vor. Die Rückkehr zur Erwerbstätigkeit vor dem Ruhestand kommt insbesondere dann in Betracht, wenn der Ausstieg relativ früh erfolgte und – falls gesundheitliche Gründe dafür (mit)verantwortlich waren – anschließend eine Verbesserung der Gesundheit und Arbeitsfähigkeit erreicht wird. Daher werden in diesem Abschnitt kurz die wichtigsten Befunde jener Untersuchungen berichtet, die nicht nur den Einfluss der Gesundheit auf die Beendigung der Erwerbstätigkeit, sondern zugleich auch auf die (erneute) Aufnahme einer Erwerbstätigkeit untersucht haben. Die Durchsicht der wenigen Studien orientiert sich dabei an zwei Hauptfragen: (*1.*) Verringert schlechte Gesundheit die Wahrscheinlichkeit einer (erneuten) Aufnahme der Erwerbstätigkeit? (*2.*) Wirkt sich eine eintretende Verbesserung des Gesundheitszustands positiv auf die Rückkehr in eine Beschäftigung aus?

Die Befundlage ist spärlich. Nur vier der in Tabelle 3 aufgeführten Studien untersuchen auch den Gesundheitseinfluss auf die (erneute) Aufnahme einer Erwerbstätigkeit vor dem Ruhestand, davon eine nur deskriptiv. EMMERSON und TETLOW (2006) vergleichen auf der Grundlage längsschnittlicher Daten der *English Longitudinal Study of Ageing* (ELSA), wie viele der Frauen und Männer ab 50 Jahren, die in Welle 1 (2002/03) die Rentenaltersgrenze noch nicht erreicht haben und nicht erwerbstätig waren, in Welle 2 (2004/05) einer bezahlten Arbeit nachgingen. Abbildung 16 zeigt, wie sich die Erwerbsaufnahmequoten nach der in Welle 1 genannten subjektiven Gesundheit der Männer und Frauen unterschieden.

Die geringste Wechselquote in die Erwerbstätigkeit hatten diejenigen mit schlechter subjektiver Gesundheit. Besonders ausgeprägt war der Gesundheitsgradient bei den Männern: Je schlechter ihre subjektive Gesundheit, desto geringer war ihre Rückkehrquote in Beschäftigung. Der gleiche Zusammenhang zeigte sich bei Verwendung der selbstberichteten Angaben zum Ausmaß funktionaler Einschränkungen.

Diese deskriptiven Befunde bestätigen sich in multivariaten Ereignisanalysen, die HAARDT (2006) für Großbritannien auf der Grundlage des BHPS durchgeführt hat. Auch

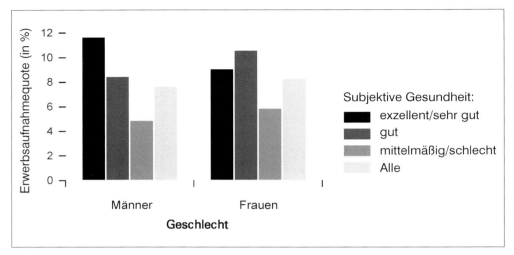

Abb. 16 Erwerbstätigkeit 2004/05 der 2002/03 nicht erwerbstätigen Männer und Frauen (Alter 50 bis gesetzliches Rentenalter) je nach subjektiver Gesundheit 2002/03. (Quelle: ELSA – nach EMMERSON und TETLOW 2006, S. 56)

unter Kontrolle finanzieller, berufsbiographischer und soziodemographischer Faktoren, hing die Rückkehrrate zur Erwerbstätigkeit deutlich vom Grad der subjektiven Gesundheit ab, diesmal in nahezu gleicher Weise für Männer und Frauen. Schlechte Gesundheit verringert nach diesen Daten die Rückkehrrate der Männer um 72 %, die der Frauen um 67 % (im Vergleich zu sehr guter Gesundheit). Bei sehr schlechter Gesundheit ist die Effektstärke mit minus 85 % bei Frauen sogar höher als bei Männern (minus 75 %).

Ein Einfluss von subjektiver Gesundheit auf die Wiederaufnahme einer Beschäftigung zeigt sich auch in der bereits erwähnten Studie von MUTCHLER et al. (1999). Je schlechter die subjektive Gesundheit auf einer 5-stufigen Skala (von sehr gut bis schlecht) in der Ausgangsbefragung (1984) bewertet wurde, desto geringer war die Wahrscheinlichkeit der Aufnahme einer Erwerbstätigkeit im Folgejahr (*Odds Ratio*: 0,71). Die Autoren prüften neben dem Haupteffekt auch die Relevanz von Interaktionseffekten der Gesundheit mit anderen Merkmalen. Dabei kam zum Vorschein, dass der negative Gesundheitseffekt je nach Alter, Rasse[7], Einkommen und der formalen Möglichkeit des Rentenzugangs unterschiedlich stark ausfiel. Schwächer war er bei einem Alter jenseits von 60 Jahren, einer Rentenberechtigung, überdurchschnittlichem Einkommen und weißer Hautfarbe.

In der ebenfalls schon erwähnten Studie von BLAU und RIPHAHN (1999), in der für Deutschland auf Paarebene ebenfalls ein negativer Gesundheitseffekt auf den Wiedereintritt in Beschäftigung festgestellt wurde, haben die Autoren auch hierfür den Einfluss der Gesundheit des Partners mit untersucht. Indikator war die Existenz chronischer Erkrankungen. Die Studie erbrachte, dass ein schlechter Gesundheitszustand des Partners die eigene Rückkehrwahrscheinlichkeit ebenfalls negativ beeinflusst. Der Einfluss der Partnergesundheit auf die eigene Beschäftigungsaufnahme war bei Frauen stärker als bei Männern.

---

7 Dieses soziodemographische Merkmal wird in amerikanischen Studien häufig als Kovariate verwendet. Hier wie im Folgenden wird in der Übersetzung der Begriff der „Rasse" (*race*) beibehalten, auch wenn er im Deutschen wenig gebräuchlich ist.

Keine der betrachteten Studien untersucht, ob und wie sich gesundheitliche Verbesserungen auf die Wahrscheinlichkeit der Wiederaufnahme einer Beschäftigung auswirken. Daher können zu dieser Frage keine Aussagen getroffen werden.

4.3 Zwischenresümee

Wie eingangs aufgezeigt wurde, erwarten alle wissenschaftlichen Disziplinen, die den Übergang in den Ruhestand erforschen, dass der Gesundheitszustand einen wesentlichen Einfluss auf das Tempo und die Art dieses Übergangs hat. Ein schlechter Gesundheitszustand und gesundheitliche Verschlechterungen werden als zentrale Ursachen für ein frühzeitiges Ausscheiden älterer Arbeitskräfte aus dem Erwerbsleben angesehen. Der Überblick über die Ergebnisse der nationalen und internationalen empirischen Forschung hat diese Erwartungen bestätigt.

Sind ältere Arbeitskräfte gesundheitlich beeinträchtigt, unterliegen sie einem deutlich erhöhten Risiko, vorzeitig aus dem Erwerbsleben auszuscheiden und in den frühen Ruhestand zu wechseln. Im Ensemble der Determinanten des Übergangs in den Ruhestand nimmt Gesundheit eine zentrale Stellung ein. Ob jemand bis zum Erreichen der Standardaltersgrenze, die gegenwärtig in den meisten westlichen Ländern bei 65 Jahren liegt, im Erwerbsprozess verbleibt oder vorzeitig ausscheidet, hängt mindestens so sehr von der gesundheitlichen Situation und Entwicklung ab wie von betrieblichen Einflüssen, der finanziellen Lage, der Attraktivität des Ruhestands und den institutionalisierten Regelungen. In mehreren größeren Untersuchungen erwies sich die Gesundheit als bedeutsamster Einzelfaktor. Der Erklärungsbeitrag dieses *Push*-Faktors auf den Übergang in den Ruhestand war in vielen Studien höher als der Erklärungsbeitrag finanzieller Anreize, wie des erwartbaren Ruhestandseinkommens (*Pull*-Faktor). Schlechte Gesundheit erhöht das Ausstiegsrisiko auf das Zwei- bis Vierfache gegenüber Personen mit guter oder sehr guter Gesundheit. Sie beeinträchtigt auch die Chance zur Rückkehr in Beschäftigung.

Dabei spielt es nur eine untergeordnete Rolle, welche Gesundheitsindikatoren man betrachtet. Die Debatte um die Verwendung subjektiver und objektiver Gesundheitsmerkmale scheint überzogen zu sein. Die standardisierte hierarchische Bewertung des eigenen Gesundheitszustands hat sich als genauso aussagekräftig und prognosefähig erwiesen wie die objektiveren Gesundheitsindikatoren zu spezifischen Erkrankungen und funktionalen Beeinträchtigungen. Wichtiger ist die Tatsache, dass eine schlechte Gesundheit nicht bei allen in gleicher Weise das Risiko vorzeitigen Ausscheidens erhöht. Darauf weisen die festgestellten Alters-, Geschlechts- und paarbezogenen Unterschiede sowie die Länderdifferenzen hin. Es fehlen bislang zwar Studien, die eine Abhängigkeit des Gesundheitseffekts von individuellen und kontextuellen Merkmalen in seiner ganzen Breite untersuchen. Dennoch verdeutlichen die Befunde, dass schlechte Gesundheit nicht zwangsläufig zum Frühausstieg führen muss. Andererseits begünstigt nicht nur die eigene schlechte Gesundheit ein frühzeitiges Ausscheiden, sondern auch gesundheitliche Probleme des Partners. Frauen sind vom Partnereinfluss insgesamt stärker betroffen als Männer.

Dem endgültigen Ausstieg voran gehen oft längere Arbeitsunfähigkeitsphasen, da es sich häufig um chronische degenerative Erkrankungen handelt. Das gesundheitsbedingte Ausscheiden kündigt sich also an. Es handelt sich um einen längeren Prozess, der zudem auf unterschiedlichen Pfaden in den Ruhestand führen kann. Gesundheitlich beeinträchtigte ältere Arbeitskräfte gehen nicht nur gehäuft in die Erwerbsminderungsrente, sondern auch in die Arbeitslosigkeit.

In nahezu keiner der betrachteten Längsschnittstudien wird näher auf Selektivitäten in der sogenannten Panelsterblichkeit eingegangen, obwohl gesundheitliche Probleme als einer der Hauptfaktoren eines selektiven Teilnahmeausstiegs in prospektiven Längsschnittstudien gelten. Zwar wird versucht, selektive Ausfälle zumindest bei deskriptiven Ergebnisdarstellungen durch eine entsprechende Höhergewichtung der verbleibenden Fälle auszugleichen; ob das nicht-beobachtete weitere Verhalten der ausgeschiedenen Untersuchungsteilnehmer mit schlechter Gesundheit dem der weiterhin Teilnehmenden mit entsprechenden Merkmalen entspricht, ist jedoch nicht bekannt. Die Nichtteilnahme in der Folgewelle könnte z. B. durch eine stärkere Verschlechterung des Gesundheitszustands seit der letzten Welle als bei den weiterhin Teilnehmenden beeinflusst sein, wäre damit aus den letzten verfügbaren Angaben noch nicht ersichtlich. Insgesamt ist davon auszugehen, dass der Gesundheitseinfluss auf den Erwerbsausstieg aufgrund der gesundheitsbezogenen Selektivität der Panelsterblichkeit eher unter- als überschätzt wird. In Längsschnittstudien sollte versucht werden, möglichst viele der ausgeschiedenen Untersuchungsteilnehmer entsprechend der zu erfassenden Ausfallgründe mit in Analysen zum Ausstieg aus der Erwerbstätigkeit bei älteren Arbeitskräften einzubeziehen, insbesondere bei längeren Erhebungsintervallen. Dies sollte z. B. bei all jenen möglich sein, die aus gesundheitlichen Gründen (einschließlich Todesfälle) nicht mehr an weiteren Erhebungswellen – und am Erwerbsleben – teilnehmen können.

5. Die Bedeutung des Übergangs in den Ruhestand für die Gesundheit

Im vorliegenden Kapitel wird der Frage nachgegangen, ob der Übergang in den Ruhestand Konsequenzen für die Gesundheit der Person hat und gegebenenfalls welche Konsequenzen dies sind. Gerade um den Zusammenhang zwischen Übergang in den Ruhestand und Gesundheit ranken sich eine Vielzahl von Annahmen, Vermutungen und Mythen (EKERDT 1987). Drei Unterabschnitte gliedern den Argumentationsverlauf. Zunächst werden theoretische Positionen zum Übergang in den Ruhestand als Statuspassage dargestellt. In einem zweiten Abschnitt werden empirische Befunde zum Zusammenhang zwischen Übergang in den Ruhestand und Veränderung der Gesundheit diskutiert. Abschließend wird ein Zwischenresümee gezogen.

5.1 Theoretische Positionen: Übergang in den Ruhestand als Statuspassage

Der Eintritt in den Ruhestand ist eine Statuspassage im Lebensverlauf, die den Übergang vom mittleren in das höhere Erwachsenenalter darstellt (EKERDT 2002). Für viele, insbesondere erwerbstätige Menschen ist dieser Übergang von der „zweiten Lebensphase" (Beteiligung am Erwerbsleben) in die „dritte Lebensphase" (Ruhestand) möglicherweise das am stärksten einschneidende Ereignis seit dem frühen Erwachsenenalter. Doch nicht allein jene Personen, die von der Erwerbstätigkeit in den Ruhestand wechseln, erleben dies als einen wichtigen Übergang, sondern häufig auch die Personen des sozialen Netzwerks, allen voran die Partnerin oder der Partner. Beim Übergang in den Ruhestand können sich Freizeitaktivitäten und soziale Netze verändern, Selbstbild und Lebensziele herausgefordert werden –

und eine Anpassung an veränderte materielle Bedingungen notwendig werden. Dabei muss allerdings bedacht werden, dass Veränderungen in verschiedenen Lebensbereichen auch bei erwerbstätigen Menschen stattfinden können, so dass der Übergang in den Ruhestand möglicherweise gar nicht belastender ist als die kontinuierliche Erwerbstätigkeit (BOSSÉ et al. 1991). Der Übergang in den Ruhestand ist ein komplexes Ereignis, dessen Eintritt von unterschiedlichen Faktoren beeinflusst wird und dessen Auswirkungen ebenfalls von einer Reihe von Bedingungen abhängen. Im Folgenden sollen zunächst einige allgemeine theoretische Positionen vorgestellt und anschließend die Vielfalt des Ruhestandsgeschehens verdeutlicht werden.

5.1.1 Übergang in den Ruhestand: Verlust, Gewinn oder Epiphänomen?

Der Übergang in den Ruhestand hat einen ambivalenten Charakter. Betont man seinen Charakter als „kritisches Lebensereignis", so rückt die Tatsache in den Vordergrund, dass eine Person mit dem Übergang in den Ruhestand jene Ressourcen verliert, die Erwerbsarbeit mit sich bringt. Aus psychologischer Sicht lässt sich der Übergang in den Ruhestand als eine Phase des *stress and coping* interpretieren. Allerdings kann der Übergang in den Ruhestand auch als Gewinn erfahren werden. Eine positive Deutung findet sich in dem Hinweis, dass mit dem Übergang in den Ruhestand eine „späte Freiheit" ihren Ausgangspunkt nimmt (ROSENMAYR 1983). Je nach Interpretation des Übergangs in den Ruhestand verändern sich auch die Erwartungen, die man hinsichtlich gesundheitlicher Veränderungen formulieren kann. Wird der Übergang in den Ruhestand als Verlustereignis gesehen, sind eher gesundheitliche Einbußen zu erwarten. Bei der positiven Interpretation dieses Übergangs sind dagegen eher positive Auswirkungen auf die Gesundheit wahrscheinlich. Allerdings muss auch bedacht werden, dass der Übergang in den Ruhestand Teil von Entwicklungsprozessen ist, die bereits im mittleren Erwachsenenalter begonnen haben. Dies könnte bedeuten, dass der Übergang in den Ruhestand ein reiner Marker ist, der Veränderungen zwar signalisiert, aber nicht selbst auslöst. Im Folgenden sollen drei markante, prototypische Beispiele für theoretische Ansätze vorgestellt werden, die den Übergang in den Ruhestand behandeln.

Übergang in den Ruhestand als Verlust: In modernen Arbeitsgesellschaften stellt Erwerbsarbeit nicht nur die wesentliche Einkommensquelle dar, sondern bedeutet auch, dass Menschen in soziale Interaktionen eingebunden sind, dass sich ihr Alltag zeitlich strukturiert, dass sie sich über ihre Stellung in der betrieblichen Organisation sozial verorten können, dass biographische Identität und Kontinuität konstruierbar wird und gesellschaftliche Veränderungen erfahrbar werden (KOHLI 1992). Eine der frühesten gerontologischen Theorien zur Bedeutung des Übergangs in den Ruhestand konzipierte dieses Ereignis dementsprechend als einen krisenhaften Verlust (FRIEDMANN und HAVIGHURST 1954). Da die Berufsrolle ein tragendes Element der Identität ist (zumindest für berufstätige Personen), bedeutet die Aufgabe dieser Rolle nicht allein den Verlust der beruflichen Tätigkeit, sondern auch des mit dem Beruf verknüpften Status und Lebenssinns. Die gerontologische Aktivitätstheorie postuliert ähnliche Konsequenzen, falls nach dem Übergang in den Ruhestand keine alternativen Tätigkeitsfelder gefunden werden (HAVIGHURST et al. 1968). Erfolgreiche Anpassung an das Leben im Ruhestand erfordert, dass die Person alternativen Aktivitäten nachgeht. Sofern es genügend alternative Aktivitäten gibt, resultiert eine „positive Anpassung" an den Ruhestand (hohe Lebenszufriedenheit, geringe depressive Symptomatik). Mit Blick auf den Zusammenhang zwischen Ruhestand und Gesundheit nimmt die Aktivitätstheorie an, dass ein (schlechter) Gesundheitszustand eine Bedingung für den Übergang in den Ruhestand ist und dass der Übergang in den Ruhestand einen Stressor für die Person darstellt. Wenn der Verlust der Berufsrolle nicht durch alternative soziale Aktivitäten substituiert wird, könnte eine Verschlechterung der Gesundheit resultieren.

Übergang in den Ruhestand als Gewinn: Vor dem Hintergrund einer guten materiellen Absicherung der letzten Lebensphase sind wiederholt die positiven Möglichkeiten hervorgehoben worden, die mit dem Übergang in den Ruhestand entstehen. Mit dem Ruhestand beginnt eine „späte Freiheit" (ROSENMAYR 1983). Die Last des Erwerbslebens fällt von der Person ab, zeitliche und hierarchische Zwänge verschwinden – und die Person im Ruhestand hat die Möglichkeit, die vor ihr liegende Zeit selbstbestimmt zu gestalten (NUTTMAN-SHWARTZ 2004). In den Worten von Ursula LEHR: „Noch bis etwa 1970 wurde das Ende der Berufstätigkeit befürchtet; man sprach vom ‚Pensionsschock' oder gar vom ‚Pensionierungstod'; man fühlte sich endgültig ‚abgestellt'. Heute wird das Berufsende von vielen Menschen herbeigesehnt und als Beginn einer neuen Lebensphase erlebt, als Beginn einer ‚späten Freiheit', oft verbunden mit dem Wunsch, dann nach Herzenslust zu reisen, etwas für seine Gesundheit tun, sich sportlichen Betätigungen zu widmen oder sich kulturellen Dingen zuzuwenden" (LEHR 2003, S. 2). Diese Deutung des Ruhestands als Gewinn geht von einer Reihe von Voraussetzungen aus (neben hinreichender materieller Sicherheit und guter Gesundheitsversorgung ist dies die Annahme, dass Erwerbstätigkeit belastend ist oder möglicherweise sogar als „entfremdete Tätigkeit" verstanden wird), lässt aber den Schluss zu, dass sich der Übergang in den Ruhestand positiv auf den Gesundheitszustand einer Person auswirken kann.

Übergang in den Ruhestand als Epiphänomen: Gesundheitsveränderungen im mittleren und späten Erwachsenenalter werden durch eine Reihe von Bedingungen beeinflusst, die langfristig wirksam sind und zu einer allmählichen Zunahme von Einschränkungen, Einbußen und (chronischen) Erkrankungen führen. Der Übergang in den Ruhestand ist dabei möglicherweise gar kein entscheidendes Ereignis, sondern signalisiert als Marker (gesundheitliche) Veränderungen, die ohnehin stattgefunden haben und stattfinden werden. In ähnlicher Weise verknüpft die *Disengagement*-Theorie (CUMMING und HENRY 1961) Gesundheit und Ruhestandsgeschehen miteinander. Das erste der grundlegenden Postulate dieser Theorie lautet: „The expectation of death is universal, and decrement of ability is probable. Therefore a mutual severing of ties will take place between a person and others in his society." (CUMMING und HENRY 1961, S. 211.) Mit zunehmendem Alter steigt die Wahrscheinlichkeit, dass eine Person stirbt (und ebenso steigt die Wahrscheinlichkeit, dass sie gesundheitlich eingeschränkt ist). Dies bedeutet aus Sicht der *Disengagement*-Theorie, dass gesellschaftlich-institutionelle Mechanismen dafür Sorge tragen müssen, Rollen- und Funktionsträger zu ersetzen, bevor sie ihre Aufgaben nicht mehr erfüllen können (aufgrund nachlassender Fähigkeiten, obsolet werdendem Wissen sowie steigender Morbidität und Mortalität). Auf der Seite des Individuums kommt es der Theorie zufolge aufgrund von Reifungsvorgängen zu einer Verringerung von „Ich-Energie", die dazu führt, dass soziale Rollen und Beziehungen freiwillig aufgegeben werden. Ruhestandsregelungen sorgen dafür, dass Angehörige bestimmter Altersgruppen geregelt und absehbar den Arbeitsmarkt verlassen. Der *Disengagement*-Theorie liegt die Annahme zugrunde, dass der Verlauf der Gesundheit einem inhärenten Altersverlauf folgt. Gesellschaftliche und individuelle *Disengagement*-Prozesse sind eine Reaktion auf diese „natürliche" Veränderung der Gesundheit. Aus der Perspektive der *Disengagement*-Theorie ist der Übergang in den Ruhestand also ein Epiphänomen der Verschlechterung von Gesundheit. Der Übergang in den Ruhestand kann zwar möglicherweise kurzfristige Auswirkungen auf die Zufriedenheit haben (wenn er mit Blick auf die individuelle *Disengagement*-Bereitschaft zu früh oder zu spät eintritt), hat aber keine Auswirkungen auf die Gesundheit.

Allgemeine Theorien – und differenzierende Bedingungen: Die drei hier dargestellten Konzeptionen sind allgemeine theoretische Ansätze, die dem Übergang in den Ruhestand einen generell wirksamen Charakter zuschreiben, seien es potenziell negative Wirkungen auf den Gesundheitszustand (Aktivitätstheorie), potenziell positive Wirkungen (Konzeption der „späten Freiheit") oder keine direkten Auswirkungen (*Disengagement*-Theorie). Diese Vereinfachung muss in verschiedener Hinsicht korrigiert werden. Übergänge in den Ruhestand sind ungemein vielfältig und haben möglicherweise je nach Lebenssituation ganz unterschiedliche Auswirkungen auf die betroffenen Personen. Eine Person, die in einem gesundheitlich belastenden Umfeld erwerbstätig ist, wird den Übergang in den Ruhestand wahrscheinlich anders erleben (und dieser Übergang wird sich anders auswirken), als bei einer Person, deren Arbeitssituation anregend, sinnerfüllend und sozial integrierend wirkt. Zudem ist zu bedenken, dass es „Grade des Übergangs" in den Ruhestand gibt (Modelle des gleitenden Übergangs in den Ruhestand, Altersteilzeit oder Erwerbstätigkeit im Ruhestand). Allgemeine theoretische Ansätze werden den vielfältigen Übergangsprozessen, die sich in den vergangenen Jahrzehnten zudem verändert haben, nicht gerecht.

5.1.2 Bedingungen des Übergangs in den Ruhestand

Wie sich der Übergang in den Ruhestand auf den Gesundheitszustand einer Person auswirkt, hängt von einer Reihe individueller, situativer und gesellschaftlicher Faktoren ab, die den Übergang in den Ruhestand moderierend beeinflussen. Bevor empirische Ergebnisse von Studien zur Auswirkung des Überganges in den Ruhestand vorgestellt werden, soll eine Reihe von Bedingungen diskutiert werden, welche die Auswirkungen dieses Ereignisses moderieren könnten (vgl. Shaw et al. 1998). In Tabelle 4 sind diese Bedingungen zusammenfassend dargestellt.

Alter: Der Übergang in den Ruhestand wird nach wie vor als biographische Passage und Markierung von Lebensabschnitten wahrgenommen (Übergang von der „aktiven Lebensphase" in den „Ruhestand"). Aus diesem Grund ist es möglich, dass es einen Unterschied macht, in welchem Alter der Übergang in den Ruhestand erfolgt. Erfolgt das Ausscheiden aus dem Erwerbsleben „zu früh" oder „zu spät", im Vergleich mit jenen Altersvorstellungen, die mit dem Ruhestand verknüpft sind, dann könnte sich der Übergang in den Ruhestand in anderer Weise auf die Gesundheit auswirken, als wenn der Übergang in einem „angemessenen" Alter vollzogen wird. Die Überlegung, dass sich Statuspassagen oder kritische Lebensereignisse unterschiedlich auswirken, je nachdem, ob sie *on-time* oder *off-time* geschehen, ist bereits früh in der alternswissenschaftlichen Diskussion geäußert worden (Neugarten et al. 1965). Dabei ist darauf hinzuweisen, dass die individuelle Wahrnehmung

Tab. 4. Mögliche Faktoren, die Auswirkungen des Übergangs in den Ruhestand auf Gesundheit moderieren können. Quelle: eigene Darstellung

Faktor	Ausprägungen
Alter	Alter beim Übergang in den Ruhestand; Zeit nach Übertritt in den Ruhestand
Geschlecht	Frauen und Männer bzw. geschlechtsspezifische Rollen und Erwerbsbiographien
Arbeitssituation	Physische und psychische Belastungen; anregende und stimulierende Arbeitsaufgaben; Prestige und Bedeutung für die personale Identität
Freiwilligkeit	Erzwungener versus freiwilliger Übergang, geplant versus ungeplant
Gesundheit	Gesundheitliche Situation vor dem Übergang in den Ruhestand
Einkommen	Absolute und relative Höhe des Renteneinkommens; Ausmaß des Unterschieds zwischen Erwerbs- und Renteneinkommen
Soziale Integration	Partnerschaftsstatus; Größe des sozialen Netzwerks; Bedeutung von Kolleginnen und Kollegen im sozialen Netzwerk
Gesellschaftliche Rahmenbedingungen	Bedingungen sozialer Sicherungssysteme; gesellschaftliche Wertschätzung von Erwerbsarbeit und Ruhestand; Altersnormen

der zeitlichen Passung auch von den gesellschaftlichen und kulturellen Rahmenbedingungen abhängt (vgl. den entsprechenden Punkt weiter unten). Zusätzlich muss bedacht werden, dass der Übergang in den Ruhestand selbst nur ein Abschnitt innerhalb eines längerfristigen Anpassungsprozesses ist. So hat beispielsweise ATCHLEY (1976) acht Phasen der Anpassung an den Ruhestand formuliert, in denen es positive Abschnitte (*honeymoon phase*) und negative Abschnitte (*disenchantment*) gibt. Je nach Phase kann die Gesundheit in unterschiedlicher Weise betroffen sein (MINKLER 1981, REITZES und MUTRAN 2004). Allerdings ist auch bei Phasentheorien dieser Art zu fragen, ob sie in gleicher Weise für alle Personen gelten, die den Übergang in den Ruhestand erleben.

Geschlecht: Der Übergang in den Ruhestand hat für Männer möglicherweise eine andere Bedeutung als für Frauen. Nach wie vor ist die Erwerbsbeteiligung ein zentraler Aspekt männlicher Identität. Obwohl in den letzten Jahrzehnten die Erwerbsbeteiligung von Frauen in allen (westlichen) Ländern stetig gestiegen ist, sind die Erwerbsverläufe von Frauen häufiger durch Unterbrechungen (Sorge um Kinder, Familienarbeit) und durch Teilzeitarbeit gekennzeichnet. Möglicherweise ist der Übergang in den Ruhestand daher für Männer bedeutsamer und in seinen Folgen gravierender als für Frauen. Dies könnte sich allerdings in nachwachsenden Geburtskohorten ändern, und zwar insbesondere für jene Frauen, für die Erwerbsarbeit ebenfalls einen wichtigen Teil der eigenen Identität ausmacht. Nicht selten wird es im Fall von Partnerschaften auch zu geplanten Übergängen in den Ruhestand kommen, die sich möglicherweise für Frauen und Männer unterschiedlich auswirken.

Arbeitssituation: Die berufliche Tätigkeit hat einen wichtigen, über den Berufsverlauf sich akkumulierenden Einfluss auf die gesundheitliche Situation von erwerbstätigen Personen. Arbeitssituationen, die durch körperliche Belastungen gekennzeichnet sind, werden in verstärktem Maße zu gesundheitlichen Beeinträchtigungen führen. In den letzten Jahren sind Arbeitsplätze häufiger geworden, die besonders durch psychische Belastungen gekennzeichnet sind („Leistungsverdichtung", enge zeitliche Rahmenbedingungen), so dass arbeitsbedingte psychische Erkrankungen zugenommen haben (siehe Abschnitt 3). Es ist hierbei zu berücksichtigen, dass belastende Arbeitsplätze oft nicht bis zur gesetzlichen Altersgrenze ausgeübt werden. Auf bestimmten Arbeitsplätzen ist die Belastung so ausgeprägt, dass die Tätigkeitsdauer für die Mehrheit der Beschäftigten begrenzt und eine Tätigkeit bis zur gesetzlichen Regelaltersgrenze nicht möglich ist (BEHRENS 2001). Andererseits gibt es durchaus anregende Arbeitsplätze, die etwa aufgrund von Opportunitäten für Entscheidungen, Benutzung von Fertigkeiten und sozialen Kontakt der Gesundheit förderlich sein können (WARR 1998). Auch wenn es nicht einfach ist, belastende und anregende Merkmale eines Arbeitsplatzes objektiv festzustellen, kann man doch Arbeitszufriedenheit als einen Indikator für die wahrgenommene Belastung heranziehen. Hierbei muss bedacht werden, dass es gegenläufige „Alterseffekte" und „Ruhestandseffekte" bei der Einschätzung des eigenen Arbeitsplatzes gibt: Einerseits wächst mit zunehmendem Alter die Arbeitszufriedenheit, andererseits werden mit wachsender Nähe zum Zeitpunkt des Übergangs in den Ruhestand Arbeitsplätze als belastender eingeschätzt, und zwar unabhängig von Alter, Gesundheit und Einkommen (EKERDT und DEVINEY 1993; vgl. Abschnitt 3). Die Auswirkungen des Übergangs in den Ruhestand auf den Gesundheitszustand können sich je nach Zufriedenheit mit der Arbeitssituation unterschiedlich gestalten.

Freiwilligkeit: Die Möglichkeit, sich für (oder gegen) den Übergang in den Ruhestand zu entscheiden, ist in unterschiedlichen Ländern mehr oder weniger stark ausgeprägt. Während es in den USA aufgrund von Antidiskriminierungsbestimmungen keine offiziellen obligatorischen Ruhestandsregelungen gibt, gibt es in Deutschland und anderen europäischen Ländern Altersgrenzen, etwa im Rahmen der gesetzlichen Rentenversicherung oder von Tarifverträgen. Die Möglichkeit, sich gegen den Übergang in den Ruhestand zu entscheiden, ist in Deutschland daher insbesondere für jene Personen recht eingeschränkt, die die Altersgrenze der gesetzlichen Rentenversicherung erreicht haben. Umgekehrt hatte es in den vergangenen Jahrzehnten einen (mittlerweile gebrochenen) Trend zur Frühberentung gegeben, der es Erwerbstätigen schon vor Erreichen der Altersgrenze ermöglichte, in verschiedene Formen des Vorruhestandes und des vorgezogenen Rentenbezugs einzutreten. Diese Form des Übergangs in den Ruhestand ist durch unterschiedliche Freiheitsgrade (und individuelle Entscheidungsoptionen) gekennzeichnet. Während der Übergang in die Arbeitslosigkeit sowie Formen des Vorruhestands über Sozialpläne eine geringere Freiwilligkeit des Übergangs in den Ruhestand bedeuten, ist die Entscheidung, bestimmten Anreizen zu folgen, durch eine höhere Freiwilligkeit gekennzeichnet. Zudem gibt es möglicherweise auch verzögerte Übergänge in den Ruhestand, beispielsweise bei Personen, deren Ruhestandsplanungen durch Veränderung der Altersgrenzenregelungen oder aufgrund von Verlusten in der privaten Altersvorsorge länger arbeiten müssen als geplant. Im vorliegenden Kontext ist in jedem Fall von Interesse, ob der Übergang in den Ruhestand als freiwillig oder unfreiwillig erlebt wird. Zudem ist zu beachten, ob der Übergang in den Ruhestand direkt von der Erwerbstätigkeit, aus der Arbeitslosigkeit oder aus einer längeren Krankheit heraus erfolgte. Neben der Freiwilligkeit des Übergangs in den Ruhestand kann auch das Ausmaß, in dem sich eine Person auf den Übergang in den Ruhestand vorbereitet hat, die Auswirkungen auf die Gesundheit beeinflussen.

Gesundheitliche Situation vor dem Übergang in den Ruhestand: Eine zentrale Frage, die sich mit Blick auf die *Auswirkungen* des Übergangs in den Ruhestand auf den Gesundheitszustand einer Person stellt, ist die Frage, wie gut die Gesundheit der betreffenden Person vor dem Übergang in den Ruhestand war und ob der Gesundheitszustand bereits eine *Bedingung* für den Übergang in den Ruhestand war. Der Gesundheitszustand hat einen wichtigen Einfluss auf den Zeitpunkt des Übergangs in den Ruhestand, so dass sich Personen, die früher oder später in den Ruhestand eintreten, bereits am Ende des Erwerbslebens im Gesundheitszustand unterscheiden (vgl. Abschnitt 2). Grundsätzlich ist davon auszugehen, dass sich im Verlauf der Erwerbstätigkeit eine Reihe von Risiken und protektiven Faktoren akkumuliert haben, die den Verlauf der Gesundheit längerfristig bestimmen könnten. Sollte der Gesundheitszustand einer Person durch chronische, progredient sich verschlechternde Erkrankungen gekennzeichnet sein, so hängt der weitere Verlauf der Gesundheit eher vom Einleiten geeigneter medizinisch-rehabilitativer Maßnahmen oder der Änderung des Lebensstils ab als vom Übergang in den Ruhestand selbst. Sollte ein Arbeitsplatz belastend für den Gesundheitszustand einer Person gewesen sein und bereits vor dem Eintreten in den Ruhestand chronische Erkrankungen vorliegen, so könnte auf den Eintritt in den Ruhestand möglicherweise ein kurzfristiger Erholungseffekt erfolgen; diesem könnten aber aufgrund der Chronizität der Erkrankungen nachfolgend weitere Verschlechterungen des Gesundheitszustands folgen.

Einkommen: Der Übergang in den Ruhestand ist in der Regel mit finanziellen Einbußen im Einkommen verbunden. Gegenwärtig liegt das durchschnittliche Einkommen von Menschen im Ruhestand in Deutschland nur wenig unter dem Durchschnitt der Bevölkerung insgesamt, die Armutsquote älterer und alter Menschen ist niedriger und die Vermögensquote höher als bei anderen Altersgruppen (MOTEL-KLINGEBIEL 2006). Allerdings gibt es erhebliche Unterschiede sowohl hinsichtlich der Einkommenssituation als auch hinsichtlich des (absoluten und relativen) Umfangs der Einbußen zwischen Erwerbs- und Ruhestandseinkommen. Während das Alterseinkommen für viele Menschen in Deutschland auf den Zahlungen der gesetzlichen Rentenversicherung basiert, gibt es eine zunehmende Zahl von Personen mit zusätzlichen Alterseinkommen aus betrieblicher Alterssicherung, privaten Formen der Alterssicherung sowie privatem Vermögen. Die finanzielle Situation nach dem Übergang in den Ruhestand beeinflusst in erster Linie die Zufriedenheit mit der eigenen Lebenssituation, hat aber auch Auswirkungen auf gesundheitsfördernde oder -schädigende Aspekte des Lebensstils und die Inanspruchnahme gesundheitlicher Dienstleistungen. Daher sollte dieser grundlegende Aspekt der Lebenslage auch mit Blick auf etwaige Veränderungen des Gesundheitszustandes berücksichtigt werden.

Partnerschaftsstatus und soziale Unterstützung: Der Übergang in den Ruhestand betrifft häufig auch das soziale Netz der Person, die das Erwerbsleben verlässt. Umgekehrt kann der Übergang in den Ruhestand je nach Partnerschaftsstatus und sozialer Einbettung unterschiedlich erlebt werden. Personen, die in Partnerschaften leben, haben nach dem Übergang in den Ruhestand mehr Gelegenheit, Zeit mit der Partnerin oder dem Partner zu verbringen (vorausgesetzt auch dieser ist in den Ruhestand getreten). Zeit gemeinsam zu gestalten, kann die Partnerschaftsqualität verbessern, aber auch zu Konflikten führen. Das Wahrnehmen und Erleben des Übergangs in den Ruhestand wird sich im Fall von sozial gut integrierten Personen wahrscheinlich vom Erleben jener Personen unterscheiden, die sozial isoliert sind. Im vorliegenden Kontext stellt sich die Frage, ob und gegebenenfalls wie die soziale Einbettung in Partnerschaft, Familie und Freundeskreis die gesundheitliche Situation beim Übergang in den Ruhestand beeinflusst.

Gesellschaftliche Rahmenbedingungen: Wie sich der Übergang in den Ruhestand auswirkt, hängt auch von den gesellschaftlichen Rahmenbedingungen des Ruhestands ab. An erster Stelle sind hierbei die Bedingungen sozialer Sicherungssysteme zu nennen (Rentensystem, Gesundheitsversorgung, Pflegeversorgung). Neben der institutionalisierten Organisation des Ruhestandes ist aber auch gesellschaftliche Aufmerksamkeit und Wertschätzung für den Ruhestand wichtig. So ist der Ruhestand seit einiger Zeit nicht mehr ein Thema, das allein Menschen in der zweiten Lebenshälfte beschäftigt. Die öffentliche Diskussion über Ruhestand, Renten und Lebensarbeitszeit hat dazu geführt, dass auch jüngere Erwachsene und Jugendliche Vorstellungen über das „Leben nach der Arbeit" entwickeln. Vorstellungen über Ruhestand als „aufgeschobene Belohnung" (EKERDT 2004) unterscheiden sich deutlich von jenen Auffassungen, in denen der Übergang in den Ruhestand als ein Ausscheiden aus der sozialen und gesellschaftlichen Integration durch Erwerbsarbeit gesehen wird. Dies könnte bedeuten, dass sich die Auswirkungen des Übergangs in den Ruhestand in gesellschaftsvergleichender und historischer Perspektive verändert haben. Unter gesellschaftlichen Rahmenbedingungen, in der die Berufsaufgabe als Verlustereignis wahrgenommen wird, könnte sich der Übergang in den Ruhestand negativer auf den Gesundheitszustand auswirken als in einem gesellschaftlichen Klima, in dem der Ruhestand grundsätzlich als positiv angesehen wird. Dies zeigt sich auch in den Arbeiten, die sich mit dem Übergang in den Ruhestand beschäftigen: Während in den 1950er und 1960er Jahren der Übergang in den Ruhestand als negatives Ereignis konzeptualisiert wurde, wird seit etwa den 1980er Jahren versucht, die differentiellen Aspekte zu untersuchen, die den Verlauf der Anpassung an den Ruhestand beeinflussen (MAYRING 2000).

5.2 Empirische Befunde zum Übergang in den Ruhestand: Heterogenität des Übergangs

Diese Ausführungen zu den Bedingungen, die das Erleben und die Auswirkungen des Übergangs in den Ruhestand beeinflussen können, zeigen deutlich, dass eine Reihe von Aspekten kontrolliert werden sollte, wenn die Auswirkungen des Übergangs in den Ruhestand auf Gesundheit untersucht werden. Empirische Untersuchungen, in denen die Auswirkungen des Übergangs in den Ruhestand überprüft werden, sollten auf einem geeigneten Untersuchungsplan basieren. Idealerweise sollten entsprechende Untersuchungen längsschnittlich angelegt sein, wobei (mindestens) je ein Messzeitpunkt vor und nach dem Übergang in den Ruhestand erfolgen sollte. Wird angenommen, dass es Phasen der Anpassung an den Ruhestand gibt, ist es wünschenswert, mit Hilfe mehrerer Messzeitpunkte etwaige Verläufe innerhalb der Phase des Ruhestands zu entdecken. Zudem ist es sinnvoll, neben einer Gruppe von „Ruheständlern" eine Vergleichsgruppe von Personen zu untersuchen, die während des Untersuchungszeitraums nicht in den Ruhestand übergewechselt, sondern kontinuierlich erwerbstätig ist. Da sich Gruppen von kontinuierlich Erwerbstätigen und Personen, die von der Erwerbstätigkeit in den Ruhestand wechseln, häufig in der zentralen Variablen – Gesundheitszustand – unterscheiden, ist es unbedingt notwendig, den Gesundheitszustand sowie weitere individuelle, situative und gesellschaftliche Bedingungen zu erheben, in denen sich die betreffenden Gruppen möglicherweise unterscheiden. Die Erhebung dieser zusätzlichen Bedingungen ist wichtig, um zu kontrollieren, dass etwaige Gruppenunterschiede nicht mit der eigentlich interessierenden Bedingung (dem Übergang in den Ruhestand) konfundiert sind. Nur so ist es möglich, die Frage zu entscheiden, ob Gesundheitsveränderungen eine Bedingung oder eine Folge des Übergangs in den Ruhestand sind. In Abbildung 17 ist ein Untersuchungsplan dargestellt, auf dem idealerweise Studien basieren sollten, mit denen der Einfluss des Übergangs in den Ruhestand auf die Gesundheit überprüft wird.

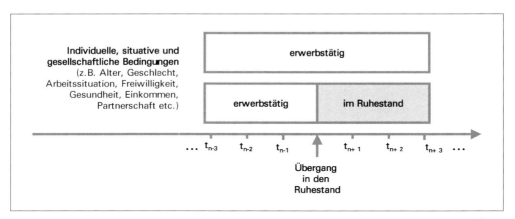

Abb. 17 Wünschenswerter längsschnittlicher Untersuchungsplan für Studien, mit denen der Einfluss des Übergangs in den Ruhestand auf die Gesundheit überprüft wird. Quelle: Eigene Darstellung

Allerdings sollte darauf hingewiesen werden, dass dieser eben beschriebene „Idealtypus" dann problematisch wird, wenn – etwa aufgrund verbindlicher Regelaltersgrenzen – alle oder die meisten Personen eines bestimmten Alters in den Ruhestand gehen (müssen), da es in diesem Fall keine Vergleichsgruppe von weiterhin erwerbstätigen Personen gibt. Dies bedeutet, dass sich unter den Bedingungen von Regelaltersgrenzen dieser Untersuchungstyp insbesondere für die Analyse von vorzeitigem Übergang in den Ruhestand eignet. Zudem gibt es weitere Untersuchungsdesigns, denen sich relevante Informationen entnehmen lassen. Obwohl es bei querschnittlich angelegten Studien (Vergleich von altersgleichen Personen mit unterschiedlichem Erwerbsstatus) zu Konfundierungen der unabhängigen Variable (erwerbstätig versus im Ruhestand) mit den oben beschriebenen Kontrollvariablen (z. B. Alter, Geschlecht, Gesundheitszustand vor Übergang in den Ruhestand etc.) kommen kann, haben insbesondere große repräsentative Erhebungen (Surveys) den Vorteil, im Vergleich mit Längsschnittstudien auf weniger stark selektierten Stichproben zu basieren. Auch Längsschnittuntersuchungen, die nur den Verlauf des Übergangs in den Ruhestand untersuchen (also keine Vergleichsgruppe von kontinuierlich erwerbstätigen Personen aufweisen), können relevante Informationen zum Einfluss individueller und situativer Bedingungen für die Anpassung an den Ruhestand liefern. Im weiteren Verlauf werden Studien vorgestellt, die auf diesen drei Typen von Untersuchungsplänen basieren (querschnittliche, bevölkerungsrepräsentative Surveys, Längsschnittstudien mit einer Ruhestandsgruppe, Längsschnittsstudien mit einer Ruhestandsgruppe und einer Vergleichsgruppe kontinuierlich erwerbstätiger Personen). Sofern dies möglich ist, werden in Tabellen und Abbildungen deskriptive Angaben aus den jeweiligen Studien vorgestellt (Informationen zu komplexeren Analysen sind den jeweiligen Originalarbeiten zu entnehmen).

Bei der Literaturrecherche wurden nationale und internationale Untersuchungen berücksichtigt, in denen mit adäquaten Methoden (überwiegend Gruppenvergleich mit längsschnittlichem Design), die Frage untersucht wurde, welchen Einfluss der Übergang in den Ruhestand auf die Gesundheit hat und welche weiteren Bedingungen hierbei von Bedeutung sind. Berücksichtigung finden dabei vor allem Studien, denen sich Informationen zur Veränderung der Mortalität (Abschnitt 5.2.1), der Gesundheit (Abschnitt 5.2.2) und des Gesundheitsverhaltens (Abschnitt 5.2.3) entnehmen lassen. Die Arbeiten, in denen explizit die Annahme getestet wird, ob sich der Übergang in den Ruhestand positiv oder negativ auf Mortalität, Gesundheitszustand oder Gesundheitsverhalten einer Person auswirkt, werden ausführlicher dargestellt als jene Arbeiten, denen sich aber auch Informationen für das vorliegende Thema entnehmen lassen, die sich hauptsächlich anderen Fragestellungen widmen.

5.2.1 Übergang in den Ruhestand und Mortalität

Mortalität ist einer der stärksten Indikatoren für Gesundheit: Beeinflusst ein Ereignis die Sterbewahrscheinlichkeit, so ist dies ein deutlicher Hinweis darauf, dass das entsprechende Ereignis gesundheitsrelevant ist. Der Begriff des „Pensionierungstodes" verweist auf die Vermutung, dass der Übergang in den Ruhestand mit einem erhöhten Mortalitätsrisiko verknüpft ist, wobei sich gerade hier die Frage stellt, inwiefern der Gesundheitszustand zuvor sowohl den Übergang in den Ruhestand als auch das Mortalitätsrisiko beeinflusst. Welche Befunde gibt es zu der Annahme, der Übergang in den Ruhestand verändere das Mortalitätsrisiko?

In einigen (frühen) Studien wurden Belege für eine höhere Mortalität nach dem Übergang in den Ruhestand berichtet (z. B. MYERS 1954). In einer Studie, die an Arbeitern der amerikanischen Reifenindustrie durchgeführt wurde, zeigten sich im Abstand zum Übergang in den Ruhestand unterschiedliche Sterbewahrscheinlichkeiten (HAYNES et al. 1977). Im dritten und vierten Jahr nach Übergang in den Ruhestand war die Sterbewahrscheinlichkeit leicht erhöht, während sie direkt nach dem Eintritt in den Ruhestand und auch zu späteren Zeitpunkten niedriger war als aufgrund aktuarischer Berechnungen. In einer japanischen Studie (YASUDA et al. 1998) war die Sterbewahrscheinlichkeit für Personen, die im Ruhestand keiner Erwerbstätigkeit nachgingen, in den ersten beiden Jahren nach dem Übergang gegenüber jenen erhöht, die einer Erwerbstätigkeit nachgingen (in Japan sind die Nichterwerbstätigen eher die Minderheit der Ruheständler). Allerdings war in diesen Studien der Gesundheitszustand der in den Ruhestand wechselnden Personen nicht bekannt, so dass der beobachtete Mortalitätseffekt auch auf die schlechtere Gesundheit jener Personen zurückgeführt werden könnte, die zum frühest möglichen Zeitpunkt in den Ruhestand gehen.

Andere Studien zeigen, dass es entweder keinen Unterschied in der Mortalität von Ruheständlern gibt oder dass sich die Mortalität nach dem Übergang in den Ruhestand verringert (TYHURST et al. 1957). In einer finnischen Studie wurden die Mortalitätsraten für Männer untersucht, die im Jahr 1964 im Alter von 65 oder 66 Jahren in den Ruhestand eingetreten waren (NIEMI 1977). Die Mortalitätsrate dieser Gruppe war etwas kleiner als man aufgrund der alters- und geschlechtsstandardisierten Mortalitätsstatistik für die Gesamtbevölkerung Finnlands erwartet hätte. So betrug die beobachtete kumulierte Mortalität im Jahr 1975 (also 11 Jahre nach dem Übergang in den Ruhestand) 50,8 %, während der erwartete Wert 59,4 % betrug. Der Übergang in den Altersruhestand (also zu einer gesellschaftlich als angemessen erachteten „Regelaltersgrenze") scheint demnach kein kritisches Lebensereignis zu sein, dass die Sterbewahrscheinlichkeit erhöht.

In einer englischen Studie (*Whitehall Study I*) nahmen im Zeitraum September 1967 bis Januar 1970 über 19 000 Männer im Alter von 40 bis 69 Jahren an einem medizinischen Screening teil. Etwa 25 Jahre später konnten mortalitätsrelevante Daten von etwa 18 000 Männern zusammengetragen werden (MARMOT und SHIPLEY 1996). Die zentrale Fragestellung der Studie betraf den Einfluss des sozioökonomischen Status auf die Mortalität. Von Interesse für den vorliegenden Zusammenhang ist, dass die Vorhersagekraft der beruflichen Stellung, eines Indikators sozialer Ungleichheit, Mortalität vor und nach dem Übergang in den Ruhestand unterschiedlich stark vorhersagt (während dies für den Prädiktor „Besitz eines Autos", eines anderen Indikator sozialer Ungleichheit, nicht der Fall ist). Männer in der geringsten beruflichen Stellung hatten *vor* dem Übergang in den Ruhestand gegenüber Männern in der höchsten beruflichen Stellung eine um 212 % deutlich erhöhte Mortalität. Bei Männern, die den Übergang in den Ruhestand bereits vollzogen hatten, war dieser Mortalitätsunterschied geringer (hier betrug er nur 86 %). Dieser Unterschied ist nicht allein auf selektive Mortalität zurückzuführen. Offensichtlich sind Unterschiede in den Arbeitsbedingungen für Mortalität im mittleren Erwachsenenalter mitverantwortlich. Der Einfluss berufsbedingter sozialer Ungleichheit wird beim Übergang in den Ruhestand zwar nicht vollständig aufgehoben, aber doch gemildert, so dass der Ruhestand – zumindest für Männer in niedrigen beruflichen Stellungen – offensichtlich eine Entlastung bedeutet. Mit einer zweiten Studie, die auf einer Einprozent-Stichprobe von Männern und Frauen aus England und Wales basierte (etwa 650 000 Personen), konnten diese Befunde bestätigt werden (HARDING et al. 1997).

In einer US-amerikanischen prospektiven Studie wurde mit den Daten der *Shell Oil Company* untersucht, ob ein früher Übergang in den Ruhestand mit einer besseren Überlebenswahrscheinlichkeit verbunden ist (TSAI et al. 2005). Über einen Zeitraum von 31 Jahren wurden Mortalitätsdaten von drei Gruppen von Personen erhoben: Personen, die sich mit 55, 60 oder 65 Jahren zur Ruhe setzten. Das Mortalitätsrisiko der ersten Gruppe (Ruhestand mit 55) war gegenüber der letzten Gruppe (Ruhestand mit 65) signifikant erhöht. Dies war in zweifacher Hinsicht der Fall: Zum einen war das Risiko der Personen, die mit 55 Jahren in den Ruhestand gegangen waren und mit 65 Jahren noch lebten, im Alter von 65 Jahren höher als das Mortalitätsrisiko der Personen, die mit 65 Jahren in den Ruhestand gingen (Hazardrate: 1,37, mit einem Konfidenzintervall von 1,09 bis 1,73; vgl. Tab. 5). Diese Mortalitätsunterschiede sind nicht auf Geschlecht oder sozioökonomischen Status zurückzuführen. Auch für die ersten 10 Jahre nach Eintritt in den Ruhestand war das Mortalitätsrisiko der Personen mit einem frühen Übergang in den Ruhestand (55 Jahre) gegenüber den Personen erhöht, die mit 55 Jahren arbeiteten (Hazardrate: 1,89, Konfidenzintervall 1,58–2,27). Hierfür ist offensichtlich der schlechte Gesundheitszustand der Personen, die einen frühen Übergang in den Ruhestand vollziehen, verantwortlich. Für Personen, die mit 60 Jahren in den Ruhestand überwechseln, finden sich entsprechende Effekte dagegen nicht. Ähnliche Befunde zeigen sich in einer Analyse des *Current Population Survey* (WALDRON 2001). Männer, die im Alter von 62 Jahren in den Ruhestand übergetreten waren, wurden verglichen mit Männern, die im Alter von 65 Jahren in den Ruhestand gingen. Die Gruppe der Frühruheständler hatte im Alter von 65 Jahren ein höheres Mortalitätsrisiko, unabhängig von Bildung, Familienstand und Rassenzugehörigkeit. Allerdings konnte in dieser Studie nicht überprüft werden, welche Rolle der Gesundheitszustand dabei spielt.

Tab. 5 Adjustierte Hazardraten der Mortalität für Gruppen von Ruheständlern (Übergang in den Ruhestand mit 55, 60 oder 65 Jahren). Quelle: Tsai et al. 2005

	N	Hazardrate
Mortalitätsrisiko im Alter von 65 Jahren		
Ruhestand mit 65 Jahren	900	1
Ruhestand mit 60 Jahren	1929	1,06 (0,92 bis 1,22)
Ruhestand mit 55 Jahren	839	1,37 (1,09 bis 1,73)
Mortalitätsrisiko in den ersten 10 Jahren im Ruhestand		
Erwerbstätig im Alter von 55 Jahren	15 543	1
Im Ruhestand im Alter von 55 Jahren	1439	1,89 (1,58 bis 2,27)
Mortalitätsrisiko in den ersten 5 Jahren im Ruhestand		
Erwerbstätig im Alter von 60 Jahren	6783	1
Im Ruhestand im Alter von 60 Jahren	2116	1,04 (0,82 bis 1,31)

In einer schwedischen Studie wurde untersucht, welche Faktoren das Mortalitätsrisiko durch ischämische Herzerkrankungen (z. B. Herzinfarkt) beeinflussen (Chaix et al. 2002). Dabei zeigte sich, dass die Einkommens*höhe* vor dem Übergang in den Ruhestand die Mortalität im Ruhestand beeinflusst, nicht aber die Einkommens*veränderung*, die mit dem Übergang in den Ruhestand einhergeht. Hier zeigt sich – ähnlich wie in den eben genannten Studien – die Bedeutung sozialer Ungleichheit für das Mortalitätsgeschehen im Ruhestand. Es sind diese häufig stabilen Merkmale der Lebenslage, die Mortalitätsrisiken im Ruhestand beeinflussen, weniger die Veränderungen, die mit dem Übergang in den Ruhestand einhergehen.

5.2.2 Übergang in den Ruhestand und Gesundheit

Mit Blick auf die Folgen des Übergangs in den Ruhestand für die Gesundheit werden drei Aspekte berücksichtigt (vgl. Abschnitt 2): (*1.*) Körperliche Gesundheit und (*2.*) psychische Gesundheit, die im Rahmen medizinischer Diagnostik oder im Selbstbericht erhoben werden, sowie (*3.*) subjektive Gesundheit, also Selbsteinschätzungen des Gesundheitszustandes. Hinsichtlich der subjektiven Gesundheit ist eine vollständige Abgrenzung gegenüber Maßen des subjektiven Wohlbefindens (z. B. Lebenszufriedenheit, positive und negative Emotionen), nicht immer möglich. Subjektives Wohlbefinden allein wird im vorliegenden Kontext jedoch nicht berücksichtigt. Aufgrund der Befundlage wird der Bereich der funktionalen Gesundheit, die eine tätigkeitsorientierte Sicht von Gesundheit darstellt (z. B. *activities of daily living, ADL* oder *instrumental activities of daily living*, iADL), nicht berücksichtigt.

Körperlicher Gesundheitszustand: In einer Längsschnittstudie im Rahmen der *Normative Aging Study* wurden Männer, die entweder in den Ruhestand gingen oder kontinuierlich erwerbstätig waren, hinsichtlich ihres körperlichen Gesundheitszustandes untersucht (Ekerdt et al. 1983a). Die Teilnehmer an der *Normative Aging Study* waren mit Blick auf Bildung und berufliche Stellung eine recht homogene, positiv selektierte Gruppe. Insgesamt 229 Ruheständler wurden mit 409 kontinuierlich erwerbstätigen Männern verglichen.

Die Ruheständler waren zwischen 1972 und 1981 in den Ruhestand übergewechselt, zum Zeitpunkt des Ruhestandsübergangs zwischen 55 und 70 Jahre alt und hatten sowohl vor als auch nach dem Übergang in den Ruhestand an einer medizinischen Untersuchung teilgenommen (wobei der zeitliche Abstand der beiden medizinischen Untersuchungen zwischen drei und fünfeinhalb Jahren betrug). Die kontinuierlich erwerbstätigen Männer waren im Jahr 1981 erwerbstätig und hatten ebenfalls an zwei medizinischen Untersuchungen in einem ähnlichen Abstand teilgenommen. Die medizinischen Untersuchungen bestanden in einer Anamnese, einer internistischen Untersuchung, einem Elektrokardiogramm, einer Röntgenaufnahme des Brustraums sowie Standard-Blut- und Urinuntersuchungen. Auf der Grundlage dieser Befundlage wurde der Gesundheitszustand der Untersuchungsteilnehmer anhand einer 4-Punkte-Skala eingeschätzt (1 = irreversible Erkrankungen mit Behinderung, 4 = hervorragende Gesundheit). In Tabelle 6 ist die Verteilung der beiden Gruppen auf die vier Kategorien des Gesundheitszustandes zu ersehen. Sowohl zum ersten Messzeitpunkt (für die Ruheständler *vor* dem Übergang) als auch zum zweiten Messzeitpunkt (für die Ruheständler *nach* dem Übergang) ergeben sich zwischen den Gruppen nur kleine Unterschiede in der Verteilung (etwa hinsichtlich des Anteils der Männer mit hervorragender Gesundheit zum zweiten Messzeitpunkt). Berücksichtigt man bei den Ruheständlern nur jene Personen, die nicht aufgrund gesundheitlicher Probleme in den Ruhestand gewechselt sind, dann verringern sich auch diese Unterschiede. Diese deskriptiven Ergebnisse werden von einer multiplen Regression bestätigt, in der Gesundheit zum zweiten Messzeitpunkt vorhergesagt wurde durch Gesundheit zum ersten Messzeitpunkt, Alter sowie Abstand zwischen den Untersuchungszeitpunkten. Die dichotome Variable „Erwerbsstatus" klärte hierbei keine zusätzliche Varianz auf. „The experience of physical health changes […] among men who were employed and then retired did not significantly differ from health changes among age peers who remained at work." (Ekerdt et al. 1983a, S. 782.)

Tab. 6 Verteilung von medizinischen Ratings körperlicher Gesundheit für erwerbstätige Männer und Männer im Ruhestand (in %). Quelle: Ekerdt et al. 1983a

	N	Physische Gesundheit zu T_1				Physische Gesundheit zu T_2			
		1	2	3	4	1	2	3	4
Alle Erwerbstätigen	409	1,5	14,4	51,8	32,3	2,7	23,5	53,8	20,0
Alle Ruheständler	229	1,8	10,0	59,8	28,4	3,5	22,7	58,5	15,3
nicht-gesundheitsbedingter Übergang in Ruhestand	200	2,0	8,5	59,5	30,0	3,0	19,5	60,5	17,0
gesundheitsbedingter Übergang in Ruhestand	29	0,0	20,7	62,1	17,2	6,9	44,8	44,8	3,5

Medizinische Ratings der körperlichen Gesundheit:
1 = irreversible Erkrankungen mit Behinderung, 2 = irreversible Erkrankungen ohne Behinderung,
3 = kleinere chronische Probleme, 4 = hervorragende Gesundheit

In einer niederländischen Studie wurden 778 über 55-jährige Arbeitnehmerinnen und Arbeitnehmer untersucht, die innerhalb eines Zeitraums von sechs Jahren (zwischen 1995 und 2001) in den Ruhestand gewechselt waren (van Solinge 2007). Dabei wurde der Frage nachgegangen, welche Bedingungen des Übergangs in den Ruhestand Veränderungen im Gesundheitszustand bewirken. Indikatoren der Gesundheit waren der Schweregrad gesundheitlicher Beeinträchtigungen (hierzu wurden selbstberichtete Erkrankungen mithilfe der „Seriousness of Illness Rating Scale" bewertet; BOSSÉ et al. 1987), Inanspruchnahme medizinischer Dienstleistungen sowie subjektive Gesundheit. In Tabelle 7 sind deskriptive Angaben für die Stichprobe vor und nach Übergang in den Ruhestand dargestellt. Im Mittel veränderte sich der Gesundheitszustand dieser Stichprobe kaum: Der durchschnittliche Schweregrad gesundheitlicher Beeinträchtigung blieb stabil und der Anteil der Personen, die in einem Zeitraum von zwei Monaten vor der Befragung in hausärztlicher Behandlung war, blieb konstant (34%). In einigen Bereichen verbesserte sich der Gesundheitszustand der betreffenden Personen leicht: Der Anteil der Personen, die rezeptpflichtige Medikamente einnahmen sank (von 52% auf 46%) und der Anteil der Personen, die in fachärztlicher Behandlung waren, ebenfalls (57% auf 31%). In multivariaten Analysen wurden eine Vielzahl von Faktoren berücksichtigt: Alter, Dauer des bisherigen Ruhestands, Geschlecht, Gesundheit vor Eintritt in den Ruhestand, Freiwilligkeit des Übergangs in den Ruhestand, Charakteristika der Erwerbstätigkeit (z. B. physische Belastungen, Prestige), soziale Integration (Partnerschaft), Einkommen sowie psychologische Ressourcen (Selbstwirksamkeitsüberzeugungen). Es zeigte sich, dass nur wenige Faktoren einen Einfluss auf die Veränderung des Gesundheitszustandes hatten. Die Unfreiwilligkeit des Übergangs in den Ruhestand hatte einen negativen und Selbstwirksamkeit einen positiven Einfluss auf Veränderungen der körperlichen Gesundheit. Alle anderen berücksichtigten Faktoren spielten bei der Veränderung der Gesundheit keine bedeutsame Rolle. „This study provides additional empirical evidence for the notion that retirement does not categorically harm or benefit health." (VAN SOLINGE 2007, S. 247.)

Tab. 7 Gesundheitszustand von Personen, die innerhalb eines Sechs-Jahres-Zeitraum in den Ruhestand übergewechselt sind (angegeben sind Prozente bzw. Mittelwerte). Quelle: VAN SOLINGE 2007

	1995 vor Übergang in Ruhestand	2001 nach Übergang in Ruhestand
Besuch bei einem Hausarzt in den letzten 2 Monaten (%)	34	34
In fachärztlicher Behandlung (%)	57	31
Einnahme rezeptpflichtiger Medikamente in letzten 2 Wochen (%)	52	46
Ausmaß gesundheitlicher Probleme (3 = Erkältung, 124 = Krebs)	33	34
Wahrgenommene Gesundheit gut oder sehr gut (%)	82	86
Mittlere wahrgenommene Gesundheit (1 = sehr gut, 5 = sehr schlecht)	1,9	1,8

Pfade des Übergangs in den Ruhestand sind vielfältig. Nicht selten vollzieht sich das Ausscheiden aus der Erwerbstätigkeit zeitlich vor dem Eintritt in den Ruhestand. Dabei ist Arbeitslosigkeit eine häufig unfreiwillige Zwischenphase zwischen Erwerbstätigkeit und Ruhestand, die im Rahmen von Vorruhestandsregelungen aber auch als „Frühberentung" interpretiert werden kann. Mit Daten der *Health and Retirement Study* (HRS) wurde untersucht, ob Arbeitslosigkeit am Ende der Berufskarriere einen negativen Einfluss auf die körperliche Gesundheit hat (GALLO et al. 2006b), wobei das Auftreten von Herzinfarkt oder Schlaganfall berücksichtigt wurde. Insgesamt 4301 Personen im Alter zwischen 51 und 61 Jahren wurden im Abstand von zehn Jahren (1992 und 2002) befragt. Als „arbeitslos" wurden jene Personen eingestuft, die zum ersten Messzeitpunkt erwerbstätig und zum zweiten Messzeitpunkt ohne Arbeit waren (N=582). Personen, die arbeitslos geworden waren, wiesen im Vergleich mit der restlichen Stichprobe ein mehr als doppelt so hohes Risiko für Herzinfarkt und Schlaganfall auf, auch wenn für Alter, Geschlecht, soziökonomischen Status, Rassenzugehörigkeit und Gesundheit zum ersten Messzeitpunkt kontrolliert wurde. Die adjustierten Hazardraten betrugen für die Gruppe der arbeitslosen Personen 2,68 (für Herzinfarkt) und 2,43 (für Schlaganfall). Arbeitslosigkeit, die sich zeitlich in relativer Nähe zum Ruhestand ereignet, kann offensichtlich schwerwiegende negative Wirkungen für die Gesundheit betroffener Personen haben.

Psychischer Gesundheitszustand: In einer US-amerikanischen Studie wurde die Frage gestellt, ob der Übergang in den Ruhestand der psychischen Gesundheit schadet (REITZES et al. 1996). Dazu wurden 757 Personen im Alter zwischen 58 und 64 Jahren zu zwei Zeitpunkten (1992 und 1994) befragt. Ein Teil der Personen blieb kontinuierlich erwerbstätig (N=438), und ein anderer Teil war in den Ruhestand übergewechselt (N=299). Frauen und Männer im Ruhestand waren zum zweiten Messzeitpunkt weniger depressiv als jene Personen, die weiterhin erwerbstätig waren, und zwar auch dann, wenn eine Reihe von Kontrollvariablen berücksichtigt wurden (Depressivität zum ersten Messzeitpunkt, Alter, Geschlecht, Familienstand, soziökonomischer Status). Aspekte der beruflichen Identität verstärkten bei kontinuierlich erwerbstätigen Personen depressive Symptome, während sie bei Ruheständlern keinen Einfluss hatten. In den Worten der Autoren: „Retirement can have positive social psychological consequences, and there is continuity between preretirement and postretirement." (REITZES et al. 1996, S. 654.)

In einer englischen Studie (MEIN et al. 2003) wurden Frauen und Männer längsschnittlich untersucht, die als Angehörige des öffentlichen Dienstes tätig waren (*Whitehall II Longitudinal Study of Civil Servants*; erster Messzeitpunkt 1991–1993, zweiter Messzeitpunkt 1995). Zum ersten Messzeitpunkt waren die Untersuchungsteilnehmer 54 bis 59 Jahre alt und alle erwerbstätig. Zum zweiten Messzeitpunkt waren diese Personen entweder weiterhin im öffentlichen Dienst tätig (N=618) oder im Ruhestand (N=392). Als Gesundheitsindikatoren wurden die Subskalen „Physische Gesundheit" und „Psychische Gesundheit" des SF-36-Fragebogens verwendet. Unterschiede in den beiden Gesundheitsindikatoren zum ersten Messzeitpunkt waren klein. In Tabelle 8 sind die relativen Mittelwertsveränderungen für Männer und Frauen der beiden Gruppen dargestellt. Die Werte der kontinuierlich erwerbstätigen Personen sind zu Vergleichszwecken auf Null gesetzt. Positive Werte zeigen Verbesserungen der selbsteingeschätzten Gesundheit, negative Werte Verschlechterungen.

Wie man in Tabelle 8 sehen kann, verändern sich die Werte der SF-36-Skala „Psychische Gesundheit" der Personen, die zwischen erstem und zweitem Messzeitpunkt in den Ruhestand gegangen sind, im Vergleich mit den kontinuierlich erwerbstätigen Personen positiv. In der Skala „Physische Gesundheit" findet sich ein solcher Effekt dagegen nicht. Multivariate Analysen, in denen Familienstand, Arbeitszufriedenheit und wahrgenommene Kontrolle in der Arbeitstätigkeit berücksichtigt wurden, veränderten diese Ergebnisse nicht. Wurde allerdings die berufliche Stellung berücksichtigt („einfacher", „mittlerer" und „höherer Dienst"), so zeigte sich, dass der Übergang in den Ruhestand nur für die Angehörigen

Tab. 8 Relative, adjustierte Mittelwertveränderungen (und Konfidenzintervalle) einer Gruppe von Ruheständlern im Vergleich zu einer Gruppe kontinuierlich Erwerbstätiger in den Skalen „Physische Gesundheit" und „Psychische Gesundheit" des SF-36. Quelle: MEIN et al. 2003. Relative Mittelwertsunterschiede adjustiert für Alter, Zeitraum zwischen den beiden Messzeitpunkten, Gesundheit zum ersten Messzeitpunkt.

	SF-36-Skala „Psychische Gesundheit"	SF-36-Skala „Physische Gesundheit"
Männer		
Kontinuierlich erwerbstätig	0	0
Zunächst erwerbstätig, dann im Ruhestand	3,16 (1,91 bis 4,41)	0,32 (−0,91 bis 1,541)
Frauen		
Kontinuierlich erwerbstätig	0	0
Zunächst erwerbstätig, dann im Ruhestand	2,12 (0,16 bis 4,08)	−0,06 (−1,89 bis 1,76)

der höchsten Schicht im öffentlichen Dienst positive Auswirkungen für die „Psychische Gesundheit" hatte. In den Worten der Autoren: „Mental health functioning improves after retirement but only in high employment grades. Change in physical health is not associated with retirement. We conclude that normal retirement is not associated with adverse changes in health." (MEIN et al. 2003, S. 48).

Ähnliche Befunde zeigen sich in einer weiteren Analyse dieses Datensatzes (HYDE et al. 2004), bei der unterschiedliche Pfade des Übergangs in den Ruhestand unterschieden wurden: Ruhestand mit 60 Jahren (dies war im Untersuchungszeitraum die Regelaltersgrenze von Angehörigen des öffentlichen Dienstes in Großbritannien), freiwilliger früher Ruhestand sowie gesundheitsbedingter Ruhestand. Bei Berücksichtigung von Alter, Geschlecht, sozioökonomischem Status und Gesundheitszustand vor Eintritt in den Ruhestand war im Vergleich mit dem Ruhestand mit 60 Jahren nur ein gesundheitsbedingter Ruhestand mit einer schlechteren psychischen und funktionalen Gesundheit korreliert, nicht aber ein freiwilliger früher Ruhestand.

Auf der Grundlage der HRS wurden die Daten von 9824 Personen analysiert, die zum ersten Messzeitpunkt zwischen 51 und 61 Jahre alt waren und die über einen Zeitraum von zehn Jahren zu sechs Messzeitpunkten (1992 bis 2002) untersucht worden waren (JAMES und SPIRO 2006). Personen, die sich im Ruhestand befanden, hatten zu allen Messzeitpunkten in querschnittlicher Perspektive höhere Depressivitätswerte. Um den Einfluss des Übergangs in den Ruhestand zu überprüfen, wurden anhand des individuellen Erwerbstatus zu zwei aufeinander folgenden Messzeitpunkten vier Gruppen gebildet (erwerbstätig-erwerbstätig, im Ruhestand-im Ruhestand, erwerbstätig-im Ruhestand sowie im Ruhestand-erwerbstätig, wobei die letzte Gruppe nur 2 % der Fälle umfasste). Gegenüber der kontinuierlich erwerbstätigen Gruppe wiesen beide Ruhestandsgruppen erhöhte Depressivitätswerte auf, wobei eine Reihe von Indikatoren berücksichtigt wurden (Depressivität zum ersten Messzeitpunkt, Alter, Geschlecht, Familienstand, Einkommen, Rassenzugehörigkeit). Die Autoren kommen deshalb zum Schluss: „Both men and women, who continue to work, have less depressive symptoms than those who are fully retired." (JAMES und SPIRO 2006, S. 166.) Allerdings, so ist zu betonen, sind die Effekte zwar statistisch signifikant, aber sehr klein (auf einer Skala von 0 bis 24 sind die Unterschiede kleiner als ein Skalenpunkt).

In einer querschnittlich angelegten englischen Studie (*2000 Psychiatric Morbidity Survey of Great Britain*) wurde überprüft, ob der Übergang in den Ruhestand mit dem Auftreten psychischer Probleme zusammenhängt (MELZER et al. 2004). Mit dem „Clinical Interview Schedule" wurden eine Reihe psychischer Symptome erfragt, auf deren Grundlage die Zuordnung verschiedener psychischer Störung nach ICD-10[8] vorgenommen wurden (z. B. Angststörungen, depressive Störungen, Zwangsstörungen). Bei Frauen zeigten sich höhere Anteile von Personen mit psychischen Auffälligkeiten als bei Männern. In beiden Geschlechtern fand sich ein Rückgang in den höheren Altersgruppen, allerdings zeigte sich nur bei Männern ein deutlicher Sprung zwischen den Altersgruppen der unter 64-Jährigen und der 65-Jährigen und Älteren (vgl. Abb. 18). Daher wurden detaillierte Analysen für die Gruppe der Männer im Alter zwischen 50 und 74 Jahren durchgeführt (N = 1572). Da auch danach gefragt wurde, ob die Untersuchungsteilnehmer erwerbstätig waren bzw. wann sie zuletzt erwerbstätig waren, konnte die Prävalenz psychischer Störungen für verschiedene Gruppen festgestellt werden. In Abbildung 18 sind die Prävalenzen psychischer Störungen nach Alter zum Zeitpunkt der Befragung und Alter, in dem die Erwerbstätigkeit beendet wurde, dargestellt. Im vorliegenden Zusammenhang von Interesse ist der Unterschied zwischen Männern, die zur Erwerbsbevölkerung zählen (erwerbstätig oder arbeitssuchend), und Männern, die sich im Ruhestand befinden. Männer, die einen frühen Übergang in den Ruhestand erlebten (also im Alter zwischen 50 und 64 Jahren), zeigten eine erhöhte Prävalenz psychischer Auffälligkeiten im Vergleich zu erwerbstätigen bzw. erwerbssuchenden Männern. Mit zunehmendem Alter gleichen sich die Prävalenzraten beider Gruppen an. Die Autoren schlussfolgern: „In the general population aged 50–74 years, there is a dramatic improvement in mental health in men after the conventional retirement age, but not in women." (MELZER et al. 2004, S. 33.) Für Männer ist es offensichtlich nicht der Übergang in den Ruhestand selbst, der mit einer erhöhten Anfälligkeit für psychische Störungen einhergeht, sondern der Zeitpunkt des Übergangs in den Ruhestand. Männer, die zu einem frühen Zeitpunkt aus dem Erwerbsleben ausscheiden, haben im Vergleich mit erwerbstätigen Männern ein erhöhtes Risiko für psychische Störungen. Allerdings verringert sich das Risiko für psychische Störungen, sobald das 65. Lebensjahr erreicht wird. Für Frauen, deren Risiko für psychische Störungen gegenüber Männern generell etwas höher ist, kann dieser Effekt eines frühen Übergangs in den Ruhestand nicht festgestellt werden.

Ähnliche Ergebnisse wurden in einer ebenfalls querschnittlich angelegten australischen Studie (*Australian National Survey of Mental Health and Well-being*) berichtet, in der 4189 Personen im Alter zwischen 45 und 74 Jahren untersucht wurden (BUTTERWORTH et al. 2006). Personen, die erwerbstätig waren oder Arbeit suchten, wurden als Erwerbspersonen klassifiziert, Personen, die dem Arbeitsmarkt nicht mehr zur Verfügung standen, als Ruheständler. Ziel der Studie war es, den Zusammenhang zwischen Ruhestandsstatus und psychischer Gesundheit zu untersuchen. (Zielgrößen waren hier das Auftreten von Depression und Angststörungen, die mit einem klinischen Interview in Anlehnung an die Kriterien des ICD 10 diagnostiziert wurden.) Mit zunehmendem Alter zeigte sich eine Abnahme der Prävalenz von psychischen Auffälligkeiten (bei Männern betrug die Prävalenz von mindestens einer der beiden psychischen Störungen im Alter zwischen 45 und 59 Jahren etwa 11 % und im Alter zwischen 70 und 74 Jahren etwa 6 %; bei Frauen in diesen Altersgruppen lagen die Werte höher, zeigten aber mit 21 % und 11 % einen ähnlichen Altersverlauf). Im vorliegenden Zusammenhang ist von Interesse, dass der Anteil von Personen mit psychischen Auffälligkeiten bei Personen im Ruhestand insgesamt etwas höher war als bei erwerbstätigen

---

8 Die Internationale Klassifikation der Krankheiten (ICD, *International Classification of Diseases*) ist das wichtigste, weltweit anerkannte Diagnoseklassifikationssystem der Medizin. Sie wird von der Weltgesundheitsorganisation (WHO) herausgegeben. Die aktuelle, international gültige Revision ist ICD-10, Version 2006.

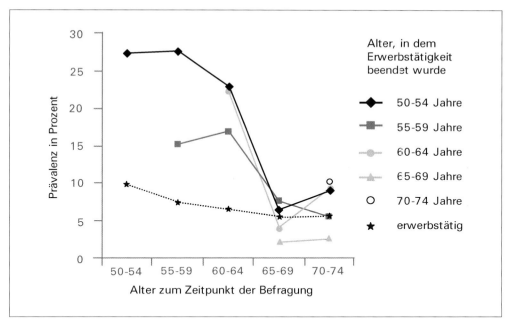

Abb. 18 Prävalenz psychischer Störungen bei Männern nach Alter zum Zeitpunkt der Befragung und Alter, in dem die Erwerbstätigkeit beendet wurde (in %). (Quelle: MELZER et al. 2004)

Personen. Allerdings ergaben sich interessante Geschlechts- und Alterseffekte. Bei Männern zeigten sich bedeutsame Unterschiede zwischen Ruheständlern und Erwerbstätigen in der psychischen Gesundheit nur in den jüngeren Altersgruppen (45 bis 54 Jahre), während in den älteren Altersgruppen (55 bis 74 Jahre) keine Unterschiede auftraten. Bei den Frauen waren die psychischen Auffälligkeiten in allen Altersgruppen in der Gruppe der Ruheständler gegenüber der Gruppe der erwerbstätigen Personen leicht, jedoch nicht signifikant, erhöht. Diese Ergebnisse bestätigten sich in multivariaten Analysen, in denen für Einkommen, Partnerschaftsstatus und physische Gesundheit kontrolliert wurde (hier zeigte sich nur bei Einschränkungen der physischen Gesundheit ein erhöhtes Risiko für psychische Störungen). Die Autoren schließen aus den Befunden: „For men, the relationship between retirement and mental health varies with age. The poorer mental health of men who retire early is not explained by usual risk factors." (BUTTERWORTH et al. 2006, S. 1179.)

Diese australischen Ergebnisse wurden in einer Nachfolgestudie anhand eines zweiten Datensatzes (*Household, Income, and Labour Dynamics in Australia*) repliziert (GILL et al. 2006). An dieser Studie nahmen insgesamt 1 944 Männer im Alter von 45 bis 74 Jahren teil, von denen 635 Personen im Ruhestand waren und 1309 Personen dem Arbeitsmarkt zur Verfügung standen. Psychische Gesundheit wurde mit einer 5-Item-Subskala des SF-36 erfasst (*Mental Health Index*), die einen Wert zwischen 0 und 100 Punkten annehmen kann. Ein Wert unter 50 Punkte wurde als auffällig eingeschätzt (*mental health problem*). Wie in den eben berichteten Studien fand sich mit einem Alter ab 65 Jahren ein deutlicher Rückgang im Anteil von Personen, bei denen ein eingeschränkter psychischer Gesundheitsstatus festgestellt wurde. Der Vergleich zwischen erwerbstätigen Männern und Ruheständlern aller Altersgruppen (inklusive der Personen, die vorzeitig in den Ruhestand gegangen waren) zeigte, dass in der Gruppe der Ruheständler der Anteil von Personen mit Problemen in der psychischen Gesundheit höher war als in der Gruppe der erwerbstätigen Männer. Wurden allerdings Einkommen, soziale Schicht, Partnerstatus und selbsteingeschätzte körperliche Gesundheit berücksichtigt, gab es nur bei den jüngeren Ruheständlern im Alter zwischen 45 und 54 Jahren einen, gegenüber Erwerbstätigen desselben Alters, erhöhten Anteil von Personen mit psychischen Problemen. Wurde das Alter berücksichtigt, in dem Personen in den Ruhestand gingen, so zeigte sich bei der Gruppe der Personen, die einen frühen Übergang in den Ruhestand erlebt hatten (Ruhestandsübergangsalter unter 55 Jahren), gegenüber Personen, die später in den Ruhestand gegangen waren (Ruhestandsübergangsalter von 60 und mehr Jahren), ein höherer Anteil von Personen mit psychischen Problemen. Mit zunehmendem Alter sank auch in dieser Gruppe der Anteil von Personen mit psychischen Problemen. Die Autoren fassen die Ergebnisse wie folgt zusammen: „Whilst retirees of all ages were more likely than labour-force participants to have mental health problems, this difference is greater for younger men than men of, or nearing the conventional retirement age." (GILL et al. 2006, S. 520.)

Subjektive Gesundheit: In einer Längsschnittstudie im Rahmen der *Normative Aging Study* wurden Männer, die entweder in den Ruhestand gingen oder kontinuierlich arbeiteten, zu ihrer subjektiven Gesundheitseinschätzung befragt (EKERDT und BOSSÉ 1982). Insgesamt 498 Männer nahmen in den Jahren 1975 und 1978 an der Untersuchung teil (zum zweiten Messzeitpunkt waren die Personen zwischen 56 und 67 Jahre alt). Innerhalb des Dreijahreszeitraums traten 112 Männer in den Ruhestand ein, 386 Männer waren kontinuierlich erwerbstätig (die kontinuierlich Erwerbstätigen waren mit durchschnittlich 59 Jahren jünger als die Ruheständler mit durchschnittlich 63 Jahren). Als abhängige Variablen wurden zwei subjektive Gesundheitseinschätzungen herangezogen: selbsteingeschätzte Gesundheit (mit dichotomer Ausprägung „gut" versus „schlecht") sowie die Angabe eines ernsthaften Gesundheitsproblems (mit drei Ausprägungen: ja, nein, unsicher). Insgesamt gaben die Ruheständler zu beiden Messzeitpunkten etwas häufiger an, in schlechter Gesundheit zu sein, als kontinuierlich Erwerbstätige – und in beiden Gruppen verschlechterte sich die Gesundheit über die Zeit. Daher wurden in weiteren Analysen nur jene Personen betrachtet, die zum ersten Messzeitpunkt angaben, in guter Gesundheit zu sein bzw. kein ernsthaftes Gesundheitsproblem zu haben (vgl. Tab. 9).

Tab. 9 Selbsteingeschätzte Gesundheit und Nennung ernsthafter Gesundheitsprobleme zum zweiten Messzeitpunkt für alle Männer, die zum ersten Messzeitpunkt in guter Gesundheit waren (gute selbsteingeschätzte Gesundheit, keine Nennung ernsthafter Gesundheitsprobleme; dargestellt sind absolute Häufigkeiten). Quelle: EKERDT und BOSSÉ 1982.

	Erwerbstätige	Ruheständler	Relatives Risiko (Konfidenzintervall)
Selbsteingeschätzte Gesundheit zu T2			
schlecht	23	9	1,5
gut	318	87	(0,5–4,4)
Ernsthafte Gesundheitsprobleme zu T2			
ja	24	8	1,2
nein/unsicher	280	77	(0,2–7,1)

Relatives Risiko >1: der Anteil von Personen mit schlechter Gesundheit ist in der Gruppe der Ruheständler größer als in der Gruppe der Erwerbstätigen (adjustiert für Alter).

Ruheständler hatten ein leicht, aber nicht signifikant höheres Risiko, im Verlauf der drei betrachteten Jahre eine Verschlechterung des Gesundheitszustandes anzugeben (vgl. Tab. 9). Das relative Risiko für Gesundheitsverschlechterungen in der Gruppe der Ruheständler betrug 1,5 bzw. 1,2 für die beiden abhängigen Variablen. Wurden jene Personen aus den Analysen ausgeschlossen, die angaben, aufgrund von Gesundheitsproblemen in den Ruhestand übergewechselt zu sein, so reduzierten sich die relativen Risiken (1,0 und 0,4). Wurden die Ruheständler befragt, welche Auswirkung der Übergang in den Ruhestand auf ihre Gesundheit gehabt hatte, so antworteten 50 % „keine Auswirkungen", 48 % „positive Auswirkungen" und 2 % „negative Auswirkungen". In den Worten der Autoren: „The result of our analyses show, that recent retirees and their age peers who continued to work had a similar incidence of decline in self-ratings of health over a three-year period." (EKERDT und BOSSÉ 1982, S. 220.) In einer anschließenden Studie wurde untersucht, inwiefern sich der Übergang in den Ruhestand positiv auf die subjektive Gesundheit auswirkt (EKERDT et al. 1983b). Dabei wurden 263 Teilnehmer der *Normative Aging Study* untersucht, die innerhalb eines Dreijahreszeitraums in den Ruhestand gegangen waren (entweder zwischen 1975 und 1978 oder zwischen 1978 und 1981). Es wurde unterschieden, ob diese Ruheständler zum zweiten Messzeitpunkt angaben, dass der Übergang in den Ruhestand positive Auswirkungen auf ihre Gesundheit (N = 114) oder keine Auswirkungen (N = 149) hatte. Analysen zeigten, dass es keine Unterschiede zwischen den beiden Gruppen hinsichtlich der Veränderungen subjektiver Gesundheit gab. Dieselben Ergebnisse zeigten sich auch für jene 81 Personen, für die medizinische Untersuchungen vorhanden waren. Allerdings zeigte sich in multivariaten Analysen, dass jene Männer, die retrospektiv positive Auswirkungen auf ihre Gesundheit angaben, während der letzten Phase ihrer Erwerbstätigkeit ernsthafte gesundheitliche Probleme angegeben hatten, in ihrer Arbeit unter Stress gelitten hatten und mit ihrer Arbeit unzufriedener waren. „Release from the encumbrances of work, therefore, does under certain circumstances contribute to feelings of increased vitality." (EKERDT et al. 1983b, S. 235.) Nicht so sehr die Gesundheit, sondern das subjektive Wohlbefinden verändert sich mit dem Übergang in den Ruhestand positiv (möglicherweise auch nur im Rahmen einer vorübergehenden *Honeymoon*-Phase).

Zwei Studien untersuchten anhand der Daten der HRS die Frage, welchen Einfluss der Übergang in den Ruhestand auf die subjektive Gesundheit der betroffenen Personen hat (CHOI 2003). In einer längsschnittlich angelegten Auswertung von Daten, die auf den ersten beiden Wellen basierten (1992, 1994), wurde untersucht, welche Faktoren die selbstwahrgenommene Veränderung der Gesundheit bei Personen beeinflusst, die zum ersten Messzeitpunkt im Alter von 51 bis 61 Jahren waren (N = 12 652). Hierbei wurde auch danach gefragt, wie sich der Übergang in den Ruhestand auswirkt. In multivariaten Analysen wurde unter Kontrolle einer Reihe von Faktoren (z. B. sozioökonomischer Status, Gesundheitsverhalten und subjektive Gesundheit zum ersten Messzeitpunkt) das relative Risiko der Verbesserung bzw. Verschlechterung der Gesundheit für Ruheständler mit kontinuierlich Erwerbstätigen verglichen. Bei Frauen war der Übergang in den Ruhestand mit einem erhöhten Risiko für eine Verschlechterung der Gesundheit verknüpft, während bei Männern der Übergang in den Ruhestand mit einer erhöhten Wahrscheinlichkeit sowohl von verschlechterter *als auch* verbesserter Gesundheit einherging. Dieses Ergebnis zeigt, dass der Übergang in den Ruhestand unterschiedliche Wirkungen haben kann, je nachdem, welche Bedeutung die Erwerbstätigkeit für die betroffenen Personen hat.

In einer weiteren Analyse der Daten der HRS wurde untersucht, ob das Ausmaß der wahrgenommenen (Un-)Freiwilligkeit des Übergangs in den Ruhestand mit der subjektiven

Gesundheit zusammenhängt (SHULTZ et al. 1998). Aus der ersten Welle der HRS wurden jene Personen ausgewählt, die sich selbst als „im Ruhestand" bezeichneten und die im Alter des Ruhestandsübergangs zwischen 50 und 61 Jahren alt waren, sich also im Frühruhestand befanden. Die Untersuchungsteilnehmer sollten angeben, inwiefern *Push*- und *Pull*-Faktoren für ihren Übergang in den Ruhestand verantwortlich waren (*Push*-Faktoren waren z. B. schlechte Gesundheit, Unzufriedenheit mit der Arbeit, Arbeitslosigkeit; *Pull*-Faktoren waren z. B. freie Zeit, keine Notwendigkeit zu arbeiten, Ehepartner/in im Ruhestand). Aufgrund der Antworten der Personen wurden zwei Gruppen gebildet, und zwar Personen, die den Übergang in den Ruhestand als unfreiwillig erlebt hatten (N=265), und Personen, die den Übergang in den Ruhestand als freiwillig erlebt hatten (N=562). Die subjektive Gesundheit der freiwillig in den Ruhestand gewechselten Personen war besser als die subjektive Gesundheit der unfreiwillig in den Ruhestand gewechselten Personen.

In einer Auswertung des deutschen *Lebenserwartungssurveys*[9] konnten Personen untersucht werden, die zum ersten Messzeitpunkt (1984/1986) im Alter zwischen 48 und 53 Jahren und erwerbstätig waren (ROLOFF 2004). Diese Personen waren zum zweiten Messzeitpunkt (1998) zwischen 60 und 65 Jahre alt und zu diesem Zeitpunkt entweder erwerbstätig (N=182) oder im Altersruhestand (N=217). Abbildung 19 zeigt die selbsteingeschätzte Gesundheit dieser beiden Gruppen.

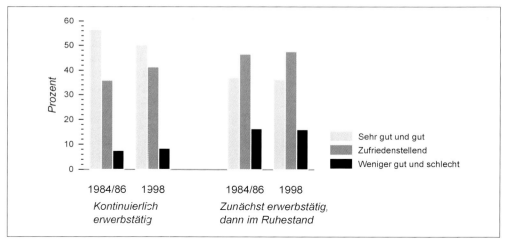

Abb. 19 Bewertung der eigenen Gesundheit von Erwerbstätigen und Altersruheständlern (in %). Quelle: ROLOFF 2004

---

9 Im Verlauf der letzten Jahrzehnte gewannen chronische Krankheiten, Herz- und Kreislauferkrankungen sowie bösartige Neubildungen als Todesursachen immer mehr an Bedeutung. Viele dieser Erkrankungen sind duch persönliche Verhaltensweisen, Lebensformen und Umweltbedingungen beeinflusst und damit auch häufig „vermeidbar". Um die derzeitige Lebenssituation und einen Wechsel der Lebensumstände mit ihren Auswirkungen auf den früheren, derzeitigen und zu erwartenden Gesundheitszustand untersuchen zu können, wurde 1998 von der I+G Gesundheitsforschung eine Erhebung durchgeführt, die als Wiederholungsbefragung der 1984/86 in West- und 1991/92 in Ostdeutschland durchgeführten Nationalen Gesundheitssurveys angelegt war. Wesentliche Bestandteile des neuen Fragebogens im Hinblick auf den Untersuchungsgegenstand war die retrospektive Erfassung von Ereignissen, die zwischen den zeitlich sehr weit auseinanderliegenden Erhebungszeitpunkten aufgetreten sind, sowie eine detailliertere Erfassung der familiären Situation. Dafür wurde auf rein medizinische Fragen verzichtet. Ergebnisse hierzu sind in der Schriftenreihe des Bundesinstituts für Bevölkerungsforschung sowie in den Materialien zur Bevölkerungswissenschaft und diversen Artikeln dargestellt.

Anhand von Abbildung 19 ist deutlich zu sehen, dass die Gesundheit der Altersruheständler zum ersten Messzeitpunkt schlechter ist als die der kontinuierlich Erwerbstätigen: Während etwa 57% der kontinuierlich Erwerbstätigen ihre Gesundheit zum ersten Messzeitpunkt als gut oder sehr gut einschätzten, war dies nur bei etwa 37% der Altersruheständler der Fall. Allerdings veränderte sich die Verteilung in den beiden Gruppen unterschiedlich: Während sich der Anteil der Personen mit sehr guter und guter subjektiver Gesundheit in der Gruppe der kontinuierlich Erwerbstätigen erheblich verringerte (dieser sank von 57% auf 50%), blieb er in der Gruppe der Altersruheständler in etwa gleich (37% bzw. 36%). Weitere deskriptive Analysen (multivariate Analysen werden nicht berichtet) zeigen ähnliche Befunde. Die Autorin schlussfolgert, „[…] dass die heutigen Altersrentner/-pensionäre trotz einer im Vergleich zu den Noch-Erwerbstätigen schlechteren Ausgangslage […] eine eher positive subjektive Gesundheitsentwicklung erfahren, die in einer höheren Zufriedenheit mit der Gesundheit zum Ausdruck kommt." (ROLOFF 2004, S. 239.)

Basierend auf Daten des *Deutschen Alterssurveys* wurde untersucht, wie sich die subjektive Gesundheit von erwerbstätigen und nicht-erwerbstätigen Personen, die zum ersten Messzeitpunkt zwischen 45 und 64 Jahre alt waren, in einem Zeitraum von sechs Jahren (1996 bis 2002) entwickelte (WURM 2006). Verglichen wurden dabei Personen, die zu beiden Befragungszeitpunkten angaben, erwerbstätig zu sein, mit jenen Personen, die zum ersten Zeitpunkt erwerbstätig, zum zweiten jedoch nicht erwerbstätig waren. Dabei wurden zwei Altersgruppen unterschieden: Bei den 45–54-Jährigen bedeutete der Übergang in die Nicht-Erwerbstätigkeit in der Regel den Übergang in die Arbeitslosigkeit, während dies bei den 55–64-Jährigen in der Regel der Übergang in den Ruhestand war. In Abbildung 20 sind die Verläufe für die jüngere Altersgruppe (Abb. 20*A*) und für die ältere Altersgruppe (Abb. 20*B*) dargestellt. Bei den jüngeren Personen (45–54 Jahre) zeigte sich für beide Gruppen über die Zeit eine Verschlechterung der subjektiven Gesundheit. Jüngere Personen, die im Jahr 1996 erwerbstätig waren, im Jahr 2002 hingegen nicht mehr erwerbstätig sind, zeichneten sich bereits während ihrer Erwerbstätigkeit durch eine schlechtere Gesundheitseinschätzung aus als jene, die in beiden Jahren erwerbstätig waren.

Für die ältere Altersgruppe der 55–64-Jährigen ist anhand von Abbildung 20*B* ein hiervon abweichendes Ergebnis zu erkennen. Erneut wird die subjektive Gesundheitseinschätzung von Personen verglichen, die im Jahr 1996 erwerbstätig waren, sechs Jahre später hingegen nur noch zu einem kleineren Teil erwerbstätig sind, während ein größerer Teil nicht mehr erwerbstätig ist. Dabei setzt sich bei den älteren Personen die Gruppe der Nichterwerbstätigen primär aus Altersrentnerinnen und -rentnern zusammen. Betrachtet man zunächst die subjektive Gesundheitseinschätzung im Jahr 1996, so zeigen sich deutliche Unterschiede zwischen den beiden Vergleichsgruppen (analog zu der Gruppe der Jüngeren, vgl. Abb. 20*A*). Im Gegensatz zu den 45–54-Jährigen scheint die Altersgruppe der 55–64-Jährigen aber vom Wechsel in die Nicht-Erwerbstätigkeit zu profitieren: Ihre subjektive Gesundheitseinschätzung steigt deutlich an und unterscheidet sich im Jahr 2002 nicht mehr signifikant von jener älterer Erwerbstätiger.

Von Interesse ist schließlich auch die Frage, wie sich die subjektive Gesundheit im Verlauf des Ruhestands verändert. In einer Studie wurden Männer vor dem Ruhestand (N=177) sowie ein Jahr und sechs Jahre nach dem Übergang in den Ruhestand untersucht (GALL et al. 1997). Hierbei zeigte sich, dass die subjektive Gesundheit ein Jahr nach dem Übergang höher war als vor dem Übergang in den Ruhestand, dass aber nach insgesamt sechs Jahren im Ruhestand die subjektive Gesundheit wieder abgesunken war (allerdings nicht unter den Aus-

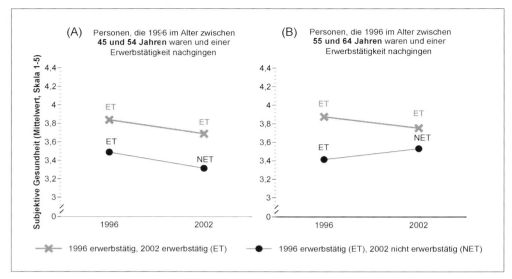

Abb. 20 Subjektive Gesundheit von Erwerbstätigen und Nichterwerbstätigen, getrennt nach Altersgruppen (45–54, 55–64 Jahre). Quelle: WURM 2006

gangswert). Dieser Befund wird von den Autoren als Beleg für Ruhestandsphasen interpretiert (im Sinne des *retirement honeymoon* nach ATCHLEY 1976). In diesem Zusammenhang sollen zwei Studien erwähnt werden, in denen differentielle Phasen des Übergangs in den Ruhestand gezeigt werden konnten. Allerdings wurden hierbei Indikatoren des subjektiven Wohlbefindens verwendet (PINQUART und SCHINDLER 2007, WANG 2007). So konnten in einer Studie mit Daten des *Sozio-oekonomischen Panels* (SOEP) drei Gruppen von Ruhestandsverläufen unterschieden werden (PINQUART und SCHINDLER 2007): In Gruppe 1 zeigte sich eine vorübergehende Abnahme der Lebenszufriedenheit mit anschließender Stabilität, in Gruppe 2 zeigte sich ein vorübergehender Anstieg mit anschließend langfristiger Abnahme, und in Gruppe 3 zeigte sich ein geringer, aber langfristiger Anstieg der Lebenszufriedenheit. Mitglieder der Gruppe 2 waren vor dem Übergang in den Ruhestand häufig arbeitslos, Mitglieder der Gruppe 3 wechselten von der Erwerbstätigkeit in eine Altersrente, und Mitglieder der Gruppe 1 erlebten den Verlust der Erwerbstätigkeit vor allem als Verlust der Berufsrolle und benötigten Zeit für eine Anpassung an die neue Situation des Ruhestands.

5.2.3 Übergang in den Ruhestand und Gesundheitsverhalten

Mit Gesundheitsverhalten sind jene Verhaltensweisen gemeint, die einen potentiellen Einfluss auf die Gesundheit der Person haben. Dies sind einerseits Aspekte des Lebensstils (wie etwa sportliche Aktivitäten, gesunde Ernährung, Genuss von Alkohol und Nikotin) und andererseits die Inanspruchnahme präventiver, kurativer und rehabilitativer Gesundheitsangebote. Mit Blick auf den Übergang in den Ruhestand lassen sich – beispielhaft für den Bereich der körperlichen Aktivität – drei Hypothesen formulieren:

- Der Übergang in den Ruhestand könnte zu einer verminderten körperlichen Aktivität führen, da bestimmte Aktivitäten oder Gelegenheitsstrukturen entfallen, die mit der Berufstätigkeit verbunden waren.
- Der Übergang in den Ruhestand könnte zu einer vermehrten körperlichen Aktivität führen, da im Ruhestand mehr Zeit zu Verfügung steht.
- Umfang und Art der körperlichen Aktivität verändern sich durch den Übergang in den Ruhestand nicht, da andere Merkmale, wie Interessen oder Lebensstil für Aktivität in diesem Bereich verantwortlich sind.

Aufgrund der Befundlage konzentrieren sich die im Folgenden dargestellten Studien auf körperliche Aktivität und Ernährungsverhalten.

Körperliche Aktivität: Gerade körperliche Aktivität ist für die Aufrechterhaltung körperlicher und seelischer Gesundheit von besonderer Bedeutung, wobei ein bestimmtes Maß an körperlicher Aktivität notwendig ist, um kardiovaskuläre Fitness aufrechtzuerhalten (mindestens 20 Minuten erheblicher Aktivität an mindestens drei Tagen in der Woche) oder einen „aktiven Lebensstil" zu führen (mindestens 30 Minuten moderater Aktivität an allen Tagen der Woche; Pate et al. 1995). Im Rahmen von Auswertungen der *Normative Aging Study* wurde untersucht, ob sich unterscheidbare Phasen des Ruhestandes, etwa anhand der Veränderungen von Lebenszufriedenheit oder der körperlichen Aktivität ergeben (Ekerdt et al. 1985). Hierzu wurden 293 männliche Teilnehmer der *Normative Aging Study* untersucht, die zwischen 1975 und 1981 in den Ruhestand gegangen waren. Entsprechend des Zeitabstands zum Übergang in den Ruhestand wurden sechs Gruppen gebildet, die jeweils einen 6-Monatszeitraum umfassten. Es zeigte sich, dass im Vergleich zum ersten 6-Monatszeitraum (direkt nach Übergang in den Ruhestand) Lebenszufriedenheit und selbstberichtete physische Aktivitäten in den späteren Zeiträumen generell etwas niedriger waren. Signifikant war dieser Unterschied allerdings nur im Zeitraum 13–18 Monate nach Übergang in den Ruhestand. „Even among men whose retirement circumstances were favorable, our results suggest that a period of letdown or dysphoria may occur in the months that follow the first anniversary of retirement." (Ekerdt et al. 1985, S. 100.) Dies bedeutet aber auch, dass ein Rückgang in der physischen Aktivität nur temporär ist.

Gegensätzliche Befunde zeigten Analysen im Rahmen der *Kaiser Permanente Retirement Study*, in der zwei Gruppen von Mitgliedern einer kalifornischen Krankenversicherung im Abstand von zwei Jahren befragt wurden (1985, 1987). Zum ersten Messzeitpunkt waren diese Personen zwischen 60 und 66 Jahren alt und erwerbstätig (Midanik et al. 1995). Die erste Gruppe plante, in der nächsten Zeit in den Ruhestand zu gehen, und tat dies auch (N=320), die zweite Gruppe plante dies nicht und blieb auch erwerbstätig (N=275). Körperlicher Aktivität wurde mit einer Einzelfrage erhoben (Antwortkategorien: Ja versus Nein). Die Wahrscheinlichkeit, regelmäßiger körperliche Aktivität nachzugehen, war bei den Ruheständlern um das 2,7-fache erhöht, und zwar auch dann, wenn Alter, Geschlecht, Familienstand, Bildung und körperliche Aktivität zum ersten Messzeitpunkt kontrolliert wurden. Unterschiede zwischen Frauen und Männer zeigten sich nicht.

Allerdings ist zu bedenken, dass neben der in der Freizeit durchgeführten sportlichen Aktivität auch die körperliche Aktivität, die im Rahmen der Erwerbstätigkeit durchgeführt wird, zu einem aktiven Lebensstil beitragen kann. Deswegen erscheint es sinnvoll, die gesamte körperliche Aktivität – im Beruf und in der Freizeit – zu berücksichtigen, um festzustellen, ob der Übergang in den Ruhestand einen positiven (oder negativen) Gesamteffekt auf die körperliche Aktivität bewirkt. In der schottischen Längsschnittstudie *West of Scotland Twenty-07 Study* wurden daher 699 Personen zu zwei Messzeitpunkten interviewt (T1: 1991 im Alter von etwa 60 Jahren, T2: 1995–1996 im Alter von etwa 64 Jahren). Physische Aktivität wurde für verschiedene Lebensbereiche erfragt (Erwerbsarbeit, Hausarbeit, Freizeit). Ein „aktiver Lebensstil" war dann gegeben, wenn eine der oben genannten Empfehlungen zu körperlicher Aktivität erfüllt war (mindestens 20 Minuten erheblicher Aktivität an mindestens drei Tagen in der Woche *oder* mindestens 30 Minuten moderate Aktivität an allen Tagen der Woche). Bezieht man sich nur auf die körperliche Aktivität im Rahmen von Haushalt und Freizeit, so unterscheiden sich Erwerbstätige und Ruheständler kaum: Etwa ein Fünftel aller Personen erfüllt die Kriterien eines „aktiven Lebensstils" aufgrund der körperlichen Aktivität bei Haushaltsarbeiten oder im Freizeitsport. Nimmt man auch körperliche Aktivitäten in den Blick, die während der Berufstätigkeit vollzogen werden, so zeigt sich, dass über 40 % der erwerbstätigen Studienteilnehmer einen „aktiven Lebensstil" verfolgen. Diese Ergebnisse bleiben auch bestehen, wenn Alter, Bildung, soziale Schicht und Gesundheitszustand berücksichtigt werden. Das Fazit dieser Studie lautet: „Physical activity levels declined in this sample over five years, mostly as a result of the loss of activity from paid employment." (BERGER et al. 2005, S. 192.)

Ähnliche Ergebnisse finden sich in der niederländischen *GLOBE Study* (SLINGERLAND et al. 2007), in der körperliche Aktivität von Personen über einen 13-Jahres-Zeitraum untersucht wurde (1991–2004). Die Studienteilnehmer waren zum ersten Messzeitpunkt zwischen 40 und 65 Jahre alt und erwerbstätig. Zum zweiten Messzeitpunkt war eine Gruppe weiterhin erwerbstätig (N = 287), eine zweite Gruppe war im Ruhestand (N = 684). Auch in dieser Studie wurden verschiedene Bereiche körperlicher Aktivität betrachtet: Bewegung auf dem Weg zur Arbeit (zu Fuß oder mit dem Fahrrad), sportliche Aktivität sowie nichtsportliche Freizeitaktivitäten, die mit Körperbewegung einhergehen. In Abbildung 21 ist der Anteil der Personen dargestellt, die mehr als zwei Stunden wöchentlich in den Bereichen arbeitsbezogene, sportliche sowie freizeitbezogene Aktivität körperlich aktiv sind.

Es zeigt sich, dass zwischen 1991 und 2004 sowohl bei den kontinuierlich Erwerbstätigen als auch bei den Ruheständlern in den Bereichen Sport und Freizeit der Anteil der Personen *zu*nimmt und im Bereich Arbeit *ab*nimmt, die mehr als zwei Stunden pro Woche körperlich tätig ist. Im vorliegenden Zusammenhang ist von Bedeutung, dass sich differentielle Entwicklungen zeigen: Im Vergleich mit den kontinuierlich Erwerbstätigen wird in der Gruppe der Ruheständler der relative Rückgang in der arbeitsbezogenen Aktivität nicht vollständig durch den relativen Zuwachs in der freizeitbezogenen Aktivität kompensiert. Dieses Ergebnis bestätigt sich auch in multivariaten Analysen. In den Worten der Autoren: „The results indicate that retirement results in a net reduction in physical activity." (SLINGERLAND et al. 2007, S. 1360.)

Ernährungsverhalten und Körpergewicht: Mit Daten der *Doetinchem Cohort Study* wurde der Frage nachgegangen, wie sich das Ernährungsverhalten sowie Körpergewicht und Bauchumfang im Zuge des Übergangs in den Ruhestand verändern (NOOYENS et al. 2005). Männer, die in der ersten Welle (1994–1997) zwischen 50 und 65 Jahre alt waren, wurden in der zweiten Welle (1999–2002) abermals untersucht, wobei kontinuierlich erwerbstätige Personen (N = 176) unterschieden wurden von Personen, die zum ersten Messzeitpunkt erwerbstätig und zum zweiten Messzeitpunkt in den Ruhestand gegangen waren (N = 112). Es

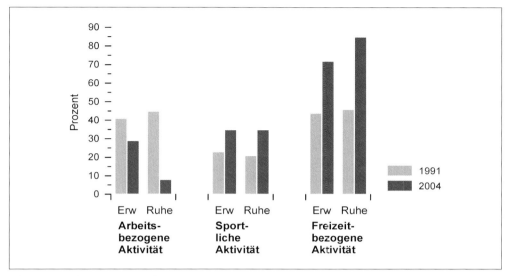

Abb. 21 Anteil der Personen mit mehr als zwei Stunden wöchentlicher körperlicher Aktivität in den Bereichen arbeitsbezogene, sportliche sowie freizeitbezogene Aktivität für kontinuierlich Erwerbstätige (Erw) und Ruheständler (Ruhe) zu zwei Zeitpunkten (in %). Quelle: SLINGERLAND et al. 2007. „Erw" = kontinuierlich erwerbstätige Personen, „Ruhe" = Ruheständler

zeigte sich, dass die Folgen des Übergangs in den Ruhestand von der beruflichen Tätigkeit abhingen. Ruheständler, die Berufen mit erheblicher körperlicher Aktivität nachgegangen waren, nahmen in stärkerem Maß an Gewicht und Bauchumfang zu als Männer, die einer Erwerbstätigkeit mit geringer körperlicher Tätigkeit nachgegangen waren. Gewichtszunahme und Zuwachs des Bauchumfangs waren assoziiert mit einem verringerten Konsum von Früchten und balaststoffreicher Nahrung, einer Zunahme der Häufigkeit von Frühstücksmahlzeiten sowie einer verringerten körperlichen Aktivität. In den Worten der Autoren: „Since retirement may bring opportunities for healthy changes in diet and physical activity, it seems warranted to develop health promotion programmes aimed at prevention of overweight in men." (NOOYENS et al. 2005, S. 1273.)

Anhand von Daten der HRS wurde die Frage überprüft, ob der Übergang in den Ruhestand das ernährungsbezogene Konsumverhalten verändert (CHUNG et al. 2007). Spezifisch ging es um die Frage, ob mit dem Übergang in den Ruhestand eine Verringerung des außerhäuslichen Ernährungskonsums einhergeht. Hintergrund dieser Frage ist die Tatsache, dass außerhäusliches Essen („eating out") in der Regel mit energiereicherer Kost und größeren Portionen verbunden ist, was die Entwicklung von Übergewicht begünstigt. Insgesamt wurden fünf Wellen der HRS verwendet (N = 28 117). Längsschnittliche Analysen überprüften den Effekt des Übergangs in den Ruhestand auf die ernährungsbezogenen (häuslichen und außerhäuslichen) Konsumausgaben, wobei für Gesundheitszustand und -veränderungen, Familienstand, sozioökonomischen Status und anfänglichen Konsum kontrolliert wurde. Es zeigte sich, dass der Übergang in den Ruhestand mit einer Reduktion des außerhäuslichen Ernährungskonsums einherging, und zwar sowohl der eigene Übergang in den Ruhestand (Reduktion um 10 $) als auch der Übergang in den Ruhestand des Partners (Reduktion um 7 $). Allerdings zeigte sich ein wesentlicher Geschlechtsunterschied: Bei Personen, die in einer Partnerschaft leben, reduzierten sich die Ausgaben für außerhäuslichen Ernährungskonsum, wenn die Frau in den Ruhestand ging. Für Männer zeigte sich kein Effekt. Insgesamt deuten die Befunde darauf hin, dass der Übergang in den Ruhestand mit einem gesünderen Ernährungsverhalten einhergeht.

5.3 Zwischenresümee

Ist der Übergang in den Ruhestand ein Risikofaktor für erhöhte Mortalität und schlechter werdende Gesundheit? In früheren Übersichtsarbeiten wurde betont, dass dies nicht der Fall ist (PALMORE et al. 1984). Betrachtet man die hier vorgestellten empirischen Arbeiten, so kann dieser Aussage grundsätzlich nach wie vor zugestimmt werden. Mit Blick auf die zu Beginn dieses Kapitels diskutierten theoretischen Konzeptionen kann man feststellen, dass der Übergang in den Ruhestand für die Gesundheit der betroffenen Personen unerheblich ist – sofern der Übergang zu der gesellschaftlich akzeptierten „Standardaltersgrenze", also mit etwa 65 Jahren vollzogen wird („Ruhestand als Epiphänomen"). Ein früher Ruhestand wirkt sich dagegen negativ auf die Gesundheit der betroffenen Personen aus („Ruhestand als Verlust"). Neben dem Lebensalter sind allerdings weitere Faktoren zu beachten, die die Auswirkungen des Übergangs in den Ruhestand auf die Gesundheit moderieren (vgl. Tab. 10). Offensichtlich haben neben dem Zeitpunkt des Übergangs in den Ruhestand insbesondere der Grad der (Un-)Freiwilligkeit der Beendigung des Erwerbslebens, Faktoren der Arbeitssituation und der sozialen Ungleichheit sowie das Geschlecht einen Einfluss darauf, ob und wie sich der Übergang in den Ruhestand auf Mortalität, Gesundheit und Gesundheitsverhalten auswirkt.

Tab. 10 Zusammenfassung – Faktoren, die Auswirkungen des Übergangs in den Ruhestand auf Gesundheit moderieren. Quelle: eigene Darstellung

Faktor	Ausprägungen
Freiwilligkeit	Gesundheit negativ. Allerdings verbessert sich psychische Gesundheit mit dem Alter („65er Grenze"). Erzwungener Übergang in den Ruhestand wirkt sich negativ auf die Gesundheit aus.
Arbeitssituation	Für Angehörige mit hoher beruflicher Stellung hat der Übergang in den Ruhestand positive Effekte.
Geschlecht	Männer sind von den negativen Folgen eines frühen Übergangs in den Ruhestand stärker betroffen als Frauen.

Berücksichtigt man die Gesundheit zum Zeitpunkt des Ausscheidens aus dem Erwerbsleben, dann gibt es keine Belege für eine Erhöhung der *Mortalität* nach dem Übergang in den Ruhestand, wenn es sich um einen Übergang in den Ruhestand wegen Alters handelt. Ein früher Übergang in den Ruhestand (vor einem Alter von 60 Jahren) scheint ein erhöhtes Mortalitätsrisiko mit sich zu bringen. Eine Erhöhung der Mortalität besteht dabei nicht allein in den ersten Jahren nach einem (frühen) Übergang in den Ruhestand, sondern bleibt auch in späteren Lebensjahren noch bestehen. Die „Regelaltersgrenze von 65 Jahren" zu überschreiten, wirkt sich für die – dieses Alter überlebenden – Frühruheständler mit Blick auf das weiterhin erhöhte Mortalitätsrisiko offensichtlich nicht protektiv aus.

Ähnliche Befunde zeigen sich mit Blick auf die verschiedenen Aspekte der Gesundheit, die im vorliegenden Zusammenhang berücksichtigt wurden (*körperliche Gesundheit, psychische Gesundheit, subjektive Gesundheit*). Handelt es sich um den Übergang in den Ruhestand wegen Alters, so scheint es keine wesentlichen Einbußen der körperlichen und psychischen Gesundheit zu geben. Mit Blick auf die selbst wahrgenommene, subjektive Gesundheit ist der Übergang in den Altersruhestand für viele Personen sogar mit einer Verbesserung der subjektiven Gesundheit verbunden. Personen, die in höheren beruflichen Positionen gearbeitet haben, profitieren von einem Übergang in den Ruhestand mehr als Personen, die in niedrigeren beruflichen Positionen gearbeitet haben. Möglicherweise sind Bildung und berufliche erworbene Kompetenzen bei der Strukturierung des Ruhestands so hilfreich, dass positive Konsequenzen für die Gesundheit ergeben.

Anders sieht es dagegen bei einem frühen Ruhestand (im Alter von 55 Jahren oder früher) oder bei einem unfreiwilligen, erzwungenen Übergang in den Ruhestand aus. Hier zeigen verschiedene Studien, dass ein früher und/oder unfreiwilliger Übergang in den Ruhestand mit Einbußen der körperlichen psychischen Gesundheit einhergeht – in stärkerem Maße für Männer als für Frauen. Allerdings scheinen Beeinträchtigungen der psychischen Gesundheit, die mit einem frühen Übergang in den Ruhestand einhergehen, mit dem chronologischen Alter zurückzugehen. Anders als bei der Mortalität ist es für die psychische Gesundheit wirkungsvoll, als Frühruheständler die „Regelaltersgrenze von 65 Jahren" zu überschreiten: Mit der Zeit sinken die psychischen Symptome, die mit einem frühen Übergang in den Ruhestand verknüpft sind. Mit Blick auf die subjektive Gesundheit scheint ein unfreiwilliger Übergang in den Ruhestand jedoch nachhaltig negativ zu sein. Personen, die unfreiwillig in den Ruhestand wechseln bzw. vor dem Übergang in den Ruhestand arbeitslos waren, haben eine langfristig verschlechterte subjektive Gesundheit.

Die Befundlage zu Veränderungen im *Gesundheitsverhalten* ist nicht eindeutig, was auch mit an der geringen Anzahl von Studien liegt, die hier dargestellt werden konnten. Die Hoffnung, dass sich mit dem Übergang in den Ruhestand das Gesundheitsverhalten verbessert, konnte nicht durchgängig bestätigt werden. Zwar steigt offensichtlich der Anteil der Personen, die nach dem Übergang in den Ruhestand sportliche Aktivitäten aufnehmen, aber es bleibt offen, ob diese zusätzlichen sportlichen Aktivitäten den Verlust arbeitsbezogener körperlicher Tätigkeiten kompensieren. Mit Blick auf das Ernährungsverhalten gibt es eher optimistische und eher pessimistische Neuigkeiten: Einerseits steht mehr Zeit zur Bereitung von Mahlzeiten zur Verfügung, so dass (in den USA) die Frequenz sinkt, mit der außerhäusliche Nahrung konsumiert wird („Fast Food"). Andererseits wird auch mehr gegessen, was sich negativ auf das (Über-) Gewicht auswirkt.

Resümierend kann festgestellt werden, dass es weniger der Übergang in den Ruhestand ist, der sich negativ auf den Gesundheitszustand einer Person auswirkt, als die Art und Weise, in der dieser Übergang vollzogen wird. Ein früher, unfreiwilliger Übergang in den Ruhestand wirkt sich mit hoher Wahrscheinlichkeit negativ aus – und zwar nicht allein auf das subjektive Wohlbefinden der betroffenen Personen, sondern auf verschiedene Bereiche von Gesundheit bis hin zur Mortalität. Interventionen könnten (und sollten) allerdings mit Blick auf das Gesundheitsverhalten von Ruheständlern geplant und durchgeführt werden. Körperliche Aktivität und gesunde Ernährung sind die besten Präventionsmöglichkeiten gegen das Fortschreiten bereits bestehender (chronischer) Erkrankungen, das Auftreten weiterer Krankheiten und das Eintreten von Pflegebedürftigkeit. Diese Erkenntnisse in Alltagswissen zu überführen, in Motivation und Zielsetzungen zu kanalisieren und in Verhaltensänderungen umzusetzen, sollte das Anliegen entsprechender Interventionen sein.

6. Zusammenfassung und Schlussfolgerungen

Der vorliegende Beitrag, eine im Auftrag der Arbeitsgruppe „Chancen und Probleme einer alternden Gesellschaft" (AG LeoTech Alter, jetzt Akademiengruppe Altern in Deutschland) erstellte Expertise, hat sich mit der Frage des Zusammenhangs zwischen Gesundheit und Erwerbstätigkeit sowie Übergang in den Ruhestand im mittleren und reifen Erwachsenenalter beschäftigt. In diesem letzten Abschnitt werden zunächst in Abschnitt 6.1 zusammenfassend die Befunde zu den drei thematischen Schwerpunkten gegeben, die diese Expertise geleitet haben: (*1.*) die Bedeutung von Arbeitsbedingungen für die Gesundheit im Erwachsenenalter, (*2.*) die Bedeutung von Gesundheit für den Übergang in den Ruhestand sowie (*3.*) Wirkungen des Übergangs in den Ruhestand auf die Gesundheit. Dabei werden in diesem Abschnitt im Wesentlichen die in den drei Zwischenresümees zusammengefassten Erkenntnisse wiedergegeben. Im letzten Abschnitt der Expertise werden abschließend einige Schlussfolgerungen vorgestellt, in denen dargestellt wird, unter welchen Bedingungen ein längerer Verbleib im Arbeitsprozess zur Gesundheit beitragen kann (Abschnitt 6.2).

6.1 Zusammenfassung

Im Zentrum der Expertise stand das Ziel, eine Stellungnahme zu der Frage zu erstellen, welche Interaktion zwischen Arbeit, Gesundheit und Ruhestand besteht. Nachfolgend werden die Befunde aus den Abschnitten 2 bis 5 überblicksartig dargestellt.

6.1.1 Gesundheit im mittleren Erwachsenenalter

In einem ersten Analyseschritt wurde in deskriptiver Form die Gesundheit von Personen im mittleren Erwachsenenalter aufgezeigt (Abschnitt 2). Anhand dieser Darstellungen wurden folgende Punkte deutlich:

– Bereits im mittleren Erwachsenenalter ist ein Anstieg von Morbidität und Mortalität erkennbar.
– Die Zunahme von (oftmals chronischen) Erkrankungen und funktionalen Einbußen bezieht sich primär auf körperliche Probleme, nicht hingegen auf die kognitive Leistungsfähigkeit.
– Stationärer Behandlungsbedarf besteht im mittleren Erwachsenenalter in erster Linie aufgrund von Krebserkrankungen, Krankheiten des Kreislaufsystems und Krankheiten des Muskel-Skelett-Systems. Vorzeitige Mortalität in diesem Alter ist ebenfalls am häufigsten bedingt durch Krebserkrankungen, kardiovaskuläre Erkrankungen und alkoholbedingte Leberkrankheit. Diese Informationen zu Morbidität und Mortalität weisen auf erhebliche Präventionspotentiale hin.
– Ältere Erwerbstätige sind nicht häufiger krank als jüngere, aber wenn sie erkranken, haben sie oftmals längere Fehlzeiten. Eine zentrale Rolle für Arbeitsunfähigkeit spielen hierbei muskuloskelettale Erkrankungen.

– In den vergangenen 10 Jahren zwischen 1995 und 2005 ist festzustellen, dass der Anteil von Arbeitsunfähigkeitstagen, die auf psychische Erkrankungen zurückzuführen sind, deutlich zugenommen hat. Insgesamt hat seit Mitte der 1990er Jahre der Krankenstand hingegen abgenommen und lag zuletzt im Jahr 2006 bei 3,3 %. Ebenso abgenommen haben Arbeitsunfälle sowie Berufskrankheiten.
– Der Großteil der älteren Erwerbstätigen schätzt die eigene Gesundheit positiv ein. Allerdings sind hierbei deutliche Unterschiede zwischen den Altersgruppen der 45–54-Jährigen und 55–64-Jährigen festzustellen. Im Längsschnitt zeigt sich eine deutliche Verschlechterung der subjektiven Gesundheitseinschätzung im mittleren Erwachsenenalter.

6.1.2 Arbeitsweltbezogene Einflüsse auf die Gesundheit

Nach grundlegenden deskriptiven Informationen zur Gesundheit von Personen im mittleren Erwachsenenalter im Allgemeinen sowie zur Gesundheit älterer Erwerbstätiger wurden im anschließenden Abschnitt 3 wesentliche arbeitsweltbezogene Einflussfaktoren für die Gesundheit älterer Erwerbstätiger näher beleuchtet. Hierbei lassen sich folgende Ergebnisse zusammenfassen:

– Bei der Betrachtung verschiedener arbeitsweltbezogener Einflüsse auf die Gesundheit lassen sich grob drei Arbeitsmerkmale unterscheiden: (*1.*) Arbeitsumgebung, (*2.*) körperliche Arbeitsanforderungen sowie (*3.*) Arbeitsorganisation.
– Besonders die Arbeitsorganisation spielt nicht nur für die körperliche Gesundheit der Erwerbstätigen, sondern auch für die psychische Gesundheit eine bedeutsame Rolle. Zu Merkmalen der Arbeitsorganisation zählen u. a. Kontrollmöglichkeiten, quantitatives und qualitatives Arbeitspensum, Arbeitsplatzsicherheit sowie Anerkennung durch Vorgesetzte.
– Psychischer Stress am Arbeitsplatz kann u. a. durch zwei Faktoren entstehen: Durch ein Ungleichgewicht zwischen Arbeitsplatzanforderungen und Kontrolle (Anforderungs-Kontroll-Modell nach KARASEK 1979) sowie durch ein Ungleichgewicht zwischen persönlichen Anstrengungen und resultierenden Belohnungen (Modell beruflicher Gratifikationskrisen nach SIEGRIST 1996).
– Belastungen am Arbeitsplatz im Zeit- und Altersgruppenvergleich machen deutlich, dass sich die Arbeitsumgebung zwar teilweise verbessert hat, körperliche sowie psychische Arbeitsanforderungen über die Zeit hinweg jedoch zugenommen haben, und zwar insbesondere in den jüngeren Altersgruppen. Ältere Erwerbstätige sind jedoch trotz der Zunahmen bei Jüngeren am häufigsten durch körperliche und psychische Arbeitsanforderungen stark belastet.
– Studien zum Einfluss von Arbeit auf die körperliche Gesundheit machen deutlich, dass mehrere branchenübergreifende Faktoren einen ungünstigen Gesundheitseffekt haben. Hierzu zählen u. a. ein Ungleichgewicht zwischen Anforderungen und Kontrolle, berufliche Gratifikationskrisen, Arbeitsplatzunsicherheit, zeitliche Flexibilisierung der Arbeit sowie gesundheitliche Beeinträchtigungen durch eine Computernutzung. Im Vordergrund stehen stressbedingte Erkrankungen, insbesondere kardiovaskuläre Erkrankungen.
– Arbeitsbezogener Stress erhöht zugleich das Risiko psychischer Erkrankungen. Hierzu zählen beispielsweise Depressivität, Angststörungen und somatoforme Störungen. Analysen zu reziproken Effekten zwischen Arbeitsbelastungen und psychischen Problemen

machen deutlich, dass Arbeitsbelastungen einen stärkeren Einfluss auf die psychische Befindlichkeit haben, als umgekehrt;
- Arbeitsbezogener Stress wirkt sich zudem auf das Gesundheitsverhalten aus, insbesondere auf starken Alkoholkonsum bei Männern sowie auf Gewichtsveränderungen und ein deutlich erhöhtes Risiko für ein metabolisches Syndrom bei Männern wie Frauen.
- Schließlich spiegeln sich hohe, stressreiche Arbeitsbelastungen auch in einem höheren Mortalitätsrisiko wider, insbesondere in einer erhöhten kardiovaskulär bedingten Mortalität. Personen mit niedrigem Einkommen haben hierbei ein höheres Risiko als Personen höherer Einkommensgruppen. Zu vorzeitigem Tod können zugleich geringe Erholungszeiten und lange Arbeitszeiten beitragen, ein Phänomen, das in Japan als Karoshi (Tod durch Überarbeitung) bezeichnet wird.
- Doch nicht nur Faktoren des Arbeitsplatzes beeinflussen das Krankheits- und Mortalitätsrisiko. Auch ein Arbeitsplatzverlust kann von erheblichen gesundheitlichen Konsequenzen begleitet sein. Hierzu zählen Folgen für die psychische Gesundheit, insbesondere Depressivität, und zwar vor allem bei Personen mit geringeren finanziellen Ressourcen. Ältere Erwerbstätige, die ihren Arbeitsplatz verlieren, haben zugleich ein mehr als doppelt so hohes Risiko für Schlaganfall und Herzinfarkt im Vergleich zu weiterhin erwerbstätigen Älteren. Zudem erhöht sich bei Personen mit Arbeitsplatzverlust oftmals der Nikotinkonsum, wodurch kardiovaskuläre Risiken mit erhöht werden. Schließlich gibt es Hinweise auf eine erhöhte Mortalität nach einem Arbeitsplatzverlust, allerdings zeigt sich hier vor und während einer Wirtschaftsrezession ein unterschiedlich starker Einfluss von Arbeitslosigkeit auf vorzeitige Mortalität.
- Studien, die sich mit der Frage der Morbiditätsexpansion versus -kompression beschäftigen, konzentrieren sich meist auf Altersgruppen jenseits von 60 Jahren, da sich besonders im höheren Lebensalter die Entwicklung von Einschränkungen und Behinderungen manifestiert. Aber auch jene Studien, die bereits Altersgruppen im mittleren Erwachsenenalter einbezogen haben, verweisen darauf, dass sich bereits in diesem Lebensalter ein kohortenabhängiger Rückgang körperlicher Einschränkungen und Erkrankungen zeigt.
- Der positiven Gesundheitsentwicklung nachfolgender Geburtskohorten stehen negative Entwicklungen gegenüber, die den Optimismus in Hinblick auf eine längere Erwerbsfähigkeit abdämpfen. Es handelt sich hierbei um mindestens drei Entwicklungen, die in Frage stellen, ob der Trend einer besseren Gesundheit nachfolgender Geburtskohorten anhält. Hierzu zählt die zunehmende Verbreitung der gesundheitlichen Risikofaktoren Übergewicht und Bewegungsmangel sowie ein höherer Nikotinkonsum bei nachfolgenden Kohorten von erwerbstätigen Frauen. Eine weitere wesentliche negative Entwicklung ist der dargestellte Anstieg psychosozialer Belastungen am Arbeitsplatz. Schließlich könnte die gegenwärtig geringe Zahl an Krankentagen mittelfristig zu neuen Kostenbelastungen führen, denn künftige Erkrankungen könnten ihre Ursache darin haben, dass heute Erkrankungen institutionell „verleugnet" werden, u. a. aus Angst um den eigenen Arbeitsplatz.

6.1.3 Der Einfluss der Gesundheit auf den Übergang in den Ruhestand

In Abschnitt 4 wurde der Frage nachgegangen, welche Rolle die Gesundheit für den Zeitpunkt und die Art des Übergangs in den Ruhestand spielt. Dazu wurde zunächst dargestellt, welche Bedeutung gesundheitlichen Einflüssen auf das Ausscheiden aus dem Erwerbsleben und den Eintritt in den Ruhestand in verschiedenen theoretischen Erklärungsansätzen zugeschrieben wird. Danach wurde auf der Grundlage maßgeblicher Arbeiten der vergangenen zehn Jahre ein Überblick über den empirischen Forschungsstand gegeben. Es lassen sich folgende Ergebnisse zusammenfassen:

– Die wissenschaftlichen Disziplinen, die in erster Linie theoretisch und empirisch den Übergang in den Ruhestand untersuchen (Ökonomie, Soziologie, Psychologie, Arbeitsmedizin), sehen in der Gesundheit durchgängig eine wichtige Einflussgröße. Ein schlechter Gesundheitszustand gilt als zentraler Risikofaktor für ein frühzeitiges Ausscheiden aus dem Arbeitsleben, da er die Arbeitsfähigkeit beeinträchtigt, damit auch die Arbeitsproduktivität. Je nach disziplinärer Ausrichtung wird in Bezug auf den Wirkmechanismus von schlechter Gesundheit stärker das Risiko der Ausgliederung durch den Betrieb, der Abkehr von einer subjektiv unangenehm bis unerträglich gewordenen Arbeitssituation oder veränderte Nutzenkalküle des Individuums und die Verstärkung des Wunsches nach Freizeit in den Vordergrund gestellt. Unabhängig vom angenommenen Wirkmechanismus wird in nahezu allen theoretischen Erklärungsmodellen ein negativer Zusammenhang zwischen Gesundheit und Erwerbsbeteiligung Älterer erwartet. Unterschiede zeigten sich nur im erwarteten Stellenwert der Gesundheit unter den postulierten Einflüssen auf den Übergang in den Ruhestand. Ökonomische Theorien messen der Gesundheit einen geringeren Einfluss gegenüber den als maßgeblicher erachteten finanziellen Determinanten und Ruhestandsanreizen bei, soziologische Theorien gewichten die Gesundheit höher, betonen aber noch stärker betriebliche Determinanten und wohlfahrtsstaatliche Regulierungen.
– Der Überblick über die empirischen Forschungsarbeiten zeigte deutlich, dass der Gesundheitszustand und seine Veränderung bei älteren Arbeitskräften einen starken Einfluss auf den Übergang in den Ruhestand haben. Sind ältere Arbeitskräfte gesundheitlich beeinträchtigt, unterliegen sie einem deutlich erhöhten Risiko, vorzeitig aus dem Erwerbsleben auszuscheiden und in den frühen Ruhestand zu wechseln. Im Ensemble der Determinanten des Übergangs in den Ruhestand nimmt Gesundheit eine zentrale Stellung ein. Ob jemand bis zum Erreichen der Standardaltersgrenze, die gegenwärtig in den meisten westlichen Ländern bei 65 Jahren liegt, im Erwerbsprozess verbleibt oder vorzeitig ausscheidet, hängt mindestens so sehr von der gesundheitlichen Situation und Entwicklung ab wie von betrieblichen Einflüssen, der finanziellen Lage, der Attraktivität des Ruhestands und den institutionalisierten Regelungen. In mehreren größeren Untersuchungen erwies sich die Gesundheit als bedeutsamster Einzelfaktor. Der Erklärungsbeitrag dieses *Push*-Faktors auf den Übergang in den Ruhestand war in vielen Studien höher als der Erklärungsbeitrag finanzieller Anreize, wie des erwartbaren Ruhestandseinkommens (*Pull*-Faktor).
– Insbesondere eine rapide Verschlechterung des Gesundheitszustands (*health shock*) forciert den Ausstieg aus dem Erwerbsleben.
– Schlechte Gesundheit beeinträchtigt auch die Chance zur Rückkehr in die Beschäftigung.
– Nicht nur die eigene Gesundheit, sondern auch die des Partners bzw. der Partnerin beeinflusst die Wahrscheinlichkeit, vorzeitig aus dem Erwerbsleben auszuscheiden. Dabei wirkt sich eine schlechte Gesundheit des Mannes stärker auf die Erwerbsbeteiligung der

Frau aus als umgekehrt die Gesundheit der Frau auf die Erwerbsbeteiligung des Mannes. Frauen sind insgesamt stärker von Partnereinflüssen betroffen als Männer.
- Dem endgültigen Ausstieg gehen oft längere Arbeitsunfähigkeitsphasen voraus, da es sich häufig um chronische degenerative Erkrankungen handelt. Das gesundheitsbedingte Ausscheiden kündigt sich also an. Es handelt sich um einen längeren Prozess, der zudem auf unterschiedlichen Pfaden in den Ruhestand führen kann. Gesundheitlich beeinträchtigte ältere Arbeitskräfte wechseln nicht nur gehäuft in die Erwerbsminderungsrente, sondern auch in die Arbeitslosigkeit.

Wie stark der Einfluss gesundheitlicher Beeinträchtigungen auf die Wahrscheinlichkeit ist, die eigene Erwerbstätigkeit – vorzeitig – zu beenden, hängt von verschiedenen Bedingungen ab. Zwar sind diese bislang erst wenig untersucht worden, es deuten sich aber folgende Zusammenhänge an:

- *Finanzielle Lage und Versorgung*: Hängt das Familieneinkommen zu großen Teilen vom eigenen Erwerbseinkommen ab, erhöht dies die Wahrscheinlichkeit, trotz schlechter Gesundheit weiterzuarbeiten. Tritt die gesundheitliche Verschlechterung im rentennäheren Alter (Ende 50) ein, ist der Effekt auf die Ausstiegswahrscheinlichkeit höher als bei einer Verschlechterung mit Anfang 50. Hat man demnach die Option eines sozialstaatlich oder privat abgesicherten vorzeitigen Übergangs in den Ruhestand, erhöht dies die Wahrscheinlichkeit, bei gesundheitlich bedingter Beeinträchtigung der Arbeitsfähigkeit, diese Möglichkeit in Anspruch zu nehmen. Dafür sprechen auch die festgestellten Länderunterschiede des Effekts schlechter Gesundheit.
- *Anpassung der Arbeitssituation*: Der positive Einfluss schlechter Gesundheit auf die Wahrscheinlichkeit, die Arbeitszeit zu reduzieren, spricht für das Potential, das die Anpassung der Arbeitssituation an die eingeschränkte Arbeitsfähigkeit zur Verringerung des Effekts schlechter Gesundheit auf die Ausstiegswahrscheinlichkeit hat.
- Der Einfluss schlechter Gesundheit zeigt sich bei Verwendung subjektiver und objektiver Gesundheitsindikatoren gleichermaßen. Die Debatte um die Angemessenheit der – überwiegend verwendeten – subjektiven Einschätzung des Gesundheitszustands scheint überzogen zu sein. Die standardisierte Bewertung des eigenen Gesundheitszustands hat sich als genauso aussagekräftig und prognosefähig erwiesen wie die objektiveren Gesundheitsindikatoren zu spezifischen Erkrankungen und funktionalen Beeinträchtigungen.
- Methodisch bedeutsamer sind mögliche Unterschätzungen des Gesundheitseinflusses durch Selektionseffekte in der Teilnahme an Befragungsstudien mit Repräsentativitätsanspruch. In nahezu keiner der betrachteten Längsschnittstudien wird näher auf Selektivitäten in der sogenannten Panelsterblichkeit eingegangen, obwohl gesundheitliche Probleme als einer der Hauptfaktoren eines selektiven Teilnahmeausstiegs in prospektiven Längsschnittstudien gelten. Zwar wird versucht, selektive Ausfälle zumindest bei deskriptiven Ergebnisdarstellungen durch eine entsprechende Höhergewichtung der verbleibenden Fälle auszugleichen; ob das nicht-beobachtete weitere Verhalten der ausgeschiedenen Untersuchungsteilnehmer mit schlechter Gesundheit dem der weiterhin Teilnehmenden mit entsprechenden Merkmalen entspricht, ist jedoch nicht bekannt. Insgesamt ist davon auszugehen, dass der Gesundheitseinfluss auf den Erwerbsausstieg aufgrund der gesundheitsbezogenen Selektivität der Panelsterblichkeit eher unter- als überschätzt wird.

6.1.4 Die Bedeutung des Übergangs in den Ruhestand für die Gesundheit

Im fünften Abschnitt wurde schließlich darauf eingegangen, welche gesundheitlichen Konsequenzen mit dem Übergang in den Ruhestand verbunden sind. In diesem Zusammenhang wurden folgende theoretische Überlegungen und empirische Befunde dargestellt:

– Der Übergang in den Ruhestand hat einen ambivalenten Charakter. Einerseits kann er als Verlust betrachtet werden, da Erwerbsarbeit nicht nur die wesentliche Einkommensquelle darstellt, sondern auch soziale Einbindung, Strukturierung des Alltags, berufliche Stellung sowie biographische Identität und Kontinuität vermittelt. Ruhestand kann aber auch als Gewinn, als eine Art „späte Freiheit" verstanden werden, da Belastungen des Erwerbslebens (u. a. zeitliche und hierarchische Zwänge) verschwinden und eine Person die Möglichkeit erhält, die vor ihr liegende Zeit selbstbestimmt zu gestalten.
– Wird der Ruhestand als Gewinn erlebt, sind eher positive Folgen für die Gesundheit zu erwarten (Ruhestand als Entlastung), während negative gesundheitliche Folgen zu erwarten sind, wenn der Ruhestand als Verlust erlebt wird (Ruhestand als Belastung). Schließlich kann der Übergang in den Ruhestand auch nur ein Epiphänomen der Verschlechterung von Gesundheit sein, ohne eigenständigen Erklärungswert.
– Eine Reihe von Faktoren könnten die möglichen Auswirkungen des Übergangs in den Ruhestand auf die Gesundheit moderieren. Hierzu zählen das Alter, in dem eine Person in den (vorzeitigen) Ruhestand wechselt, das Geschlecht (da männliche und weibliche Erwerbsbiographien sich häufig unterscheiden), die Arbeitssituation selbst (belastende versus anregende Arbeitsbedingungen), die Freiwilligkeit des Übergangs in den Ruhestand, das Einkommen, die soziale Integration einer Person sowie gesellschaftliche Rahmenbedingungen (z. B. Regelungen des Sozialen Sicherungssystems, Altersnormen des Übergangs in den Ruhestand). Schließlich ist der Gesundheitszustand vor dem Übergang in den Ruhestand ein wichtiger Faktor für die weitere gesundheitliche Entwicklung.
– Drei Formen von Studien sind im Zusammenhang mit der Untersuchung von Auswirkungen des Übergangs in den Ruhestand auf die Gesundheit zentral: (*1.*) Längsschnittstudien, die einen Vergleich zwischen dauerhaft erwerbstätigen Personen ermöglichen und solchen, die in den vorzeitigen Ruhestand wechseln (beim regulären Ruhestand gibt es kaum mehr eine Vergleichsgruppe); (*2.*) Längsschnittstudien, die für eine Gruppe von Personen die gesundheitliche Entwicklung vor und nach dem Übergang in den Ruhestand analysieren (ohne Vergleichsgruppe) sowie (*3.*) Querschnittstudien auf der Grundlage von national repräsentativen Surveys. Auf diesen drei Untersuchungsformen basieren die dargestellten empirischen Ergebnisse des Abschnitts.
– Empirische Studien zur Frage, ob der Übergang in den Ruhestand die Sterbewahrscheinlichkeit erhöht (sogenannter „Pensionierungstod"), machten deutlich, dass der Übergang in den Altersruhestand nicht zu erhöhter Mortalität führt. Im Gegenteil: Bei Personen mit geringer beruflicher Stellung sank das Mortalitätsrisiko nach einem Übergang in den Ruhestand im Vergleich zum Risiko während des Erwerbslebens. Ein vorzeitiger Übergang in den Ruhestand erhöht das Mortalitätsrisiko, allerdings ist dies teilweise darauf zurückzuführen, dass Personen, die in vorzeitigen Ruhestand gehen, oftmals gesundheitsbedingt die Berufstätigkeit aufgeben müssen.
– Die Zusammenfassung verschiedener Studien zum Einfluss des Übergangs in den Ruhestand auf die körperliche Gesundheit macht deutlich, dass keine nennenswerten Unter-

schiede zwischen Personen festzustellen sind, die in den Altersruhestand wechseln oder erwerbstätig bleiben. Personen, die am Ende ihres Erwerbslebens arbeitslos werden, haben jedoch ein doppelt so hohes Risiko für Herzinfarkt und Schlaganfall gegenüber jenen Personen, die erwerbstätig bleiben.
— Empirische Studien zur Bedeutung des Übergangs in den Ruhestand für die psychische Gesundheit weisen darauf hin, dass der reguläre Altersruhestand eher mit einer psychischen Entlastung einhergeht, insbesondere bei Personen mit höherer beruflicher Stellung. Hingegen wirkt sich ein früher Übergang in den Ruhestand (im Alter von 55 Jahren oder früher) ungünstig auf die psychische Gesundheit aus.
— In Hinblick auf das subjektive Gesundheitserleben zeigen empirische Studien ähnliche Ergebnisse wie für die psychische Gesundheit. Auch hier wird deutlich, dass ein Übergang in den Altersruhestand zu Verbesserungen des Gesundheitserlebens führt. Ein vorzeitiger, unfreiwilliger Übergang in den Ruhestand wirkt sich allerdings ungünstig auf das Gesundheitserleben aus.
— Die Befundlage zu Veränderungen im Gesundheitsverhalten ist nicht eindeutig, was mit der geringen Zahl hierzu vorliegender Studien zusammenhängt. Die Hoffnung, dass sich mit dem Übergang in den Ruhestand das Gesundheitsverhalten verbessert, konnte in den Studien nicht durchgängig bestätigt werden. Zwar steigt offensichtlich der Anteil der Personen, die nach dem Übergang in den Ruhestand sportliche Aktivität aufnehmen, aber es bleibt offen, ob diese zusätzliche sportliche Aktivität den Verlust arbeitsbezogener körperlicher Tätigkeiten kompensiert. Mit Blick auf das Ernährungsverhalten gibt es sowohl eher optimistische als auch eher pessimistische Befunde: Einerseits steht mehr Zeit zur Bereitung von Mahlzeiten zur Verfügung, so dass (in den USA) die Häufigkeit abnimmt, mit der Mahlzeiten außer Haus konsumiert werden (*Fast Food*). Andererseits wird mehr gegessen, was sich negativ auf das (Über-) Gewicht auswirkt.
— Insgesamt machen die Studien deutlich, dass sich der Übergang in den Ruhestand auf die Gesundheit von Männern stärker auswirkt als auf die Gesundheit von Frauen. Allerdings wurden in zahlreichen Studien ausschließlich Männer untersucht, so dass zahlreiche Studien keine Geschlechtervergleiche ermöglichten.
— Die vorgestellten empirischen Arbeiten stützen die These, dass der Übergang in den Ruhestand kein Risikofaktor für erhöhte Mortalität und schlechter werdende Gesundheit ist. Mit Blick auf die eingeführten theoretischen Konzeptionen lässt sich deshalb feststellen, dass der Übergang in den Ruhestand für die Gesundheit der betroffenen Personen unerheblich ist, vorausgesetzt, der Übergang wird zu der gesellschaftlich akzeptierten Regelaltersgrenze, also mit rund 65 Jahren, vollzogen („Ruhestand als Epiphänomen"). Ein früher Ruhestand wirkt sich hingegen negativ auf die Gesundheit der betroffenen Personen aus („Ruhestand als Verlust").

6.2 Schlussfolgerungen

Die vorliegende Expertise machte deutlich, dass im mittleren Erwachsenenalter gesundheitliche Probleme zunehmen, wodurch ältere Arbeitskräfte häufiger als jüngere von chronischen Erkrankungen und funktionalen Einbußen betroffen sind. Dies führt dazu, dass ältere Arbeitskräfte einen höheren Krankenstand haben und teilweise aus gesundheitlichen Gründen vor Erreichen der Regelaltersgrenze ausscheiden. Die Expertise machte zudem deutlich, dass gesundheitliche Probleme älterer Erwerbstätiger oftmals mit verursacht oder verstärkt werden durch Einflüsse der Arbeitswelt. Insbesondere psychosoziale Belastungsfaktoren und krankheitswertige Stresserfahrungen haben in den vergangenen Jahren zugenommen und tragen zu schlechter körperlicher und psychischer Gesundheit sowie zu vorzeitiger Mortalität bei. Arbeitsplatzunsicherheit, Arbeitsplatzverlust (Arbeitslosigkeit) im späten Erwerbsleben sowie ein unfreiwilliger, frühzeitiger Übergang in den Ruhestand, haben den dargestellten Studien zufolge ebenfalls einen ungünstigen Einfluss auf die weitere gesundheitliche Entwicklung. Daher erscheinen Anstrengungen wichtig, die darauf hinwirken, dass Personen nicht nur länger erwerbstätig sind, sondern dass sie gesund genug bleiben, um entsprechend lange erwerbstätig bleiben zu können. Wie kann dieses Ziel erreicht werden? Wo liegen Ansatzpunkte für Interventionen? Wer soll Verantwortung dafür tragen?

Eine höhere Erwerbsbeteiligung Älterer und der längere Verbleib im Erwerbsleben sind inzwischen aus demographischen, volkswirtschaftlichen und wohlfahrtsstaatlichen Gründen zu einem gesellschaftspolitischen Ziel geworden. Betrachtet man, mit welchen politischen Maßnahmen in Deutschland dieses Ziel bisher angestrebt wird, lassen sich vier wesentliche Ansatzpunkte unterscheiden. Ein Hauptansatzpunkt ist die erfolgte Veränderung der Zugangsvoraussetzungen und finanziellen Konditionen im System der Sozialen Sicherung, die die Anreize für Arbeitnehmer und Arbeitgeber zu einem frühzeitigen Wechsel in den Ruhestand verringern sollen. In erster Linie zu nennen ist hierbei die Verschärfung der Zugangsvoraussetzungen zur Erwerbsminderungsrente sowie die Anhebung von Altersgrenzen in der Rentenversicherung, verbunden mit der Einführung von Abschlägen bei einem vorzeitigen Wechsel in den Ruhestand. Ein zweiter Ansatzpunkt sind Maßnahmen der Arbeitsförderung für Problemgruppen unter den älteren Arbeitskräften. Im Wesentlichen handelt es sich dabei um die Subventionierung der Wiederbeschäftigung älterer Arbeitsloser bzw. ihre Beschäftigung außerhalb des ersten Arbeitsmarkts und die Förderung der Weiterbildung von Personen mit Qualifikationsdefiziten. Ein dritter Ansatzpunkt bisheriger politischer Maßnahmen umfasst Initiativen, die einen Einstellungswandel bei Arbeitgebern und Arbeitnehmern unterstützen sollen – weg von einer „Vorruhestandsmentalität" und einem negativen Altersbild, hin zur Notwendigkeit und Wertschätzung älterer Arbeitskräfte. Schließlich gibt es noch einen vierten erkennbaren Ansatzpunkt, der auf eine Verbesserung der Arbeitsbedingungen abzielt. Jenseits der bereits bestehenden Normen des Arbeitsschutzes und der Arbeitsmedizin konzentrieren sich die politischen Anstrengungen hierzu vor allem auf Aufklärungs-, Sensibilisierungs- und Vernetzungsaktivitäten, wie sie beispielsweise von der vom Bund geförderten Initiative Neue Qualität der Arbeit (INQA) praktiziert werden.

Krankheitsbedingte Einschränkungen sind eine zentrale Ursache für das vorzeitige Ausscheiden aus dem Arbeitsprozess, die zugleich weitere negative Auswirkungen auf die Gesundheit und Lebensqualität im (Vor-)Ruhestand haben. Mit Blick auf die steigende Regelaltersgrenze in der Rentenversicherung erscheint es deshalb dringend erforderlich, noch stärker als bisher präventiv dem Entstehen von Krankheiten und gesundheitlichen Einschränkungen sowie einer Chronifizierung von Erkrankungen entgegenzuwirken. Ihren Beitrag hierzu leisten müssen die Arbeitskräfte, die Betriebe, die Sozialpartner und der Staat.

An zentraler Stelle steht hierbei das Gesundheitsbewusstsein. Bisher zeichnet sich zwar der positive Trend ab, dass nachfolgende Kohorten Älterer mit einer besseren Gesundheit ins

Alter kommen. Ob dieser Trend jedoch anhält und sich auch bei jenen zeigt, die noch im Erwerbsleben stehen, hängt wesentlich vom Gesundheitsverhalten ab. In Deutschland wie in anderen westlichen Ländern ist festzustellen, dass Bewegungsmangel, Übergewicht und Diabetes II bei jüngeren und älteren Personen zunehmend verbreitet sind. Diese und andere zentrale Risikofaktoren (z. B. Rauchen, Alkoholkonsum) könnten dazu führen, dass für viele Personen die Arbeitsfähigkeit bis zum Alter von 67 Jahren nur mit erheblichen gesundheitlichen Beschwerden möglich ist. Ein angemessenes Gesundheitsverhalten ist hierbei nicht allein Aufgabe des einzelnen Individuums, sondern kann auch durch verschiedene Maßnahmen unterstützt werden. Hierzu zählen beispielsweise betriebliche und staatliche Regelungen (z. B. das Nichtrauchergesetz) sowie Präventions- und Rehabilitationsangebote.

Ein wesentlicher Gesundheitsschutz kann zugleich am Arbeitsplatz selbst erfolgen. Denn nicht nur der unfreiwillige (und oftmals gesundheitsbedingte) Ausstieg aus dem Erwerbsleben hat negative Folgen für die weitere gesundheitliche Entwicklung und Lebenserwartung. Auch der Arbeitsplatz selbst trägt erheblich zur Aufrechterhaltung oder Bedrohung der Gesundheit bei. Während sich in den vergangenen Jahren gesundheitliche Risiken aufgrund der Arbeitsumgebung verringert haben, haben die physischen und psychischen Arbeitsanforderungen deutlich zugenommen, und zwar insbesondere in den jüngeren Altersgruppen, die die zukünftigen älteren Erwerbstätigen stellen. Mit Blick auf körperliche Belastungen ist es auch in Zukunft wichtig, Anstrengungen zu unternehmen, die darauf abzielen, körperliche Über- und Fehlbelastungen zu vermeiden und damit insbesondere das Risiko muskuloskelettaler Erkrankungen zu verringern.

Ein im Vergleich zu Risiken der Arbeitsumgebung sowie körperlichen Arbeitsbelastungen neueres Gesundheitsrisiko sind psychische Arbeitsbelastungen. Diese führen in zunehmendem Maße zu Krankheiten und Fehlzeiten, aber auch zu Frühberentungen. In den dargestellten Studien der vorliegenden Expertise wurden einige dieser psychosozialen Stressfaktoren von Arbeitsplätzen dargestellt. Anhand dieser Stressfaktoren werden im Umkehrschluss Ansatzpunkte für eine gesunde Arbeitswelt erkennbar. Hierzu zählen u. a. ein Gleichgewicht zwischen Arbeitsanforderungen und Kontrollmöglichkeiten, soziale Unterstützung und angemessene Gratifikation von erbrachten Arbeitsleistungen (z. B. in Form von Gehalt, Wertschätzung, beruflichen Entwicklungsmöglichkeiten), die Vermeidung von lang andauerndem Arbeiten unter Zeitdruck ohne ausreichende Erholungszeiten sowie die Vermittlung von Arbeitsplatzsicherheit. Die weitere Verbesserung von Arbeitsbedingungen und Gesundheitsschutz ist eine wesentliche Aufgabe der Betriebe. Der Staat könnte hierfür jedoch Anreize schaffen, beispielsweise durch Bonus-Malus-Elemente in der gesetzlichen Unfallversicherung.

Auch wenn präventive Maßnahmen wesentlich dazu beitragen können, dass Erwerbstätige in guter Gesundheit älter werden, wird es auch in Zukunft Personen geben, die krankheitsbedingt vorzeitig aus dem Erwerbsleben ausscheiden müssen. Davon betroffen sind heute wie vermutlich auch in Zukunft insbesondere Personen in niedriger beruflicher Stellung und mit geringerem Einkommen. Wichtig erscheint deshalb, dass das vorzeitige Beenden des Erwerbslebens nicht mit gravierenden finanziellen Einbußen einhergeht. Andernfalls ist zu befürchten, dass in Zukunft Altersarmut deutlich zunimmt. Leistungen der Erwerbsminderungsrente sollten deshalb so gestaltet sein, dass der Eintritt dauerhafter Erwerbsunfähigkeit nach jahrzehntelanger Arbeit kein Armutsrisiko darstellt.

Die vorliegende Expertise konzentrierte sich auf Zusammenhänge zwischen Arbeit, Gesundheit und Übergang in den Ruhestand. Nicht übersehen werden sollte hierbei die

Bedeutung, die allen drei Faktoren zugleich für Wohlbefinden und Lebensqualität zukommt. Auch wenn im Vordergrund das Ziel steht, dass Personen länger gesund arbeiten können, sollte zugleich das Ziel mit bedacht werden, Menschen während und nach ihrem Arbeitsleben ein würdevolles Älterwerden zu ermöglichen. Dies sollte auch für jene gelten, denen es aus gesundheitlichen oder arbeitsmarktlichen Gründen nicht möglich ist, bis zur gesetzten Regelaltersgrenze erwerbstätig zu sein.

Literatur

AARAS, A., HORGEN, G., and RO, O.: Work with the visual display unit: Health consequences. International Journal of Human-Computer Interaction *12*/1, 107–134 (2000)

ALDWIN, C., and LEVENSON, M. R.: Stress, coping, and health at midlife: A developmental perspective. In: LACHMAN, M. E. (Ed.): Handbook of Midlife Development; pp. 188–216. New York: John Wiley and Sons, Inc. 2001

ALLAIRE, S. H., LAVELLEY, M. P., EVENS, S. R., O'CONNOR, G. T., KELLY-HAYES, M., MEEVAN, R. F., LEVY, D., and FELSON, D. T.: Evidence for decline in disability and improved health among persons aged 55 to 70 years: The Framingham Heart Study. American Journal of Public Health *89*/11, 1678–1683 (1999)

ANDERSON, K., and BURKHAUSER, R. V.: The retirement-health nexus: a new measure of an old puzzle. Journal of Human Resources *20*, 315–330 (1985)

ARNDS, P., und BONIN, H.: Arbeitsmarkteffekte und finanzpolitische Folgen der demographischen Alterung in Deutschland (IZA DP No.667). Bonn: Forschungsinstitut zur Zukunft der Arbeit 2002

ATCHLEY, R. C.: The Sociology of Retirement. New York: Halstead 1976

BALTHASAR, A., BIERI, O., GRAU, P., KÜNZI, K., und GUGGISBERG, J.: Der Übergang in den Ruhestand – Wege, Einflussfaktoren und Konsequenzen. Bericht im Rahmen des Forschungsprogramms zur längerfristigen Zukunft der Alterssicherung (IDA ForAlt): Bundesamt für Sozialversicherung 2003

BAMBERG, E., KELLER, M., WOHLERT, C., und ZEH, A.: BGW-Stresskonzept – Das arbeitspsychologische Stressmodell. Hamburg: Berufsgenossenschaft für Gesundheitsdienst und Wohlfahrtspflege – BGW 2006

BEHRENS, J.: Was uns vorzeitig „alt aussehen" lässt: Arbeits- und Laufbahngestaltung – Voraussetzung für eine länger andauernde Erwerbstätigkeit. Aus Politik und Zeitgeschichte *3*/4, 14–22 (2001)

BELLMANN, L., and JANIK, F.: Firms and Early Retirement: Offers that One does not Refuse (IZA DP No. 2931). Bonn: Forschungsinstitut zur Zukunft der Arbeit 2007

BENYAMINI, Y., and IDLER, E. L.: Community studies reporting association between self-rated health and mortality: Additional studies, 1995 to 1998. Research on Aging *21*/3, 392–401 (1999)

BERGER, U., DER, G., MUTRIE, N., and HANNAH, M. K.: The impact of retirement on physical activity. Ageing and Society *25*/2, 181–195 (2005)

BICKEL, H.: Epidemiologie der Demenz. In: BEYREUTHER, K., EINHÄUPL, K. M., FÖRSTL, H., und KURZ, A. (Eds.): Demenzen. Grundlagen und Klinik. S. 15–41. Stuttgart, New York: Thieme 2002

BLAU, D. M., and RIPHAHN, R. T.: Labor force transitions of older married couples in Germany. Labour Economics *6*/2, 229–251 (1999)

BLEKESAUNE, M., and SOLEM, P. E.: Working conditions and early retirement: a prospective study of retirement behavior. Research on Aging *27*, 3–30 (2005)

BMFSFJ (Bundesministerium für Familie, Senioren, Frauen und Jugend) (Ed.): Fünfter Bericht zur Lage der älteren Generation in der Bundesrepublik Deutschland: Potenziale des Alters in Wirtschaft und Gesellschaft – Der Beitrag älterer Menschen zum Zusammenhalt der Generationen. Bonn: BMFSFJ (zugleich Bundestagsdrucksache 16/2190) (2006)

BMGS (Bundesministerium für Gesundheit und Soziale Sicherung): Dritter Bericht über die Entwicklung der Pflegeversicherung. Bonn: BMGS 2004

BÖDEKER, W., FRIEDEL, H., FRIEDRICHS, M., und RÖTTGER, C.: Kosten der Frühberentung. Abschätzung des Anteils der Arbeitswelt an der Erwerbs- und Berufsunfähigkeit und der Folgekosten. Bremerhaven: Wirtschaftsverlag NW 2006

BÖRSCH-SUPAN, A.: Incentive effects of social security on labour force participation: evidence in Germany and across Europe. Journal of Public Economics *78*, 25–49 (2000)

Börsch-Supan, A., Schnabel, R., Kohnz, S., and Mastrobuoni, G.: Micro-modeling of retirement decisions in Germany. In: Gruber, J., and Wise, D. A. (Eds.): Social Security Programs and Retirement around the World; pp. 285–343. Chicago, London: University of Chicago Press 2004

Bosma, H., Peter, R., and Siegrist, J.: Two alternative job stress models and the risk of cardiovascular heart disease. American Journal of Public Health 88/1, 68–74 (1998)

Bossé, R., Aldwin, C. M., Levenson, R., and Ekerdt, D. J.: Mental health differences among retirees and workers: Findings from the Normative Aging Study. Psychology and Aging 2, 383–389 (1987)

Bossé, R., Aldwin, C. M., Levenson, M. R., and Workman-Daniels, K.: How stressful is retirement. Findings from the Normative Aging Study. Journals of Gerontology 46/1, P9–P14 (1991)

Bound, J.: Self-reported versus objective measures of health in retirement models. Journal of Human Resources 26, 106–138 (1991)

Bound, J., Schoenbaum, M., Stinebrickner, T. R., and Waidmann, T.: The dynamic effects of health on the labor force transitions of older workers. Labour Economics 6/2, 179–202 (1999)

Brinkmann, U., Dörre, K., Röbenack, S., Kraemer, K., und Speidel, F.: Prekäre Arbeit. Ursachen, Ausmaß, soziale Folgen und subjektive Verarbeitungsformen unsicherer Beschäftigungsverhältnisse. Bonn: Friedrich-Ebert-Stiftung 2006

Brunner, E. J., Chandola, T., and Marmot, M. G.: Prospective effect of job strain on general and central obesity in the Whitehall II Study. American Journal of Epidemiology 165/7, 828–837 (2007)

Brunner, E. J., Kivimäki, M., Siegrist, J., Theorell, T., Luukkonen, R., Riihimaki, H., Vahtera, J., Kirjonen, J., and Leino-Arjas, P.: Is the effect of work stress on cardiovascular mortality confounded by socioeconomic factors in the Valmet study? Journal of Epidemiology and Community Health 58/12, 1019–1020 (2004)

Brussig, M., und Nordhause-Janz, J.: Der Renteneintritt im Spannungsfeld von institutionellem Umfeld und Haushaltskontext. In: *Institut für Arbeit und Technik* (Ed.): Jahrbuch 2006, S. 23–40. Gelsenkirchen: IAT 2006

Bundesanstalt für Arbeitsschutz und Arbeitsmedizin: Arbeitswelt im Wandel. Dortmund: Bundesanstalt für Arbeitsschutz und Arbeitsmedizin 2007

Bundesministerium für Gesundheit: Gesetzliche Krankenversicherung. Krankenstand 1970 bis 2006 und Januar bis April 2007. Berlin: Bundesministerium für Gesundheit 2007

Butterworth, P., Gill, S. C., Rodgers, B., Anstey, K. J., Villamil, E., and Melzer, D.: Retirement and mental health: Analysis of the Australian national survey of mental health and well-being. Social Science and Medicine 62/5, 1179–1191 (2006)

Chaix, B., Isacssona, S.-O., Rastama, L., Lindstrom, M., and Merlo, J.: Income change at retirement, neighbourhood-based social support, and ischaemic heart disease: results from the prospective cohort study "Men born in 1914". Social Science and Medicine 64/4, 818–829 (2002)

Chandola, T., Brunner, E., and Marmot, M.: Chronic stress at work and the metabolic syndrome: Prospective study. British Medical Journal 332/7540, 1–5 (2006)

Choi, N.: Determinants of self-perceived changes in health status among pre- and early retirement populations. International Journal of Aging and Human Development 56/3, 197–222 (2003)

Chung, S., Popkin, B. M., Domino, M. E., and Stearns, S. C.: Effect of retirement on eating out and weight change: An analysis of gender differences. Obesity (Silver Spring) 15/4, 1053–1060 (2007)

Clemens, W.: Ältere Arbeitnehmer im sozialen Wandel. Von der verschmähten zur gefragten Humanressource? Opladen: Leske und Budrich 2001

Cobb-Clark, D., and Stillman, S.: The retirement expectations of middle-aged individuals (IZA DP No. 2449). Bonn: Forschungsinstitut zur Zukunft der Arbeit 2006 (erscheint in: Economic Record 2008)

Costa, D. L.: Causes of improving health and longevity at older ages: A review of the explanations. Genus 61/1, 21–38 (2005)

Cumming, E., and Henry, W. E.: Growing Old: The Process of Disengagement. New York: Basic 1961

Deschryvere, M.: Health and retirement decisions. An update of the literature (ENEPRI Research Report No. 6). Brussels: European Network of Economic Policy Research Institutes (ENEPRI) 2005

Deutsche Rentenversicherung Bund: Rentenversicherung in Zeitreihen. Berlin: DRV 2007a

Deutsche Rentenversicherung Bund (Ed.): Gesund älter werden – mit Prävention und Rehabilitation. 16. Rehabilitationswissenschaftliches Kolloquium vom 26. bis 28. März 2007 in Berlin. Berlin: DRV Bund 2007b

Dinkel, R.: Demographische Entwicklung und Gesundheitszustand. Eine empirische Kalkulation der Healthy Life Expectancy für die Bundesrepublik auf der Basis von Kohortendaten. In: Häfner, H. (Ed.): Gesundheit – unser höchstes Gut? S. 61–82. Berlin: Springer 1999

Disney, R., Emmerson, C., and Smith, S.: Pension Reform and Economic Performance in Britain in the 1980s and 1990s (Working Paper 9556). Cambridge: National Bureau of Economic Research 2003a

DISNEY, R., EMMERSON, C., and WAKEFIELD, M.: Ill Health and Retirement in Britain: a Panel Data Based Analysis. London: The Institute for Fiscal Studies 2003b
DOBLHAMMER, G., and KYTIR, J.: Compression or expansion of morbidity? Trends in healthy-life expectancy in the elderly Austrian population between 1978 and 1998. Social Science and Medicine *52*, 385–391 (2001)
DOMENIGHETTI, G., D'AVANZO, B., and BISIG, B.: Health effects of job insecurity among employees in the swiss general population. International Journal of Health Services *30*/3, 477–490 (2000)
DORN, D., and SOUSA-POZA, A.: Motives for Early Retirement: Switzerland in an International Comparison. St. Gallen, Schweiz: Universität St. Gallen Forschungsinstitut für Arbeit und Arbeitsrecht 2004
DÖRRE, K.: Prekarität – Eine arbeitspolitische Herausforderung. WSI-Mitteilungen *58*/5, 250–258 (2005)
DRAGANO, N.: Arbeit, Stress und krankheitsbedingte Frührenten. Zusammenhänge aus theoretischer und empirischer Sicht. Wiesbaden: VS Verlag für Sozialwissenschaften 2007
DWYER, D. S.: Planning for Retirement: The Accuracy of Expected Retirement Dates and the Role of Health Shocks (CRR WP001-08). Chestnut Hill: Center for Retirement Research at Boston College 2001
DWYER, D. S., and MITCHEL, O. S.: Health problems as determinants of retirement: are self-rated measures endogenous? Journal of Health Economics *18*, 173–193 (1999)
EBRAHIM, S.: Principles of epidemiology in old age. In: EBRAHIM, S., and KALACHE, A. (Eds.): Epidemiology in Old Age; pp. 12–21. London: BMJ 1996
EKERDT, D. J.: Why the notion persists that retirement harms health. The Gerontologist *27*/4, 454–457 (1987)
EKERDT, D. J.: The fruits of retirement research. Contemporary Gerontology *9*/2, 35–39 (2002)
EKERDT, D. J.: Born to retire: The foreshortened life course. The Gerontologist *44*/1, 3–9 (2004)
EKERDT, D. J., BADEN, L., BOSSÉ, R., and DIBBS, E.: The effect of retirement on physical health. American Journal of Public Health *73*/7, 779–783 (1983a)
EKERDT, D. J., and BOSSÉ, R.: Change in self-reported health with retirement. International Journal of Aging and Human Development *15*/3, 213–223 (1982)
EKERDT, D. J., BOSSÉ, R., and LEVKOFF, S.: An empirical test for phases of retirement: Findings from the Normative Aging Study. Journal of Gerontology *40*/1, 95–101 (1985)
EKERDT, D. J., BOSSÉ, R., and LOCASTRO, J. S.: Claims that retirement improve health. Journals of Gerontology *38*/2, 231–236 (1983b)
EKERDT, D. J., and DEVINEY, S.: Evidence for a preretirement process among older male workers. Journal of Gerontology: Social Science *48*, S36–43 (1993)
EMMERSON, C., and TETLOW, G.: Labour market transitions. In: BANKS, J., BREEZE, E., LESSOF, C., and NAZROO, J. (Eds.): Retirement, Health and Relations of the Older Population in England; pp. 41–82. London: The Institute for Fiscal Studies 2006
ENGSTLER, H.: Erwerbsbeteiligung in der zweiten Lebenshälfte und der Übergang in den Ruhestand. In: TESCH-RÖMER, C., ENGSTLER, H., und WURM, S. (Eds.): Altwerden in Deutschland. Sozialer Wandel und individuelle Entwicklung in der zweiten Lebenshälfte. S. 85–154. Wiesbaden: VS Verlag für Sozialwissenschaften 2006
ENGSTLER, H., und BRUSSIG, M.: Arbeitslosigkeit am Ende des Erwerbslebens. Informationsdienst Altersfragen *33*/6, 2–6 (2006)
European Foundation for the Improvement of Living and Working Conditions: Fourth European Working Conditions Survey. Dublin, Ireland: European Foundation for the Improvement of Living and Working Conditions 2007
FALBA, T. A., TENG, H.-M., SINDELAR, J. L., and GALLO, W. T.: The effect of involuntary job loss on smoking intensity and relapse. Addiction *100*, 1330–1339 (2005)
FERRIE, J. E.: Is job insecurity harmful to health? Journal of the Royal Society of Medicine *94*, 71–76 (2001)
FREEDMAN, V. A., CRIMMINS, E., SCHOENI, R. F., SPILLMAN, B. C., AYKAN, H., KRAMAROW, E., LAND, K., LUBITZ, J., MANTON, K., MARTIN, L. G., SHINBERG, D., and WAIDMANN, T.: Resolving inconsistencies in trends in old-age disability: Report from a technical working group. Demography *41*/3, 417–441 (2004)
FREEDMAN, V. A., MARTIN, L. G., and SCHOENI, R. F.: Recent trends in disability and functioning among older adults in the United States. A systematic review. Journal of the American Medical Association *288*/24, 3137–3146 (2002)
FRIEDMANN, E., and HAVIGHURST, R.: The Meaning of Work and Retirement. Chicago: The University of Chicago Press 1954
FRIES, J. F.: Aging, natural death, and the compression of morbidity. The New England Journal of Medicine *329*, 110–116 (1980)
GALL, T. L., EVANS, D. R., and HOWARD, J.: The retirement adjustment process: Changes in the well-being of male retirees across time. Journals of Gerontology Psychological Sciences *52B*/3, P110–117 (1997)

Gallo, W. T., Bradley, E. H., Dubin, J. A., Jones, R. N., Falba, T. A., Teng, H.-M., and Kasl, S. V.: The persistence of depressive symptoms in older workers who experience involuntary job loss: Results from the Health and Retirement Survey. Journals of Gerontology: Series B: Psychological Sciences and Social Sciences 61/4, S221–S228 (2006a)

Gallo, W. T., Bradley, E. H., Falba, T. A., Dubin, J. A., Cramer, L. D., Bogardus, S. T. Jr., and Kasl, S. V.: Involuntary job loss as a risk factor for subsequent myocardial infarction and stroke: findings from the Health and Retirement Survey. American Journal of Industrial Medicine 45/5, 408–416 (2004)

Gallo, W. T., Bradley, E. H., Siegel, M., and Kasl, S. V.: Health effects of involuntary job loss among older workers: Findings from the health and retirement survey. Journals of Gerontology: Series B: Psychological Sciences and Social Sciences 55B/3, S131–S140 (2000)

Gallo, W. T., Bradley, E. H., Siegel, M., and Kasl, S. V.: The impact of involuntary job loss on subsequent alcohol consumption by older workers: Findings from the Health and Retirement Survey. Journals of Gerontology: Series B Psychological Sciences and Social Sciences 56B/1, S3–S9 (2001)

Gallo, W. T., Teng, H. M., Falba, T. A., Kasl, S. V., Krumholz, H. M., and Bradley, E. H.: The impact of late career job loss on myocardial infarction and stroke: a 10 year follow up using the health and retirement survey. Occupational and Environmental Medicine 63/10, 683–687 (2006b)

Garms-Homolová, V., und Schaeffer, D.: Einzelne Bevölkerungsgruppen: Ältere und Alte. In: Schwartz, F. W., Badura, B., Busse, R., Leidl, R., Raspe, H., Siegrist, J., und Walter, U.: (Eds.): Das Public-Health Buch. Gesundheit und Gesundheitswesen. S. 675–686. München: Urban und Fischer 2003

George, R.: Beschäftigung älterer Arbeitnehmer aus betrieblicher Sicht. Frühverrentung als Personalstrategie in internen Arbeitsmärkten. München, Mering: Hampp 2000

Gill, S. C., Butterworth, P., Rodgers, B., Anstey, K. J., Villamil, E., and Melzer, D.: Mental health an the timing of Men's retirement. Social Psychiatry and Psychiatric Epidemiology 41/7, 515–522 (2006)

Gruber, J., and Wise, D. A. (Eds.): Social Security Programs and Retirement around the World. Chicago: University of Chicago Press 2004

Haardt, D.: Transitions Out of and Back to Employment among Older Men and Women in the UK: University of Essex, Institute for Social and Economic Research 2006

Harding, S., Bethune, A., and Rosato, M.: Second study supports results of Whitehall study after retirement. British Medical Journal 314/7087, 1130 (1997)

Haustein, L., und Moll, T.: Die quantitative Entwicklung der Erwerbsminderungsrenten. Eine vergleichende Betrachtung der Jahre 2000 bis 2006. RV aktuell 2007/10, 345–350 (2007)

Havighurst, R. J., Neugarten, B. L., and Tobin, S. S.: Disengagement and patterns of aging. In: Neugarten, B. L. (Ed.): Middle Age and Aging: A Reader in Social Psychology; pp. 223–237. Chicago: University of Chicago Press 1968

Haynes, S. G., McMichael, A. J., and Tyroler, H. A.: The relationship of normal, involuntary retirement to early mortality among U. S. rubber workers. Social Science and Medicine 11/2, 105–114 (1977)

Hien, W.: Arbeitsbedingte Risiken der Frühberentung. Eine arbeitswissenschaftlich-medizinsoziologische Interpretation des Forschungsstandes. Bremerhaven: Wissenschaftsverlag NW 2006

Hyde, M., Ferrie, J., Higgs, P., Mein, G., and Nazroo, J.: The effects of pre-retirement factors and retirement route on circumstances in retirement: Findings from the Whitehall II study. Ageing and Society 24/2, 279–296 (2004)

Idler, E. L., and Benyamini, Y.: Self-rated health and mortality: A review of twenty-seven community studies. Journal of Health and Social Behavior 38, 21–37 (1997)

Ijmker, S., Huysmans, M. A., Blatter, B. M., van der Beek, A. J., van Mechelen, W., and Bongers, P. M.: Should office workers spend fewer hours at their computer? A systematic review of the literature. Occupational and Environmental Medicine 64/4, 211–222 (2007)

Ilmarinen, J.: Arbeitsfähigkeit und Alter. In: Karazman, R., Geissler, H., Kloimüller, I., und Winker, N. (Eds.): Betriebliche Gesundheitsförderung für älter werdende Arbeitnehmer. Gamburg: Verlag für Gesundheitsförderung G. Conrad 1995

International Diabetes Federation: The IDF consensus worldwide definition of the metabolic syndrome [Electronic Version]. Retrieved 31. 10. 2007 from http://www.idf.org/webdata/docs/MetS_def_update2006.pdf. (2006)

James, J. B., and Spiro, A.: The impact of work on the psychological well-being of older Americans. In: James, J. B., and Wink, P. (Eds.): Annual Review of Gerontology and Geriatrics. Vol. 26, pp. 153–173. New York: Springer 2006

Jansen, R., und Müller, R.: Arbeitsbelastungen und Gesundheit älterer Arbeitnehmer im Dienstleistungsbereich. Zeitschrift für Gerontologie und Geriatrie 33, 256–261 (2000)

Jiménez-Martin, S., Labeaga, J. M., and Granado, M. M.: Health status and retirement decisions for older European couples (Working Paper No. 1999–2001). Luxembourg: IRISS 1999

Jiménez-Martin, S., Labeaga, J. M., and Prieto, C. V.: A sequential model of older workers' labor force transitions after a health shock. Health Economics 15/9, 1033–1054 (2006)

Jong, P. de, Lindeboom, M., and van der Klaauw, B.: Screening disability insurance applications (IZA DP No. 1981). Bonn: Forschungsinstitut zur Zukunft der Arbeit 2006

Kalwij, A., and Vermeulen, F.: Labour Force Participation of the Elderly in Europe: The Importance of being Healthy (IZA DP No. 1887). Bonn: Forschungsinstitut zur Zukunft der Arbeit 2005

Karasek, R. A.: Job demands, job decision latitude, and mental strain: Implications for job redesign. Administrative Science Quarterly 24, 285–307 (1979)

Karjalainen, A., und Niederlaender, E.: Berufskrankheiten in Europa im Jahr 2001. Statistik kurz gefasst – Bevölkerung und soziale Bedingungen 15/2004 (2004)

Kieselbach, T., und Beelmann, G.: Arbeitslosigkeit und Gesundheit: Stand der Forschung. In: Hollederer, A., und Brand, H. (Eds.): Arbeitslosigkeit, Gesundheit und Krankheit. S. 13–31. Bern: Huber 2006

Killingsworth, M. R., and Heckman, J. J.: Female labor supply: a survey. In: Ashenfelter, O., and Layard, R. (Eds.): Handbook of Labor Economics; pp. 103–204. Amsterdam: Elsevier 1986

Kim, H., and DeVaney, S. A.: The selection of partial or full retirement by older workers. Journal of Family and Economic Issues 26/3, 371–394 (2005)

Kistler, E., Ebert, A., Guggemos, P., Lehner, M., Buck, H., und Schletz, A.: Altersgerechte Arbeitsbedingungen. Machbarkeitsstudie (Sachverständigengutachten) für die Bundesanstalt für Arbeitsschutz und Arbeitsmedizin, Berlin. Dortmund, Berlin, Dresden: Bundesanstalt für Arbeitsschutz und Arbeitsmedizin 2006

Kivimäki, M., Head, J., Ferrie, J. E., Brunner, E., Marmot, M. G., Vahtera, J., and Shipley, M. J.: Why is evidence on job strain and coronary heart disease mixed? An illustration of measurement challenges in the Whitehall II Study. Psychosomatic Medicine 68/3, 398–401 (2006a)

Kivimäki, M., Head, J., Ferrie, J. E., Shipley, M. J., Brunner, E., Vahtera, J., and Marmot, M. G.: Work stress, weight gain and weight loss: Evidence for bidirectional effects of job strain on body mass index in the Whitehall II study. International Journal of Obesity 30/6, 982–987 (2006b)

Kivimäki, M., Leino-Arjas, P., Kaila-Kangas, L., Luukkonen, R., Vahtera, J., Elovainio, M., Härmä, M., and Kirjonen, J.: Is incomplete recovery from work a risk marker of cardiovascular death? Prospective evidence from industrial employees. Psychosomatic Medicine 68/3, 402–407 (2006c)

Kivimäki, M., Leino-Arjas, P., Luukkonen, R., Riihimaki, H., Vahtera, J., and Kirjonen, J.: Work stress and the risk of cardiovascular mortality: Prospective cohort study of industrial employees. British Medical Journal 325, 857–862 (2002)

Kivimäki, M., Virtanen, M., Elovainio, M., Kouvonen, A., Väänänen, A., and Vahtera, J.: Work stress in the etiology of coronary heart disease – a meta-analysis. Scandinavian Journal of Work, Environment and Health 32/6, 431–442 (2006d)

Knutsson, A., and Boggild, H.: Shiftwork and cardiovascular disease: Review of disease mechanisms. Reviews on Environmental Health 15/4, 359–372 (2000)

Kocyba, H., und Voswinkel, S.: Krankheitsverleugnung – Das Janusgesicht sinkender Fehlzeiten. WSI-Mitteilungen 3, 131–137 (2007)

Kohli, M.: Die Institutionalisierung des Lebenslaufs: Historische Befunde und theoretische Argumente. Kölner Zeitschrift für Soziologie und Sozialpsychologie 37, 1–29 (1985)

Kohli, M.: Die gesellschaftliche und individuelle Bedeutung der Altersgrenze. In: Schmähl, W. (Ed.): Verkürzung oder Verlängerung der Erwerbsphase? Zur Gestaltung des Übergangs vom Erwerbsleben in den Ruhestand in der Bundesrepublik Deutschland. S. 36–53. Tübingen: Mohr 1988

Kohli, M.: Altern in soziologischer Perspektive. In: Baltes, P. B., und Mittelstrass, J. (Eds.): Zukunft des Alterns und gesellschaftliche Entwicklung. S. 231–259. Berlin: de Gruyter 1992

Kohli, M.: Altersgrenzen als gesellschaftliches Regulativ individueller Lebenslaufgestaltung: ein Anachronismus? Zeitschrift für Gerontologie und Geriatrie 33 (Suppl. 1), I/15–23 (2000)

Kohli, M., and Rein, M.: The changing balance of work and retirement. In: Kohli, M., Rein, M., Guillemard, A.-M., and Gunsteren, H. V. (Eds.): Time for Retirement; pp. 1–35. Cambridge: University Press 1991

Koller, M.: Health risks related to shift work. International Archives of Occupational and Environmental Health 53, 59–75 (1983)

Korpi, T.: Accumulating disadvantage. Longitudinal analyses of unemployment and physical health in representative samples of the Swedish population. European Sociological Review 17/3, 255–273 (2001)

Kramer, M.: The rising pandemic of mental disorders and associated chronic diseases and disabilities. Acta Psychiatrica Scandinavica 62, 397–419 (1980)

KÜPPER-NYBELEN, J., ROTHENBACHER, D., JACOBI, E., und BRENNER, H.: Die prognostische Bedeutung von Variablen aus dem Qualitätssicherungsprogramm und dem Reha-Entlassungsbericht der LVA Baden-Württemberg für die Erwerbs- und Berufsunfähigkeit: Ergebnisse einer retrospektiven Kohortenstudie. Rehabilitation *42*, 335–342 (2003)

LADEMANN, J., und KOLIP, P.: Gesundheit von Frauen und Männern im mittleren Lebensalter. Berlin: Robert-Koch-Institut 2005

LANGE, A. H. DE, TARIS, T. W., KOMPIER, M. A. J., HOUTMAN, I. L. D., and BONGERS, P. M.: The relationships between work characteristics and mental health: Examining normal, reversed and reciprocal relationships in a 4-wave study. Work and Stress *18*/2, 149–166 (2004)

LEHR, U.: Herausforderungen einer alternden Welt: Senioren als Wirtschaftsfaktor – neue Bedürfnisse, neue Märkte. Vortrag auf der Konferenz Dienstleistungen für Senioren. Stuttgart 2003

LEINO-ARJAS, P., LIIRA, J., MUTANEN, P., MALMIVAARA, A., and MATIKAINEN, E.: Predictors and consequences of unemployment among construction workers: A prospective study. British Medical Journal *319*/4, 600–605 (1999)

LEPPIN, A.: Burnout: Konzept, Verbreitung, Ursachen und Prävention. In: BADURA, B., SCHELLSCHMIDT, H., und VETTER, C. (Eds.): Fehlzeiten-Report 2006. S. 99–109. Heidelberg: Springer Medizin Verlag 2007

LINDEBOOM, M., and KERKHOFS, M.: Health and work of the elderly. Subjective health measures, reporting errors and the endogenous relationship between health and work (IZA DP No. 457). Bonn: IZA. 2002

LINN, M. W., SANDIFER, R., and STEIN, S.: Effects of unemployment on mental and physical health. American Journal of Public Health *75*/5, 502–506 (1985)

LUMSDAINE, R. L., and MITCHELL, O. S.: New developments in the economic analysis of retirement. In: ASHENFELTER, O., and CARD, D. (Eds.): Handbook of Labor Economics. Vol. 3, pp. 3261–3307. Amsterdam: Elsevier 1999

LYNCH, J., KRAUSE, N., KAPLAN, G. A., TUOMILEHTO, J., and SALONEN, J. T.: Workplace conditions, socio-economic status, and the risk of mortality and acute myocardial infarction: The Kuopio Ischemic Heart Disease Risk Factor Study. American Journal of Public Health *87*/4, 617–622 (1997)

MANTON, K. G., GU, X., and LAMB, V. L.: Change in chronic disability from 1982 to 2004/2005 as measured by long-term changes in function and health in the U. S. elderly population. Proceedings of the National Academy of Sciences of the United States of America *48*, 18374–18379 (2006)

MARMOT, M. G., and SHIPLEY, M. J.: Do socio-economic differences in mortality persist after retirement? 25 year follow up of civil servants from the first Whitehall Study. British Medical Journal *313*, 1177–1180 (1996)

MARTIKAINEN, P., MÄKI, N., and JÄNTTI, M.: The effects of unemployment on mortality following workplace downsizing and workplace closure: A register-based follow-up study of Finnish men and women during economic boom and recession. American Journal of Epidemiology *165*/9, 1070–1075 (2007)

MARTIKAINEN, P. T., and VALKONEN, T.: Excess mortality of unemployed men and women during a period of rapidly increasing unemployment. Lancet *348*, 909–912 (1996)

MAYER, K.-U., und DIEWALD, M.: Die Institutionalisierung von Lebensverläufen. In: BRANDTSTÄDTER, J., und LINDENBERGER, U. (Eds.): Entwicklungspsychologie der Lebensspanne. S. 510–539 Stuttgart: Kohlhammer 2007

MAYER, K.-U., und MÜLLER, W.: Lebensverläufe im Wohlfahrtsstaat. In: WEYMANN, A. (Ed.): Handlungsspielräume. S. 41–60. Stuttgart: Enke 1989

MAYRING, P.: Pensionierung als Krise oder Glücksgewinn Ergebnisse aus einer quantitativ-qualitativen Längsschnittuntersuchung. Zeitschrift für Gerontologie und Geriatrie *33*/2, 124–133 (2000)

MCCLEARN, G. E., and HELLER, D. A.: Genetics and aging. In: MANUCK, S. B., JENNINGS, R., RABIN, B. S., and BAUM, A. (Eds.): Behavior, Health, and Aging; pp. 1–14. Mahwah, NJ: Lawrence Erlbaum 2000

MCGARRY, K. M.: Health and retirement: Do changes in health affect retirement expectations? (NBER Working Paper No. W9317). Los Angeles: University of California, Los Angeles – Department of Economics; National Bureau of Economic Research (NBER) 2002

MCNAMARA, T. K., and WILLIAMSON, J. B.: Race, gender, and the retirement decisions of people aged 60 to 80: Prospects for age integrations in employment. International Journal of Aging and Human Development *59*/3, 255–286 (2004)

MEIN, G., MARTIKAINEN, P., HEMINGWAY, H., STANSFELD, S., and MARMOT, M.: Is retirement good or bad for mental and physical health functioning? Whitehall II longitudinal study of civil servants. Journal of Epidemiology and Community Health *57*/1, 46–49 (2003)

MELZER, D., BUXTON, J., and VILLAMIL, E.: Decline in common mental disorder prevalence in men during the sixth decade of life. Evidence from the National Psychiatric Morbidity Survey. Social Psychiatry and Psychiatric Epidemiology *39*, 33–38 (2004)

MENNING, S., HOFFMANN, E., und ENGSTLER, H.: Erwerbsbeteiligung älterer Menschen und Übergang in den Ruhestand. Berlin: Deutsches Zentrum für Altersfragen 2007

MERLLIÉ, D., and PAOLI, P.: Ten Years of Working Conditions in the European Union. Dublin, Ireland: European Foundation 2000.

MERRILL, S. S., and VERBRUGGE, L. M.: Health and disease in midlife. In: WILLIS, S. L., and REID, J. D. (Eds.): Life in the Middle; pp. 78–104. San Diego: Academic Press 1999

MERZ, J., und BURGERT, D.: Arbeitszeitarrangements – Neue Ergebnisse aus der Zeitbudgeterhebung 2001/2002 im Zeitvergleich zu 1991/1992. In: *Statistisches Bundesamt* (Ed.): Alltag in Deutschland – Analysen zur Zeitverwendung. S. 304–336. Stuttgart: Metzler-Poeschel 2004

MICHIE, S., and WILLIAMS, S.: Reducing work related psychological ill health and sickness absence: A systematic literature review. Journal of Occupational and Environmental Medicine *60*, 3–9 (2002)

MIDANIK, L., SOGHIKIAN, K., RANSOM, L., and TEKAWA, I.: The effect of retirement on mental health and health behaviors: The Kaiser Permanente retirement study. Journal of Gerontology: Social Sciences *50B*, S59–S61 (1995)

MINKLER, M.: Research on the effects of retirement: An uncertain legacy. Journal of Health and Social Behavior *22*, 117–130 (1981)

MORRIS, J. K., COOK, D. G., and SHAPER, A. G.: Loss of employment and mortality. British Medical Journal *308*, 1135–1139 (1994)

MOTEL-KLINGEBIEL, A.: Materielle Lagen älterer Menschen – Verteilungen und Dynamiken in der zweiten Lebenshälfte. In: TESCH-RÖMER, C., ENGSTLER, H., und WURM, S. (Eds.): Altwerden in Deutschland. Sozialer Wandel und individuelle Entwicklung in der zweiten Lebenshälfte. S 155–230. Wiesbaden: VS Verlag 2006

MÜLLER-FAHRNOW, W., HANSMEIER, T., und KAROFF, M.: Wissenschaftliche Grundlagen der medizinisch-beruflich orientierten Rehabilitation. Assessments – Interventionen – Ergebnisse. Lengerich: Pabst Science Publishers 2006

MUNNELL, A. H., and LIBBY, J.: Will people be healthy enough to work longer? Center for Retirement Research, Boston College. Retrieved 26. 9. 2007 from http://crr.bc.edu/images/stories/Briefs/ib_2007–3.pdf. (2007)

MURPHY, G. C., and ATHANASOU, J. A.: The effect of unemployment on mental health. Journal of Occupational and Organizational Psychology *72*, 83–99 (1999)

MUTCHLER, J. E., BURR, J. A., MASSAGLI, M. P., and PIENTA, A. M.: Work transitions and health in later life. Journal of Gerontology *45B*/5, 252–261 (1999)

MYERS, R. J.: Factors in interpreting mortality after retirement. Journal of the American Association of University Teachers of Insurance *21*/1, 56–63 (1954)

NAEGELE, G.: Zur Zukunft älterer Arbeitnehmer. Die Entscheidung für oder gegen die Alterserwerbsarbeit fällt in den Betrieben und ist dort zu beeinflussen. Soziale Sicherheit *37*/6, 169–178 (1988)

NAEGELE, G.: Wandel der Arbeitswelt – Beschäftigungschancen für Ältere. In: TESCH-RÖMER, C. (Ed.): Gerontologie und Sozialpolitik. S. 81–89. Stuttgart: Kohlhammer 2002

NEUGARTEN, B. L., MOORE, J. W., and LOWE, J.: Age norms, age constraints, and adult socialization. American Journal of Sociology *70*, 710–717 (1965)

NIELSEN, M. L., RUGULIES, R., CHRISTENSEN, K. B., SMITH-HANSEN, L., BJORNER, J. B., and KRISTENSEN, T. S.: Impact of the psychosocial work environment on registered absence from work: A two-year longitudinal study using the IPAW cohort. Work and Stress *18*/4, 323–335 (2004)

NIEMI, T.: The impact of retirement on mortality. Psychiatria Fennica *8*, 211–213 (1977)

NOOYENS, A. C., VISSCHER, T. L., SCHUIT, A. J., VAN ROSSUM, C. T., VERSCHUREN, W. M., VAN MECHELEN, W., and SEIDELL, J. C.: Effects of retirement on lifestyle in relation to changes in weight and waist circumference in Dutch men: A prospective study. Public Health and Nutrition *8*/8, 1266–1274 (2005)

NUTTMAN-SHWARTZ, O.: Like a high wave: Adjustment to retirement. Gerontologist *44*/2, 229–236 (2004)

OECD: Is job insecurity on the increase in OECD countries? In: OECD employment outlook. Paris: OECD 1997

PALMORE, E. B., FILLENBAUM, G. G., and GEORGE, L. K.: Consequences of retirement. Journal of Gerontology *39*/1, 109–116 (1984)

PATE, R. R., PRATT, M., BLAIR, S. N., HASKEL, W. L., MACERA, C. A., BOUCHARD, C., BUCHNER, D., ETTINGER, W., HEATH, G. W., KING, A. C., et al.: Physical activity and public health. A recommendation from the Centers for Disease Control and Prevention and the American College of Sports Medicine. Journal of the American Medical Association *273*/5, 402–407 (1995)

PINQUART, M., and SCHINDLER, I.: Changes of life satisfaction in the transition to retirement: a latent-class approach. Psychology and Aging *22*/3, 442–455 (2007)

RADL, J.: Individuelle Determinanten des Renteneintrittsalters. Zeitschrift für Soziologie *36*/1, 43–64 (2007)

RAJARATNAM, S. M. W., and ARENDT, J.: Health in a 24-h society. Lancet *358*, 999–1005 (2001)

Rehfeld, U. G.: Gesundheitsbedingte Früherentung. Berlin: Robert-Koch-Institut 2006
Reitzes, D. C., and Mutran, E. J.: The Transition to Retirement: Stages and Factors that Influence Retirement Adjustment. International Journal of Aging and Human Development *59*/1, 63–84 (2004)
Reitzes, D. C., Mutran, E. J., and Fernandez, M. E.: Does retirement hurt well-being? Factors influencing self-esteem and depression among retirees and workers. Gerontologist *36*, 649–656 (1996)
Rice, N., Roberts, J., and Jones, A.: Sick of work or too sick to work? Evidence on health shocks and early retirement from the BHPS (Sheffield Economic Paper Series, No. 2007–02). Sheffield: University of Sheffield, Department of Economics 2007
Riphahn, R. T.: Income and employment effects of health shocks – a test for the German welfare state. Journal of Population Economics *12*/3, 363–389 (1999)
Riphahn, R. T., und Schmidt, P.: Determinanten des Rentenzugangs: Lockt der Ruhestand oder drängt der Arbeitsmarkt? (Discussion Paper, No. *10*). Mannheim: Zentrum für Europäische Wirtschaftsforschung 1995
Roberts, J., Rice, N., Schellhorn, M., Jones, A., and Gambin, L.: Health, Retirement and Inequality: Can Germany and the UK Learn from Each Other? Sheffield: University of Sheffield, Department of Economics 2006
Roesler, U., Jacobi, F., and Rau, R.: Work and mental disorders in a German national representative sample. Work and Stress *20*/3, 234–244 (2006)
Roloff, J.: Der Übergang vom Erwerbsleben in den Ruhestand und Veränderungen der subjektiven Gesundheit, dargestellt am Beispiel der westdeutschen Altersjahrgänge 1933 bis 1938. Zeitschrift für Bevölkerungswissenschaft *29*/2, 219–224 (2004)
Romeu Gordo, L.: Compression of Morbidity and the Labor Supply of Older People. Nürnberg: Institut für Arbeitsmarkt- und Berufsforschung (IAB) 2006
Rosenmayr, L.: Die späte Freiheit. Das Alter. Ein Stück bewußt gelebten Lebens. Berlin: Severin und Siedler 1983
Rosenow, J., und Naschold, F.: Die Regulierung von Altersgrenzen. Strategien von Unternehmen und die Politik des Staates. Berlin: Edition Sigma 1994
Schneekloth, U., und Wahl, H.-W. (Eds.): Möglichkeiten und Grenzen selbständiger Lebensführung in privaten Haushalten (MuG III). Repräsentativbefunde und Vertiefungsstudien zu häuslichen Pflegearrangements, Demenz und professionellen Versorgungsangeboten. Integrierter Abschlußbericht. München: TNS Infratest Sozialforschung 2005
Schwartz, F. W., Badura, B., Leidl, R., Raspe, H., und Siegrist, J. (Eds.): Das Public Health Buch. Gesundheit und Gesundheitswesen. München: Urban und Schwarzenberg 1998
Schwarzer, R. (Ed.): Gesundheitspsychologie. Göttingen: Hogrefe 2005
Seidel, D., Solbach, T., Fehse, R., Donker, L., und Elliehausen, H.-J.: Arbeitsunfälle und Berufskrankheiten. Vol. *38*. Berlin: Robert-Koch-Institut 2007
Shaw, W. S., Patterson, T. L., Semple, S., and Grant, I.: Health and well-being in retirement. A summary of theories and their implications. In: Hersen, M., and Hasselt, V. B. V. (Eds.): Handbook of Clinical Geropsychology; pp. 383–409. New York 1998
Shultz, K. S., Morton, K. R., and Weckerle, J. R.: The influence of push and pull factors on voluntary and involuntary early retirees' retirement decision and adjustment. Journal of Vocational Behavior *53*, 45–57 (1998)
Siegrist, J.: Soziale Krisen und Gesundheit. Göttingen: Hogrefe 1996
Siegrist, J.: Stress am Arbeitsplatz. In: Schwarzer, R. (Ed.): Gesundheitspsychologie. Enzyklopädie der Psychologie, Themenbereich C Theorie und Forschung, Serie X Gesundheitspsychologie. Göttingen: Hogrefe 2005
Siegrist, J., und Dragano, N.: Berufliche Belastungen und Gesundheit. Kölner Zeitschrift für Soziologie und Sozialpsychologie SH *46*, 109–124 (2006)
Siegrist, J., and Rödel, A.: Work stress and health risk behavior. Scandinavian Journal of Work, Environment and Health *32*/6, 473–481 (2006)
Skoog, I., Wallin, A., Fredman, P., Hesse, C., Aevarsson, O., Karlsson, I., Gottfries, C. G., and Blennow, K.: A population study on blood-brain barrier function in 85-year-olds: Relation to Alzheimer's disease and vascular dementia. Neurology *50*/4, 966–971 (1998)
Slingerland, A. S., van Lenthe, F. J., Jukema, J. W., Kamphuis, C. B. M., Looman, C., Giskes, K., Huisman, M., Narayan, K. M., Mackenbach, J. P., and Brug, J.: Aging, retirement, and changes in physical activity: Prospective cohort findings from the GLOBE study. American Journal of Epidemiology *165*/12, 1356–1363 (2007)
Sparks, K., Faragher, B., and Cooper, C. L.: Well-being and occupational health in the 21st century workplace. Journal of Occupational and Organizational Psychology *74*/4, 489–509 (2001)

STANSFELD, S., and CANDY, B.: Psychosocial work environment and mental health – a meta-analytic review. Scandinavian Journal of Work, Environment and Health 32/6, 443–462 (2006)
STANSFELD, S. A., FUHRER, R., SHIPLEY, M. J., and MARMOT, M. G.: Work characteristics predict psychiatric disorder: Prospective results from the Whitehall II study. Journal of Occupational and Environmental Medicine 56, 302–307 (1999)
Statistisches Bundesamt: Perioden-Sterbetafeln für Deutschland. Allgemeine und abgekürzte Sterbetafeln von 1871/1881 bis 2001/2003. Wiesbaden: Statistisches Bundesamt 2004
Statistisches Bundesamt: Mikrozensus – Fragen zur Gesundheit. Kranke und Unfallverletzte. Wiesbaden: Statistisches Bundesamt 2006a
Statistisches Bundesamt: 11. koordinierte Bevölkerungsvorausberechnung. Wiesbaden: Statistisches Bundesamt 2006b
STOCK, J., and WISE, D. A.: Pensions, the option value of work, and retirement. Econometrica 58/5, 1151–1180 (1990)
SVERKE, M., HELLGREN, J., and NÄSWALL, K.: No security: A meta-analysis and review of job insecurity and its consequences. Journal of Occupational Health Psychology 7/3, 242–264 (2002)
TRIEBIG, G., KENTNER, M., und SCHIELE, R. (Eds.): Arbeitsmedizin. Handbuch für Theorie und Praxis. Stuttgart: Gentner Verlag 2003
TSAI, S. P., WENDT, J. K., DONNELLY, R. P., JONG, G. DE, and AHMED, F. S.: Age at retirement and long term survival of an industrial population: prospective cohort study. BMJ 331/7523, 995 (2005)
TYHURST, J. S., SALK, L., and KENNEDY, M.: Mortality, morbidity and retirement. American Journal of Public Health 43, 1434–1444 (1957)
UEHATA, T.: Long working hours and occupational stress-related cardiovascular attacks among middle-aged workers in Japan. Journal of Human Ergology 20/2, 147–153 (1991)
ULICH, E.: Arbeitspsychologie. Zürich: vdf. 2005
VAHTERA, J., KIVIMÄKI, M., and PENTTI, J.: Effect of organizational downsizing on health of employees. Lancet 350, 1124–1128 (1997)
VAN AMELSVOORT, L. G. P. M., JANSEN, N. W. H., and KANT, I.: Smoking among shift workers: More than a confounding factor. Chronobiology International 23/6, 1105–1113 (2006)
VAN SOLINGE, H.: Health change in retirement. A longitudinal study among older workers in the Netherlands. Research on Aging, 29/3, 225–256 (2007)
VAUPEL, J. W., und KISTOWSKI, K. G. VON: Der bemerkenswerte Anstieg der Lebenserwartung und sein Einfluss auf die Medizin. Bundesgesundheitsblatt 5, 586–592 (2005)
VETTER, C., und REDMANN, A.: Arbeit und Gesundheit Ergebnisse aus Mitarbeiterbefragungen in mehr als 150 Betrieben. Bonn: Wissenschaftliches Institut der AOK 2005
VETTER, C., KÜSGENS, I., und MADAUS, C.: Krankheitsbedingte Fehlzeiten in der deutschen Wirtschaft im Jahr 2005. In: BADURA, B., SCHELLSCHMIDT, H., und VETTER, C. (Eds.): Fehlzeiten-Report 2006. S. 201–423. Heidelberg: Springer Medizin Verlag 2007
VICKERSTAFF, S., BALDOCK, J., COX, J., and KEEN, L.: Happy Retirement. The Impact of Employers' Policies and Practice on the Process of Retirement. Bristol: The Policy Press 2004
WALDRON, H.: Links between Early Retirement and Mortality (No. ORES Working Paper Series, Nr. 93). Washington: Social Security Administration 2001
WANG, M.: Profiling retirees in the retirement transition and adjustment process: examining the longitudinal change patterns of retirees' psychological well-being. Journal of Applied Psychology 92/2, 455–474 (2007)
WARR, P.: Age, work, and mental health. In: SCHAIE, K. W., and SCHOOLER, C. (Eds.): Impact of Work on Older Adults; pp. 252–296. New York: Springer 1998
WESTERLUND, H., FERRIE, J., HAGBERG, J., JEDING, K., OXENSTIERNA, G., and THEORELL, T.: Workplace expansion, long-term sickness absence, and hospital admission. Lancet 363/9416, 1193–1197 (2004)
WILLIAMSON, J., and MCNAMARA, T.: Interrupted trajectories and labor force participation. The effect of unplanned changes in marital and disability status. Research on Aging 25/2, 37–121 (2003)
WILLIS, S. L., and SCHAIE, K. W.: Intellectual functioning in midlife. In: WILLIS, S. L., and REID, J. D. (Eds.): Life in the Middle. Psychological and Social Development in Middle Age; pp. 233–247. San Diego, CA: Academic Press 1999
WISE, D. A.: Early retirement. In: CLARK, G. L., MUNNELL, A. H., and ORSZAG, M. J. (Eds.): Oxford Handbook of Pensions and Retirement Income; pp. 310–335. Oxford: University Press 2006
WÜBBEKE, C.: Der Übergang in den Rentenbezug im Spannungsfeld betrieblicher Personal- und staatlicher Sozialpolitik. Nürnberg: IAB 2005

Susanne Wurm, Heribert Engstler und Clemens Tesch-Römer

Wurm, S.: Gesundheitliche Potenziale und Grenzen älterer Erwerbspersonen. In: *Deutsches Zentrum für Altersfragen* (Ed.): Möglichkeiten der Beschäftigungsförderung älterer Arbeitnehmer. Expertisen zum fünften Altenbericht der Bundesregierung. Vol. 2, S. 7–97. Münster: LIT-Verlag 2006

Wurm, S., und Tesch-Römer, C. Gesundheit, Hilfebedarf und Versorgung. In: Tesch-Römer, C., Engstler, H., und Wurm, S. (Eds.): Altwerden in Deutschland. Sozialer Wandel und individuelle Entwicklung in der zweiten Lebenshälfte. S. 329–383. Wiesbaden: VS Verlag für Sozialwissenschaften 2006

Yasuda, N., Toyota, M., Koda, S., Ohara, H., and Fujimura, T.: A retrospective cohort study on retirement and mortality for male employees of a local government of Japan. Journal of Epidemiology 8/1, 47–51 (1998)

Ziegler, U., und Doblhammer, G.: Steigende Lebenserwartung geht mit besserer Gesundheit einher. Demografische Forschung – aus erster Hand 2/1, 1–2 (2005)

    Dr. Susanne Wurm
    Heribert Engstler
    Prof. Dr. Clemens Tesch-Römer
    Deutsches Zentrum für Altersfragen
    Manfred-von-Richthofen-Straße 2
    12101 Berlin
    Tel.:   +49 30 2 60 74 00
    Fax: +49 30 7 85 43 50
    E-mail: www.dza.de

Rehabilitative Versorgung alter Menschen

Ralf-Joachim Schulz (Köln), Hanife Kurtal (Berlin) und
Elisabeth Steinhagen-Thiessen (Berlin)

Zusammenfassung

Mit dem Alter steigt die Wahrscheinlichkeit, durch Krankheiten und chronische Beschwerden in der Mobilität eingeschränkt und auf fremde Hilfe angewiesen zu sein. Strukturelle und funktionelle Veränderungen in Geweben und Organen gehen mit reduzierten Rekonstitutionsreserven einher. Doch nur weil das Risiko für körperliche Gebrechen durch altersphysiologische Vorgänge zunimmt, ist nicht jeder Ältere automatisch ein geriatrischer Patient. Verschiedene Merkmale müssen zusammen kommen, wie z. B. Multimorbidität, eine verzögerte Genesung sowie Demobilisierung und psychosoziale Syndrome. Die Indikation für eine Rehabilitation älterer Patienten ergibt sich weniger aus der Art der Erkrankung als durch das Ausmaß der Funktionseinschränkungen. Diese sollten dann überprüft werden, wenn zunehmende Beeinträchtigungen mit ernsten Folgen für das Leben des alten Menschen erkennbar werden. Die Rehabilitation im Alter basiert auf den Prinzipien der differenzierten mehrdimensionalen Beurteilung des Patienten (geriatrisches Assessment), Berücksichtigung des individuellen sozialen Kontextes, Aufstellung eines individuellen Behandlungs- und Rehabilitationskonzeptes, interdisziplinärem Handeln im Team, regelmäßige Kontrollen und Beurteilung des Rehabilitationserfolges unter Einbeziehung der Angehörigen. Die rechtzeitige Vorbereitung auf das Alter gewinnt zunehmend an Bedeutung im Sinne von Vermeidung von Risikofaktoren durch präventives Verhalten zum Erhalt der Funktionstüchtigkeit. Erfolgreiches Altern wird erst ermöglicht durch eine effektive Erhebung von gesundheitlichen Risikofaktoren und körperlichen/geistigen Insuffizienzen mit der Option einer möglichst früh eingreifenden geriatrischen Betreuung, um den Schweregrad der zunehmend chronischen Erkrankungen im Alter gering zu halten.

Abstract

With the age the likelihood rises to depend by illnesses and chronic discomfort in the mobility restrictedly and on foreign help. Structural and functional changes in organs and diminished reserves for reconstitution come along. However, only because the risk increases for physical restrictions by age-physiological processes, every old person is not automatically a geriatric patient. Different signs must gather, as for example multimorbidity, a delayed recovery as well as demobilisation and psychosocial syndromes. The indication for a rehabilitation of older patients arises less from the kind of the illness than by the magnitude of the functional restrictions. This should be investigated when increasing interferences with serious results become recognizable for the life of the old person. The rehabilitation at the age are based on the principles of the differentiated multidimensional assessment of the patient, consideration of the individual social context, installation of an individual draft of treatment and rehabilitation draft, to interdisciplinary action in the team, regular controls and judgement of the rehabilitation success under inclusion of the members. The timely preparation on the age wins increasingly in meaning in terms of avoidance of risk factors by preventive behaviour to the preservation of the functional ability. Successful aging is only possible by an actual elevation of health risk factors and physical /cognitive insufficiencies with the option of a very early intervening geriatric care to hold the degree of the increasingly chronic illnesses at the age low.

1. Einleitung

Bereits 1844 wurde im Rahmen der Armenpflege gefordert: „Vielmehr soll der heilbare Kranke vollkommen rehabilitiert werden, er soll sich zu der Stellung wieder erheben, von welcher er herabgestiegen war, er soll das Gefühl seiner persönlichen Würde wieder gewinnen und mit ihm ein neues Leben." (FALCK 1991.) Heute definiert die Weltgesundheitsorganisation (WHO) Rehabilitation als Prozess, der alle Maßnahmen einschließt, die darauf abzielen, den Einfluss von behindernden oder benachteiligenden Umständen zu verringern und Behinderte und Benachteiligte zu befähigen, soziale Integration zu erreichen. In der Geriatrie bedeutet Rehabilitation, den Betagten zu befähigen, den Alltag selbst zu gestalten. In den meisten Fällen kann eine *Restitutio ad integrum*, eine völlige Wiederherstellung nicht mehr erreicht werden. Es wird aber eine *Restitutio ad optimum* angestrebt, die versucht, den Patienten so selbstkompetent und sicher wie möglich in sein gewohntes Leben zurückzuführen, die Pflegeabhängigkeit zu verringern, zu verzögern oder zu verhindern.

Verbesserungen der Umwelt-, Arbeits- und Lebensbedingungen haben im 20. Jahrhundert zu einer Verdopplung der mittleren Lebenserwartung der Bevölkerung in den Industrieländern geführt. Insbesondere die erhebliche Zunahme der Zahl der über 80-Jährigen führt weiterhin zu einem Anstieg der Zahl multimorbider alter Menschen. Schätzungen nach werden im Jahr 2020 etwa 50 % mehr pflegebedürftige Menschen als heute in Deutschland leben (SCHULZ et al. 2001). Auf Grund dieser demographischen und epidemiologischen Entwicklungen verlagert sich der Schwerpunkt der medizinischen Versorgung weiterhin von der akuten zur häufig zur Behinderung führenden chronischen Krankheit. Die Konsequenz aus dieser Entwicklung ist ein steigender Bedarf an geriatrischer auf Multimorbidität ausgerichteter Rehabilitation, die damit auch immer stärker in den Vordergrund der medizinischen Rehabilitation tritt und eine wichtige Säule in der Versorgung geriatrischer Patienten ist – auch dann, wenn eine Pflegebedürftigkeit bereits eingetreten ist. Denn Geriatrische Rehabilitation basiert auf einem optimistischen, positiven Altenbild, das von den noch vorhandenen Ressourcen des alten Menschen ausgeht. Und genau darin liegt die Begründung für rehabilitative Maßnahmen in hohem Alter.

2. Gesetzliche Grundlagen

Gemäß gesetzlicher Regelung hat jeder Bundesbürger grundsätzlich das Recht auf rehabilitative Maßnahmen unabhängig von seinem Lebensalter.

Die Maßnahmen der Prävention und Rehabilitation sind nicht nur unter humanen Aspekten von hohem Stellenwert, sondern auch wegen ihrer positiven wirtschaftlichen Folgen, da Pflegebedürftigkeit mit einer kostenintensiven Inanspruchnahme der sozialen Sicherungssysteme verbunden ist. In der Geriatrie liegt die finanzielle Zuständigkeit bei der gesetzlichen Krankenversicherung (Sozialgesetzbuch [SGB] V). Im Rahmen der Pflegeversicherungsgesetze wurde im § 5 SGB XI der Vorrang von Prävention und Rehabilitation vor Pflege festgeschrieben. Damit sollen frühzeitig geeignete Maßnahmen der Prävention und Rehabilitation eingeleitet werden, um den Eintritt von Pflegebedürftigkeit nach Möglichkeit zu vermeiden. Von wesentlicher Bedeutung ist die sozialrechtliche Differenzierung zwischen stationärer geriatrischer Akutbehandlung bzw. Frührehabilitation (§ 108/109 SGB V) und stationärer geriatrischer Rehabilitation (§ 111 SGB V) als Endbehandlung. In der Ausgestaltung der gesetzlichen Vorgaben dieser Paragraphen differieren die einzelnen Bundesländer voneinander. Die gesetzlichen Grundlagen im Einzelnen näher darzustellen, würde den Rahmen dieses Beitrags sprengen.

3. Der geriatrische Patient

3.1 Multimorbidität

Nicht jeder ältere Patient gilt als geriatrischer Patient. Aus einem älteren Menschen wird ein geriatrischer Patient, wenn durch multiple behandlungsbedürftige Krankheiten mit chronischem Verlauf – häufig Zustand nach Hemiplegie, Diabetes mellitus Typ II, koronare Herzerkrankung, Malignome, Herzinsuffizienz, Parkinsonsyndrom, arterielle Hypertonie –, Altersveränderungen und daraus resultierenden Behinderungen die Fähigkeit zur selbständigen Alltagsbewältigung eingeschränkt oder bedroht ist. Das Profil des geriatrischen Patienten ist gekennzeichnet durch:

- biologisches Alter mit physiologischen Altersveränderungen;
- multiple chronische Erkrankungen und funktionelle Einschränkungen;
- somatisch, kognitiv und affektiv erhöhte Instabilität und verringerte Anpassungsfähigkeit;
- kritisch begrenzte Kompensationsfähigkeit durch verminderte funktionelle Organreserven;
- drohende oder bestehende Immobilisation;
- verminderte oder bedrohte Alltagskompetenz;
- Notwendigkeit der Rehabilitation und/oder Langzeitpflege.

Wichtige Schädigungen und Fähigkeitsstörungen im Sinne eines geriatrischen Syndroms sind (*MDS* 2005, BORCHELT et al. 2004).

- Immobilität;
- Sturzneigung und Schwindel;
- Demenz, kognitive Defizite;
- Inkontinenz;
- Dekubitalulcera;
- Fehl- und Mangelernährung;
- Störungen im Flüssigkeits- und Elektrolythaushalt;
- Depression, Angststörung;
- chronische Schmerzen;
- herabgesetzte körperliche Belastbarkeit;
- starke Sehbehinderung;
- ausgeprägte Schwerhörigkeit;
- Mehrfachmedikation;
- herabgesetzte Medikamententoleranz.

Neben vielfältigen körperlichen Erkrankungen und hirnorganischen altersbedingten Veränderungen sowie Depressionen oder Demenzen treten im Alter auch psychische Störungen auf, die häufig psycho-reaktiv entstehen durch Verlust von Lebenspartner, Aufgabe der Berufstätigkeit, Verarmung an sozialen Beziehungen und Nachlassen der Leistungsfähigkeit. Das häufige gleichzeitige Vorkommen von verschiedenen Funktionsstörungen bzw. Behinderungen – insbesondere das Nachlassen des Hör- und Sehvermögens – führt zu Beeinträchtigungen der Aktivitäten des täglichen Lebens, mit Gefahr der Beeinträchtigung der Teilhabe am Leben in der Gemeinschaft und der Einschränkung oder dem Verlust der Selbständigkeit, bis hin zur Pflegebedürftigkeit.

3.2 Adaptationsvermögen

Biologische Alterungsvorgänge führen zum fortschreitenden Verlust der physischen und psychischen Anpassungsfähigkeit an die Lebensvorgänge (FÜSGEN 2000), aufgrund dessen beim älteren Menschen ein mehr oder weniger großes, unterschiedlich stark ausgeprägtes biologisches Defizit gegenüber dem jüngeren Menschen besteht. Die altersgebundenen Leistungsverluste der einzelnen Organsysteme drücken sich vor allem in herabgesetzter Adaptationskapazität, d. h. in eingeschränkter Belastungsbreite aus. Es kommt zur zunehmenden Störanfälligkeit hämöostatischer Regelsysteme mit verzögerter Anpassungsfähigkeit und verminderter Reservekapazität (z. B. Blutdruck, autonomes Nervensystem) an sich verändernde Umweltbedingungen (FÜSGEN 2000) als Ausdruck der verminderten Stabilität. Ein Beispiel hierfür ist der verstärkte Anstieg des Blutdrucks beim älteren Menschen unter Belastung und die anschließende verlängerte Erholungsphase mit verzögerter Rückkehr des Blutdrucks zum Ausgangswert. Die verzögert ablaufende Blutdruckregulation erhöht die Gefahr von Stürzen. Unter Belastung reicht das Adaptationssystem nicht mehr aus, so dass eine Anforderung an ein System zur Überforderung werden kann und leichter entgleist. Für die körperliche Leistungsfähigkeit des Gesamtorganismus sind der maximale Sauerstoffverbrauch pro Kilogramm Körpergewicht und Minute (aerobe Kapazität) und die Laktatkonzentration im Blut (anerobe Kapazität) quantitative Kriterien. Beide Parameter fallen ab dem 30. Lebensjahr annähernd linear ab. Die aerobe Kapazität sinkt vom 20. bis zum 80. Lebensjahr um etwa 50 % und resultiert aus der Abnahme des maximalen Herzzeitvolumens (Abnahme des Schlagvolumens und der maximalen Herzfrequenz), der Ventilationsleistung der Lungen und des Stoffwechsels der peripheren Organe, besonders der Muskulatur. Im pulmonalen Bereich kommt es infolge des fortschreitenden Elastizitätsverlustes des Lungengewebes mit Überblähung der Alveolen zur deutlichen Abnahme der maximalen Ventilationsleistung. Verminderung der muskulären Energiespeicher und Aktivitätsminderung von Muskelenzymen führen mit zunehmendem Alter zu metabolischen Veränderungen. Auch treten strukturelle Veränderungen der Muskulatur (Abnahme der Zahl von Kapillaren und Mitochondrien) auf, die die Sauerstoffverwertung durch die Muskelzellen und damit deren Leistungsfähigkeit einschränken. Andere Organe bzw. Bioparameter unterliegen ebenfalls altersbedingten Veränderungen. Insgesamt ist der Alterungsprozess durch eine Verminderung der Funktionsreserve gekennzeichnet. Von großer Bedeutung sind dabei die asynchrone Alterung der Organe und die starke interindividuelle Variabilität der altersbedingten Veränderungen.

Multimorbidität und altersassoziierte Veränderungen führen zur geringeren Adaptationsfähigkeit und zu Organfunktionsstörungen mit Abnahme der körperlich-funktionellen, psychischen und geistigen Leistungen, die in der geriatrischen Rehabilitation berücksichtigt werden müssen.

3.3 Trainierbarkeit im Alter

Im Alter verschlechtern sich individuell unterschiedlich alle Dimensionen der Bewegung wie Kraft, Ausdauer, Koordination und Beweglichkeit (OSTER et al. 2005). Trotz der reduzierten Leistungsfähigkeit ist jedoch bis ins höchste Alter hinein generell eine Trainierbarkeit sowohl im körperlichen als auch im psychischen Bereich erhalten, sofern nicht schwere chronische Erkrankungen bestehen. Ein Training kann in hohem Alter – auch bei 90-Jährigen – die Kraft, die Ausdauer und das Gleichgewicht erheblich verbessern. Zur Prävention von Funktionsstörungen im Alter kann körperliche Aktivität praktikabel eingesetzt werden. Gerade in der Sturzprophylaxe können gute Ergebnisse durch körperliche Aktivität sowie Kraft- und Koordinationstraining erzielt werden. Besonders wirksam ist körperliches Training in der Behandlung von im Alter häufig anzutreffenden depressiven Symptomen und kognitiven Störungen. Sport in der Gruppe fördert die sozialen Interaktionen, die gerade beim älteren Menschen mit Behinderungen und Gefahr der Isolation und Vereinsamung sehr wirksam sind; er kann auch die Mobilität fördern. Je älter und gebrechlicher die Betroffenen sind, umso individueller muss ein Training gestaltet werden. Grundsätzlich sollte vom bisherigen Aktivitäts- und Bewegungsprofil ausgegangen werden. Aufgrund der oben genannten altersbedingten Veränderungen der Leistungsreserven mit eingeschränkten kardio-pulmonalen Funktionen und des reduzierten Adaptationsvermögens sind bei körperlichen Rehabilitationsmaßnahmen vor allem solche Übungen zu vermeiden, die mit maximalen oder submaximalen Belastungen einhergehen und damit eine enorme kardiale Belastung für den Patienten bedeuten. Andererseits sollte immer die gesamte noch bestehende Beweglichkeitskapazität ausgeschöpft werden. Wichtig ist die genaue Verordnung von Bewegung und Training. Übungen müssen der individuellen Leistungsfähigkeit des Patienten angemessen sein. Geeignete Sportarten, abhängig vom biologischen Alter und körperlichem Zustand, sind beispielsweise Wandern, Schwimmen, Seniorengymnastik, Wassergymnastik (OSTER et al. 2005). Grundforderung geriatrischer Rehabilitation ist „maximale Wirkung bei minimaler Gefährdung".

4. Prinzipien und Ziele der geriatrischen Rehabilitation

Aus den physiologischen Altersveränderungen mit abnehmenden körperlichen Voraussetzungen und Zunahme der Zahl chronischer Erkrankungen werden andere rehabilitative Behandlungsziele gesetzt als bei jüngeren Patienten. Der kurative Ansatz spielt eine untergeordnete Rolle, demgegenüber stehen die Erhaltung von größtmöglicher Selbständigkeit und Selbstbestimmtheit und das Verbleiben in der gewohnten Umgebung als Behandlungsziele im Vordergrund. Daher liegt der Schwerpunkt der Behandlung im Bereich der Fähigkeitsstörungen und Behinderungen. Die Multimorbidität erfordert eine interdisziplinäre medizinische Betreuung, und Einschränkungen in nahezu allen Lebensbereichen verlangen eine ganzheitliche Therapie. Geringere Leistungsreserven zwingen zur Anpassung an die verbliebenen körperlichen und geistigen Möglichkeiten sowie zur Konzentration der Behandlung auf die wichtigsten Defizite. Langsamere Heilungsprozesse und eingeschränkte Belastbarkeit erfordern kürzere Behandlungseinheiten, längere Therapiepausen und insgesamt einen längeren Behandlungsprozess als bei jüngeren Patienten. Der Therapieerfolg ist häufiger gefährdet durch unzureichende Motivation, soziale Isolierung und Depression sowie während der Behandlung auftretenden Komplikationen (z. B. Infektionen). Stresssituationen, wie Milieuwechsel oder akute Erkrankungen, können bei alten Menschen leicht zu psychischen Dekompensationen und Verwirrtheitszuständen führen, was bei der Rehabilitation zu berücksichtigen ist. Auch die Entlassungsmodalitäten gestalten sich oftmals schwierig, da nicht selten existentielle Entscheidungen, wie z. B. Heimunterbringung, notwendig werden. Für die Rehabilitation im Alter lassen sich folgende Prinzipien formulieren:

- Differenzierte mehrdimensionale Beurteilung des Patienten (geriatrisches Assessment);
- Berücksichtigung des individuellen sozialen Kontextes;
- Aufstellung eines individuellen Behandlungs- und Rehabilitationskonzeptes;
- interdisziplinäres Handeln im Team unter ärztlicher Leitung und Verantwortung;
- regelmäßige Kontrolle und Beurteilung des Rehabilitationserfolges;
- Mitbestimmung und aktive Mitwirkung des Patienten;
- Einbeziehung der Angehörigen;
- Zur Erhaltung der sozialen Bezüge Realisierung der Rehabilitation möglichst in Wohnortnähe.

Nach schweren Erkrankungen und Operationen kann der betagte Patient auf Grund verschiedener Beeinträchtigungen in alltagsrelevanten Aktivitäten, wie z. B. Beeinträchtigungen beim Essen und Trinken, in der Mobilität, Kommunikation und in der Gestaltung und Aufrechterhaltung der sozialen Integration, meist nicht mehr unmittelbar in seine häusliche Umgebung zurückkehren, wenn intensive Rehabilitationsmaßnahmen ausbleiben. Die Aufrechterhaltung der Selbständigkeit und der Selbstbestimmung jedoch ist eines der bedeutsamsten persönlichen Lebensziele alter Menschen. Ziel aller Bemühungen sollte daher sein, dass der Patient nach Beendigung der häufig vorausgegangenen akutmedizinischen Maßnahmen die für die Rückkehr in die häusliche Umgebung notwendigen Fähigkeiten wieder erlernen und praktizieren kann. Die Wiedereingliederung in das Berufsleben hat im höheren Alter kaum eine Bedeutung. Alle Maßnahmen der geriatrischen Rehabilitation dienen auch der psychischen Stabilisierung und der sozialen Wiedereingliederung.

Wenn Krankheiten zu bleibenden Funktionseinschränkungen (körperlich, psychisch-seelisch, sozial) mit sozialen Auswirkungen führen, spricht man von Behinderungen. Die Weltgesundheitsorganisation (WHO) gliedert den Begriff Behinderung in drei Betrachtungsebenen (*ICIDH* 1997), d. h. beschreibt den Gesundheitszustand mit Hilfe von drei Konstrukten (Leistner 2001).

- Konstrukt: (Körper-) *Impairment* – Schädigungen (ICIDH-1 und ICIDH-2);
- Konstrukt: *Disability* – Fähigkeitsstörungen (ICIDH-1) bzw. Aktivitätseinschränkungen (ICIDH-2);
- Konstrukt: Handicap – Beeinträchtigungen (ICIDH-1) bzw. Partizipations- (Teilhabe-) störungen (ICIDH-2).

Die zu unterscheidenden Konstrukte sind (Leistner 2001):

- Körper, d. h. Struktur und Funktion des Körpers;
- Individuum, d. h. Aktivitäten der Person in einer konstanten (standardisierten) Umwelt;
- Gesellschaft, d. h. Aktivitäten der Person in der tatsächlichen Umwelt.

"Impairment" meint eine strukturelle Schädigung im physiologischen, psychischen oder anatomischen Bereich (z. B. die Schädigung eines Nerven). "Disability" beschreibt die aus der Strukturschädigung folgende Einschränkung der Funktion (z. B. Lähmung). "Handicap" meint die sozialen Auswirkungen der Funktionseinschränkung (z. B. Gebundenheit an die Wohnung bei Immobilität). In der zweiten Version ICIDH-2 (ICF) werden die Begriffe etwas anders gefasst und die aktivierbaren Ressourcen mehr hervorgehoben, d. h., als Folgen der Krankheit werden auch die alltagsrelevanten Aktivitätseinschränkungen berücksichtigt. Mit dieser Klassifikation sollen die Krankheitsfolgen auf die drei Ebenen eingeordnet und der Rehabilitationsbedarf quantifiziert werden. Als Krankheitsmodell eignet sich ICF zwar für geriatrische Patienten zur Feststellung des Rehabilitationsbedarfs, für die funktionelle Diagnostik, das Rehabilitationsmanagement und die Evaluation rehabilitativer Maßnahmen; validierte und praktikable Testinstrumente fehlen jedoch noch.

Der Rehabilitationsbedarf ist auch mit ICF nicht exakt beschreibbar. Bei der Beurteilung des Rehabilitationsbedarfs sind oftmals gleichzeitig bestehende akute Erkrankungen zu berücksichtigen, die gerade beim älteren Menschen häufig zur Verschlechterung der vorbestehenden alltagsrelevanten Funktionsstörungen oder gar zu neuen schwerwiegenden funktionellen Defiziten führen können. Daher ist weiterhin ein individueller Rehabilitationsplan zu erstellen.

5. Formen der geriatrischen Rehabilitation

5.1 Präventive Rehabilitation

Die Präventive Rehabilitation dient der Optimierung der Lebensbedingungen durch positive Beeinflussung des Gesundheitsverhaltens durch Aufklärung, Früherkennung und rechtzeitige Behandlung von Erkrankungen sowie kognitive Aktivierung und beinhaltet alle Handlungen der Primär- und Sekundärprävention. Das Ziel ist die Erhaltung der vorhandenen körperlichen und geistigen Leistungsfähigkeiten des gesunden alten Menschen und die Verhinderung von Erkrankungen, die zu Behinderungen führen.

Prophylaktische Maßnahmen können z. B. gesunde Ernährung, körperliche und geistige Aktivitäten, Vorsorgeuntersuchungen und Routinekontrollen zur Früherkennung von Erkrankungen sein. Neben der Erhaltung körperlicher Funktionen hat die Unterstützung sozialer Beziehungen eine große Bedeutung. Ein bedeutsames Element der präventiven Rehabilitation ist nicht nur die Führung des alten Patienten, sondern auch die Beratung der Angehörigen.

5.2 Allgemeine Rehabilitation

Die allgemeine Rehabilitation ist Bestandteil der Tertiärprävention bei bestehenden chronischen Erkrankungen und zielt darauf, zusätzliche Behinderungen und Komplikationen der Erkrankung zu vermeiden. Das Hauptziel ist dabei, eine negative Entwicklung in Richtung Immobilität aufzuhalten und ein hohes Maß an Selbständigkeit aufrechtzuerhalten oder wiederherzustellen, um die Gefahr einer völligen Pflegebedürftigkeit abzuwenden. Wichtig ist, dass die Mobilisierung frühzeitig einsetzt und vorhandene Leistungsreserven aktiviert und ausgeschöpft werden. Bedeutsam sind innovative Konzepte einer aktivierenden und rehabilitativen Pflege mit Aspekten wie Mobilisierung und Förderung einzelner Fertigkeiten.

5.3 Gezielte Rehabilitation

Die gezielte Rehabilitation ist speziell auf den aktuell im Vordergrund stehenden Schaden, auf eine bestimmte Erkrankung gerichtet. Zu den typischen Erkrankungen, die in der gezielten geriatrischen Rehabilitation behandelt werden, gehören z. B. der Schlaganfall, das Parkinsonsyndrom oder Zustände nach Frakturen. Verwendung finden Konzepte und Methoden zur Förderung der Selbständigkeit, der kognitiven Leistungsfähigkeit (Einsatz vorhandener und Entwicklung neuer kognitiver Strategien), der Alltagskompetenz (Kompetenztraining) sowie von sozialen Fertigkeiten.

5.4 Frührehabilitation

Frührehabilitationsbedarf besteht bei Patienten, die stabilisierte Vitalfunktionen nach akutem Ereignis bei noch bestehendem erheblichen Überwachungsbedarf, noch bestehender Bettlägerigkeit, stark reduzierten Kommunikationsmöglichkeiten, nur kurzzeitiger Belastbarkeit mit bestehender Gefahr der Entwicklung irreversibler Sekundärbeeinträchtigungen, wie z. B. Gefahr von Spastizität oder Kontrakturen, aufweisen (BORCHELT und STEINHAGEN-THIESSEN 2001). Voraussetzung ist also eine bestehende Rehabilitationsbedürftigkeit bei noch fehlender Rehabilitationsfähigkeit aufgrund der akut-medizinischen Problematik.

6. Indikationen für geriatrische Rehabilitation

Die Indikation für eine Rehabilitation älterer Patienten ergibt sich weniger aus der Art der Erkrankung als durch das Ausmaß der Funktionseinschränkungen bzw. Behinderungen.
 Diese sollte immer dann überprüft werden, wenn zunehmende Fähigkeitsstörungen und Beeinträchtigungen mit ernsten Folgen für das Leben des alten Menschen erkennbar werden. Eine drohende Immobilität wäre ebenso als Beispiel zu nennen wie Funktionsbeeinträchtigungen oder drohender Verlust der Selbständigkeit nach einer akuten Erkrankung. Oftmals handelt es sich um Patienten, die nach einer akuten Erkrankung der weiterführenden stationären Rehabilitation bedürfen. Auch sollte vor jeder Heimeinweisung eines alten Menschen die Frage überdacht werden, ob als Grund der Behinderung nicht eine rehabilitativ verbesserbare oder gar behebbare Störung vorliegt, um die Selbständigkeit so lange wie möglich zu bewahren. Die Rehabilitation gilt nicht nur für die akute Krankheit, wie z. B. akuten Schlaganfall oder dem Unfall mit Frakturfolgen, sondern gerade auch für die chronische Krankheit. Es führen vor allem diejenigen chronischen Erkrankungen, die Bewegungseinschränkungen hervorrufen und Selbständigkeit beeinträchtigen, zur Notwendigkeit einer Rehabilitation in der Geriatrie.
 Typische zur Rehabilitation führende Hauptdiagnosen beim geriatrischen Patienten sind:

– akuter Schlaganfall und zerebrale Blutungen;
– Parkinsonsyndrom;
– Frakturen (oft Schenkelhalsfraktur);
– Amputationen;

- Cox- und Gonarthrose, Endoprothese;
- dekompensierte Herzinsuffizienz;
- exazerbierte chronisch obstruktive Lungenerkrankung;
- Pneumonie;
- Koronare Herzerkrankung, Herzinsuffizienz;
- Delir und andere hirnorganische Psychosen;
- Komplikationen nach chirurgischen Eingriffen.

Folgende Lebenssituationen gelten als die drei typischen Indikationsbereiche geriatrischer Rehabilitation:

- drohende Verschlechterung des Gesundheitszustandes und damit der Selbsthilfefähigkeit zur Abwendung der Bedrohung;
- noch hilfsbedürftiger Zustand nach durchgemachter akuter Erkrankung zur Rückgewinnung der Fähigkeit, das gewohnte Leben wieder zu meistern;
- im Zustand chronischer Krankheit zur Verbesserung oder Vermeidung der Verschlechterung der Funktionalität und Selbsthilfefähigkeit.

Die Art und der Schweregrad der zugrunde liegenden Erkrankung und der resultierenden Schädigung, das noch vorhandene Aktivitätsprofil (Kommunikation, Mobilität, Selbstversorgung) und der person- und umweltbezogene Kontext (z. B. häusliche Versorgung, Motivation) bestimmt, ob eine indikationsspezifische oder geriatrische Rehabilitation bzw. eine ambulante, teilstationäre oder stationäre Rehabilitation durchgeführt wird.

6.1 Indikationskriterien

Eine geriatrische Rehabilitation ist indiziert und Erfolg versprechend, wenn folgende Kriterien erfüllt sind (*MDS* 2005):

- Rehabilitationsbedürftigkeit;
- Rehabilitationsfähigkeit;
- alltagsrelevante realistische Rehabilitationsziele;
- positive Rehabilitationsprognose.

Rehabilitationsbedürftigkeit und -fähigkeit, Behandlungsziele und Rehabilitationsprognose werden auf der Grundlage des geriatrischen Assessments begutachtet.

6.1.1 Rehabilitationsbedürftigkeit

Das Fundament der Indikationsstellung zu jeder Rehabilitationsmaßnahme ist u. a. die Einschätzung des Ausmaßes der Rehabilitationsbedürftigkeit. Diese liegt dann vor, „wenn aufgrund einer körperlichen, geistigen oder seelischen Schädigung voraussichtlich nicht nur vorübergehende alltagsrelevante Beeinträchtigungen der Aktivitäten vorliegen, durch die in absehbarer Zeit Beeinträchtigungen der Teilhabe drohen oder bereits bestehen, und über die kurative Versorgung hinaus der mehrdimensionale und interdisziplinäre Ansatz der medizinischen Rehabilitation erforderlich ist" (*MDS* 2005). Diese Beeinträchtigungen müssen, unter Berücksichtigung der sozialen Kontextfaktoren (z. B. häusliches Umfeld), für den Betroffenen alltagsrelevant sein. Beeinträchtigungen der Aktivitäten betreffen vor allem:

- die körperliche Beweglichkeit und die Selbstversorgung (Ernährung, Körperpflege) mit der Folge einer Abhängigkeit von fremder Hilfe;
- die Fortbewegung mit der Folge einer Behinderung eines Lebens außerhalb der Wohnung und damit einer sozialen Isolation;
- das Verhalten (z. B. Verwirrtheit) und die Kommunikation (Hören, Sehen, Sprachverständnis) mit der Folge einer Störung in der Orientierung und in der sozialen Integration;
- die Geschicklichkeit (z. B. bei manuellen Aktivitäten), deren Einschränkung zu Beeinträchtigungen der Beschäftigung oder der Haushaltsführung führen kann.

Wichtige Hinweise auf bereits bestehende oder drohende Beeinträchtigungen sind Bezug von Leistungen der Pflegeversicherung, gesetzliche Betreuung oder Verwendung von Hilfsmitteln (z. B. Rollstuhl, Rollator, Inkontinenzhilfen).

6.1.2 Rehabilitationsfähigkeit

Bei der Beurteilung der Rehabilitationsfähigkeit sind – im Gegensatz zu Patienten, für die eine indikationsspezifische Rehabilitation in Betracht kommt – auf Grund der herabgesetzten körperlichen, psychischen oder geistigen Belastbarkeit und größeren Hilfsbedürftigkeit niedrigschwelligere und spezifische Kriterien zu berücksichtigen. Als rehabilitationsfähig gilt ein Patient, wenn er aufgrund seiner somatischen und psychischen Verfassung die für die Durchführung und die Mitwirkung bei der Rehabilitationsleistung notwendige Belastbarkeit und Motivation oder Motivierbarkeit besitzt (*MDS* 2005).

Die geriatrische Rehabilitationsfähigkeit ist also gegeben, wenn die Vitalparameter stabil sind, die bestehenden Erkrankungen und Schädigungen sowie die typischen Komplikationen vom ärztlichen, pflegerischen und therapeutischen Personal behandelt werden können und die Stabilität des Kreislaufs sowie die allgemeine psychische und physische Belastbarkeit des Patienten eine mehrmals tägliche aktive Teilnahme an rehabilitativen Maßnahmen erlauben. Dementsprechend ist bei fehlender Motivation oder Motivierbarkeit, nicht ausreichender Belastbarkeit für die aktive Teilnahme – auch im Rahmen von Begleiterkrankungen oder Komplikationen – oder einer fortgeschrittenen geistigen Erkrankung eine geriatrische Rehabilitationsfähigkeit nicht gegeben.

Außerdem können folgende Erwägungen bei der Beurteilung der Rehabilitationsfähigkeit hilfreich sein:

- Bei starker kognitiver Beeinträchtigung kann rehabilitiert werden, wenn das Ziel spezifisch ist und durch vorhandene Fähigkeiten des Patienten erreicht werden kann sowie keine formelle Betreuung notwendig ist.
- Bei mangelnder Motivation muss das Ziel gut definiert werden und in voraussehbaren Schritten erreichbar sein; Angehörige und das Team müssen Motivationsarbeit leisten können.
- Bei vorher erfolgter Rehabilitationsbehandlung sollte rehabilitiert werden, wenn die vorherige Behandlung wegen eines anderen Problems durchgeführt wurde oder die Angemessenheit der früheren Behandlung in Frage gestellt wird.
- Auch bei lang dauernder Behinderung kann rehabilitiert werden, wenn das Ziel realistisch und erreichbar ist.

6.1.3 Rehabilitationsziele

Das allgemeine Rehabiltationsziel im Alter richtet sich auf eine dauerhafte Wiedergewinnung, Verbesserung oder Erhaltung der Selbständigkeit bei den alltäglichen Verrichtungen, damit ein langfristiges Verbleiben in der gewünschten Umgebung möglich wird (*MDS* 2005). Auch nur eine scheinbar kleine Funktionsverbesserung kann für den älteren Menschen eine deutliche Verbesserung der Lebensqualität bedeuten. Bei Einschränkung der kognitiven Leistungsfähigkeit reduziert sich das erreichbare Ziel meist auf die Selbsthilfefähigkeit bei den Aktivitäten des täglichen Lebens wie Gehen, Essen, Körperpflege. Alltagsrelevante Rehabilitationsziele können beispielsweise sein:

– Erreichen der Steh- und Gehfähigkeit;
– Erreichen des Bett-Rollstuhl-Transfers;
– Erreichen des Toilettenganges;
– selbständige Nahrungsaufnahme;
– selbständiges An- und Auskleiden;
– Gehfähigkeit über mehrer Treppenstufen, innerhalb und außerhalb der Wohnung;
– Tagesstrukturierung.

Der anzustrebende Grad der Selbständigkeit ergibt sich hauptsächlich aus der Alltagskompetenz in den Grundbedürfnissen, die der Patient vor Auftreten der Fähigkeitsstörungen und Beeinträchtigungen hatte.

Die alltagsrelevanten Rehabilitationsziele werden aus den Fähigkeitsstörungen und Beeinträchtigungen des Patienten abgeleitet, die ihn in der selbständigen Bewältigung und Gestaltung der verschiedenen Lebensbereiche beeinträchtigen. Das Team sollte immer eine Integration aus den persönlichen Zielvorstellungen des Patienten und realistischen Möglichkeiten, die sich aus dem Assessment ergeben, versuchen. Die vom Patienten selbst formulierte Zielvorstellung ist nicht ohne weiteres auf die Beurteilung des Vorhandenseins von realistischen Zielen oder auf die Planung der Rehabilitation zu übertragen. Persönliche Rehabilitationsziele des Patienten sind dynamische Ergebnisse eines Erfahrungsprozesses, den der Patient in der Rehabilitation erst noch durchläuft.

6.1.4 Rehabilitationsprognose

Die Rehabilitationsprognose ist eine medizinisch begründete Voraussage der Wahrscheinlichkeit des Erreichens definierter Rehabilitationsziele auf der Basis der Erkrankung oder Behinderung, des bisherigen Verlaufs und der Rückbildungsfähigkeit unter Beachtung und Förderung der persönlichen Ressourcen, d. h. des Rehabilitationspotentials, und zwar durch eine geeignete Rehabilitationsmaßnahme in einem angemessenen Zeitraum. Bezogen auf die geriatrischen Patienten ist von einer positiven Rehabilitationsprognose auszugehen (*MDS* 2005), wenn

– Beseitigung/alltagsrelevante Verminderung der Beeinträchtigungen der Aktivitäten/ Teilhabe durch Verbesserung der Selbständigkeit erreichbar sind;
– Kompensationsmöglichkeiten zur Bewältigung des Alltags mit Aussicht auf nachhaltigem Erfolg trainierbar sind;
– aussichtsreiche Adaptationsmöglichkeiten, welche Beeinträchtigungen der Teilhabe vermindern, vorhanden und nutzbar sind.

Dabei geht es nur selten um eine *Restitutio ad integrum*, sondern fast immer um eine *Restitutio ad optimum*, durch die ein selbständiges Leben in der gewohnten häuslichen Umgebung möglich wird.

7. Ausschlusskriterien

Als wichtige Ausschlusskriterien einer Erfolg versprechenden Rehabilitation gelten:

- Pflegebedürftigkeit;
- fehlende Therapieziele;
- fehlendes Therapiepotential;
- schwere Demenz;
- palliative Situation;
- unüberwindbare fehlende Motivation;
- schwere therapieresistente psychiatrische Erkrankungen.

Verschiedene, bei geriatrischen Patienten häufig anzutreffende Funktionsstörungen, wie beispielsweise Inkontinenz, milde Demenz, oder intensive pflegerische Hilfe stellen für sich keine Kontraindikationen für eine Rehabilitation dar. Zu stark dauerhaft herabgesetzte psychische Leistungsfähigkeit bewirkt im hohen Alter besonders häufig eine Begrenzung der Rehabilitationsmöglichkeit, da Rehabilitation ganz überwiegend ein Lernprozess ist und eine therapeutische Anleitung nicht verstanden und in eigene Funktionsausübung umgesetzt werden kann. Fehlende Motivation ist nur dann als Kontraindikation anzusehen, wenn sie als unüberwindbar gelten muss. In jedem Fall ist jedoch ein Motivationsversuch angebracht.

8. Rehabilitationsplanung und Rehabilitationsprozess

Der Rehabilitationsprozess beginnt neben der Überprüfung der Indikationen und Indikationskriterien für eine Rehabilitation mit der Stabilisierung der Grunderkrankung oder des Traumas, wird begleitet von der Prävention von Sekundärschäden und durch gezielte medizinische, therapeutische und soziale Interventionen abgerundet. Entscheidend für die Wahl der Rehabilitationsform sind die medizinischen Behandlungsnotwendigkeiten und soziale Faktoren. Wesentlich ist die interdisziplinäre Erarbeitung und klare Formulierung der Behandlungsziele. Die Rehabilitation erfolgt im Allgemeinen in folgenden Schritten:

- initiales geriatrisches Assessment;
- Einschätzung der Rehabilitationspotentials;
- Formulierung des Rehabilitationsziels;
- Aufstellung des Therapieplans;
- Therapiephase, Reassessment, regelmäßige Teambesprechungen, Anpassung der Ziele und Mittel;
- gegebenenfalls diagnostischer Hausbesuch;
- abschließendes Assessment mit Beurteilung des Hilfsbedarfs;
- rechtzeitige Entlassungsplanung.

Die Behandlungen sowie die Behandlungsziele müssen ständig an die Bedürfnisse des Patienten und die während der Rehabilitation bereits erzielten Erfolge angepasst werden.

9. Mittel und Methoden

9.1 Multiprofessionalität

Die individuell sehr vielfältigen körperlichen, seelischen und sozialen Auswirkungen von Krankheiten eines älteren Menschen erfordern ein umfassendes Konzept aktivierender Pflege, verbunden mit gezielten, multidisziplinären Behandlungsverfahren. Diagnostik und therapeutische Interventionen müssen multidimensional erfasst werden und spielen sich demnach nicht nur im körperlichen, sondern gleichermaßen im psychischen Bereich sowie im personellen und materiellen Umfeld ab. Dieser mehrdimensionale Zugang zum Patienten gehört zum Kern des geriatrischen Ansatzes und der geriatrischen Rehabilitation. Voraussetzung für die Umsetzung eines ganzheitlichen Rehabilitationskonzeptes ist das komplexe Zusammenwirken verschiedener Therapien und Maßnahmen durch das interdisziplinäre Team. Wichtig ist, dass die unter Umständen unterschiedlichen Zielvorstellungen der Therapeuten und Fachkräfte zu einem gemeinsamen Ziel für den Patienten zusammengeführt werden.

Es werden regelmäßig Teambesprechungen zwischen den Berufsgruppen abgehalten, um die bereits erzielten Therapieerfolge zu überprüfen und die gemeinsam festgelegten Therapieziele erforderlichenfalls anzupassen und neu zu definieren. Hier werden auch Hilfsmittelversorgung und Entlassungsplanung interdisziplinär behandelt.

9.2 Geriatrisches Assessment

Das geriatrische Assessment ist ein diagnostisches Verfahren der Prävention und Rehabilitation und hat in der Rehabilitation älterer Patienten eine zentrale Bedeutung. Ein umfassendes Assessment ist Ausgangspunkt jeder Rehabilitation und ist Voraussetzung für eine auf die Bedürfnisse und Präferenzen des Patienten abgestimmte Therapieplanung. Unter einem umfassenden geriatrischen Assessment versteht man einen multidimensionalen und interdisziplinären diagnostischen Prozess mit dem Ziel, die psychosozialen und funktionellen Probleme und Ressourcen des Patienten zu erfassen (Nikolaus 2000). Erfasst werden medizinische, kognitive, soziale und umgebungsbezogene Defizite und Probleme. Das Assessment beinhaltet:

– eine quantifizierende Funktionsdiagnostik (Organ- und Alltagsfunktionen);
– pflegerische Diagnostik über Kompetenz und Hilfebedürftigkeit bei der Selbst- und Fremdpflege.

Bedeutung und wichtige Ziele des Assessments in der geriatrischen Rehabilitation sind:

– Verbesserung der diagnostischen Genauigkeit bei Erfassung von Beeinträchtigungen und damit Optimierung der Rehabilitation durch aus dem Assessment abgeleitete individuelle Zielsetzungen;
– Qualitätssicherung in der Pflege;
– Ermittlung des Rehabilitationspotentials;

- Überprüfung der Rehabilitationsprognose;
- die Erfassung von ethischen Wertvorstellungen und persönlicher Lebensplanung;
- die gemeinsame Erarbeitung der individuellen Rehabilitationsziele;
- Qualitätskontrolle der Rehabilitation;
- Prävention von Behinderung;
- individuell angemessene poststationäre Behandlung;
- Optimierung der Therapie hinsichtlich der Effizienz und Kosteneffektivität;
- Vermeidung unnötiger Heimunterbringungen.

Die Durchführung des Assessments erfolgt unter Mitwirken aller Fachdisziplinen, d. h. durch Personengruppen, die die anschließende Behandlungsplanung in den spezifischen Funktionen mitbestimmen (Arzt, Physiotherapeut, Sozialarbeiter, Pflege etc.); bei spezifischen Tests, wie neuropsychologischen Assessments, von dazu speziell ausgebildeten Personen.

Voraussetzung für die Anwendung des geriatrischen Assessments ist die Verwendung international anerkannter, evaluierter und standardisierter Testverfahren (Fragebogen, *Performance*-Tests, beobachtende Tests, Interviews) zur Evaluation der verschiedenen Dimensionen des älteren multimorbiden Patienten, z. B. von Instrumenten zur Beurteilung der Aktivitäten des täglichen Lebens. Solche Instrumente ermöglichen eine funktionsbezogene Problem- und Ressourcenbeurteilung und dienen quantitativen Verlaufskontrollen während und nach der Rehabilitation. Bei speziellen Fragestellungen können auch nur Teile des Assessments zur Verlaufskontrolle wiederholt werden.

Die Assessmentinstrumente und Skalen müssen zuverlässig (Reliabilität), genau (Validität), sensitiv, spezifisch und praktikabel sein. Die Interpretation der Ergebnisse beruht nicht auf dem quantitativen Testresultat allein, sondern erfordert immer eine individuelle Beurteilung mit zusätzlicher Berücksichtigung anamnestischer und klinischer Information. Es besteht eine Palette von Assessmentinstrumenten, die alle im Rahmen des Kapitels näher darzustellen jedoch zu ausführlich wäre. Daher werden im Folgenden nur die wichtigsten kurz dargestellt.

9.2.1 Screening nach LACHS

Für das geriatrische Assessment empfiehlt sich ein zweistufiges Vorgehen, das initial ein geriatrisches Screening beinhaltet und bei Nachweis von Defiziten durch vertiefende Assessmentuntersuchungen ergänzt wird. Das strukturierte Screening nach LACHS (1990) dient der Herausfilterung von geriatrischen „Risikopatienten". Es sollen Patienten identifiziert werden, für die – bei Nachweis von Defiziten im Screening – eine ausführliche und weitergehende, mehrdimensionale Bewertung (Basisassessment) erforderlich erscheint (KRUSE et al. 1995). Nach NIKOLAUS (1998) sollte das bei Defiziten anzuschließende Basisassessment u. a. die basalen Aktivitäten des täglichen Lebens (Barthel-Index), kognitive Defizite (MMS), eine depressive Stimmungslage (GDS), soziale Aspekte (Sozialfragebogen nach NIKOLAUS), den Ernährungsstatus (MNA) und die Wohnsituation des Patienten erfassen. Außerdem sollten zur Beurteilung der motorischen und kognitiven Fähigkeiten der *Timed-„Up and Go"*-Test, der Mobilitätstest nach TINETTI und der *Clock-Completion*-Test durchgeführt werden.

9.2.2 Barthel-Index

Anhand des Barthel-Indexes (MAHONEY und BARTHEL 1965) können Abhängigkeiten in den Aktivitäten des täglichen Lebens klassifiziert werden. Er zeigt, welche Aktivitäten ein Patient selbständig und ohne Aufforderung – bereits die Anleitung für bestimmte Handlungen stellt eine Form der Abhängigkeit dar – durchführt, nicht aber, welche er durchführen könnte. Der Barthel-Index beurteilt beispielsweise die Bereiche von Nahrungsaufnahme, Transfer, Körperpflege, Toilettenbenutzung, An- und Auskleiden, Fortbewegungsmöglichkeiten, Blasen- und Stuhlkontrolle.

9.2.3 Mobilitätstest nach TINETTI

Bei diesem Test werden die Haltung, die Balance sowie der Gang des Patienten beurteilt. Der Tinetti-Test (TINETTI 1995) gibt Hinweise auf mögliche Gang- und Gleichgewichtsstörungen und damit auch Hinweise auf ein eventuell bestehendes Sturzrisiko.
Im Einzelnen besteht der Test aus zwei Elementen, einem Balancetest und einer Gehprobe.

9.2.4 *Timed- „Up and Go"*-Test

Der *Timed- „Up and Go"*-Test (PODSIADLO und RICHARDSON 1991) erfasst die Mobilität oder die alltagsrelevanten Mobilitätseinschränkungen. Der Patient wird aufgefordert, ohne fremde Hilfe von einem Stuhl aufzustehen und über eine Strecke von drei Metern zu gehen. Es wird die Geschwindigkeit sowie die Zeit, die der Patient braucht, um aufzustehen und sich wieder hinzusetzen, erfasst.

9.2.5 *Mini Mental State Examination* (MMSE)

Die *Mini Mental State Examination* (FOLSTEIN et al. 1975) ist das am häufigsten für kognitive Störungen angewandte Screeningverfahren, das die wichtigsten Bereiche der kognitiven Funktionen (Orientiertheit, Aufmerksamkeit, visuell-kognitive Fähigkeiten, Merkfähigkeit, Gedächtnis) erfasst und Hinweise auf globale kognitive Einschränkungen gibt.

9.2.6 *Clock-Completion*-Test

Der *Clock-Completion*-Test (WATSON et al. 1993) dient zur Aufdeckung von kognitiven Störungen und Hirnleistungsstörungen wie Demenz und Apraxie. Der Patient wird aufgefordert, in einem Kreis die Ziffern der Uhr einzutragen und die zwei Uhrzeiger zu zeichnen.

9.2.7 *Geriatric Depression Scale* (GDS)

Die *Geriatric Depression Scale* (YESAVAGE et al. 1983) dient der Einschätzung depressiver Verstimmungen. Weltweit verbreitet ist die Kurzfassung mit 15 Fragen. Bei sechs Punkten und mehr ist eine Depression wahrscheinlich und eine weiterführende Diagnostik erforderlich.

9.2.8 Mini Nutritional Assessment (MNA)

Mini Nutritional Assessment (GUIGOZ 1994) ist derzeit der einzige evaluierte Test zur Bestimmung des Ernährungszustandes älterer Menschen. Ziel des Assessments ist die Erkennung von Patienten mit drohender, aber auch manifester Mangelernährung.

9.2.9 Sozialfragebogen

Der Fragebogen nach NIKOLAUS et al. (1994) dient besonders der Therapie- und Entlassungsplanung, indem er Angaben über die sozialen Kontakte und Unterstützung, Wohnsituation, den ökonomischen Status, die Aktivitäten und Betreuungsstrukturen, die vor dem akuten Ereignis in Anspruch genommen wurden, liefert.

9.3 Rehabilitationsteam

Die Teamarbeit hat in der geriatrischen Rehabilitation eine sehr hohe Bedeutung. Wegen der häufigen Komorbiditäten ist ein multidisziplinärer und zeitlich ausgedehnter Ansatz der Rehabilitation im hohen Alter erforderlich. Die Rehabilitation sollte immer auf der im Rahmen des geriatrischen Assessments gemeinsam erstellten ärztlichen, pflegerischen, therapeutischen und sozialen Diagnose und Therapie aufbauen. Sich daraus ableitende Behandlungsziele (Nah- und Fernziele) werden nachfolgend im Team gemeinsam erörtert und vereinbart. Die Ziele können jederzeit bei eintretenden Veränderungen wieder gemeinsam modifiziert werden. In der weiteren Abfolge sollten zumindest wöchentlich Teambesprechungen mit dem Ziel stattfinden, dass alle Teammitglieder ihre Erfolge oder Misserfolge austauschen und die Therapiestrategien entsprechend korrigieren bzw. ändern und abstimmen können.

Wichtige Berufsgruppen, die an der Rehabilitation mitwirken sind:

– Ärzte;
– Pflegekräfte;
– Ernährungs- und Diätberater;
– Physiotherapeuten;
– Ergotherapeuten;
– Neuropsychologen;
– Logopäden;
– Sozialpädagogen, Sozialgerontologen;
– Beschäftigungs- und Musiktherapeuten;
– Orthopädiemechaniker;
– Seelsorge.

9.3.1 Ärzte

Ein ausgeprägtes medizinisch-geriatrisches Denken bei der Versorgung und der Rehabilitation ist ein wesentlicher Faktor für den Behandlungserfolg. Das Team steht unter ärztlicher Leitung und Verantwortung, und der Arzt ist hauptverantwortlich für die Koordination und Kontrolle der Rehabilitation sowie für die Verordnung von Therapien. Er legt mit dem Patienten gemeinsam eventuell notwendige medizinisch-ärztliche Maßnahmen fest (medikamentöse Therapie, Untersuchungen, Konsile, Eingriffe usw.).

9.3.2 Krankenpflege

Allgemeine pflegerische Zielsetzungen sind Erhaltung, Förderung und Befähigung sowie Wiedererlangung von Wohlbefinden und individueller Selbstbestimmung (KREIMER 2000, KÄMMER und SCHRÖDER 1998). Pflegerische Hilfeleistungen sollen für eine fördernde Umgebung und Umwelt sorgen, die Patienten begleiten sowie sie beraten und anleiten. Die Prämisse der Pflege in der Rehabilitation älterer Patienten heißt daher „aktivierende Pflege", der Patient wird soweit wie möglich gefordert und in alle Handlungen einbezogen, ohne ihn zu überfordern. Wichtig, jedoch oftmals auch schwierig, ist es, die Umsetzung und diese Form des Herangehens dem älteren geschwächten und behinderten Patienten sowie den Angehörigen zu vermitteln und sie von der Notwendigkeit zu überzeugen; hier bedarf es großer Argumentationskraft. Gutgemeinte Hilfen seitens der Angehörigen können die Therapie behindern. Und gerade auch deswegen ist die Einbeziehung der Angehörigen in den Kommunikations- bzw. Rehabilitationsprozess von entscheidender Bedeutung (KROH-WINKEL 1993). Begleitend zur akutmedizinischen Behandlung sollte der multimorbide ältere Patient vom ersten Tag an aktivierend und mobilisierend behandelt werden, um seine selbständige Lebensbewältigung so lange wie möglich zu erhalten. Dabei ist es wichtig, die früheren Wertvorstellungen des Patienten zu berücksichtigen, um eine bedürfnisgerechte Pflegeplanung anfertigen zu können.

9.3.3 Ernährung und Diätberatung

Fehl- und Unterernährung sind bei alten Menschen häufig anzutreffen. Der Ernährungszustand alter Menschen hat große prognostische Bedeutung für das Überleben und den funktionellen Status, und damit auch für den Erfolg der Rehabilitation. Von großer Wichtigkeit ist daher die Ernährungsberatung von Patienten und deren Angehörigen während der rehabilitativen Behandlung, insbesondere bei Stoffwechselerkrankungen (z. B. Diabetes mellitus), bei Ernährungsstörungen und bei bestehendem Risiko für Fehl- oder Mangelernährung (z. B. Beratung über Sondenkostformen). Die Ernährungsberatung sollte sich besonders bei Patienten mit kardiovaskulärem Risiko bzw. kardiovaskulären Erkrankungen an den Empfehlungen zur Prävention von arteriosklerotischen Herz-Kreislauf-Erkrankungen orientieren.

9.3.4 Physiotherapie

Das Ziel der Physiotherapie ist die Wiederherstellung von möglichst funktionsgerechten Bewegungsabläufen. Im Rahmen der Therapie wird die Mobilität gefördert, Transfers und Gangstabilität optimiert, Kraft, Koordination und Ausdauer trainiert und Schmerzen durch gezielte Bewegungstherapie reduziert; außerdem erfolgt die Reduzierung eines eventuell erhöhten Muskeltonus sowie die Verbesserung feinmotorischer Leistungen.

Eine in geriatrischer Rehabilitation häufig eingesetzte Methode ist die Bobath-Therapie. Sie verbessert den Muskeltonus, die Koordination und die Haltungen mit dem Ziel, physiologische Bewegungsabläufe wieder zu initiieren und zu automatisieren. Diese Methode unterstützt die zentrale Reorganisation (Bahnung) nach einer zerebralen Schädigung durch gezielte repetitive Stimulation (Reizsetzung von außen) und Übung von physiologischen Bewegungsabläufen.

Physikalische Therapie, wie mechanische, thermische und elektrische Maßnahmen, sowie Massagen unterstützen oft den Heilungsprozess.

9.3.5 Ergotherapie

Aufgaben und Arbeitsgebiet der Ergotherapie umfassen Schmerzlinderung, Kontrakturprophylaxe, Lagerung und funktionelle Übungen zur Verbesserung von Beweglichkeit, Kraft und Koordination. Auch Maßnahmen des sogenannten ADL-Trainings (*Activity of Daily Living*) zur Erhaltung oder Wiedererlangung der Grundfertigkeiten selbständigen Lebens (z. B. Essen und Trinken, An- und Auskleiden, Körperpflege, Toilettenbenutzung) sowie Verbesserung des IADL (instrumentelle Alltagsfähigkeiten, wie im Wohnbereich zurecht kommen, Haushaltstraining, Einkaufstraining und Anleitung zu sinnvollen kreativen Aktivitäten handwerklicher Art) sind ein wesentlicher Bestandteil der Ergotherapie. Weitere Inhalte der Ergotherapie sind Verbesserung neuropsychologischer Defizite und kognitiver Fähigkeiten, Hilfsmittelerprobung im Alltag und im Straßenverkehr, Wohnraumanpassung, inklusive Durchführung von diagnostischen und therapeutischen Hausbesuchen, sowie Beratung und Schulung von Angehörigen, aber auch die Anpassung temporärer Schienen. Zumeist steht die Verbesserung der Gangsicherheit, die Minimierung des Sturzrisikos im Vordergrund. Internationale Studien belegen Evidenz und Potential für die positive Wirksamkeit von Ergotherapie bei Älteren (Voigt-Radloffs et al. 2004, Clark et al. 1997, 2001). Intensive Ergo- und Physiotherapie erhöht die Selbstversorgungskompetenz der älteren Menschen, längerfristig auch ihre psychosozialen Fähigkeiten und reduziert Pflegebedürftigkeit (Przybylski et al. 1996).

9.3.6 Logopädie/Linguistik

Die Aufgaben der Logopädie/Linguistik sind Diagnostik und Therapie bei Sprach-, Sprech-, Stimm- und Schluckstörungen wie bei Aphasie, Dysphagie, Dysarthrie, Sprechapraxie und der Fazialisparese. Behandlungsziele sind z. B. die Wiederherstellung oder Verbesserung der Kommunikationsfähigkeit und die Wiederherstellung der beeinträchtigten Nahrungsaufnahme, einschließlich der Vermittlung von Techniken und Strategien zur Kompensation. Die Sprachtherapeuten beraten auch die Angehörigen und Bezugspersonen, um den Umgang mit sprach-, sprech- oder schluckgestörten Patienten zu erleichtern.

9.3.7 Neuropsychologie

Bei prinzipiell reversiblen Störungen, etwa nach akutem Hirninfarkt, erfolgt eine Behandlung mit dem Ziel der weitestmöglichen Wiederherstellung (Restitution) gestörter Funktionen. Dabei werden Explorationsstörungen, wie visueller Neglect, Hemianopsie, Aufmerksamkeitsstörungen oder Gedächtnisdefizite, mit regelmäßiger Funktionstherapie behandelt. Bei chronifizierten oder progredienten Erkrankungen steht dagegen die Vermittlung und Einübung von Kompensationsstrategien im Vordergrund. Psychologische Therapie kann dem Patienten die notwendige Anpassung an die veränderte Lebenssituation erleichtern. Neben der Funktionstherapie werden klassische psycho-therapeutische Verfahren – meist Verhaltens- oder Gesprächspsychotherapie – im Einzelgespräch eingesetzt. Entspannungstechniken werden in der Gruppe vermittelt. Kognitiv-verhaltenstherapeutische

Interventionen können bei älteren Patienten sehr wirksam sein und stabile Effekte erzielen (HAUTZINGER et al. 2004).

Mitentscheidend für die Stabilität therapeutischer Erfolge ist die intensive Einbeziehung der Angehörigen, die zum Umgang mit den Folgen der Erkrankungen beraten werden. Die geriatrische Rehabilitation sollte, um die sozialen Bezüge zu erhalten, so wohnortnah wie möglich durchgeführt werden.

9.3.8 Sozialarbeit

Die Mitarbeiter des Sozialdienstes erheben in der Sozialanamnese u. a. Informationen zur häuslichen, familiären, sozialen und wirtschaftlichen Situation des Patienten. Die Angaben des Patienten und seiner Angehörigen zum sozialen Hintergrund und zur bisherigen Versorgung, die für die Formulierung des Behandlungszieles relevant sind, bringt der Sozialdienst in die Teambesprechungen ein.

So ergänzt der Sozialdienst als fester Bestandteil des Stationsteams in der Geriatrie die pflegerische, medizinische und therapeutische Sichtweise der Berufsgruppen um die psychosoziale Dimension.

Vor dem Hintergrund der individuellen Ausgangssituation werden die Patienten und ihre Angehörigen durch die Sozialdienstmitarbeiterinnen u. a. zu den Themen sozialrechtliche Leistungen, Unterstützungs- und Entlastungsmöglichkeiten oder vollstationäre Pflegeeinrichtungen usw. beraten.

Von besonderer Bedeutung ist in diesem Zusammenhang die Klärung der Wünsche des Patienten und seiner Angehörigen zur zukünftigen Versorgungsform.

Zahlreiche Aspekte der sozialdienstlichen Tätigkeit dienen der Vorbereitung der Entlassung des Patienten aus der Krankenhausbehandlung und decken damit weite Teile des Entlassungs- und Überleitungsmanagements ab.

Ziel ist es, durch eine geeignete Planung und Organisation der Entlassung unter Einbeziehung aller beteiligten Berufsgruppen innerhalb des Krankenhauses und durch Vernetzung mit den weiterversorgenden Einrichtungen, Versorgungsbrüche beim Übergang der Patienten von der Krankenhausbehandlung in die nachstationäre Versorgung zu verhindern. Die Einbeziehung der Patienten und ihrer Angehörigen in diese Entlassungsvorbereitungen ist zur Sicherung der Versorgungskontinuität unverzichtbar.

9.3.9 Familie/Angehörige

Abstimmung des therapeutischen Vorgehens in der Rehabilitation heißt neben der Berücksichtigung der individuellen Lebenssituation des Patienten auch Berücksichtigung der häuslichen Situation im Behandlungskonzept. Dies beinhaltet auch, die Angehörigen möglichst früh und soweit wie möglich in Pflegeeinheiten und Therapiestunden mit einzubeziehen und mit ihnen die Therapien, das Rehabilitationsziel sowie die Pläne zur Änderung des Lebensstils abzusprechen, insbesondere dann, wenn eine häusliche Weiterversorgung erreichbar erscheint und erwünscht ist. Sie können den Patienten in persönlicher Form entscheidend motivieren, bei der therapeutisch-aktivierenden Pflege mitwirken und somit die Rehabilitation unterstützen. Ohne ihren Beistand ist oft der Erhalt der erzielten weitgehenden Selbständigkeit des Patienten kaum möglich. Um Angehörige in angemessener Form zu beteiligen und frühzeitige Vorbereitungen auf eine gut organisierte Entlassung zu treffen, ist eine wohnortnahe Rehabilitation von besonderer Bedeutung.

9.4 Hilfsmittelversorgung

Lässt sich eine Selbständigkeit nicht in vollem Umfang erreichen, so müssen gezielte Hilfen schon vor einer Entlassung organisiert und erprobt werden. In der geriatrischen Rehabilitation werden am häufigsten Mobilitätshilfen wie Gehstock, Deltarad, Rollator oder Rollstuhl eingesetzt. Wichtig sind der Einsatz und die Erlernung des Umganges mit dem Hilfsmittel bereits während der Rehabilitationsbehandlung, damit die Wirkung und Akzeptanz erprobt werden können.

Die Indikation ist genau zu stellen, da Hilfsmittel langfristig eine aktive Kontrolle von Haltung und Bewegung einschränken. Anderenfalls besteht die Gefahr der erlernten Hilflosigkeit, und der Patient verliert zunehmend an Selbständigkeit. Ein Rollstuhl beispielsweise muss unbedingt indiziert sein. Hilfsmittel müssen den gegebenen Umständen und Wohnungsverhältnissen angepasst sein. Der diagnostische Hausbesuch kann für eine gezielte Hilfsmittelverordnung sehr hilfreich sein. Außerdem ist er geeignet, Entlassungsprobleme in der Frühphase aufzufangen, die einen häufigen Grund für eine rasche Rehospitalisierung des Patienten darstellen. Insgesamt ist mit einer Rate von 20 % unbenutzten Hilfsmitteln nach drei Monaten zu rechnen (NIKOLAUS 1998).

9.5 Versorgungsformen

Das Versorgungssystem der geriatrischen Rehabilitation gliedert sich in ambulante, teilstationäre, stationäre Behandlung und Nachsorgemaßnahmen. Einrichtungen der geriatrischen Rehabilitation sind:

- Fachabteilungen für Geriatrie in Allgemeinkrankenhäusern;
- Krankenhäuser für Geriatrie;
- Tageskliniken für Geriatrie;
- ambulante Rehabilitation durch niedergelassene Ärzte mit Zusatzqualifikation für klinische Geriatrie;
- mobile Reha-Dienste.

Der rasante Anstieg der Zahl der Einrichtungen für Geriatrie in den 1990er Jahren verlangsamt sich derzeit wieder (FUHRMANN 2001, LOOS et al. 2001). Der Schwerpunkt der Entwicklung und Etablierung von geriatrischer Rehabilitation lag und liegt bisher noch überwiegend im stationären Bereich. Die ambulanten Rehabilitations- und teilstationären Krankenhauskapazitäten nehmen insgesamt nur einen relativ kleinen Anteil an den geriatrischen Versorgungskapazitäten ein. Der ambulante Sektor entwickelt sich erst langsam über Modellprojekte. Auch in Pflege- und Altenheimen wird Rehabilitation in Form von ambulanter Pflege und ärztlich-therapeutischer Behandlung angeboten.

Die Entwicklung des geriatrischen Versorgungsbereiches hat sich in Deutschland sehr unterschiedlich vollzogen. In einigen Bundesländern haben sich geriatrische Rehabilitationsabteilungen in großen Kliniken und Krankenhäusern (§ 108/109 SGB V) etabliert, während in anderen Bundesländern eigenständige geriatrische Rehabilitationskliniken (§ 111 SGB V) bevorzugt entstanden sind. In einzelnen Bundesländern wiederum wurden sowohl Schwerpunktabteilungen als auch eigenständige Rehabilitationskliniken errichtet. Bei Bedarf an diagnostischen und therapeutischen Leistungen eröffnet die Angliederung an ein Krankenhaus die Nutzung einer Vielzahl von medizinischen Maßnahmen ohne zusätzlichen größeren Aufwand. Insgesamt überwiegt in den meisten Bundesländern der Anteil akutgeriatrischer Betten.

9.5.1 Stationäre Rehabilitation

Ein vollstationärer Rehabilitationsbedarf besteht bei Patienten, bei denen keine invasive Therapie und/oder Überwachung notwendig ist, eine Basismobilität (keine Bettlägerigkeit) vorhanden ist, eine selbständige Mitarbeit möglich ist, tägliche Arztvisite und eine kontinuierliche pflegerische Versorgung/Unterstützung (Lagerung, Nahrungsaufnahme, usw.) erforderlich sind sowie ferner bei Patienten mit manifesten oder drohenden körperlichen und/oder geistig-seelischen Beeinträchtigungen, die eine tägliche Anwendung von rehabilitativen Behandlungsmaßnahmen (Ergotherapie, Physiotherapie, Logopädie, usw.) in hoher Intensität erforderlich machen (BORCHELT und STEINHAGEN-THIESSEN 2001).

Indikationen für die stationäre geriatrische Rehabilitation sind nach dem Medizinischen Dienst der Spitzenverbände (*MDS* 2005):

– Art und Grad der Schädigung und Beeinträchtigungen der Aktivitäten und der Teilhabe können durch eine ambulante geriatrische Rehabilitation nicht adäquat behandelt werden;
– Immobilität des Patienten;
– Notwendigkeit kontinuierlicher pflegerischer Betreuung oder medizinischer Überwachung;
– schwere Einschränkung der Selbsthilfefähigkeit.

9.5.2 Teilstationäre Rehabilitation

Die teilstationäre geriatrische Behandlung in einer Tagesklinik für Geriatrie ist ein Bestandteil der geriatrischen Rehabilitation. Die Tagesklinik ist als ein Glied in der geriatrischen Behandlungskette anzusehen. Sie ist gedacht für Patienten, die einer Fortsetzung der intensiven rehabilitativen Behandlung einer Klinik für Geriatrie weiterhin bedürfen, aber bereits einen bestimmten Grad an Selbständigkeit erreicht haben, wodurch ein häuslicher Aufenthalt zur Reintegration möglich ist. Sie ist daher als ein Bindeglied zwischen stationärer und ambulanter Versorgung unter Berücksichtigung der multidisziplinären Betreuung/Therapie zu verstehen.

Weiterhin erhält die Tagesklinik die wichtige Option einer Zuweisbarkeit von Patienten aus dem ambulanten Bereich unter Vermeidung der stationären Betreuung mit der Option einer kompletten Erhebung des geriatrischen Assessments und der multidisziplinären Therapie.

Die Behandlung in der Tagesklinik ist indiziert, wenn eine vollstationäre Behandlung nicht oder nicht mehr notwendig ist. Wichtige Behandlungsziele sind:

– Vermeidung oder Verkürzung des stationären Aufenthaltes;
– Stabilisierung und Erprobung der Wirklichkeit;
– Abklärung bei kognitiven Defiziten;
– Sicherung der sozialen Reintegration.

Durch Anbindung von Tageskliniken an stationäre Versorgungseinrichtungen stehen den Patienten erweiterte diagnostische Möglichkeiten und eine intensive ärztliche Überwachung zur Verfügung.

9.5.3 Ambulante Rehabilitation

Wichtig ist, dass der Patient so selbständig und stabil ist, dass er einer akuten Krankenhausbehandlung nicht oder nicht mehr bedarf. Außerdem muss die erforderliche Mobilität bestehen und die Rehabilitationseinrichtung für den Patienten in einer zumutbaren Fahrzeit erreichbar sein. Zudem muss die häusliche und medizinische Versorgung des Patienten nachts und an Wochenenden gewährleistet sein. Daher begrenzt sich ein ambulanter Rehabilitationsbedarf auf Patienten mit manifesten oder drohenden körperlichen und/oder geistig-seelischen Beeinträchtigungen, die grundlegende Aktivitäten des täglichen Lebens (An- und Ausziehen, Toilettengang, Essen, Transport, usw.) selbständig bewältigen können oder über ein soziales Umfeld verfügen, welches Unterstützungsleistungen für einen häuslichen Aufenthalt geben kann (BORCHELT und STEINHAGEN-THIESSEN 2001). Folgende Kriterien schließen eine ambulante Rehabilitation aus:

– eine spezifische Rehabilitation ist angezeigt;
– eine vollstationäre Behandlung ist indiziert;
– fehlendes Rehabilitationspotential;
– Hauptdiagnose wie Major-Depression, Schizophrenie und Morbus Alzheimer mit Weglauftendenz.

Die ambulante geriatrische Rehabilitation stellt heute nach Klinik und Tagesklinik ein ergänzendes Element einer abgestuften Versorgungskette in der Geriatrie dar (BORCHELT und STEINHAGEN-THIESSEN 2001). Insgesamt besteht derzeit noch eine unzureichende Akzeptanz der ambulanten geriatrischen Rehabilitation.

9.5.4 Mobile Rehabilitation

Die mobile geriatrische Rehabilitation ist eine Unterform der ambulanten Rehabilitation. Eine mobile geriatrische Rehabilitation ist bei Patienten mit Rehabilitationsbedarf und -potential indiziert, die in ihrer Mobilität soweit eingeschränkt sind, dass sie die Wohnung nicht mehr verlassen können, und zwar auch nicht mit Unterstützung durch das soziale Umfeld (BORCHELT und STEINHAGEN-THIESSEN 2001). Das Leistungsangebot ist im Vergleich zur stationären oder ambulanten Rehabilitation durch wesentlich kürzere Therapiezeiten sowie eingeschränkten Einsatz von Arbeitsmitteln und durch die recht aufwendige Koordination relativ begrenzt. Zudem erfordert diese Form der Behandlung einen großen wirtschaftlichen Aufwand. Für die Bewertung der mobilen Rehabilitation liegt noch kein evidenzbasierter Wirksamkeitsnachweis vor.

9.6 Bedingungen erfolgreicher Rehabilitation

9.6.1 Anforderungen an das Team

Die erfolgreiche Rehabilitation älterer Menschen setzt eine kooperative Zusammenarbeit von verschiedenen Fachgruppen (Therapeuten, Pflegekräften, Ärzten usw.) und mit dem

Patienten und seinen Angehörigen voraus. Eine wichtige Bedingung zur erfolgreichen Rehabilitation ist die Fähigkeit des Teams zur objektiven und kritischen Beurteilung der Lebenssituation des Patienten, wobei die Selbstbewertung durch den Patienten mit seinen Werten und seiner Kultur im Mittelpunkt steht. Die Rehabilitation alter Menschen wird um so eher zum Erfolg führen, je besser die interdisziplinäre Zusammenarbeit und die sozialen Gegebenheiten sind. Die Rehabilitation muss von hochprofessionellen und gut ausgebildeten Fachkräften gemacht werden.

9.6.2 Behandlungskonzept

Nur durch ein umfassendes multidisziplinäres Behandlungskonzept, in dem medikamentöse Behandlung und aktivierende Pflege, je nach individuellem Bedarf, durch physiotherapeutische, ergotherapeutische, neuropsychologische, logopädische und andere rehabilitative Maßnahmen ergänzt werden, können die funktionellen Auswirkungen der zur Rehabilitationsbedürftigkeit führenden Erkrankungen soweit wie möglich eingegrenzt werden. Dem Maß und der Qualität der rehabilitativen Therapie kommt für den funktionell erreichbaren Endzustand die entscheidende Bedeutung zu. Besonders bei neurologischen Erkrankungen mit Lähmungen muss mit rehabilitativen Maßnahmen so schnell wie möglich begonnen werden, sobald die akut-medizinischen Maßnahmen zur Stabilisierung der Vitalfunktionen beendet worden sind.

Bei Herz-Kreislauf-Erkrankungen bleibt die Bekämpfung der Risikofaktoren wie optimale Blutdruck- und Stoffwechseleinstellung, Gewichtsreduktion und Beratung zur langfristigen Umstellung der Ernährungsgewohnheiten das Fundament der therapeutischen Strategien. Besonders bei Herz- und Kreislauf-Erkrankungen müssen die im Alter reduzierte Belastbarkeit bei häufig vorliegender Multimorbidität und die längeren Rekonvaleszenzzeiten bei der Rehabilitation berücksichtigt werden.

9.6.3 Zielformulierung

Die festgelegten Ziele sollten in einer definierten Dauer bzw. in einem längeren Zeitraum verwirklicht werden können. Neben langfristigen Zielen (z. B. Entlassung nach Hause) sind kurzfristig realisierbare Teilziele zu formulieren, die in ein bis zwei Wochen erreicht werden sollen. Die Festlegung von kurzfristigen Teilzielen vermittelt beim Patienten Erfolgserlebnisse und steigert die Motivation für weitere Schritte. Die Ziele müssen im Team mit dem Patienten und seinen Angehörigen oder ihn betreuenden Personen gemeinsam definiert und festgelegt werden. Wichtig ist die genaue Benennung der Fern- und Nahziele (z. B. mit Gehstock 30 m selbständig gehen), damit ihr Erreichen konkret überprüft werden kann.

9.6.4 Motivation

Rehabilitation verlangt aktive Mitarbeit des Patienten im Rehabilitationsteam. Die Motivation zur Rehabilitation ist besonders bei vorhandenem Rehabilitationspotential wesentlich für den Rehabilitationserfolg. Sie kann aus verschiedenen Gründen fehlen, wie beispielsweise bei Alleinlebenden oder bei Isolation. Resignation und Depressivität müssen häufig erst überwunden werden.

9.6.5 Kognition

Bei älteren Patienten häufig anzutreffende unterschiedlich fortgeschrittene demenzielle Prozesse oder Depressionen verursachen häufig Beeinträchtigungen und Behinderungen (Linden et al. 1998) und vermindern die Therapiewirkung. Depressionen werden im Alter häufig nicht rechtzeitig erkannt (Alexopoulus et al. 2002). Selbst wenn sie erkannt werden, erfolgt oftmals keine angemessene Behandlung, obgleich evidenzbasierte pharmakologische und psychologische Behandlungen verfügbar sind (Areán et al. 2002). Verschiedene Studien zeigen eine Verbesserung der Aktivitäten zur eigenständigen Lebensführung hin und einen verlangsamten Rückgang der kognitiven Fähigkeiten durch ein ganzheitliches bzw. multistrategisches Therapieprogramm bei kognitiv eingeschränkten bzw. demenzerkrankten Patienten (Gitlin et al. 2001, Bach et al. 1993, Reichenbach et al. 1991). Weitgehend selbst kontrollierte, eigenaktive und zielgerichtete Mitarbeit an der Überwindung von körperlichen Funktionseinschränkungen ist die unabdingbare Voraussetzung für eine erfolgreiche Rehabilitation.

9.6.6 Komplikationen

Zu Beginn der Rehabilitation bestehende schwere funktionelle Einschränkungen, wie z. B. kognitive Einbußen, kommunikative Störungen oder ausgeprägte Depressivität und Unterstützungsbedarf bereits vor der zur Rehabilitation führenden Erkrankung stellen Risikofaktoren für den Rehabilitationserfolg dar. Außerdem werden die Rehabilitationsverläufe zu einem großen Teil durch Komplikationen erschwert (Becker et al. 2006). Auch in der Phase der Rehabilitation ist der Gesundheitszustand des älteren Patienten labil, so dass mit Komplikationen der Begleit- und Folgekrankheiten wie auch interkurrenten Erkrankungen (Infektionen, Frakturen durch Sturz, Thrombosen usw.) zu rechnen ist, ohne deren Therapie keine Fortschritte in der Rehabilitationsbehandlung zu erzielen sind. Trotzdem werden auch komplizierte Rehabilitationen zum größten Teil mit deutlichen Funktionsverbesserungen abgeschlossen. Aufgrund der Multimorbidität und damit verbundener Multimedikation besteht ein erhöhtes Risiko für unerwünschte Arzneimittelwirkungen bei gleichzeitig verminderter Medikamententoleranz. Unerwünschte Arzneimittelwirkungen gehören zu den häufigsten Komplikationen bei der Behandlung älterer Patienten, die jedoch prinzipiell vermeidbar sind, wenn insbesondere die veränderte Pharmakokinetik und -dynamik berücksichtigt und entsprechende Dosisanpassungen vorgenommen werden. Wirkungsvolle Prävention von Komplikationen, wie z. B. Identifizierung von Patienten, die gefährdet sind, unter Multimedikation verwirrt zu werden oder zu stürzen, ihre frühzeitige Erkennung und Behandlung sind maßgeblich für den Erfolg geriatrischer Rehabilitation verantwortlich.

9.6.7 Sturzprävention

Im Vordergrund der geriatrischen Rehabilitation steht auf Grund vielfältiger Folgeschäden die Vermeidung von Stürzen durch Trainingsbehandlung und Behandlung der Risikofaktoren für Stürze. Die Evidenz für die sturzpräventive Wirkung von Interventionsprogrammen bzw. rehabilitativen Maßnahmen wird durch verschiedene Studien bestätigt (Steinlein et al. 2006, Nikolaus 2001, Cumming et al. 1999, Close et al. 1999, Hermann und Meier-

BAUMGARTNER 1999, TINETTI et al. 1994). Bereits ein Hausbesuch mit Wohnraumadaptation kann das Sturzrisiko signifikant senken. Die Untersuchung im Rahmen des Assessments sollte mindestens die Prüfung des Gangbildes, der Kraft, des Visus, der Kognition, der Medikamente und des Kreislaufverhaltens beinhalten. Wichtige erfolgversprechende Maßnahmen sind Kraft- und Koordinationstraining sowie Verordnung adäquater Hilfsmittel (z. B. Rollator, Gehbock) und die Schulung in deren Einsatz. Einen wichtigen Aspekt in der Sturzprävention stellt die nicht selten iatrogene Auslösung der Stürze durch Medikamente dar. In diesen Fällen ist die Modifikation der Medikamente notwendig.

9.6.8 Soziales Umfeld

Soziales Umfeld ist bei der Behandlungsplanung sowie Festlegung der Therapieziele zu berücksichtigen. Psychosoziale Faktoren haben an der Verbesserung der Teilhabe und der Lebensqualität einen sehr hohen Anteil. Daher haben in der geriatrischen Rehabilitation Kontextfaktoren eine besondere Bedeutung. Sie sind nicht nur zu berücksichtigen, sondern auch durch die Rehabilitation positiv zu beeinflussen, denn wesentlich für eine erfolgreiche Rehabilitation und ihre Nachhaltigkeit ist – neben einer konsequenten aktivierenden Pflege – ein gut funktionierendes soziales Netzwerk (motivierte Angehörige, Betreuer, Pflege, Hausarzt, Kultur, Finanzen usw.). Entscheidend sind nicht nur die Wohnungssituation, sondern auch die Haltungen und Einstellungen des Umfeldes. Charakteristisch ist, dass chronische Erkrankungen nicht einzig für den Betroffenen Konsequenzen haben, sondern auch für das soziale Gefüge und besonders für die Familie, mit der Gefahr der Überstrapazierung (SCHAEFFER et al. 2006). Belastung und Vereinsamung von Angehörigen der von Behinderung betroffenen Patienten ist zu berücksichtigen (ADLER et al. 1996). Angehörige sollten nach Möglichkeit immer in die Rehabilitationsplanung und in die Behandlung eingebunden und in die Pläne der eventuellen Lebensstiländerung miteinbezogen werden. Auch ist eine umfassende Beratung über die bestehenden Funktionseinschränkungen und tatsächliche Hilfebedürftigkeit, die aktuellen und prognostischen Entwicklungen sowie die möglichen Sozialleistungen ein wesentlicher Bestandteil der Angehörigenarbeit. Die möglichst frühe Einbeziehung der Angehörigen in die Behandlung ist entscheidend für die Stabilität therapeutischer Erfolge.

9.6.9 Entlassungsplanung

Die Entlassungsplanung beginnt mit Beginn der Rehabilitation, denn viele konkrete Rehabilitationsmaßnahmen hängen vom Entlassungsziel ab. Prognose der Funktionsausfälle, Lebensplanung des Patienten und Pflegekapazität der Angehörigen sind dabei entscheidende Faktoren. Neben der Hilfsmittelversorgung und der Planung der pflegerischen Versorgung muss die ambulante Weiterbehandlung sorgfältig bedacht und in die Wege geleitet werden, um die Stabilität der erzielten Erfolge zu sichern. Ein geriatrischer Patient kann seine Kompetenzen dann besonders gut entwickeln, wenn er in seinem häuslichen Umfeld weiter trainieren kann, und auch nur dann können die erreichten Erfolge langfristig stabilisiert werden. Daher ist die Weiterversorgung durch den Hausarzt, durch die ambulante Pflege, den Therapeuten sowie durch Hilfen im Sozialbereich, die vor und nach Entlassung gut organisiert werden müssen, von großer Bedeutung.

9.7 Grenzen der geriatrischen Rehabilitation

Der körperliche Zustand älterer Menschen wird von verschiedenen Faktoren beeinflusst. Zu den normalen physiologischen altersbedingten Veränderungen, wie beispielsweise Abnahme des Seh- und Hörvermögens sowie der Kraft und Muskelmasse, kommen klassische, besonders im Alter auftretende Erkrankungen (Morbus Parkinson, Schlaganfall, Prostataerkrankungen usw.). Diese Erkrankungen führen zur Reduktion des Kommunikationsvermögens, zur Immobilisierung, zur Einschränkung der höheren geistigen Funktionen, zur Inkontinenz, bis hin zur Pflegebedürftigkeit, mit sehr oft relevanten psycho-sozialen Auswirkungen sowie Verschlechterung der Lebensqualität. Verminderte Adaptationsfähigkeit, eingeschränkte körperliche Reserven und Multimorbidität begrenzen die Potentiale der Rehabilitation im Alter. Falsch verstandene Unterstützung pflegender Angehöriger oder das nicht ausreichend aktivierende Wirken von Pflegediensten können rehabilitative Bemühungen unterwandern. Inadäquate räumliche Ausstattungen können Unselbständigkeit bedingen. Interkurrente Erkrankungen, die bei multimorbiden älteren Patienten auch häufiger auftreten, können die Rehabilitation beeinträchtigen oder gar den Abbruch der Behandlung erfordern. Andererseits befördert eine belastbare soziale Einbindung älterer Menschen die Rehabilitation. „Ein funktionierendes soziales Netz stellt zum einen einen protektiven Faktor für die funktionelle Gesundheit älterer Patienten dar, zum anderen ist es eine wesentliche Determinante bei funktionellen Defiziten, diese mit einer selbständigen Lebensführung zu vereinbaren." (PIENTKA 1998.)

10. Ergebnisse

10.1 Effektivität der Rehabilitation

Auch wenn es derzeit noch einen großen Bedarf an wissenschaftlichen Erkenntnissen über Langzeiteffekte der Rehabilitation von älteren Menschen insgesamt gibt, ist die Wirksamkeit und Nachhaltigkeit der Rehabilitation auch beim alten Menschen hinsichtlich seiner Alltagskompetenz international und evidenzbasiert nachgewiesen (STEINLEIN et al. 2006, GLAESMER et al. 2003, MARTIN et al. 2000, NIKOLAUS und JAMOUR 2000, CLAUSEN und LUCKE 1998, RUBENSTEIN et al. 1995, STUCK 1993). Evidenz für Effektivität von Rehabilitation bei Älteren liegt auf der Ebene von heterogenen kontrollierten Studien für verschiedene Krankheitsbilder und Behinderungsprofile (VOIGT-RADLOFFS 2004). Trotz der häufigen Gefährdung der Nachhaltigkeit des erworbenen Rehabilitationserfolges – meist durch interkurrente Erkrankungen während des Rehabilitationsprozesses – ist die Rehabilitation überwiegend erfolgreich (SCHAEFFER et al. 2006). Viele ältere Patienten können nach erfolgreicher Rehabilitation nach schweren Erkrankungen nach Hause entlassen und dort wieder integriert werden. Die Rückkehr in die häusliche Umgebung hängt – neben einer Vielzahl von Faktoren wie Kognition, Angehörige und psychische Stabilität – u. a. von den verbliebenen Fähigkeitsstörungen und Beeinträchtigungen sowie von den Möglichkeiten im häuslichen Umfeld ab, die noch bestehenden Defizite zu kompensieren. Es können diejenigen Rehabilitationsformen als effektiv und effizient angesehen werden, die zur Wiedererlangung der Selbständigkeit in den alltäglichen Aktivitäten führen, die Verweildauer der stationären Behandlung verkürzen und gleichzeitig keine Wiedereinweisung ins Krankenhaus oder eine Aufnahme in einem Pflegeheim verursachen. Aufgrund der bei hoch betagten Patienten typischen Multimorbidität und der nahezu immer vorhandenen psychosozialen Komponenten ist die ortsnahe Behandlung in einer geriatrischen Klinik in der Regel sinnvoller als die indikationsspezifische Rehabilitation in meist entfernt liegenden Einrichtungen mit einem auf den jeweiligen Indikationsbereich abgestimmten Therapieprogramm und oft erschwerter Einbindung der Angehörigen in die Behandlung (Hager et al. 2002). Trotz eines international belegten Potentials besteht ein dringender Bedarf an Intensivierung der Rehabilitationsforschung in Deutschland, um weitere Effektivitätsnachweise der geriatrischen Rehabilitation erhalten zu können.

10.2 Ergebnismessung

Das Ergebnis der Rehabilitation in der Geriatrie wird heute in der Regel mittels verschiedener Assessmentverfahren gemessen, anhand derer funktionelle Verbesserungen nachgewiesen werden können. Dabei ist die Erfolgsmessung immer ein Vergleich des Erreichten mit den festgelegten Zielen. Beispielsweise können die Selbständigkeit im Alter durch Barthel-Index oder ADL-Skalen, die Verbesserungen der Mobilität durch Tinetti-Test oder durch *Timed-„Up and Go"*-Test und die Reintegration ins soziale Leben durch die Tatsache der Rückkehr in die gewohnte Wohnsituation beurteilt werden. Für die objektiv nachprüfbare Beurteilung der Ergebnisse der Rehabilitation sind die Festlegung von Merkmalen, die man messen will, und ihre Graduierung erforderlich. Mögliche Erfolgsmerkmale sind (Runge und Rehfeld 2001):

– Verbesserung der Mobilität;
– Verbesserung der Selbständigkeit bei Alltagsverrichtungen;
– Verbesserung der Kommunikationsfähigkeit;
– Anpassung an die Behinderungen;
– Verringerung von Pflegebedarf;
– Vermeidung von stationärer Pflege;
– Verbesserung psychischer Einschränkungen (Angst, Depression);
– psychische Verarbeitung der Lebenssituation;
– Verbesserung des sozialen und materiellen Umfeldes;
– Vermeidung gesundheitlicher Verschlechterung;
– Verbesserung der Lebensqualität.

Für die Objektivierung der genannten Merkmale stehen nicht immer geeignete Messinstrumente zur Verfügung. Um Rehabilitationserfolge zu beurteilen und zu messen (Annäherung an ein Ziel bzw. Erreichen des Ziels), werden quantifizierte Daten benötigt. Der Vorgang, Alltagsbegriffe messbar zu machen, wird Operationalisierung genannt. Er besteht in der Festlegung von Messbedingungen und Messverfahren sowie der Definition von Merkmalen mit ihren Ausprägungen (quantifizierbare Einteilung mit Messwert). Die Anwendung der Messinstrumente muss zur Vergleichbarkeit der Messergebnisse nach genauen Regeln und Gütekriterien erfolgen. Dazu eignen sich Skalen als Messinstrumente mit hoher Reliabilität (Zuverlässigkeit), Validität, Sensibilität und Praktikabilität. Das geriatrische Assessment versteht sich nicht nur als Ergänzung der Diagnostik, als Hilfe zur Strukturierung und Systematisierung der Behandlungsplanung, sondern auch als Qualitätssicherungsmaßnahme in der Erfolgskontrolle der Rehabilitation (Fischer 2003).

Der Erfolg der geriatrischen Rehabilitation lässt sich jedoch nicht allein anhand funktioneller Verbesserungen nachweisen, auch wenn diese ohne Zweifel den größten und wichtigsten Teilaspekt der erfolgreichen Rehabilitation darstellen. Als ganzheitliche Medizin hat die geriatrische Rehabilitation auch Ziele, die über den funktionellen Bereich hinausgehen, die messtechnisch nur unzureichend erfasst werden können. Dazu gehören u. a. – neben der emotionalen und kognitiven Krankheitsverarbeitung und der Auseinandersetzung mit Behinderung sowie mit dem Verlust der Selbständigkeit – die Gesundheit der Angehörigen und die Teilhabe am familiären und gesellschaftlichen Leben.

Die nachhaltigen Wirkungen und damit den Nutzen der geriatrischen Rehabilitation beschreiben zu können, ist nicht einfach, da im Detail bei der Bestimmung der *Outcome*-Parameter (Parameter der Langzeiteffekte und Effizienz der Rehabilitationsmaßnahmen) erhebliche Probleme auftauchen. Außerdem ist es schwierig, die Wirkungen von geriatrischer Rehabilitation im Langzeitverlauf von anderen Einflüssen genau abzugrenzen. Daher verlangt die Komplexität der Problemlage eine differenzierte *Outcome*-Messung mit sowohl quantitativen als auch qualitativen methodischen Ansätzen. Das Ziel ist es dabei, den funktionellen Status, die Beeinträchtigungen, die sozialen Gegebenheiten, die Lebensqualität und weitere Parameter zu erfassen. Der einfache Rückgriff auf Ergebnisse internationaler Studien ist nur bedingt möglich, da die therapeutischen *Settings* in der Regel nicht einfach übertragbar sind. Außerdem sind die Studien heterogen hinsichtlich der Stichprobencharakteristik und -größe, der *Outcome*-Variablen und der Behandlungsmethoden. Vor diesem Hintergrund müssen im Rahmen der Ergebnisforschung weitere wissenschaftliche Ansätze zur *Outcome*-Messung, und zwar auch in langfristiger Perspektive, entwickelt werden. Und dafür sind große multizentrische und multidisziplinäre Studien erforderlich. Künftig könnten beispielsweise erfolgversprechende apparative Messverfahren (z. B. Sensoren, die eine exakte Bewegungsanalyse erlauben und die physikalische Mobilität genau messen) eingesetzt werden, die eine objektive Beurteilung des *Outcomes* erlauben und nicht vom Untersucher durchgeführt und ausgewertet werden (BECKER 2006). *Outcome*-Messungen sollten sich nicht allein darauf beziehen, was der Patient bei der Entlassung aus der Klinik kann. Als Messzeitpunkte eignen sich beispielsweise Messungen bei Beginn und Ende der Rehabilitation, an die sich weitere Messungen im Sinne von Nachhaltigkeitsmessungen anschließen sollten, in der Praxis aber nur im Rahmen von Studien häufiger berücksichtigt werden. Wichtig ist dabei, den Grad der Selbständigkeit vor dem Eintreten des die Rehabilitation begründenden aktuellen Gesundheitsproblems als Referenzpunkt zu erheben. Zusammenfassend kann festgestellt werden, dass nach wie vor Forschungsdefizite bezüglich Evidenzlage medizinischer Rehabilitation von älteren Menschen in Deutschland bestehen. Die Defizite betreffen vor allem:

– die *Outcome*-Definitionen in Studien zur Effektivität, d. h, in der Regel werden nur einzelne funktionelle Parameter untersucht und die Veränderung der Gesamtsituation des Patienten nicht ausreichend berücksichtigt;
– unzureichende Berücksichtigung von Langzeiteffekten der Rehabilitation, insbesondere auch im psychosozialen Bereich;
– Fehlen von umfangreichen multizentrischen Studien.

Bemerkenswert ist, dass in randomisiert kontrollierten Studien in der Regel nur Effekte einzelner Interventionen untersucht werden. Die eindeutige Definition der Intervention ist bei komplexen Interventionen wie bei geriatrischer Rehabilitation häufig nicht möglich. Als eines der Hauptgründe für fehlende aussagekräftige Studien sehen verschiedene Autoren die begrenzten Anwendungsmöglichkeiten von EBM (*Evidence Based Medicine*) in der Geriatrie. Multimorbide geriatrische Patienten stellen eine Herausforderung an jedes Studiendesign dar. Außerdem werden sie häufig von Studien ausgeschlossen (PIENTKA und FRIEDRICH 2000). Die *Outcome*-Messung zur Wirkung und Nachhaltigkeit der geriatrischen Rehabilitation ist weiterhin Gegenstand wissenschaftlicher Diskussionen und Bemühungen.

11. Ausblick

Rehabilitation ist zu einem wichtigen Bestandteil der Gesundheitsversorgung entwickelter westlicher Gesellschaften geworden. Durch demographische Veränderungen mit Anwachsen des Anteils chronisch erkrankter, multimorbider älterer Menschen wird der Bedarf an professionellen Hilfs- und Unterstützungsangeboten sowie präventiven und rehabilitativen Angeboten im Alter und damit auch der Stellenwert geriatrischer Rehabilitation weiterhin enorm steigen. Ein Großteil der hinzugewonnenen Lebenszeit wird sehr wahrscheinlich durch Krankheit und Behinderungen stark belastet, ein Leben mit eingeschränkter Selbständigkeit und oft ein Leben mit Pflegebedürftigkeit sein. Das übergeordnete Ziel ist und bleibt, älteren Menschen eine Chance zum Erhalt eines weitgehend selbstbestimmten Lebens in der Häuslichkeit und zur Teilhabe am gesellschaftlichen Leben zu bieten. Vor diesem Hintergrund ist eine Weiterentwicklung der geriatrischen Versorgungssysteme dringend erforderlich. Es muss der ärztlich-kurative Behandlungsansatz verstärkt durch präventive sowie rehabilitative Aspekte ergänzt werden. Die Prävention von Krankheiten im Alter ist ebenso wirksam wie bei jüngeren Menschen (FIATARONE 1994), besonders wenn sie bereits im mittleren Lebensalter beginnt (STUCK et al. 1993). Die geriatrische Rehabilitation ist bundesweit bereits erfolgreich implementiert, der präventive Ansatz steckt jedoch noch in den Anfängen. Auch die Wirksamkeit primärpräventiver Maßnahmen in hohem Alter ist derzeit noch nur mäßig gut belegt. Ziel der Prävention muss u. a. sein, das Auftreten der Morbidität in das höhere Alter hinein zu verschieben und so die Lebensphase, in der Behinderungen und Unselbständigkeit das hohe Alter begleiten, zu verkürzen (HAGER et al. 2002). Die sekundäre und insbesondere die tertiäre Prävention, d. h. Korrektur von funktionellen Einschränkungen oder Kompensation derselben mit Hilfsmitteln gewinnt im Alter eine große Bedeutung. Wichtige Bereiche sind hier die häufigen Erkrankungen im Alter, wie z. B. die Sekundärprävention von kardiovaskulären Ereignissen oder die Verhinderung von Stürzen. Vor allem im tertiären Bereich, in der Vermeidung von Behinderungen und der Erhaltung der Selbständigkeit bei bereits manifesten Erkrankungen, begegnen und ergänzen sich Prävention und Rehabilitation (HAGER 2002).

Das Wissen um die Charakteristika des Alterungsprozesses ist stark angewachsen. Die rechtzeitige Vorbereitung auf das Alter gewinnt zunehmend an Bedeutung im Sinne von Vermeidung von Risikofaktoren durch präventives Verhalten zum Erhalt der Funktionstüchtigkeit. Von Seite der Forschung kann gesagt werden, dass Zusammenhänge zwischen Aktivitäten, Wohlbefinden und Lebensqualität in jedem Alter bestehen. Von der Weltgesundheitsorganisation (WHO) und in der Literatur (DEPP et al. 2006) wird – neben Prävention von chronischen Erkrankungen sowie körperlichen und kognitiven Einschränkungen – u. a. auch gesundheitsförderndes Verhalten, wie z. B. Nichtrauchen oder körperliche Aktivität, als ein ausschlaggebender Faktor für „erfolgreiches Altern" hervorgehoben. Dabei erwies sich regelmäßige körperliche Aktivität bei vermindertem Risiko an chronischen

Erkrankungen des kardiovaskulären und metabolischen Systems sowie des Stütz- und Bewegungsapparates als besonders wirksam.

Erfolgreiches Altern wird erst ermöglicht durch eine effektive Erhebung von gesundheitlichen Risikofaktoren und körperlichen/geistigen Insuffizienzen mit der Option einer möglichst früh eingreifenden geriatrischen Betreuung, um den Schweregrad der zunehmend chronischen Erkrankungen im Alter gering zu halten.

In Zukunft ist zur Versorgung behinderter und chronisch kranker, multimorbider, älterer Menschen noch erhebliche Arbeit zu leisten. Vor allem gilt es, Lösungen weiter zu entwickeln, die Krankheitsfolgen verringern, Behinderungen und Pflegebedarf vermeiden und minimieren, Selbständigkeit und soziale Integration fördern, und diese für die Betroffenen auch verfügbar zu machen.

Literatur

ADLER, C., GUNZELMANN, M., MACHOLD, C., SCHUMACHER, J., and WILZ, G.: Perception of stress by care giving relatives of dementia patients. Z. Gerontolog. Geriat. *29*/2, 143–149 (1996)

ALEXOPOULUS, G. S., BORSON, C., CUTHBERT, B. N., DEVANAND, D. P., MULSANT, B. H., OLIN, J. T., and OSLIN, D. W.: Assessment of late life depression. Biological Psychiatry *52*, 164–174 (2002)

AREÁN, P. A., and COOK, B. L.: Psychotherapy and combined psychotherapy/pharmacotherapy for late life depression. Biological Psychiatry *52*, 293–303 (2002)

BACH, D., BOHMER, F., FRÜHWALD, F., und GRILC, B.: Aktivierende Ergotherapie – Eine Methode zur Steigerung der kognitiven Leistungsfähigkeit bei geriatrischen Patienten. Gerontol. *26*/6, 476–481 (1993)

BECKER, C.: Objektive Mobilität und ihre Messung in langfristiger Perspektive. In: SCHWEIZER, C., SCHMIDT-OHLEMANN, M., und SCHÖNLE, P. W. (Eds.): Nachhaltigkeit der (mobilen) Geriatrischen Rehabilitation: Definition und Messung von Outcomes in langfristiger Perspektive. S. 38–50. Saarbrücken: Institut für Sozialforsch. und Sozialwirtsch. 2006

BECKER, C., KRUSE, A., TRONNIER, J., ROEPKE-BRANDT, B., NATUS, A., THEISSEN, H., und WETZEL, A.: Rehabilitationsverlauf und Nachhaltigkeit – erste Ergebnisse einer Studie zur Rehabilitation älterer Schlaganfallpatienten. Z. Gerontol. Geriatr. *39*, 365–370 (2006)

BORCHELT, M., PIENTKA, L., KOLB, G., STEINHAGEN-THIESSEN, E., et al.: Abgrenzungskriterien der Geriatrie. Entwurfsversion V1.0, Ergebnisse der Essener Konsensus-Konferenz vom 15.01.2003. http://www.bag-geriatrie.de/Dokumente/Abgrenzungskriterien%20Geriatrie%2007–02–03s.pdf 2004?

BORCHELT, M., und STEINHAGEN-THIESSEN, E.: Ambulante geriatrische Rehabilitation – Standortbestimmung und Perspektiven. Z. Gerontolog. Geriatr. *34*/1, I/21–I/29 (2001)

CLARK, F., AZEN, S. P., CARLSON, M., MANDEL, D., LABREE, L., HAU, J., ZEMKE, R., JACKSON, J., and LIPSON, L.: Embedding health-promoting changes into the daily lives of independent-living older adults: Long-term follow-up of occupational therapy interventions. Journal of Gerontology *56*/1, 60–63 (2001)

CLARK, F., AZEN, S., ZEMKE, R., JACKSON, J., CARLSON, M., MANDEL, D., HAU, J., JOSEPHSON, K., CHERRY, B., HESSEL, C., PALMER, J., and LIPSON, L.: Occupational therapy for independent-living older adults. A randomized controlled trial. JAMA *278*/16, 1321–1326 (1997)

CLAUSEN, G., und LUCKE, C.: Wie entwickelt sich das subjektive Wohlbefinden alter Patienten während der stationären geriatrischen Rehabilitation? Z. Gerontol. Geriatr. *31*, 27–35 (1998)

CLOSE, J., ELLIS, M., HOOPER, P., GLUCKSMAN, E., JACKSON, S., and SWIFT, C.: Prevention of falls in the elderly trial (PROFET): a randomised controlled trial. Lancet *9*, 353/9147, 93–97 (1999)

CUMMING, R. G., THOMAS, M., SZONYI, G., SALKED, G., O'NEILL, E., WESTBURY, C., and FRAMPTON, G.: Home visits by an occupational therapist for assessment and modification of environmental hazards: a randomized trial of falls prevention. J. Amer. Geriatr. Soc. *47*/12, 1397–1402 (1999)

DEPP, C. A., and JESTE, D. V.: Definitions and Predictors of Successful Aging: A Comprehensive Review of Larger Quantitave Studies. Amer. J. Geriatr. Psychiatry *14*/1, 6–20 (2006)

FALCK, I.: In: Gerontologie. S. 474. Heidelberg: Kohlhammer 1991

FIATARONE, M. A., O'NEILL, E. F., and RYAN, N. D.: Exercise training and nutritional supplementation for physical frailty in very elderly people. New Engl. J. Med. *330*, 1769–1775 (1994)

FISCHER, A.: Rehabilitation. In: STEINHAGEN-THIESSEN, E., und HANKE, B. (Eds.): Neurogeriatrie. S. 189–191. London: Blackwell-Verlag 2003
FOLSTEIN, M. F., FOLSTEIN, S. E., and MCMUGH, P. R.: "Mini Mental State": a practical method for grading the cognitive state of patients for the clinician. J. Psychiatr. Res. *12*, 189–198 (1975)
FÜSGEN, I.: Somatische Veränderungen im Alter. In: Der ältere Patient. S. 3–7. München, Jena: Urban und Fischer 2000
FUHRMANN, R.: Übersicht über die Versorgungsstrukturen der klinischen und rehabilitativen Geriatrie in der Bundesrepublik Deutschland. Z. Gerontol. Geriatr. *34*, 16–20 (2001)
GITLIN, L. N., CORCORAN, M., WINTER, L., BOYCE, A., and HAUCK, W. W.: A randomized controlled trial of a home environmental intervention: Effect on efficiacy and upset in caregivers and on daily function of persons with dementia. The Gerontologist *41*/1, 4–14 (2001)
GLAESMER, H., KÜNSTLER, J., und REUTER, W.: Verbesserung von grundlegenden Alltagsfunktionen Mobilität und kognitiver Leistungsfähigkeit durch Behandlung in einer geriatrischen Tagesklinik. Z. Gerontol. Geriatr. *36*/6, 475–483 (2003)
GUIGOZ, Y., VELLAS, B., and GARRY, P. J.: Mini Nutritional Assessment: A practical assessment tool for grading the nutritional state of elderly patients. Facts and Research in Gerontology, Suppl. *2*, 15–19 (1994)
HAGER, K., SUMMA, J., und PLATT, D.: Rehabilitation multimorbider Patienten in Klinik und Tagesklinik. Internist *43*/8, 930–940 (2002)
HAUTZINGER, M., und WELZ, S.: Kognitive Verhaltenstherapie bei Depressionen im Alter. Z. Gerontol. Geriat. *37*, 427–435 (2004)
HERMANN, R., und MEIER-BAUMGARTNER, H. P.: Die sturzbedingte proximale Femurfraktur älterer Menschen – Äthilogie und Rehabilitation. Z. Gerontol. Geriatr. *32*, 52–57 (1999)
ICIDH (WHO). International Classifikation of Functioning, Disability and Health. http://www.who.int/icidh. (1997)
KÄMMER, K., und SCHRÖDER, B.: Pflegemanagement in Altenheimen. S. 47–49. Hannover: Schlütersche 1998
KREIMER, R.: Möglichkeiten und Grenzen der geriatrischen Rehabilitation in einer autonomiefördernden Umwelt. Hagen: Brigtte Kunz 2000
KROHWINKEL, M.: Der Pflegeprozess am Beispiel von Apoplexiepatienten. Eine Studie zur Erfassung und Entwicklung ganzheitlich-rehabilitierender Prozesspflege. Baden-Baden: Nomos Verlag 1993
KRUSE, W., H.-H., SCHULZ, R., and MEIER-BAUMGARTNER, H. P.: Geriatrisches Assessment – Case Finding durch Screening bei hospitalisierten Patienten. Z. Gerontol. Geriatr. *28*, 293–298 (1995)
LACHS, M. S., FEINSTEIN, A. R., COONEY, L. M., DRICKAMER, M. A., MAROTTOLI, R. A., PANNILL, F. C., and TINETTI, M. E.: A simple procedure for general screening for functional disability in elderly patients. Ann. Inten. Med. *112*, 699–706 (1990)
LEISTNER, K.: Ist die ICIDH für die geriatrische Rehabilitation geeignet? Z. Gerontol. Geriatr. *34*, 30–35 (2001)
LINDEN, M., KURTZ, G., BALTES, M. M., GEISELMANN, B., LANG, F. R., REISCHIES, F. M., und HELMCHEN, H.: Depression bei Hochbetagten – Ergebnisse der Berliner Altersstudie. Nervenarzt *69*, 27–37 (1998)
LOOS, S., PLATE, A., DAPP, U., LÜTTJE, D., MEIER-BAUMGARTNER, H. P., OSTER, P., VOGEL, W., und STEINHAGEN-THIESSEN, E.: Geriatrische Versorgung in Deutschland – Ergebnisse einer empirischen Untersuchung. Z. Gerontol. Geriatr. *34*, 61–73 (2001)
MAHONEY, F. I., and BARTHEL, D. W.: Functional evaluation: The Barthel Index. Md. State Med. J. *14*/2, 61–65 (1965)
MARTIN, S., ZIMPRICH, D., OSTER, P., WAHL, H. W., MINNEMANN, E., BAETHE, M., GRÜN, U., und MARTIN, P.: Erfolg und Erfolgsvariabilität stationärer Rehabilitation alter Menschen. Z. Gerontol. Geriatr. *33*/1, 24–35 (2000)
MDS (Medizinischer Dienst der Spitzenverbände der Krankenkassen e. V.): Begutachtungs-Richtlinie Vorsorge und Rehabilitation. www.vdak.de (Stand 19. 12. 2005)
NIKOLAUS, T.: Erfahrungen mit dem geriatrischen Assessment und dem Modell der Übergangsbetreuung. In: STEINHAGEN-THIESSEN, E. (Ed.): Das geriatrische Assessment. S. 135–153. Stuttgart: Verlag Schattauer 1998
NIKOLAUS, T.: Einfluss körperlicher Aktivität auf funktionelle Fähigkeiten. Z. Gerontol. Geriatr. *34*, 44–47 (2001)
NIKOLAUS, T., und JAMOUR, M.: Wirksamkeit von speziellen Schlaganfalleinrichtungen (stroke units) in der Behandlung des akuten Schlaganfalls. Z. Gerontolog. Geriatr. *33*/2, 96–101 (2000)
NIKOLAUS, T., SPECHT-LEIBLE, N., BACH, M., OSTER, P., und SCHLIERF, G.: Soziale Aspekte bei Diagnostik und Therapie hochbetagter Patienten. Z. Gerontol. *27*, 240–245 (1994)
OSTER, P., PFISTERER, M., SCHULER, M., und HAUER, K.: Körperliches Training im Alter. Z. Gerontol. Geriat. *38*, Suppl. 1, 1/10–1/13 (2005)

Pientka, L.: Erfahrungen mit dem geriatrischen Assessment im Akutkrankenhaus. In: Steinhagen-Thiessen, E. (Ed.): Das geriatrische Assessment. S. 85–107. Stuttgart: Schattauer 1998

Podsiadlo, D., and Richardson, S.: The Timed "Up and Go": a test of basic functional mobility for frail elderly persons. J. Amer. Geriatr. Soc. *39*, 142–148 (1991)

Przybylski, B., Dumont, E., Watkins, M. E., Warren, S. A., Beauine, A. P., and Lier, D. A.: Outcomes of enhanced physical and occupational therapy service in a nursing home setting. Arch. Phys. Med. Rehabil. *77*/6, 554–561 (1996)

Reichenbach, V. R., and Kirchmann, M. M.: Effects of a multy-strategy programm upon elderly with organic brain syndrome. Physical and occupational therapy. Geriatrics *9*/3–4, 131–152 (1991)

Rubenstein, L. Z., Josephson, K. R., and Wieland, G. D.: Effectiveness of a geriatric evaluation unit: A randomized clinical trial. NEJM *311*, 1664–1670 (1984)

Runge, M., und Rehfeld, G.: Geriatrische Rehabilitation im Therapeutischen Team. S. 537–538. Stuttgart: Thieme 2001

Schaeffer, D.: Bewältigung chronischer Erkrankung. Gerontologie und Geriatrie *39*, 192–201 (2006)

Schulz, E., Leidl, M., und König, H. H.: Auswirkungen der demographischen Entwicklung auf die Zahl der Pflegefälle. Vorausschätzungen bis 2020 mit Ausblick auf 2050. (http://www.diw.de/deutsch/<http://www.diw.de/deutsch/%20produkte/publikationen/diskussionspapiere/docs /papers/dp240.pdf>produkte/publikationen/diskussionspapiere/docs/papers/dp240.pdf. 2001

Steinlein, C., und Rupprecht, R.: Evaluation rehabilitativer Maßnahmen an einer geriatrischen Tagesklinik. Euro. J. Ger. *8*/4, 202–208 (2006)

Stuck, A. E., Siu, A. L., Wieland, G. D., Adams, J., and Rubenstein, L. Z.: Comprehensive geriatric assessment: a meta-analysis of controlled trials. Lancet *342*, 1032–1036 (1993)

Tinetti, M. E.: Performance-criented assessment of mobility problems in elderly patients. J. Amer. Geriatr. Soc. *34*, 119–126 (1995)

Tinetti, M. E., Baker, D. I., McAvay, G., Claus, E. B., Garrett, P., Gottschalk, M., Koch, M. L., Trainor, K., and Horwitz, R. I.: A multifactorial intervention to reduce the risk of falling among elderly people living in the community. New Engl. J. Med. *331*, 821–827 (1994)

Voigt-Radloffs, S., Schochat, T., und Weiss, H. W.: Kontrollierte Studien zur Wirksamkeit von Ergotherapie bei Älteren. Teil 1: Fragestellung, Recherche-Strategie und methodische Qualität der Studien. Z. Gerontol. Geriatr. *37*, 444–449 (2004)

Watson, Y. I., Arfken, C. L., and Birge, S. J.: Clock completion: An objective screening test for dementia. J. Amer. Geriatr. Soc. 1235–1240 (1993)

Yesavage, J. A., Brink, T. L., Rose, T. L., Lum, O., Huang, V., Adey, M., and Leirer, V. O.: Development and validation of a geriatric depression scale: A preliminary report. J. Psychiatr. Res. *39*, 37–49 (1983)

Prof. Dr. med. Ralf-Joachim Schulz
Lehrstuhl für Geriatrie der Universität zu Köln
Kunibertskloster 11
50668 Köln
Bundesrepublik Deutschland
Tel.: +49 22 11 62 90
Fax: +49 22 11 63 02
E-Mail: ralf-joachim.schulz@uni-koeln.de

Hohes Alter und würdiges Lebensende

Hochaltrigkeit oder viertes Alter

Kurt Kochsiek (Würzburg)

Mit 2 Abbildungen und 1 Tabelle

Zusammenfassung

Die Gruppe der Hochaltrigen ist nach dem chronologischen Alter außerordentlich heterogen zusammengesetzt. Für manche Menschen liegt der Beginn schon bei 70 Jahren, bei anderen erst bei 90 und darüber. Im Allgemeinen spricht man von Hochaltrigkeit nach dem 80. bis 85. Lebensjahr. In den entwickelten Ländern sind die Hochaltrigen die am stärksten wachsende Bevölkerungsgruppe. Die gesundheitlichen Beeinträchtigungen und die funktionellen Behinderungen nehmen zu mit konsekutiver Inanspruchnahme medizinischer Leistungen. Die gesundheitlichen Probleme betreffen in erster Linie chronische Erkrankungen (Multimorbidität), die einer Ausheilung nicht mehr zugänglich sind, und die sensorischen Funktionen, vor allem Hören und Sehen. Bei der medizinischen Betreuung steht die Lebensqualität, nicht die Lebensverlängerung, im Vordergrund. Entscheidend ist die Bewahrung der Autonomie des Patienten. Ein gravierendes Problem ist die Zunahme der Demenzerkrankungen mit ihrer schwierigen Betreuungsproblematik. Für die besonderen Probleme bei der Betreuung Hochbetagter müssen altersentsprechende Versorgungsstrukturen vorgehalten werden. Bei der Betreuung alter Menschen am Lebensende besteht für Ärzte und Pflegepersonal eine große Rechtsunsicherheit mit dringlichem Handlungsbedarf für den Gesetzgeber.

Abstract

The elderly are an extraordinarily diverse mixture of people of different ages. For some, "old age" begins at 70, for others, it may begin at the age of 90 or more. In general, one speaks of "old age" in relation to people of more than 80 to 85 years. In developed countries, the elderly are the fastest growing age group and, consequently, there is an ever-increasing volume of age-related illness that places escalating demands upon the medical services. The main cause of morbidity in the elderly is multiple, generally incurable, chronic disease (multi-morbidity), as well as the deterioration of sensory functions, in particular sight and hearing. From the medical perspective, it is the quality of life, rather than longevity that is of primary importance and, in particular, the self-sufficiency (autonomy) of the patient is paramount. An increasing problem is also seen in the area of senile dementias, and the associated problems of care and support. The care of the elderly poses many unique challenges for both the medical and the nursing professions, which also extend to issues regarding the legal framework within which healthcare workers operate. The clarification of such issues is an important task for both governments and the legislature.

Die demographische Entwicklung mit einem relativ hohen und weiter zunehmenden Anteil alter Menschen hat die Medizin vor neue, bisher wenig bekannte Aufgaben gestellt. Es ist weniger die Steigerung der allgemeinen Lebenserwartung auf jetzt 76,65 Jahre bei Männern bzw. 82,04 Jahren bei Frauen, vielmehr die Zunahme der Lebenserwartung alter Menschen. Einige Zahlen sollen dies belegen: Die durchschnittliche Lebenserwartung eines 75-jährigen Mannes lag 2006 bei 10,15 Jahren, für eine 75-jährige Frau betrug sie schon 12,22 Jahre und ein 90-jähriger Mann hatte noch eine Lebenserwartung von 3,76 Jahren, eine gleichaltrige Frau von 4,11 Jahren mit weiter steigender Tendenz (Tab. 1).

Tab. 1 Durchschnittliche Lebenserwartung im Alter x in Jahren. Quelle: Statistisches Bundesamt 2004/2006

Geschlecht	Durchschnittliche Lebenserwartung für das vollendete Alter x in Jahren				
	bei Geburt	75	80	85	90
Männer	76,64	10,15	7,51	5,40	3,76
Frauen	82,08	12,22	8,87	6,16	4,11

Heute leben in Deutschland 7200 Hundertjährige. Nach statistischen Berechnungen werden es im Jahre 2025 44 200 und im Jahre 2050 sogar 111 700 Menschen sein, das entspricht etwa der Einwohnerzahl von Ingolstadt. Die Gruppe der Hochbetagten oder positiv ausgedrückt der Langlebigen, also der Menschen jenseits von 75 Jahren, ist in den entwickelten Ländern die relativ am stärksten wachsende Bevölkerungsgruppe. Dass diese Gruppe außerordentlich heterogen zusammengesetzt ist, ist allgemein bekannt. Es ist deswegen problematisch, von den sogenannten „jungen Alten" – 75 bis 80 Jahre – und danach von den „alten Alten" zu sprechen. Bei manchem 60–65-Jährigen ist die Alterung so weit fortgeschritten, dass man sie zu den „alten Alten" zählen möchte, während manch 90-Jähriger biologisch noch den „jungen Alten" zugeordnet werden kann. Die Anzahl der Lebensjahre ist ein unbrauchbarer Maßstab für eine an der biologischen Leistungsfähigkeit orientierten Klassifizierung der alten Bevölkerung. In dieser Hinsicht ist die subjektive Beurteilung von größerer Bedeutung, trotz der fehlenden Objektivierung. Ausschlaggebend ist die Funktionsfähigkeit verschiedener körperlicher und geistig-seelischer Systeme, nicht das chronologische Alter. Trotzdem nimmt die Notwendigkeit zur Inanspruchnahme medizinischer Leistungen mit steigendem Alter stetig zu. Um das Jahr 2005 betrug die Pflegebedürftigkeit, die immer auch mit ärztlicher Betreuung verbunden ist, der 75–80-Jährigen 9,6 %, bei den alten Menschen über 85 Jahren aber bereits 36,3 % (Abb. 1).

Dieser zunehmende Aufgabenbereich spielte in der „klassischen", im Wesentlichen rein kurativ orientierten Medizin nur eine untergeordnete Rolle. Mit der „Altersmedizin", der Geriatrie, wurde die „klassische" Medizin um eine Dimension erweitert, die auch in Zukunft weiter wachsen wird. Während in der „klassischen" Medizin das Kurative, die Heilung und die Vermeidung von Krankheiten, im Vordergrund steht, wird der Arzt bei der Betreuung alter Menschen mit Gesundheitsstörungen im weitesten Sinne konfrontiert, die im Allgemeinen einer Ausheilung nicht mehr zugänglich sind. Darüber hinaus ist häufig nicht zu entscheiden, ob die Symptome eines Patienten durch normales physiologisches Altern bedingt sind oder ob ihnen ein krankhafter Prozess zugrunde liegt, d. h., eine scharfe Grenzziehung zum Pathologischen ist häufig nicht möglich. Für die Behandlung bedeutet dies, dass in erster Linie eine Symptomkontrolle und damit die Lebensqualität des Patienten und nicht unbedingt das Überleben im Vordergrund steht. Nicht die Verlängerung der Überlebenszeit um jeden Preis, sondern die Wünsche, Ziele und das Befinden des Patienten haben im Vordergrund der Behandlung, einschließlich der Sterbebegleitung, zu stehen. Damit verbunden sind allerdings immer noch ungelöste ethische, medizinrechtliche und juristische Probleme.

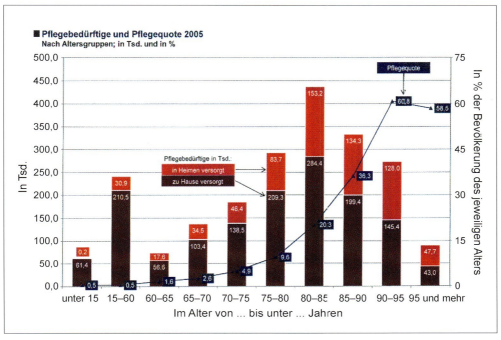

Abb. 1 Pflegequote: Anteil der Personen mit Leistungsbezug aus der Pflegeversicherung an der jeweiligen Bevölkerungsgruppe (Quelle: Statistisches Bundesamt 2007, Pflegestatistik 2005)

1. Gesundheitsförderung und Prävention

Gesundheitsförderung und Prävention spielen für das Leben im Alter eine entscheidende Rolle. Sie sind aber kein spezielles Problem des alten Menschen, sie sollten vielmehr den gesamten Lebenslauf begleiten. Unter Gesundheitsförderung werden alle gesundheitsrelevanten Maßnahmen zusammengefasst, die der Gesundheit allgemein und dem Erhalt der Gesundheit im Besonderen dienen. Unter Prävention verstehen wir jene Maßnahmen, die die Entstehung von Krankheiten verhindern (Primärprävention), die in Entwicklung befindliche Krankheiten frühzeitig erfassen und einer Heilung zuführen (Sekundärprävention) oder die Rezidivprophylaxe und Rehabilitation nach einer manifesten Erkrankung (Tertiärprävention).

Während bei der Sekundär- und erst recht bei der Tertiärprävention ein direkter Krankheitsbezug besteht, der für den Betroffenen einsichtig ist, sind die Primärprävention und die Gesundheitsvorsorge einer unmittelbaren Einsicht nicht zugänglich. Hier wird antizipatorisches Denken vorausgesetzt, nämlich die Einsicht, dass eine ungesunde Lebensführung im späteren Leben zu Gesundheitsstörungen und Behinderungen führen kann, obwohl der Mensch sich aktuell gesund und beschwerdefrei fühlt. Das Verständnis für diese Zusammenhänge ist abhängig vom Bildungsgrad. Alle diesbezüglichen Untersuchungen haben die Abhängigkeit der durchschnittlichen Lebenserwartung und den Gesundheitszustand im Alter von der sozialen Schicht bestätigt. In den niedrigen sozialen Schichten ist darüber hinaus eine ungesunde Lebensführung weit verbreitet: Übergewicht, Rauchen, Alkoholkonsum, unzureichende körperliche Aktivität usw.

Kurt Kochsiek

Eine sinnvolle Gesundheitsvorsorge sollte bereits in jungen Jahren durch Schule, Elternhaus, Medien usw. vermittelt werden. Der Mensch sollte frühzeitig lernen, dass er die Verantwortung für seine Gesundheit selbst zu tragen hat. Darum sollte durch Aufklärung und Erziehung das Wissen über gesunde Verhaltensweisen verbessert werden. Dabei sollte nicht versucht werden, das Verhalten der Menschen in eine bestimmte Richtung zu dirigieren, sondern es sollte das Wissen gestärkt werden, was der Gesundheit dient und was ihr abträglich ist. Diese Forderung setzt allerdings eine gesundheitliche Chancengleichheit für alle Bevölkerungsschichten voraus, von der wir aber auch in den entwickelten Ländern noch weit entfernt sind.

Von medizinischer Seite ist, neben einer allgemeinen Gesundheitserziehung, die frühzeitige Erkennung und Behandlung von chronischen Gesundheitsstörungen mit Folgekrankheiten wichtig. Ein Hypertonus als Wegbereiter der Arteriosklerose muss konsequent eingestellt werden, eine Hypercholesterinämie, ebenfalls ein gravierender Risikofaktor der Arteriosklerose, muss gesenkt werden. In fortgeschrittenem Alter muss eine Osteoporose mit ihrer Frakturgefährdung therapiert werden. Dazu gehört auch eine Sturzprävention durch physiotherapeutische Maßnahmen.

Durch die kontinuierliche Abschwächung des Immunsystems wird der alte Patient in zunehmendem Maße durch Infektionen, besonders der oberen Luftwege und grippale Infekte, gefährdet. Hier kann durch entsprechende Impfungen vorgebeugt werden, deren Kosten von der Krankenkasse zu übernehmen sind. Ganz allgemein wird aber durch Impfungen bei alten Menschen nur ein relativ geringer Anstieg der Antikörper bewirkt, so dass der Impfschutz schwächer und die Dauer des Impfschutzes verkürzt ist.

Einige häufige geriatrische Symptome, die in der Regel mit erheblichen Anforderungen an die Fähigkeiten und Kenntnisse der behandelnden Ärzte verbunden sind und oftmals immensen pflegerischen Aufwand erfordern können, sollen nur erwähnt werden, da sie nur bedingt einer Prävention zugänglich sind und verschiedene medizinische Fachgebiete berühren.

– Harninkontinenz;
– Stuhlinkontinenz;
– Gangstörungen und Stürze;
– Immobilisation;
– Decubitus;
– Malnutrition;
– Exsikkose, Elektrolytentgleisung;
– akute, vorübergehende Verwirrtheit;
– chronischer Schmerz;
– Schlafstörungen;
– Schwindel und Synkopen;
– Kommunikationsstörungen;
– iatrogene Störungen.

2. Medizinische Probleme

So wie die Pädiatrie keine Erwachsenenmedizin im Kindesalter ist, ist die Geriatrie keine Erwachsenenmedizin des alten Menschen. Während es bei jüngeren Patienten im Allgemeinen gelingt, aus der Anamnese, der klinischen Untersuchung und den Ergebnissen der laborchemischen und bildgebenden Verfahren eine Diagnose zu stellen, ist die Diagnostik bei geriatrischen Patienten häufig schwieriger. Zum einen leiden die meisten alten Patienten an mehreren Gesundheitsstörungen gleichzeitig (Multimorbidität), die eine Diagnostik erschweren, die aber bei der Behandlung einer Einzelerkrankung immer Berücksichtigung finden müssen, um negative Folgen für andere Gesundheitsstörungen zu vermeiden. Zusätzlich können bei geriatrischen Patienten auch spezielle physische, psychische und soziale Probleme auftreten, oder sie sind bereits vorhanden, die eine selbstständige Lebensführung (Autonomie) zu gefährden vermögen. Kurz gesprochen ist der geriatrische Patient durch mehrere verschiedene Merkmale charakterisiert:

– durch sein biologisches Alter;
– seine Leiden an mehreren Gesundheitsstörungen (Multimorbidität);
– häufig eine veränderte, wenig spezifische Symptomatik;
– längere Krankheitsverläufe und eine verzögerte Rekonvaleszenz;
– häufig eine veränderte Reaktion auf Medikamente (Pharmakokinetik und/oder -dynamik);
– fast immer finden sich psycho-soziale Symptome, die bei Diagnostik und Therapie zu berücksichtigen sind.

Aus dieser Auflistung geht schon hervor, dass eine organzentrierte Diagnostik und Therapie bei geriatrischen Patienten häufig nicht weiterführt. Einem geriatrischen Patienten kann man nur mit einem umfassenden ganzheitlichen Zugang – geriatrisches Assessment – gerecht werden. Diese den ganzen Menschen umfassende Betrachtungsweise reicht über die gewohnte konventionelle, organkonzentrierte Diagnostik und Therapie hinaus. Immer sollte ein vorwiegend funktionsorientiertes Denken eine zentrale Rolle einnehmen. Selbstverständlich haben Anamnese, körperliche Untersuchungen, Laborbefunde, in begrenztem Umfang auch bildgebende Verfahren, die allerdings mit Belastungen verbunden sein können – „ich habe Angst vor der Röhre oder vor endoskopischen Eingriffen" – auch in der Geriatrie eine zentrale Bedeutung, jedoch sind die funktionellen Fähigkeiten und ihre Beeinflussung durch medizinische Maßnahmen von zumindest ebenso großer Bedeutung. Generell soll das geriatrische Assessment folgende, grundlegende Bereiche des alten Patienten erfassen (siehe Beitrag von Schulz, Kurtal und Steinhagen-Thiessen „Rehabilitative Versorgung alter Menschen" in diesem Band):

– körperliche Gesundheit;
– funktionelle Fähigkeiten bzw. Behinderungen;
– kognitiver und seelisch-geistiger Zustand;
– soziale und ökonomische Situation.

Im Grundsatz hat jede ärztliche Tätigkeit die Erhaltung und die Verlängerung des Lebens zum Ziel. Dieser Anspruch hat aber in der Geriatrie eine Modifizierung erfahren, in dem in zunehmendem Maße die Erhaltung und Verbesserung der Lebensqualität des Patienten in den Vordergrund tritt. Da aber Lebensqualität nur in begrenztem Umfang objektiv messbar ist, steht die Altersmedizin ganz allgemein, am Lebensende der geriatrischen Patienten aber besonders, auf einem ungesicherten rechtlichen Fundament, was nicht selten mit juristischen Konsequenzen einhergeht.

Lebensqualität bedeutet in erster Linie, dass der Patient ein selbstbestimmtes Leben führen kann. Lebensqualität ist dabei weniger abhängig von der Anzahl der bestehenden Er-

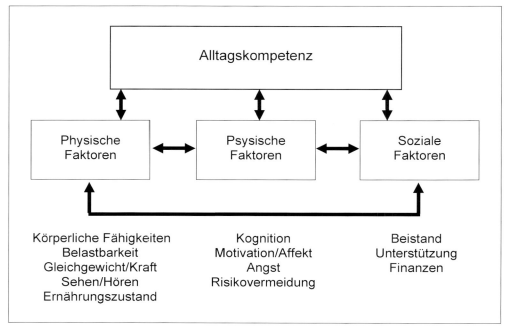

Abb. 2 Determinanten von Alltagskompetenz. (Quelle: HANSEN 2007, S. 17)

krankungen, sondern vielmehr von deren funktionellen Auswirkungen. Diese unterschiedliche Gewichtung hat z. B. zur Folge, dass von betreuenden Personen, wie Angehörigen, Pflegern, Schwestern und auch von Ärzten, die Lebensqualität von Patienten in der Regel niedriger eingeschätzt wird als vom betroffenen Patienten selbst. Diese abweichenden Beurteilungen können bei der Entscheidung über Anwendung oder Unterlassung medizinischer Maßnahmen eine wichtige Rolle spielen.

Nach jeder medizinischen Intervention ist zu klären, ob Rehabilitationsbedürftigkeit besteht – und wenn ja, ob Rehabilitationsfähigkeit vorliegt. Wenn dies der Fall ist, ist zu entscheiden, ob die Rehabilitation stationär oder ambulant durchgeführt werden kann, wobei eine ambulante Rehabilitation aus vielfachen Gründen, nicht zuletzt aus ökonomischen, vorteilhafter ist. Grundsätzlich gilt, dass jede Art von Rehabilitation personalaufwendig und damit teuer ist. Auch müssen entsprechende Versorgungsstrukturen zur Verfügung stehen, was nicht durchgängig der Fall ist. Bei der demographischen Entwicklung mit einem immer größeren Anteil alter Menschen sind solche Versorgungsstrukturen aber eine *conditio sine qua non*.

Die geriatrischen Versorgungsstrukturen in Deutschland sind heterogen und mit unterschiedlichen Schwerpunkten hinsichtlich ihrer Aufgaben, die unterteilt sind in Akutgeriatrie und in geriatrische Rehabilitation. Dafür existieren folgende klinische Versorgungsformen:

– stationäre und teilstationäre Krankenhausbehandlung, letztere als geriatrische Tagesklinik;

- stationäre und teilstationäre (geriatrische Tagesklinik) Rehabilitation;
- vereinzelt auch ambulante geriatrische Rehabilitation.

Eine teilstationäre Behandlung in Tageskliniken setzt voraus, dass der Patient während der Nacht und am Wochenende in seiner Wohnung selbstständig oder mit fremder Hilfe versorgt ist und Transportfähigkeit besteht. Als weitere Voraussetzung muss die Übernahme der Kosten durch einen Kostenträger gesichert sein. Die teilstationäre Krankenhausbehandlung bzw. Rehabilitation ist – abgesehen von der seltenen ambulanten Rehabilitation – die kostengünstigste Form der Betreuung geriatrischer Patienten.

Es wird geschätzt, dass der Bedarf an geriatrischen Betten bzw. Tagesklinikplätzen etwa 50–60 Betten bzw. 15 Betten pro 100 000 Einwohner beträgt. Entsprechend der demographischen Entwicklung wird der Bedarf ansteigen. Auch für die Versorgungsstrukturen gilt grundsätzlich:

- ambulant vor stationär;
- Rehabilitation vor Pflege.

3. Demenzerkrankungen

Eine besondere Situation besteht bei der Pflege von Demenzkranken. Hier kommt es zu einem schleichend beginnenden progredienten Abbau kognitiver Funktionen, während die Körperlichkeit in der Regel lange Zeit erhalten bleibt. Dabei verläuft der Verlust kognitiver Fähigkeiten nicht einheitlich, das gilt auch für die Progression. Bei Alzheimer-Demenz, der bei weitem häufigsten Form, verläuft der fortschreitende Funktionsverlust relativ langsam, im Gegensatz zur vaskulären Demenz, der zweithäufigsten Ursache, die in der Regel eine raschere Progredienz zeigt. Aus der Diskrepanz von kognitivem Funktionsverlust bei langer Zeit erhaltener Körperlichkeit ergeben sich besondere Probleme bei der Pflege dieser Menschen.

Der weit überwiegende Teil Demenzkranker – über 80 % – wird in häuslicher Umgebung von Angehörigen oder Betreuungspersonal gepflegt. Diese Aufgabe ist mit großen organisatorischen, physischen und vor allem psychischen Belastungen verbunden. Eine stationäre Pflege Demenzkranker ist sowohl personell als vor allem auch finanziell äußerst aufwendig. Es wird geschätzt, dass über 75 % der Aufwendungen der Kostenträger für diese Erkrankung allein von der stationären Pflege beansprucht werden, obwohl diese stationären Kranken weniger als 20 % aller Demenzkranken ausmachen.

Da im Rahmen der demographischen Entwicklung der Anteil hochbetagter Menschen zunehmen wird und der Anteil Demenzkranker bei den über 90-Jährigen heute schon 32,2 % beträgt, wird die Anzahl betreuungsbedürftiger Demenzkranker stetig zunehmen mit noch gar nicht absehbaren Rückwirkungen für die Finanzierung und die sozialen Sicherungssysteme. Wenn diese Probleme nicht rechtzeitig erkannt und einer Lösung zugeführt werden, sind ethisch fragwürdige Konsequenzen zu befürchten.

Eine Heilung von Demenzkranken ist, abgesehen von einigen sehr seltenen Sonderformen, bisher nicht möglich und in absehbarer Zeit auch nicht zu erwarten. Trotzdem ist ein therapeutischer Nihilismus nicht angezeigt. Der Demenzkranke verliert zwar sein Gedächtnis und sein Denkvermögen, nicht aber seine Emotionen. Auch ist die Krankheit von einem phasenhaften Verlauf geprägt, in dem es immer wieder zu längeren oder kürzeren Remissionen kommt. Diese gilt es durch medizinische Maßnahmen, wie allgemeine Aktivierung und vor allem durch eine Kompensation der gestörten Sozialintegration, zu stabilisieren. Trotzdem darf nicht verkannt werden, dass die Betreuung von Demenzkranken zunehmend ein zentrales Problem der Altersmedizin bleiben wird.

4. Ärztliches Handeln am Ende des Lebens

Mit zahlreichen, zum Teil ungelösten ethischen Problemen ist die Betreuung alter Patienten am Lebensende belastet. Die Möglichkeiten der modernen Medizin erlauben eine willkürliche Verlängerung der Sterbephase. Da verbindliche gesetzliche Regelungen nicht existieren und bei der Komplexität des Sterbeprozesses wahrscheinlich auch nie festgelegt werden können, besteht bei den betreuenden Personen, besonders bei den verantwortlichen Ärzten, Rechtsunsicherheit. Im Krankenhaus, wo über 50% der Patienten versterben, obwohl über 90% zu Hause sterben möchten, muss in jedem Einzelfall entschieden werden, ob lebensverlängernde, d. h. häufig intensivmedizinische Maßnahmen angewendet werden sollen. Dabei sind intensivmedizinische Maßnahmen nur indiziert, um eine vorübergehende Verschlechterung einer prognostisch günstig zu beurteilenden Erkrankung zu überbrücken, also zur Verlängerung eines lebenswerten Lebens. Das medizinisch-ärztliche Problem betrifft die prognostische Beurteilung der Grundkrankheit. Hierfür sind viele Faktoren zu berücksichtigen und eine große Erfahrung notwendig. Die Unterlassung das Sterben verlängernder, häufig belastender Maßnahmen oder die Beendigung bei aussichtslosem Verlauf ist eine schwierige medizinische und ethische Entscheidung.

Die Entscheidung über den Einsatz lebensverlängernder Maßnahmen, deren Verzicht oder den Abbruch dieser Maßnahmen kann in Zweifelsfällen mit schwierigen ethischen und juristischen Problemen belastet sein. Grundsätzlich gilt, dass die ärztliche Tätigkeit der Erhaltung des Lebens und der menschlichen Würde zu dienen hat. Das gilt auch in der Altersmedizin. Es ist eine Selbstverständlichkeit, dass auch Sterbenskranke einen Anspruch auf menschenwürdige Unterbringung, freundliche Zuwendung, Körperpflege, Linderung von quälenden Symptomen, besonders Schmerzen, und eine angemessene Ernährung und Flüssigkeitszufuhr haben.

Die Bewahrung der Würde des Sterbenden kann aber mit ethischen Konflikten belastet sein. Soll man in aussichtsloser Situation durch medizinische Maßnahmen das Leiden beenden und damit den Kranken – und oftmals auch seine mitleidenden Angehörigen – vom Leidensdruck erlösen? Wie hat sich der Arzt zu verhalten, wenn der Patient diesen Wunsch in einer Patientenverfügung ausdrücklich niedergelegt hat? Hier ist die Rechtslage eindeutig: Es würde sich um *aktive Sterbehilfe* oder Tötung auf Verlangen handeln, die nach § 216 StGB verboten und strafbar ist.

Es soll nicht verschwiegen werden, dass in unseren Nachbarländern, in den Niederlanden und in Belgien, die aktive Sterbehilfe zwar ebenfalls verboten, aber nicht strafbar ist, wenn bestimmte Regeln eingehalten werden. In allen anderen europäischen Ländern besteht jedoch ebenfalls ein klares Verbot.

Bei der *passiven Sterbehilfe* werden bei einem aussichtslosen Krankheitsverlauf die quälenden Symptome, z. B. Schmerzen, Atemnot usw., behandelt, gleichzeitig aber alle lebensverlängernden Maßnahmen unterlassen oder beendet (Behandlungsbegrenzung).

Obwohl aus ethischer Sichtweise aktive Sterbehilfe = aktives Töten und passive Sterbehilfe = Unterlassung oder Abbruch lebensverlängernder Maßnahmen sich im Ergebnis nicht unterscheiden, ist die Rechtslage unterschiedlich, aber auch nicht eindeutig.

1994 urteilte der Bundesgerichtshof (BGH): Ein zulässiges Sterbenlassen kann auch dann vorliegen, wenn der Patient noch nicht in die Sterbephase eingetreten ist, er aber den Abbruch will bzw. die Voraussetzungen eines mutmaßlichen Willens gegeben sind. Damit wäre eine Behandlung gegen den Willen des Patienten strafbar (§ 223 StGB). Sterbenlassen kann aber auch als Tötung durch Unterlassung (§§ 212 ff.) oder als unterlassene Hilfeleistung (§ 323c StGB) strafbar werden (siehe Beitrag von BECKER und LAUERER „Autonomie am Lebensende" in diesem Band).

2003 hat der BGH entschieden: „Ist ein Patient einwilligungsunfähig und hat sein Grundleiden einen irreversiblen tödlichen Verlauf angenommen, so müssen lebenserhaltende oder -verlängernde Maßnahmen unterbleiben, wenn dies seinem zuvor – etwa in Form einer sogenannten Patientenverfügung – geäußerten Willen entspricht."

Dieses Urteil setzt eine gesicherte Beurteilung des „irreversibel tödlichen Verlaufs" einer Krankheit durch den Arzt voraus, was nicht selten mit Unsicherheit belastet ist. Auch werden immer wieder Zweifel geäußert, ob eine in einer anderen Lebensphase erstellte Patientenverfügung dann in der aktuellen Situation Gültigkeit besitzt. Außerdem wird mit guten Argumenten die Entscheidungsfähigkeit eines Kranken in einer aussichtslosen Situation bezweifelt, und damit auch der hohe ethische Stellenwert der Selbstbestimmung in dieser Situation in Zweifel gezogen. Das ist der Grund, warum selbst bei Sterbenden nicht selten noch eingreifende ärztliche Maßnahmen angewendet oder nicht abgebrochen werden. Das Behandlungsteam findet damit die Beruhigung, auf der juristisch sicheren Seite zu stehen.

Eine Mittelposition zwischen aktiver und passiver Sterbehilfe nimmt die *indirekte Sterbehilfe* ein. Man nimmt dabei in Kauf, dass Maßnahmen zur Linderung der im Vordergrund stehenden quälenden Symptome möglicherweise eine Lebensverkürzung zur Folge haben. Unabhängig davon entspricht es aber der ärztlichen Erfahrung, dass z. B. eine sachgemäß durchgeführte Schmerztherapie bei einem Sterbenden in der Regel lebensverlängernd und nicht -verkürzend wirkt.

Aus dieser Situation hat sich in den vergangenen Jahrzehnten die *Palliativmedizin* entwickelt, die die Erhaltung bzw. Verbesserung der Lebensqualität bei aussichtsloser Erkrankung in ihren Mittelpunkt stellt. Palliativmedizin wird im Krankenhaus oft auf gesonderten Palliativstationen durchgeführt, sie wird aber auch in zunehmendem Maße im ambulanten Bereich praktiziert. Obwohl die palliativmedizinische Betreuung als humane Sterbebegleitung kostengünstiger ist als eine vollstationäre Pflege, stößt ihre Finanzierung im Rahmen der „gedeckelten" Budgets an ihre Grenzen. Das betrifft auch besonders die ambulante Palliativmedizin. Hier besteht baldiger Handlungsbedarf.

5. Selbstbestimmungsrecht, Patientenverfügung, Vorsorgevollmacht

Es ist unstrittig, dass die Medizin nur auf der Basis des Selbstbestimmungsrechtes des Patienten ausgeübt werden darf. Ärztliche Handlungen erfordern immer das vorherige Einverständnis des Patienten, d. h., der Patient muss umfassend und angemessen aufgeklärt worden sein. Es gibt aber immer wieder Situationen, in denen der Patient nicht in der Lage ist, sein Selbstbestimmungsrecht wahrzunehmen, z. B. bei Bewusstlosigkeit, Verwirrtheit,

Kommunikationsstörungen usw. In solchen Situationen ist der Arzt gezwungen, ohne Kenntnis des Willens des Patienten über die weitere Behandlung, auch über eingreifende Maßnahmen, entscheiden zu müssen. Wenn berechtigte Aussichten bestehen, dass durch diese Maßnahmen die Gesundheit wieder hergestellt werden kann oder sie zumindest wieder zu einem lebenswerten Leben führen, ist diese Entscheidung in der Regel unproblematisch. Diese Wahrscheinlichkeit ist aber gerade gegen Lebensende häufig unsicher. Außerdem ist die Entscheidung über Durchführung, Beendigung oder Unterlassung medizinischer Maßnahmen mit der bereits angesprochenen Rechtsunsicherheit belastet. Es besteht deshalb bei vielen Patienten der Wunsch, auch in solchen Situationen durch eine Patientenverfügung ihr Selbstbestimmungsrecht wahrzunehmen (siehe Beitrag von LANG und WAGNER „Patientenverfügungen in Deutschland" in diesem Band).

Patientenverfügungen sind schriftliche oder mündliche Willensäußerungen eines entscheidungsfähigen Patienten zur zukünftigen Behandlung für den Fall seiner Äußerungsunfähigkeit. Mit ihr kann und soll der Patient u. a. bestimmen, ob und in welchem Umfang bei ihm in bestimmten, näher umrissenen Krankheitssituationen medizinische Maßnahmen ergriffen oder auch unterlassen werden sollen. Die rechtliche Stellung einer Patientenverfügung ist inzwischen unstrittig. Sie ist Ausdruck des Selbstbestimmungsrechtes und bindet den behandelnden Arzt grundsätzlich. Voraussetzung ist allerdings, dass der Wille des Patienten für die konkrete Behandlungssituation eindeutig festgestellt werden kann. Diese Forderung kann aber in strittigen Fällen eine Rechtsunsicherheit beinhalten. Auch aus diesem Grund wird dringend empfohlen, die Patientenverfügung in regelmäßigen Abständen durch Unterschrift erneut zu bestätigen, wobei neueste Behandlungsmethoden möglichst explizit ein- oder ausgeschlossen werden sollten.

Sein Selbstbestimmungsrecht kann der Patient aber auch mit einer Vorsorgevollmacht auf eine oder mehrere Personen seines Vertrauens übertragen, die im Fall seiner Entscheidungsunfähigkeit für den Arzt verbindliche Entscheidungen zur Durchführung, zur Unterlassung oder zum Abbruch ärztlicher Maßnahmen treffen. Grundsätzlich gilt: Die Missachtung des Patientenwillens kann als Körperverletzung strafbar sein.

Trotz zahlreicher, auch höchstrichterlicher Urteile zu den Äußerungen und der Einhaltung des Patientenwillens ist für alle Beteiligten bei der Durchführung ärztlicher Maßnahmen am nicht-entscheidungsfähigen Patienten eine gewisse Rechtsunsicherheit geblieben. Es wird deshalb von vielen Seiten eine baldige verbindliche gesetzliche Regelung gefordert, wie sie in Österreich und der Schweiz bereits existiert. Wie der Presse zu entnehmen ist, soll ein entsprechender Gesetzesentwurf in Arbeit sein.

Wegen der großen Bedeutung ethischer Fragen am Ende des Lebens werden abschließend die „Grundsätze der Bundesärztekammer zur ärztlichen Sterbebegleitung von 2004" wörtlich zitiert.

Anhang
Grundsätze der Bundesärztekammer zur ärztlichen Sterbebegleitung von 2004

Präambel

Aufgabe des Arztes ist es, unter Beachtung des Selbstbestimmungsrechtes des Patienten Leben zu erhalten, Gesundheit zu schützen und wiederherzustellen sowie Leiden zu lindern und Sterbenden bis zum Tod beizustehen. Die ärztliche Verpflichtung zur Lebenserhaltung besteht daher nicht unter allen Umständen.

So gibt es Situationen, in denen sonst angemessene Diagnostik und Therapieverfahren nicht mehr angezeigt und Begrenzungen geboten sein können. Dann tritt palliativmedizinische Versorgung in den Vordergrund. Die Entscheidung hierzu darf nicht von wirtschaftlichen Erwägungen abhängig gemacht werden.

Unabhängig von anderen Zielen der medizinischen Behandlung hat der Arzt in jedem Fall für eine Basisbetreuung zu sorgen. Dazu gehören u. a.: Menschenwürdige Unterbringung, Zuwendung, körperliche Pflege, Lindern von Schmerzen, Atemnot und Übelkeit sowie Stillen von Hunger und Durst.

Art und Ausmaß einer Behandlung sind gemäß der medizinischen Indikation vom Arzt zu verantworten; dies gilt auch für die künstliche Nahrungs- und Flüssigkeitszufuhr. Er muss dabei den Willen des Patienten beachten. Ein offensichtlicher Sterbevorgang soll nicht durch lebenserhaltende Therapien künstlich in die Länge gezogen werden. Bei einer Entscheidungsfindung soll der Arzt mit ärztlichen und pflegenden Mitarbeitern einen Konsens suchen.

Aktive Sterbehilfe ist unzulässig und mit Strafe bedroht. Auch dann, wenn sie auf Verlangen des Patienten geschieht. Die Mitwirkung des Arztes bei der Selbsttötung widerspricht dem ärztlichen Ethos und kann strafbar sein.

Diese Grundsätze können dem Arzt die eigene Verantwortung in der konkreten Situation nicht abnehmen. Alle Entscheidungen müssen individuell erarbeitet werden.

I. Ärztliche Pflichten bei Sterbenden

Der Arzt ist verpflichtet, Sterbenden, d. h. Kranken oder Verletzten mit irreversiblem Versagen einer oder mehrerer vitaler Funktionen, bei denen der Eintritt des Todes in kurzer Zeit zu erwarten ist, so zu helfen, dass sie unter menschenwürdigen Bedingungen sterben können.

Die Hilfe besteht in palliativmedizinischer Versorgung und damit auch in Beistand und Sorge für Basisbetreuung. Dazu gehören nicht immer Nahrungs- und Flüssigkeitszufuhr, da sie für Sterbende eine schwere Belastung darstellen können. Jedoch müssen Hunger und Durst als subjektive Empfindungen gestillt werden.

Maßnahmen zur Verlängerung des Lebens dürfen in Übereinstimmung mit dem Willen des Patienten unterlassen oder nicht weitergeführt werden, wenn diese nur den Todeseintritt verzögern und die Krankheit in ihrem Verlauf nicht mehr aufgehalten werden kann. Bei Sterbenden kann die Linderung des Leidens so im Vordergrund stehen, dass eine möglicherweise dadurch bedingte unvermeidbare Lebensverkürzung hingenommen werden darf. Eine gezielte Lebensverkürzung durch Maßnahmen, die den Tod herbeiführen oder das Sterben beschleunigen sollen, ist als aktive Sterbehilfe unzulässig und mit Strafe bedroht.

Die Unterrichtung des Sterbenden über seinen Zustand und mögliche Maßnahmen müssen wahrheitsgemäß sein, sie soll sich aber an der Situation des Sterbenden orientieren und vorhandenen Ängsten Rechnung tragen. Der Arzt kann auch Angehörige des Patienten und diesem nahestehende Personen informieren, wenn er annehmen darf, dass dies dem Willen des Patienten entspricht. Das Gespräch mit ihnen gehört zu seinen Aufgaben.

II. Verhalten bei Patienten mit infauster Prognose

Bei Patienten, die sich zwar noch nicht im Sterben befinden, aber nach ärztlicher Erkenntnis aller Voraussicht nach in absehbarer Zeit sterben werden, weil die Krankheit weit fortgeschritten ist, kann eine Änderung des Behandlungszieles indiziert sein, wenn lebenserhaltende Maßnahmen Leiden nur verlängern würden und die Änderung des Therapieziels dem Willen des Patienten entspricht. An die Stelle von Lebensverlängerung und Lebenserhaltung treten dann palliativmedizinische Versorgung einschließlich pflegerischer Maßnahmen. In Zweifelsfällen sollte eine Beratung mit anderen Ärzten und den Pflegenden erfolgen. [...]

III. Behandlung bei schwerster zerebraler Schädigung und anhaltender Bewusstlosigkeit

Patienten mit schwersten zerebralen Schädigungen und anhaltender Bewusstlosigkeit (apallisches Syndrom; auch sogenanntes Wachkoma) haben, wie alle Patienten, ein Recht auf Behandlung, Pflege und Zuwendung. Lebenserhaltende Therapie einschließlich – gegebenenfalls künstlicher – Ernährung ist daher unter Beachtung ihres geäußerten Willens oder mutmaßlichen Willens grundsätzlich geboten. So weit bei diesen Patienten eine Situation eintritt, wie unter I. und II. beschrieben, gelten die dort dargelegten Grundsätze. Die Dauer der Bewusstlosigkeit darf kein alleiniges Kriterium für den Verzicht auf lebenserhaltende Maßnahmen sein. Hat der Patient keinen Bevollmächtigten in Gesundheitsangelegenheiten, wird in der Regel die Bestellung eines Betreuers erforderlich sein.

IV. Ermittlung des Patientenwillens

Bei einwilligungsfähigen Patienten hat der Arzt die durch den angemessen aufgeklärten Patienten aktuell geäußerte Ablehnung einer Behandlung zu beachten, selbst wenn sich dieser Wille nicht mit den aus ärztlicher Sicht gebotenen Diagnose- und Therapiemaßnahmen deckt. Das gilt auch für die Beendigung schon eingeleiteter lebenserhaltender Maßnahmen. Der Arzt soll Kranken, die eine notwendige Behandlung ablehnen, helfen, die Entscheidung zu überdenken. Bei einwilligungsunfähigen Patienten ist die in einer Patientenverfügung zum Ausdruck gebrachte Ablehnung einer Behandlung für den Arzt bindend, sofern die konkrete Situation derjenigen entspricht, die der Patient in der Verfügung beschrieben hat und keine Anhaltspunkte für eine nachträgliche Willensänderung erkennbar sind. Soweit ein Vertreter, z. B. Eltern, Betreuer oder Bevollmächtigter in Gesundheitsangelegenheiten, vorhanden ist, ist dessen Erklärung maßgeblich; er ist gehalten, den (gegebenenfalls auch mutmaßlichen) Willen des Patienten zur Geltung zu bringen und zum Wohl des Patienten zu entscheiden. Wenn der Vertreter eine ärztlich indizierte lebenserhaltende Maßnahme ablehnt, soll sich der Arzt an das Vormundschaftsgericht halten. Bis zur Entscheidung des Vormundschaftsgerichts soll der Arzt die Behandlung durchführen.

Liegt weder vom Patienten noch von einem gesetzlichen Vertreter oder einem Bevollmächtigten eine bindende Erklärung vor und kann eine solche nicht – auch nicht durch Bestellung eines Betreuers – rechtzeitig eingeholt werden, so hat der Arzt so zu handeln, wie es dem mutmaßlichen Willen des Patienten in der konkreten Situation entspricht. Der Arzt hat den mutmaßlichen Willen aus den Gesamtumständen zu ermitteln. Anhaltspunkte für den mutmaßlichen Willen des Patienten können neben früheren Äußerungen seine Lebenseinstellung, seine religiöse Überzeugung, seine Haltung zu Schmerzen und zu schweren Schäden in der ihm verbleibenden Lebenszeit sein. In der Ermittlung des mutmaßlichen Willens sollen auch Angehörige oder nahestehende Personen als Auskunftspersonen einbezogen werden, wenn angenommen werden kann, dass dies dem Willen des Patienten entspricht.

Lässt sich der mutmaßliche Wille des Patienten nicht anhand der genannten Kriterien ermitteln, so soll der Arzt für den Patienten die ärztlich induzierten Maßnahmen ergreifen und sich in Zweifelsfällen für Lebenserhaltung entscheiden. Dies gilt auch bei einem appalischen Syndrom.

V. Patientenverfügung, Vorsorgevollmachten und Betreuungsverfügungen

Mit Patientenverfügung, Vorsorgevollmachten und Betreuungsverfügungen nimmt der Patient sein Selbstbestimmungsrecht wahr. Sie sind eine wesentliche Hilfe für das Handeln des Arztes.

Eine Patientenverfügung (auch Patiententestament genannt) ist eine schriftliche oder mündliche Willensäußerung eines einwilligungsfähigen Patienten zur zukünftigen Behandlung für den Fall der Äußerungsunfähigkeit. Mit ihr kann der Patient seinen Willen äußern, ob und in welchem Umfang bei ihm in bestimmten, näher umrissenen Krankheitssituationen medizinische Maßnahmen eingesetzt oder unterlassen werden sollen.

Anders als ein Testament bedürfen Patientenverfügungen keiner Form, sollten aber schriftlich abgefasst sein.

Mit einer Vorsorgevollmacht kann der Patient für den Fall, dass er nicht mehr in der Lage ist, seinen Willen zu äußern, eine oder mehrere Personen bevollmächtigen, Entscheidungen mit bindender Wirkung für ihn, u. a. in seinen Gesundheitsangelegenheiten, zu treffen (§ 1904, Abs. 2, BGB). Vorsorgevollmachten sollten schriftlich abgefasst sein und die von ihnen umfassten ärztlichen Maßnahmen möglichst benennen. Eine Vorsorgevollmacht muss schriftlich niedergelegt werden, wenn sie sich auf Maßnahmen erstreckt, bei denen die begründete Gefahr besteht, dass der Patient stirbt oder einen schweren und länger dauernden gesundheitlichen Schaden erleidet. Schriftform ist auch erforderlich, wenn die Vollmacht den Verzicht auf lebenserhaltende Maßnahmen umfasst.

Die Einwilligung des Bevollmächtigten in Maßnahmen, bei denen die begründete Gefahr besteht, dass der Patient stirbt oder einen schweren und länger dauernden gesundheitlichen Schaden erleidet, bedarf der Genehmigung des Vormundschaftsgerichtes, es sei denn, dass mit dem Aufschub Gefahr verbunden ist (§ 1904, Abs. 2, BGB). Ob dies auch bei einem Verzicht auf lebenserhaltende Maßnahmen gilt, ist umstritten. Jedenfalls soll sich der Arzt, wenn der Bevollmächtigte eine ärztlich indizierte lebenserhaltende Maßnahme ablehnt, an das Vormundschaftsgericht wenden. Bis zur Entscheidung des Vormundschaftsgerichts soll der Arzt die Behandlung durchführen.

Eine Betreuungsverfügung ist eine für das Vormundschaftsgericht bestimmte Willensäußerung für den Fall der Anordnung einer Betreuung. In ihr können Vorschläge zur Person eines Betreuers und Wunsches zur Wahrnehmung seiner Aufgaben geäußert werden. Eine Betreuung kann vom Gericht für bestimmte Bereiche angeordnet werden, wenn der Patient nicht in der Lage ist, seine Angelegenheiten selbst zu besorgen und eine Vollmacht hierfür nicht vorliegt oder nicht ausreicht. Der Betreuer entscheidet im Rahmen seines Aufgabenkreises für den Betreuten. Zum Erfordernis der Genehmigung durch das Vormundschaftsgericht wird auf die Ausführungen zum Bevollmächtigten verwiesen.

Literatur

BECKER, U., und LAUERER, L.: Autonomie am Lebensende – zum Stand der gegenwärtigen Diskussion um die Patientenverfügungen aus rechtlicher Sicht. In: KOCHSIEK, K. (Ed.): Altern und Gesundheit (Altern in Deutschland Bd. 7). Nova Acta Leopoldina NF Bd. *105*, Nr. 369, 247–281 (2009)
BURGHEIM, W. (Ed.): Die Rechte der Sterbenden. Merching: Forum Verlag Herkert 2007
FÜSGEN, J. (Ed.): Der ältere Patient. 3. Aufl. München, Jena: Urban und Fischer 2000
HANSEN, W. (Ed.): Medizin des Alterns und des alten Menschen. Stuttgart, New York: Schattauer Verlag 2007
LANG, F. R., und WAGNER, G. G.: Patientenverfügungen in Deutschland: Bedingungen für ihre Verbreitung und Gründe der Ablehnung. In: KOCHSIEK, K. (Ed.): Altern und Gesundheit (Altern in Deutschland Bd. 7). Nova Acta Leopoldina NF Bd. *105*, Nr. 369, 283–302 (2009)
Pflegestatistik 2005
RENTELEN-KRUSE, W. VON (Ed.): Medizin des Alterns und des alten Menschen. Darmstadt: Steinkopff 2004
SCHULZ, R.-J., KURTAL, H., und STEINHAGEN-THIESSEN, E.: Rehabilitative Versorgung alter Menschen. In: KOCHSIEK, K. (Ed.): Altern und Gesundheit (Altern in Deutschland Bd. 7). Nova Acta Leopoldina NF Bd. *105*, Nr. 369, 193–224 (2009)
Statistisches Bundesamt: Statistisches Jahrbuch für die Bundesrepublik Deutschland. Wiesbanden 2007
WEDDING, U., PIENTKA, L., HÖFFKEN, K., und STRAUSS, B. (Eds.): Grundwissen Medizin des Alterns und des alten Menschen. Bern: Hans Huber 2007

Prof. em. Dr. Dr. h. c. mult. Kurt KOCHSIEK
Mittlerer Neubergweg 34
97074 Würzburg
Bundesrepublik Deutschland
Tel.: +49 93 17 12 98
Fax: +49 93 17 12 72
E-Mail: k.kochsiek@web.de

Das hohe Alter – Mehr Bürde oder Würde

Paul Baltes (†)

In der Wohlstandsgesellschaft werden immer mehr Menschen immer älter – und gewinnen im „jüngeren" Alter auch an Lebensqualität. Doch umso schärfer offenbaren sich im hohen Alter die Grenzen der menschlichen Biologie: Prof. Paul B. Baltes war Direktor am Berliner Max-Planck-Institut für Bildungsforschung und Honorarprofessor an der Freien Universität Berlin. Angesichts dieser Problematik forderte er, die Alternsforschung zu einem Eckpfeiler der Wissenschaft im 21. Jahrhundert zu machen. Der hier abgedruckte Beitrag erschien bereits in *fundiert. Das Wissenschaftsmagazin der FU Berlin* 01/2004, S. 11–16.

In den letzten Jahrzehnten ist nicht nur die Lebenserwartung gestiegen, es wurde auch die Lebensqualität der älteren Menschen erheblich verbessert. Dazu haben Alternsforschung – Gerontologie – und Sozialpolitik sowie medizinische, kulturelle und ökonomische Fortschritte beigetragen. Doch inzwischen, da immer mehr Menschen 90 bis 100 Jahre alt werden, treten die Grenzen dieser Entwicklung zu Tage: Neueste Erkenntnisse zeigen, dass das Älterwerden der Ältesten der Alten auch künftig nicht nur mit Würden, sondern mit erheblichen Bürden einhergehen könnte.

Den Januskopf des Älterwerdens offenbart ein Vergleich zwischen dem „Dritten" und dem „Vierten Alter". Das Dritte Alter beginnt mit dem 60. Lebensjahr, das Vierte mit dem chronologischen Alter, zu dem die Hälfte der ursprünglichen „Geburts-Kohorte" nicht mehr lebt – in den Industrieländern heute mit etwa 80 Jahren. Die guten Nachrichten der Wissenschaft gelten vor allem für das Dritte Alter und dessen Potential oder Plastizität. Im Vierten Alter hingegen offenbart sich unbarmherzig die biologische Unfertigkeit des Menschen – und derzeit spricht wenig dafür, dass ein solch hohes Alter gemeinhin zu einem „Goldenen Alter" des Lebens werden könnte. So wie sie sich heute darstellt, wird die Zukunft des Vierten Alters unsere Gesellschaft vor schier unüberwindliche Probleme stellen – und das bedeutet eine Herausforderung für die Forschung.

Der Anstieg der Lebenserwartung im 20. Jahrhundert betrifft nicht nur die Jungen, sondern inzwischen auch die 80-, 90- und sogar 100-Jährigen. Ein 80-Jähriger hat heute in einer Industriegesellschaft noch eine statistische Lebenserwartung von acht Jahren – und damit doppelt so viel wie noch vor drei Jahrzehnten. Setzt sich der Anstieg der Lebenserwartung künftig quasi linear fort, dann wird fast die Hälfte der heute Geborenen an die 100 Jahre alt. Zwar leidet eine solche lineare Projektion am „Kurzblick der Gegenwart" und ist daher unsicher. Dennoch zwingt sie die Gesellschaft, ernsthaft über die Zukunft nachzudenken.

Paul B. Baltes

Vorab zum heute so gern beschworenen Einfluss der Gene auf den Funktionsstatus alternder Menschen. Tatsächlich gibt es Gene, die für die Lebensspanne des Menschen bedeutsam sind. Doch der rapide Anstieg der Lebenserwartung im 20. Jahrhundert lässt sich nicht mit Veränderungen im menschlichen Genom begründen, da solche sehr viel langsamer vor sich gehen. Dass die Menschen in hoch entwickelten Ländern heute so viel länger leben, liegt an den in vielerlei Hinsicht verbesserten Lebensumständen – und darf als Erfolg der kulturellen und gesellschaftlichen Evolution gelten: Durch sie wurde all das ausgeschöpft, was an Plastizität im menschlichen Genom steckt.

Doch nicht nur die Lebenserwartung, auch die Lebensqualität der Älteren ist gestiegen. Die heute 70-Jährigen sind körperlich und geistig etwa so fit wie die 65-Jährigen vor 30 Jahren. Also haben die „jungen Alten" etwa fünf „gute" Lebensjahre dazu gewonnen. Außerdem ist der gesundheitliche Status älterer Menschen heute besser als vergleichbarer Altersgruppen in früherer Zeit.

1. Weisheit und Erfahrung: Stärken des Alters

Dass auch der alternde Kopf noch über ein beträchtliches Potential verfügt, belegen Studien des Berliner Max-Planck-Instituts für Bildungsforschung, die grundlegende Erkenntnisse über Intelligenz und Geist sowie deren Abhängigkeit vom Lebensalter brachten. Danach ist Intelligenz nicht als eine einzige, homogene Fähigkeit zu sehen. Sie umfasst zum einen die „fluide" Mechanik des Geistes, die schiere Geschwindigkeit und Genauigkeit der Informationsverarbeitung – die in der Kindheit rasch wächst, doch schon vom frühen Erwachsenenalter an stetig sinkt. Weiteres Merkmal der Intelligenz ist die „kristalline" Pragmatik, die kulturgebundenes Wissen und Denken widerspiegelt und auf Übung beruht: Zu ihr zählen Sprachvermögen, Fachwissen und soziale Kompetenz – Fähigkeiten, die bis ins hohe Alter erhalten bleiben können, sofern sie ausgeübt und nicht durch Krankheiten beeinträchtigt werden.

Die Stärken des Alters liegen vor allem in emotionaler Intelligenz und in Weisheit oder „Weisheitswissen". Emotionale Intelligenz bezeichnet die Fähigkeit, Ursachen von Gefühlen wie Hass, Liebe oder Furcht zu verstehen und Strategien zu finden, durch die sich emotionale Konflikte vermeiden oder in ihren negativen Auswirkungen dämpfen lassen: Das gelingt älteren Menschen oft besser als jüngeren. Weisheitswissen kennzeichnet am eindrucksvollsten das geistig-persönliche Potential älterer Menschen. Weisheit bedeutet Wissen um die *conditio humana*, um die Vereinigung von Tugend und Wissen in der Gestaltung der Lebensführung. Altwerden allein genügt dafür freilich nicht; nur dann, wenn sich Lebenserfahrung mit bestimmten Persönlichkeitseigenschaften und Denkstilen verbindet, erzielen ältere Menschen überdurchschnittlich häufig Spitzenleistungen in Weisheitsaufgaben. Ähnliches gilt für bestimmte Bereiche der Kunst sowie der beruflichen Expertise. So zählen ältere Komponisten oder Dirigenten oft zu den besten und auch Fachwissen kann „altersfreundlich" wirken, solange der ältere Mensch beruflich aktiv bleibt.

Eine weitere Stärke des Alters liegt in der Pflege des Selbstbildes und der Lebenszufriedenheit. Es gelingt älteren Menschen überraschend gut, ihr Leben in einem immer engeren Umfeld und unter körperlichen Beeinträchtigungen so einzurichten, dass sie sich ein positives Selbstgefühl erhalten. Sie regulieren ihr subjektives Wohlbefinden, indem sie ihre Erwartungen an die Realität anpassen. So berichten viele ältere Menschen, obschon es ihnen objektiv körperlich weniger gut geht, von ebenso guter subjektiver Gesundheit wie Jüngere.

Diese „adaptive Ich-Plastizität" wirkt auch in die alltägliche Lebensführung hinein. Das entspricht der sogenannten Theorie der selektiven Optimierung mit Kompensation, entwickelt am Max-Planck-Institut für Bildungsforschung: Sie gilt zwar für alle Phasen des Lebens, gerät jedoch im Alter oft zu einer wahren Lebenskunst. Ein Beispiel dafür lieferte der 80-jährige Pianist Arthur RUBINSTEIN, der auf die Frage, wie er es schaffe, noch in seinem Alter so hervorragende Konzerte zu geben, drei Gründe nannte: Erstens spiele er weniger Stücke – ein Beispiel für Selektion; zweitens übe er diese Stücke häufiger – ein Beispiel für selektive Optimierung; drittens schließlich setze er größere Kontraste in den Tempi, um sein Spiel schneller erscheinen zu lassen, als er noch zu spielen imstande sei – ein Beispiel für Kompensation.

Wer auf solche Weise Selektieren, Optimieren und Kompensieren als Verhaltensstrategien einsetzt, fühlt sich besser und kommt im Leben weiter voran – besonders dann, wenn wie im Alter weniger Ressourcen zur Verfügung stehen.

Derlei positive Erkenntnisse über das Alter und dessen Potential versetzten Gerontologen und Gesellschaftspolitiker in eine Art Aufbruchstimmung: Der gesellschaftliche Fortschritt, so dachten viele, würde auch dem Alter eine goldene Zukunft bescheren. Doch nicht alle, und vor allem nicht die Betroffenen selbst, teilten diese Zuversicht: Warum sonst, so ihre Frage, wollen zwar die meisten gern alt werden, aber nicht alt sein? Und warum wollen Menschen mit zunehmendem Alter relativ gemessen doch immer jünger sein? Der italienische Philosoph BOBBIO schrieb in seinem Alterswerk von „Happy Gerontology" und führte den übersteigerten Optimismus darauf zurück, dass viele Gerontologen dem Alter noch nicht ins Gesicht geschaut hätten.

Doch das wurde inzwischen nachgeholt. Seit gut zehn Jahren widmet sich die Gerontologie verstärkt den Ältesten der Alten – und so entstand auch die international wegweisende „Berliner Altersstudie", erarbeitet unter wesentlicher Beteiligung des Max-Planck-Instituts für Bildungsforschung. Diese Studie erfasste den Altersbereich von 70 bis über 100 Jahren und war einzigartig in ihrer interdisziplinären Ausrichtung: Mehr als 50 Mediziner, Psychologen, Soziologen und Ökonomen trugen zu ihr bei und untersuchten die mehr als 500 Teilnehmer über fast 10 Jahre jeweils an fünf aufeinander folgenden Zeitpunkten.

Dabei bestätigte sich, was BOBBIO vermutet hatte: dass der Optimismus bezüglich des hohen Alters hinterfragt werden muss. Zwar findet man auch unter den Ältesten einige, die auf einem guten Funktionsniveau agieren, doch mit steigendem Alter werden das rasch weniger. Denn körperliche und physische Funktionen geraten in hohen Jahren immer stärker aus dem Tritt – entgegen dem überkommenen Bild, wonach jene, die lange leben, von den negativen Erfahrungen des Alters verschont bleiben könnten. Die „risques heureux" des guten Dritten Alters geraten im Vierten Alter für fast alle zu „risques malheureux".

Das äußert sich zunächst in einem deutlichen Verlust an Lernpotential, wie Tests mit einer bestimmten Gedächtnis-Technik, der „Methode der Orte", erbrachten: Dieses Trainingsprogramm erwies sich bei jüngeren Alten als sehr wirksam, doch unter den Personen jenseits von 85 waren viele nicht mehr imstande, sich diese Technik anzueignen. Dabei waren manifest an Demenz Erkrankte von diesem Test ausgeschlossen. Das harte Fazit: Auch mental „gesunde" Hochbetagte sind extrem beeinträchtigt, was das Erlernen neuer Inhalte angeht.

Dazu kommt, dass im Vierten Alter die Persönlichkeit und das Ich weitaus anfälliger sind als bei jüngeren Alten, die sich Dank ihrer psychischen Regulationskraft im Durchschnitt denselben Grad an Wohlbefinden bewahren wie jüngere Menschen. Im hohen Alter stößt diese adaptive Ich-Plastizität an Grenzen, und Indikatoren des Wohlbefindens wie

Paul B. Baltes

Lebenszufriedenheit, soziale Eingebettetheit, positive Lebenseinstellung und Alterszufriedenheit sinken deutlich.

Viele weitere medizinische, psychologische und soziale Parameter weisen für die Ältesten der Alten beträchtliche Verluste aus: Jenseits von 85 Jahren liegt die Zahl derer, die unter chronischen Belastungen leiden und niedrige Funktionswerte zeigen, fast fünfmal höher als bei den 70–85-Jährigen. Diese Daten belegen, dass der Lebensweg im hohen Alter zunehmend zum Leidensweg gerät, da die Grenzen der menschlichen Anpassungsfähigkeit erreicht und oft auch überschritten werden. Dass die körperliche und geistige Leistungsfähigkeit älterer Menschen in neuerer Zeit erheblich verbessert wurde, kann diese negativen Folgen des hohen Alters allenfalls mildern, doch nicht ausgleichen.

Das gilt vor allem für den dramatischen Anstieg an Demenzen, den auch die Berliner Altersstudie bestätigt: Danach leiden unter den 70-Jährigen weniger als 5% an einer Form von Demenz, unter den 80-Jährigen zwischen 10 und 15 – doch unter den 90-Jährigen bereits jeder Zweite. Demenzen, insbesondere die Alzheimer-Demenz, bedeuten den schleichenden Verlust vieler Grundeigenschaften des *Homo sapiens* wie etwa Intentionalität, Selbstständigkeit, Identität und soziale Eingebundenheit – Eigenschaften, die wesentlich die menschliche Würde bestimmen und es dem Individuum ermöglichen, seine „Menschenrechte" autonom auszuüben. Für die Alzheimer-Demenz gibt es noch keine wirksame Prävention oder Therapie. Die beste Vorbeugung, das mag zynisch klingen, besteht derzeit darin, nicht in die Jahre des Vierten Alters hineinzuleben.

2. Hohes Alter ist der Evolution gleichgültig

Angesichts dieser Tatsachen stellt sich eine neue und beängstigende Herausforderung: die Erhaltung der menschlichen Würde in den späten Jahren des Lebens. Gesundes und menschenwürdiges Altern hat seine Grenzen – und das Leitmotiv der Gerontologie „Add more life to years, not more years to life" scheint im hohen Alter immer weniger umsetzbar.

Auch theoretische Gründe sprechen gegen eine mögliche Optimierung des ältesten Alters. Sie liegen in der evolutionär bedingten fundamentalen „Unfertigkeit" der biologisch-genetischen Architektur des Menschen. Man könnte sagen: Die Evolution stand dem Alter eher gleichgültig gegenüber, sie selektierte und optimierte vielmehr die Reproduktionsfähigkeit des Menschen im frühen Erwachsenenalter. Deshalb verliert das menschliche Genom seine „ordnende Hand" zunehmend, wenn es um die höchste Altersstufe geht – es wird fehlerhaft, büßt an Regulationskraft ein, und die in ihm angelegte biologische Plastizität und Präzision schwinden. Erst die kulturelle Evolution – mit Fortschritten in Bildung, Medizin und Wirtschaft – schuf die Voraussetzungen dafür, die im menschlichen Genom verankerte Plastizität voll auszuschöpfen.

Um dem Menschen mit seiner weitgehend konstanten genetischen Ausstattung ein durchschnittlich längeres Leben zu ermöglichen, ist ein stetes Mehr an kultureller Entwicklung nötig. Und eben darin liegt das Dilemma: Weil sich die biologischen Potentiale mit dem Alter erschöpfen, verlieren auch die kulturellen Stützen an Wirkung – gerade im höheren Lebensalter, das immer mehr kulturelle Intervention erfordert. So benötigen Ältere sehr viel mehr an kognitiver Übung, um ähnliche Leistungsfortschritte wie junge Menschen zu erzielen. Und die Fähigkeit, neue Wissens- und Denkkörper zu erwerben, ist im hohen Alter eng begrenzt.

Inwieweit man angesichts dieses Dilemmas auf die Wissenschaft zählen kann, ist heute eine der Kernfragen der Gerontologie. Die biologisch-medizinische Forschung nährt die Hoffnung, man könne das Vierte Alter ebenso verbessern wie einst das Dritte. Doch da ist nicht nur Optimismus, sondern auch Skepsis angebracht – denn die Plastizität im hohen Alter ist grundlegend eingeschränkt, kaum vorherzusagen und weniger durch interne oder externe Faktoren zu beeinflussen.

3. Alle Hoffnung ruht auf mehr Forschung

Man könnte hoffen, auf genetischer Ebene die evolutionär begründete und deshalb „alternsunfreundliche" biogenetische Architektur des Lebensverlaufs so zu verändern, dass sie kulturellen und psychologischen Einflüssen besser zugänglich wird. Doch solche Spekulationen führen auf ein noch höchst unsicheres Terrain – nicht nur der Forschung, sondern auch der ethisch-religiösen Diskussion über die Natur des Menschen. Schon rein wissenschaftlich ist die gentechnische Option mit Fragezeichen behaftet, bedingt durch die Komplexität des menschlichen Genoms: Versuche, in dieses hoch vernetzte System einzugreifen, bergen die Gefahr unvorhersehbarer Nebenwirkungen. Dazu kommt, dass der Altersprozess und viele seiner Leiden auf einer Vielzahl biogenetischer Ursachen und deren Wechselspiel mit zahlreichen Verhaltens- und Umwelt-Parametern beruhen: Damit liegen die Dinge hier grundsätzlich anders als bei den „einfacheren" monogenetisch bedingten Leiden, für die man derzeit gentherapeutische Ansätze sieht – die aber demographisch relativ unbedeutend sind und nur einen Bruchteil der alternden Bevölkerung betreffen.

So sind denn auch viele Biomediziner der Meinung, die am Altern beteiligten genetischen Faktoren seien zu komplex und individuell zu unterschiedlich, um rasche und allgemeingültige Wege zur „künstlichen" Vollendung der biokulturellen Architektur des Lebensverlaufs zu bieten. Dennoch, ungeachtet dieser skeptischen Sicht: Nur die Biomedizin wird auf lange Frist die wichtigsten Hilfen zur Transformation des hohen Alters in eine *belle époque* des Lebens liefern können. Mit der Verbesserung von Umweltbedingungen oder der Vermittlung von altersfreundlichen Verhaltensstrategien allein ist dieses Ziel nicht zu erreichen.

Die Zukunft ist das Alter: Deshalb muss unter dem gesellschaftlichen Aspekt die Altersforschung einen der Eckpfeiler der Wissenschaft im 21. Jahrhundert bilden. Das hat man in den USA bereits erkannt: Dort fließen jährlich aus öffentlichen Mitteln etwa zwei Milliarden Dollar in die Altersforschung. Dazu kommt aus privatem Sektor eine geschätzte weitere Milliarde. Das macht drei Milliarden Dollar pro Jahr für die Altersforschung – eine Summe, größer als der jeweilige gesamte Forschungshaushalt etwa der Deutschen Forschungsgemeinschaft oder der Max-Planck-Gesellschaft.

In Deutschland besteht – trotz einiger exzellenter Forschungsgruppen – auf gerontologischem Feld ein massiver Nachholbedarf. Hier gilt es zu handeln. Denn der Beitrag der Wissenschaft zum Gesamtwohl des Landes wird künftig auch an dem gemessen werden, was sie für das Wohlergehen im Alter geleistet hat: Man wird fragen, ob sie die Erkenntnisse erarbeitet und bereit gestellt hat, die es erlauben, das Dritte Alter zu optimieren und die „risques malheureux" des Vierten Alters zu mindern.

Welche Forschungswege dabei den größten Erfolg versprechen, darüber wird international heiß diskutiert. Es geht entscheidend darum, neben den guten Nachrichten über das Potential des Dritten Alters auch die schlechteren über die Verletzlichkeit und Widerborstigkeit des Vierten Alters im Auge zu behalten: „Hoffnung mit Trauerflor" wäre vielleicht das Motto, das dieser Situation entspricht.

Alter und Altern sind untrennbar mit biogenetisch-medizinischen, psychischen, sozialen, technologischen und gesellschaftlichen Problemen verquickt – und erfordern dementsprechend interdisziplinäre Forschung. Außerdem unterscheidet man in der Gerontologie zwischen normalem, optimalem und pathologischem Altern, woraus zwei verschiedene Ansätze erwachsen. Der erste gilt dem normalen Alternsprozess und dessen Verbesserung durch medizinische, psychologische, technische und gesellschaftliche Rahmenbedingungen und Hilfen. Dieser Ansatz geht von den optimistischen Befunden zum Dritten Alter sowie von der Idee aus, dass es bei der derzeitigen Lebenserwartung mehr auf die Qualität des Lebens als auf dessen Verlängerung ankommt.

Der zweite Forschungsweg muss auf die pathologischen Begleiterscheinungen des Alters zielen. Es gilt, das Vierte Alter durch Vorsorge und Therapie von seinen schlimmsten Übeln, wenn nicht zu befreien, so zumindest zu entlasten. Das betrifft insbesondere die verschiedenen Demenzen, desgleichen aber das im Alter immer häufigere Zusammenwirken unterschiedlicher Erkrankungen. Dafür hat der Mediziner James FRIES in Stanford das interessante Modell der „Compression of Morbidity" entworfen: Wenn die Lebensdauer biologisch fixiert ist, dann sollte man danach trachten, alle altersbedingten Krankheiten und Beschwerden in ihrem Auftreten und in ihrer Ausprägung so zu verzögern, dass sie in ihrem Vollbild auf ein Zeitfenster jenseits des „natürlichen" Todes verschoben werden. Das würde eine „compression", eine Verdichtung der Krankheiten auf die letzten Lebensjahre bedeuten – eine Vision, die angesichts des gegenwärtigen Wissens durchaus plausibel erscheint.

Auch die Wirtschaft, darf man vermuten, wird einen Aufbruch in die Alternsforschung begrüßen. Dafür sprechen – neben der Tatsache, dass auch Wirtschaftsführer länger und länger besser leben wollen – zwei ökonomische Gründe. Zum einen hat das Alter, gesellschaftlich gesehen, das Potential zu einem bedeutenden Wirtschaftsfaktor, namentlich in einer Dienstleistungs- und Wissensgesellschaft. Man muss dafür nur das halb volle statt des halb leeren Glases sehen – und das Alter nicht nur als Belastung, sondern als Antrieb für Entwicklung und Fortschritt betrachten: Der gerontologische Sektor der Dienstleistungen erscheint dann als Motor einer künftigen Gesellschaft.

Zum anderen sollte man das Humankapital des jungen Alters würdigen, das gegenwärtig weitgehend brach liegt. Dieses Kapital könnte in der zahlenmäßig immer weiter schrumpfenden Generation der Jüngeren eine Hochkonjunktur auch im ökonomischen Bereich erleben. Dafür genügt es allerdings nicht, die Lebensarbeitszeit zu erhöhen, etwa auf 67 Jahre. Das ist zwar ökonomisch richtig – doch wird diese Option nur dann angenommen, wenn gleichzeitig eine „Kultur der Arbeit im Alter" entwickelt wird. Über rein ökonomisch kalkulierte Maßnahmen und Reparaturen am bestehenden System ist eine solche Kultur nicht zu etablieren: Hierzu bedarf es einer grundlegenden, d. h. einer interdisziplinär fundierten und informierten Reform, zu der die Gerontologie wesentliche Beiträge liefern könnte.

Gesünder und aktiver zu altern, muss zur Zukunft unserer Gesellschaft gehören. Auf dem Weg vom Dritten in das Vierte Alter gibt es Not; doch dort liegen auch Chancen. Und diese Chancen zu nutzen, verlangt zunächst mehr Forschung. Andernfalls siegt künftig die Not – und dann sind alle, Alt und Jung, die Verlierer.

Prof. Dr. Dr. h. c. mult. Paul B. BALTES († Nov. 2006)
Max-Planck-Institut für Bildungsforschung Berlin

Autonomie am Lebensende – zum Stand der gegenwärtigen Diskussion um die Patientenverfügungen aus rechtlicher Sicht

Ulrich BECKER und Luise LAUERER (München)

Zusammenfassung

Will man überhaupt Patientenverfügungen, die auf den Abbruch von lebenserhaltenden Behandlungsmaßnahmen gerichtet sind, für rechtlich beachtlich halten, bedürfen diese dringend der gesetzlichen Regelung. Eine solche Regelung kann Rechtssicherheit *im Verfahren* herstellen und damit die Adressaten der Patientenverfügung in ihrem Handeln absichern – auch wenn *inhaltlich* Unsicherheiten bestehen bleiben.

Abstract

Advance directives focusing on the termination of life-sustaining therapies can only be deemed legally significant if they are subject to statutory regulation. This may provide legal certainty regarding the procedure and hence back the persons for their actions to whom the advance directive is addressed – even if uncertainties will remain in content.

1. Problemlagen

Äußert ein Mensch den Wunsch, sterben zu dürfen, löst das auch rechtliche Fragen aus: Einerseits, inwieweit dem Wunsch nach dem derzeitigen Stand der Rechtsprechung Rechnung getragen werden kann, ohne strafrechtliche Folgen auszulösen; andererseits, ob dem Wunsch gefolgt werden muss. Besondere Schwierigkeiten ergeben sich, wenn der Wunsch zu sterben aktuell nicht mehr ausgedrückt werden kann. Wie ist dann der Wille eines Patienten zu ermitteln? Kann er in einem früheren Zustand der Einsichtsfähigkeit festgelegt werden, und ist eine schriftliche Fixierung, die als Patientenverfügung bezeichnet wird, bindend?

Weil Patientenverfügungen mehr Sicherheit bei der Beurteilung der angesprochenen Fragen versprechen, wird schon seit langer Zeit deren gesetzliche Regelung diskutiert. Zu klären wären dabei zunächst deren Bedeutung und Reichweite. Soll sich der Wunsch zu sterben auf alle Phasen einer Krankheit beziehen können? Soll die Patientenverfügung für den Betreuer, den Arzt oder auch eine Pflegeeinrichtung bindend oder nur ein Indiz für die Ermittlung des relevanten mutmaßlichen Willens sein? Zweitens, und durchaus in Abhängigkeit von den Wirkungen, ist zu klären, unter welchen Voraussetzungen eine Patientenverfügung errichtet werden kann: Müssen zum Schutz des Patienten Volljährigkeit, eine vorherige Aufklärung oder auch bestimmte formelle Anforderungen gegeben sein? Bedarf es eines besonderen Verfahrens, um den Willen des Patienten klar zu ermitteln? Ferner: Unter welchen Umständen können einmal begründete rechtliche Wirkungen von Patientenverfügungen aufrecht erhalten bleiben, bzw. wie sind diese zu ändern oder zu widerrufen? Schließlich ist zu denken an verfahrensmäßige Sicherungen, wenn die Entscheidung über lebenserhaltende Maßnahmen zu treffen ist, also in einer Situation, die als Aktualisierung eines bindend geäußerten oder auch als Ermittlung eines mutmaßlichen Willens verstanden werden kann: Welche Personen sind für die Entscheidung zuständig, wie sollen sie zusammenwirken? Wann bedarf es der Einschaltung des Vormundschaftsgerichts, und soll ein Verfahrenspfleger bestellt werden? Dabei geht es immer darum sicherzustellen, dass die Autonomie des Patienten gewahrt wird und bei einem Behandlungsabbruch nicht ökonomische Interessen im Vordergrund stehen.

Viele der Fragen lassen sich unterschiedlich beantworten, weshalb – nach intensiven gesetzgeberischen Vorarbeiten[1] – zur Zeit verschiedene Entwürfe zur parlamentarischen Beratung anstehen. Es handelt sich um den aus der Mitte des Bundestags stammenden, also fraktionsübergreifenden Entwurf für ein Drittes Gesetz zur Änderung des Betreuungsrechts (im folgenden: 3. BetreuRÄndG-E[2]), um einen Fraktionsantrag der FDP (im Folgenden: FDP-Antrag[3]), ferner um zwei weitere, mittlerweile ebenfalls in das Gesetzgebungsverfahren eingebrachte Entwürfe[4]: den Entwurf eines Gesetzes zur Verankerung der Patientenverfügung im Betreuungsrecht (im Folgenden: PatVerfG-E), der von den Abgeordneten Bosbach (CDU/CSU), Röspel (SPD), Winkler (Bündnis 90/DIE GRÜNEN) und Fricke (FDP) erarbeitet worden ist,[5] und den von den Abgeordneten Zöller (CSU), Dr. Faust (CDU), Hovermann (SPD) u. a. vorgelegten Entwurf eines Gesetzes zur Klarstellung der Verbindlichkeit von Patientenverfügungen (im Folgenden: PVVG-E)[6]. Hier kann nicht zu allen Entwürfen im Detail Stellung bezogen werden, zumal den Vorschlägen eine breit geführte Diskussion vorausgegangen ist. Die folgenden Ausführungen beschränken sich vielmehr weitgehend auf eine Bestandsaufnahme.[7] Sie beginnen mit einer kurzen Schilderung des rechtlichen Hintergrunds (Abschnitt 2.), um dann auf die Probleme bei der Ermittlung des Patientenwillens (Abschnitt 3.), die formalen und inhaltlichen Schutzvorkehrungen bei Erstellung von Patientenverfügungen (Abschnitt 4.), das Vorgehen bei der Durchsetzung des Patientenwillens im Aktualisierungsfall (Abschnitt 5.) und die Rolle weiterer Betroffener (Abschnitt 6.) einzugehen.

---

1 Vgl. den Bericht der von der Bundesjustizministerium Zypries eingesetzten interdisziplinären Arbeitsgruppe „Patientenautonomie am Lebensende" vom 10. 6. 2004 und den Zwischenbericht Patientenverfügungen der Enquete-Kommission „Ethik und Recht der modernen Medizin" des Deutschen Bundestags vom 13. 9. 2004 (*Enquete-Kommission* 2004/2005).
2 Bundestags-Drucksachen (BT-Drs.) 16/8442.
3 BT-Drs. 16/397.
4 Vgl. die Gesetzesvorschläge im Anhang.
5 Abrufbar unter: http://wobo.de/home/downloads/1ge_patientenverf._endfass_17.9.07.pdf.
6 Abrufbar unter: http://www.btprax.de/download/gesetzentwurf_zoeller.pdf.
7 Sie müssen auch zunächst auf ernsthafte rechtsvergleichende Ausführungen verzichten, beziehen aber wenigstens die jüngst in Österreich durchgeführte gesetzliche Regelung der Patientenverfügung mit ein; gemeint ist das erst zum 1. 6. 2006 in Kraft getretene Patientenverfügungs-Gesetz – PatVG (im Folgenden: öPatVG), BGBl für die Republik Österreich Teil I, Nr. 55/2006, abrufbar unter www.ris.bka.gv.at.

2. Rechtlicher Hintergrund

2.1 Entscheidungen des Bundesgerichtshofs

Die rechtliche Relevanz eines Willens zum Sterben wurde bis Ende der 1990er Jahre ausschließlich im Zusammenhang mit der Strafbarkeit desjenigen, der – in welcher Form und mit welcher Intensität auch immer – bei der Umsetzung des Willens behilflich ist, gesehen. In Abgrenzung zu § 216 Strafgesetzbuch (StGB), der die aktive Tötung auf Verlangen unter Strafe stellt,[8] sowie zur Strafbarkeit der unterlassenen Hilfeleistung in § 323c StGB[9] bildete sich eine strafrechtliche Begrifflichkeit der – straflosen – Sterbehilfe heraus, die mit „Beihilfe" zur fremden Tötungshandlung[10], „indirekter" (= auf Leidensminderung zielende Behandlung, wobei der vorzeitige Tod in Kauf genommen wird)[11] und „passiver" Sterbehilfe (= Nichteinleiten, Einstellen oder Reduktion lebenserhaltender Maßnahmen) umschrieben wird[12] und zahlreiche strafrechtsdogmatische Probleme aufwarf. Ein geschlossenes rechtliches System, das die strafrechtliche Beurteilung der unterschiedlichen Fallgruppen der Beteiligung Dritter stets sachgerecht und in sich widerspruchsfrei ermöglicht hätte, wurde jedoch von der Rechtsprechung nicht entwickelt.[13]

Bezogen auf Fälle der Selbsttötung hat der BGH am 4. 7. 1984[14] entschieden, die pflichtgemäße Entscheidung des Arztes zwischen dem ärztlichen Auftrag, jede Chance zur Rettung des Lebens seiner Patienten zu nutzen, und dem Gebot, deren Selbstbestimmungsrecht zu achten, könne sich jedenfalls dann, wenn der Patient bewusstlos sei, „nicht allein nach dessen vor Eintritt der Bewusstlosigkeit erklärten Willen richten". Zwar sei die Beachtung des Selbstbestimmungsrechts des Patienten ein wesentlicher Teil des ärztlichen Aufgabenbereichs. Das Arzt-Patienten-Verhältnis sei aber keine ausschließlich vom Willen der beiden Vertragsparteien bestimmte Beziehung. Es entspräche vielmehr ärztlichem Selbstverständnis, bei einem bewusstlosen oder sonst urteilsunfähigen Patienten die zu leistende Hilfe auf die Erhaltung des Lebens auszurichten, solange bei einem dem Tode nahen Kranken oder Verletzten Aussicht auf Besserung bestehe. In dem entschiedenen Fall wurde das Unterlassen der ärztlichen Rettungsbemühungen gleichwohl nicht als unterlassene Hilfeleistung gewertet, da ihm diese im konkreten Fall nicht zumutbar gewesen seien.[15]

---

8 Selbstmord ist zwar nicht strafbar. Die Strafbarkeit ist dagegen gegeben, wenn man für die Durchführung des Sterbewunsches auf Dritte angewiesen ist und diese die letzte todbringende Handlung vollziehen. Jüngst dazu BGH NStZ 2003, 537 ff.: Vorsatzlose aktive Sterbehilfe wegen Täuschung durch den Suizidenten. Im Fall „Pretty" differenzierte der Europäische Gerichtshof für Menschenrechte (EGMR) in seiner Entscheidung vom 29. 4. 2002, Neue Juristische Wochenschrift (NJW) 2002, S. 2851 ff., aber nicht zwischen aktiver Tötung und Beihilfe, da es in Großbritannien nach dem sogenannten „Suicide act" von 1961 verboten ist, einem Menschen beim Selbstmord zu helfen, diesen Selbstmord herbeizuführen oder den Betreffenden bei der Vorbereitung zu beraten und zu unterstützen. Damit ist die Rechtslage in Großbritannien restriktiver als in Deutschland.
9 Vgl. etwa Oberlandesgericht (OLG) München, Neue Juristische Wochenschrift (NJW) 1987, S. 2940 ff. – „Hackethal", BGHSt (Sammlung der Entscheidungen des Bundesgerichtshofs in Strafsachen) 32, 367 ff. – „Wittig".
10 Vgl. dazu OLG München, Neue Juristische Wochenschrift (NJW) 1987, S. 2940 ff.
11 Zur Straflosigkeit vgl. dazu BGHSt 42, 301 ff.
12 Vgl. DUTTGE 2006c, S. 36. Für eine differenziertere Begrifflichkeit OTTO 2006, SAHM 2005; für einen Verzicht auf die herkömmliche Begrifflichkeit auch der *Alternativ-Entwurf-Sterbebegleitung* 2005, S. 560.
13 Zur Selbsttötung BGHSt 32, 367 (371).
14 BGHSt 32, 367.
15 Diese Entscheidung ist in der Strafrechtswissenschaft nahezu einhellig abgelehnt worden, vgl. etwa BRÄNDEL 1985, SCHMITT 1984; maßvoll HERZBERG 1986.

Im sogenannten „Kemptener Fall" aus dem Jahr 1994[16] formulierte der BGH Anforderungen an die sogenannte „passive Sterbehilfe". Deren Voraussetzung soll sein, dass das Grundleiden eines Kranken nach ärztlicher Überzeugung unumkehrbar (irreversibel) ist, einen tödlichen Verlauf angenommen hat und der Tod in kurzer Zeit eintreten wird (= unmittelbare Todesnähe); hierbei handele es sich um „Hilfe *beim* Sterben".[17] Ein Behandlungsabbruch sei aber auch bei entsprechendem Patientenwillen als Ausdruck seiner allgemeinen Entscheidungsfreiheit und des Rechts auf körperliche Unversehrtheit grundsätzlich anzuerkennen; in diesem Fall seien an die Annahme eines mutmaßlichen Willens zur „Sterbehilfe *im weiteren Sinne*" (= Hilfe *zum* Sterben) aber erhöhte Anforderungen im Vergleich zur Sterbehilfe „im eigentlichen Sinn" zu stellen.[18] Hierbei seien frühere mündliche oder schriftliche Äußerungen des Kranken ebenso zu berücksichtigen wie seine religiöse Überzeugung, seine sonstigen persönlichen Wertvorstellungen, seine altersbedingte Lebenserwartung oder das Erleiden von Schmerzen. Ließen sich auch bei der gebotenen sorgfältigen Prüfung konkrete Umstände für die Feststellung des individuellen mutmaßlichen Willens des Kranken nicht finden, so könne und müsse auf Kriterien zurückgegriffen werden, die allgemeinen Wertvorstellungen entsprächen.[19] Im entschiedenen Fall waren die Voraussetzungen als nicht gegeben erachtet worden.[20] In diesem Urteil stieß der BGH gleichzeitig das Tor zur zivilrechtlichen Erörterung der Sterbehilfe auf, als er dem Angeklagten, der Pfleger seiner Mutter war, entgegenhielt, vor seiner Zustimmung zu dem beabsichtigten Behandlungsabbruch nicht die Genehmigung des Vormundschaftsgerichts entsprechend § 1904 BGB eingeholt zu haben.[21] Das Gericht wandte § 1904 Abs. 1 BGB analog an, da danach lediglich die *Einwilligung* des Betreuers in eine Untersuchung des Gesundheitszustands, eine Heilbehandlung oder einen ärztlichen Eingriff der Genehmigung bedarf, wenn die Gefahr besteht, dass der Betreute auf Grund der Maßnahme stirbt oder einen schweren und länger dauernden gesundheitlichen Schaden erleidet; die *Verweigerung* einer lebensverlängernden oder -erhaltenden Maßnahme ist vom Genehmigungsvorbehalt aber nicht erfasst. Nach Sinn und Zweck der Vorschrift müsse – so das Gericht – aber auch dieser Fall der alleinigen Entscheidungsbefugnis des Betreuers entzogen sein.

Diese Rechtsprechung des 1. Strafsenats aus dem Jahr 1994 hat der 12. Zivilsenat des BGH mit Beschluss vom 17. 3. 2003[22] fortgeführt und festgestellt, dass lebenserhaltende oder -verlängernde Maßnahmen insbesondere auch dann unterbleiben müssen, wenn dies dem zuvor in einer Patientenverfügung geäußerten Willen eines jetzt einwilligungsunfähigen Patienten entspricht und der Patient die Verfügung nicht widerrufen hat. Der Betreuer setze die im Voraus getroffene höchstpersönliche Entscheidung des Betroffenen um.[23] Allerdings soll die Entscheidungsmacht des Betreuers nicht deckungsgleich mit dem Selbstbestimmungsrecht des Patienten sein. Die Entscheidungsmacht des Betreuers sei als gesetzliche Vertretungsmacht an rechtliche Vorgaben gebunden. Die medizinischen Vorausset-

---

16 BGHSt *40*, 257.
17 BGHSt *40*, 257 (260).
18 BGHSt *40*, 257 (260).
19 BGHSt *40*, 257 (263).
20 Die Patientin hatte lediglich acht oder zehn Jahre vor dem maßgebenden Zeitpunkt unter dem unmittelbaren Eindruck einer Fernsehserie geäußert, dass sie „so nicht enden wolle".
21 BGHSt *40*, 257 (261 f.).
22 BGHZ (Sammlung der Entscheidungen des Bundesgerichtshofs in Zivilsachen) *154*, 205.
23 BGHZ *154*, 205 (213).

zungen, unter denen das Recht eine vom gesetzlichen Vertreter konsentierte Sterbehilfe gestattet, bänden den Arzt ebenso wie den Betreuer. Lägen die medizinischen Voraussetzungen nicht vor, sei die Sterbehilfe rechtswidrig, ob nun der gesetzliche Vertreter in sie einwillige oder nicht.[24]

Der BGH hat in diesem Urteil am Erfordernis des „tödlich irreversiblen Verlaufs des Grundleidens" als medizinische Voraussetzung für eine zulässige Sterbehilfe festgehalten.[25] Konsequent ist das aber nicht: Denn bei Fortführung der strafrechtlichen Rechtsprechung zur notwendigen Einwilligung bei ärztlichen Heileingriffen müsste der Wille zur Verweigerung lebenserhaltender Maßnahmen oder zu dessen Abbruch in jeder Lebensphase berücksichtigt werden. Warum das bei einem durch den Betreuer vermittelten Willen des Patienten anders sein soll, bedürfte zumindest einer nachvollziehbaren Begründung.[26] Ebenso festgehalten hat das Gericht an der Relevanz des mutmaßlichen Willens und den allgemeinen Wertvorstellungen als Entscheidungsmaßstab. Richtschnur soll „ein dem objektiv zu mutmaßenden Willen des Betroffenen angenähertes Verständnis des Wohls des Betroffenen" sein, „das einerseits eine ärztlich für sinnvoll erachtete lebenserhaltende Behandlung gebietet, andererseits aber nicht jede medizinisch-technisch mögliche Maßnahme verlangt".[27] Mit diesem Urteil wurde darüber hinaus die Entscheidungszuständigkeit des Vormundschaftsgerichts, nunmehr im Wege richterlicher Rechtsfortbildung, bestätigt.[28]

Was – wie von der Rechtsprechung gefordert – ein irreversibel tödlicher Verlauf des Grundleidens eines Betroffenen ist, bleibt zudem unklar. Zwar muss eine unmittelbare Todesnähe nicht gegeben sein, der Sterbeprozess also noch nicht eingesetzt haben;[29] inwieweit aber der Tod absehbar sein muss, ist offen. Nicht nur die medizinische Wissenschaft steht hier vor definitorischen und prognostischen Schwierigkeiten,[30] sondern auch die Rechtsprechung. Umstritten ist insbesondere, ob und ab welchem Stadium Fälle von Wachkoma oder Alzheimer erfasst werden, bei denen die körperlichen Funktionen stabil sind und ein Weiterleben bei künstlicher Ernährung unter Umständen noch jahrelang möglich ist.[31] Das Landesgericht (LG) Essen hat etwa in einer Entscheidung vom 29. 11. 2007[32] trotz ärztlicher Gutachten, die nach einer Hirnblutung bei eigenständiger Atmung einen stabilen Zustand

---

24 BGHZ *154*, 205 (215).
25 Vgl. BGHZ *154*, 226 f. In der Literatur wird dem XII. Zivilsenat zwar insoweit eine „Fehlinterpretation" des Kemptener Urteils vorgeworfen, vgl. etwa VERREL 2006, S. C 42; HÖFLING und RIXEN 2003, S. 891, 894; SALIGER 2004, S. 240; HOLZHAUER 2003, S. 42. Dies ist jedoch nicht nachzuvollziehen. So auch DUTTGE 2008, S.194, FN 687.
26 WAGENITZ – seinerzeit Berichterstatter für BGHZ *154*, 205 – rechtfertigt das objektive Kriterium damit, dass wegen des fehlenden aktuellen Willens des Patienten anderenfalls einem Dritten (dem Arzt, dem Pflegepersonal, dem Betreuer) eine objektive Fremdschädigung abverlangt würde (WAGENITZ 2007, S. 34). Die Patientenverfügung würde, indem sie den Dritten in die Pflicht nimmt, zugleich zur Fremdbestimmung über Dritte. Das ist nicht überzeugend: Denn die Dritten werden zu nicht mehr verpflichtet, als sich an den Willen des Patienten zu halten. Eingängiger wäre das Argument, dass mit dem Verzicht auf einen irreversibel tödlichen Krankheitsverlauf die Gefahr bestünde, wegen der verbleibenden Unsicherheiten ungerechtfertigt ein Leben zu beenden.
27 BGHZ *154*, 219.
28 BGHZ *154*, 205 (221 ff.).
29 Vgl. BGHSt *40*, 257 (260), wonach bei Einsetzen des Sterbevorgangs nur Hilfe *beim* Sterben vorliegt. Bei der Hilfe *zum* Sterben müsse der Sterbevorgang dagegen noch nicht eingesetzt haben. Zur zivilrechtlichen Entscheidung des BGH vgl. insoweit BÜHLER und STOLZ 2003, S. 1623.
30 Vgl. KUTZER 2003, S. 213.
31 Vgl. dazu HÖFLING und RIXEN 2003, S. 887.
32 Neue Juristische Wochenschrift (NJW) 2008, S. 1170 ff.

(wenn auch ohne Aussicht auf gesundheitliche Besserung) bescheinigt haben, den Abbruch der künstlichen Ernährung über die PEG-Sonde vormundschaftlich genehmigt, weil die Patientin in ihrer Patientenverfügung erklärt hatte, dass sie lebensverlängernde Maßnahmen nicht wünsche, wenn ein für sie erträgliches und umweltbezogenes Leben mit eigener Persönlichkeitsgestaltung nicht mehr möglich sei. Eine Einstufung des (allerdings widersprüchlichen)[33] ärztlichen Befunds als „tödlich irreversibler Verlauf des Grundleidens" ist unterblieben. Ausdrücklich hat das Gericht ausgeführt, dass eine unmittelbare Todesnähe nicht gegeben sein müsse.[34] Gerade an diesem Kriterium entzünden sich die rechtspolitischen Diskussionen.[35] So hat denn auch der frühere Vorsitzende des 3. Strafsenats des Bundesgerichtshofs ausgeführt, dass die vom Bundesgerichtshof nicht eindeutig entschiedene Frage, wann eine irreversible tödliche Erkrankung vorliegt, die bei einem ausdrücklich vorweg erklärten oder mutmaßlichen Willen den Verzicht auf lebenserhaltende Maßnahmen zulässt, im Interesse der Rechtssicherheit für die Beteiligten der Gesetzgeber beantworten muss.[36]

2.2 Selbstbestimmung und Lebensschutz im Verfassungsrecht

Sowohl für das Selbstbestimmungsrecht des Patienten als auch für die Weiterbehandlung streiten maßgebliche Verfassungsgüter. Eine Berufung auf die Menschenwürde führt allerdings unmittelbar nicht weiter. Das Bundesverfassungsgericht (BVerfG) betont als Leitbild das sowohl „eigenverantwortliche, aber auch sozial gebundene Individuum"[37], ein Bild, das die Bildung eines eigenen und verbindlichen Willens ebenso wie Mitmenschlichkeit und Solidarität einschließt,[38] so dass die Selbstbestimmung zwar in der Menschenwürde wurzelt, diese sich darin aber nicht erschöpft.[39] Das Selbstbestimmungsrecht wird durch das Vorliegen einer Krankheit oder Gebrechlichkeit nicht gemindert,[40] wie auch die Menschenwürde nicht schon durch das Erdulden von Leid und Schmerz berührt wird.[41]

---

33 Die Amtsärztin hatte hier Folgendes bescheinigt (Hervorhebungen durch Verfasser): „Wenngleich die lebensunterhaltenden Herz-Kreislauffunktionen stabil sind und diesbezüglich eine zunehmende Verschlechterung mit der Folge des baldigen Eintritts des Todes nicht zu erwarten ist, ist der irreversible Ausfall der Hirnfunktionen durch die Hirnblutung als *Eintreten in den Sterbeprozess* zu werten." Das Amtsgericht stellte daraufhin fest, dass das Gutachten widersprüchlich sei, da einerseits die Herz-Kreislauffunktion stabil sei, andererseits ein Eintreten in den Sterbeprozess vorliegen soll. Auch in der ergänzenden Stellungnahme wurde bestätigt, dass „sich Frau C. in einem durch ihren unzureichend behandelbaren Diabetes mit Entgleisungen *in einem Sterbeprozess* [befindet], wobei allerdings das Merkmal der unmittelbaren Todesnähe nicht gegeben ist. [...] Bei der Grunderkrankung ist davon auszugehen, daß *eher ein plötzliches Ereignis zum Ableben führt als ein kalkulierbarer absehbarer Prozeß*."
34 Neue Juristische Wochenschrift (NJW) 2008, S. 1172.
35 So wurde etwa für Rechtmäßigkeit der passiven Sterbehilfe nur ab Eintritt in die nahe Sterbephase plädiert (Wunder 2002, S. 169) bzw. für eine Bindungswirkung von Entscheidungen nur für das Terminalstadium (vgl. noch Duttge 2004, S. 37).
36 Kutzer 2005, S. 257 ff.
37 Entscheidungen des Bundesverfassungsgerichts (BVerfGE) *4*, 7 (15); ausführlich Becker 1996.
38 So auch Hufen 2004, S. 317.
39 Vgl. Gern 1983, 1588 ff.
40 BVerfGE *52*, 131 (173 f.).
41 Vgl. Ingelfinger 2005, S. 39: „Das Menschenleben ist unabhängig vom physischen und psychischen Zustand seines Trägers immer und ausnahmslos ein Rechtsgut und damit stets etwas Wertvolles. Ein solches Prinzip, das im Bekenntnis zur Menschenwürde zum Ausdruck kommt [...]." Anders wohl Hufen 2001, S. 855 f.: „Erreicht der Zustand des Leidens den Grad buchstäblicher Menschenunwürdigkeit [...], dann geht die Menschenwürde vor [...]."

Das Recht, selbst über das Weiterleben entscheiden zu dürfen, ist auch nicht als negative Ausprägung des Rechts auf Leben anzusehen.[42] Es folgt vielmehr aus der allgemeinen Handlungsfreiheit (Art. 2 Abs. 1 GG) und zumindest mittelbar aus dem Recht auf körperliche Unversehrtheit (Art. 2 Abs. 2 Satz 1 GG). Auf der anderen Seite steht dagegen eine Schutzpflicht des Staates, damit das Recht auf Leben (Art. 2 Abs. 2 Satz 1 GG) in all seinen Phasen praktisch auch wirksam ist.[43] Soweit es der Vermeidung größeren persönlichen Schadens dient, hat das BVerfG deshalb etwa gesetzlich vorgesehene Eingriffe in das allgemeine Persönlichkeitsrecht als verfassungskonform angesehen.[44] Ob einem der genannten Rechtsgüter ein Vorrang zukommt, ist mehr als fraglich[45] – auch wenn sowohl für die eine wie die andere Seite immer wieder allgemeine Grundsätze ins Feld geführt werden wie „in dubio pro dignitate"[46] oder umgekehrt, mit dem Hinweis, das Leben eines Menschen stehe in der Wertordnung des Grundgesetzes (GG) an oberster Stelle der zu schützenden Rechtsgüter,[47] „in dubio pro vita"[48]. Wie schwierig daraus Folgerungen abzuleiten sind, zeigt, dass einerseits die Selbstgefährdung und nach verbreiteter Ansicht auch die Selbsttötung durch die allgemeine Handlungsfreiheit geschützt werden,[49] dementsprechend zum Teil explizit ein Recht zur Selbsttötung anerkannt wird,[50] dies aber nach wie vor nicht nur rechtliche Einwände provoziert,[51] sondern eine Selbsttötung in der Regel auch polizeirechtlich unterbunden wird.[52]

Im Kern geht es bei den Patientenverfügungen ohnehin weniger um die Gewichtung abstrakter Verfassungsgüter[53] als um die rechtliche Bewältigung von Unsicherheit. Man könnte auch sagen: Es geht um die Bedingtheit der Willenserklärung durch die in Bezug genommenen Lebensumstände und um die Veränderung dieser Umstände in der Zeit. Selbst wenn nämlich ein Recht auf Nichtbehandlung[54] besteht: Setzt dessen Geltendmachung nicht voraus, dass der Erklärende, angesichts der gravierenden Folgen seiner Erklärung, in der konkreten Erklärungssituation eine Bewertung und eine Folgenabschätzung vornehmen kann? Wenn nicht: Unter welchen Voraussetzungen kann man sicher sein, dass der Patient das im Zustand der Gesundheit Geäußerte noch gegen sich gelten lassen will, wenn er be-

---

42 So aber FINK 1992, S. 72 ff.
43 Vgl. zur Schutzpflichtenlehre BVerfGE *39*, 1 (41 f.) – Fristenlösung, ausführlich dazu HILLGRUBER 1992, S. 142 ff.
44 BVerfGE *60*, 123 (132) – zweite Transsexuellen-Entscheidung.
45 So aber BGHSt *342*, 301 (305): „[…] die Ermöglichung eines Todes in Würde und Schmerzfreiheit gemäß dem erklärten oder mutmaßlichen Patientenwillen ein *höherwertiges Rechtsgut* [sei] als die Aussicht, unter schwersten, insbesondere sog. Vernichtungsschmerzen noch kurze Zeit länger leben zu müssen"; ablehnend DUTTGE 2006c, S. 53 ff. Vgl. auch STERN 2006, S. 44.
46 LIPP 2006, S. 108; HUFEN 2001, S. 849.
47 BGHSt *46*, 279.
48 So der Nationale Ethikrat, Stellungnahme „Patientenverfügung", S. 15; ebenso SPICKHOFF 2007, S. 2048; HÖFLING und RIXEN 2003, S. 894; STORR 2002, S. 436; JOECKS 2001, S. 299.
49 Vgl. STERN 2006, S. 148–149; HILLGRUBER 2006, S. 73.
50 So etwa HERDEGEN in MAUNZ und DÜRIG 2007, Art. 1 RdNr. 85; HILLGRUBER 1992, S. 83 f.
51 Vgl. zur Rechtswidrigkeit der Selbsttötung BGHSt *46*, 279 (285 f.), der eine darauf gerichtete Entscheidung zwar straflos stellt, aber mit einem Unwerturteil versieht; ablehnende Anmerkung in DUTTGE 2001, 546 ff.
52 Auf der Grundlage der entsprechenden Sicherheits- und Polizeigesetze der Länder.
53 Vgl. auch STARCK in VON MANGOLDT et al. 2005, Art. 2 Abs. 2 RdNr. 237. Anderes gilt auch dann nicht, wenn jeder Wunsch, das Leben nicht fortsetzen zu wollen, von vornherein für rechtlich unbeachtlich gehalten wird, denn dann ist für eine Abwägung gar kein Raum.
54 Vgl. BGHSt *11*, 111 (114): „Denn ein selbst lebensgefährlich Kranker kann triftige und sowohl menschlich wie sittlich achtenswerte Gründe haben, eine Operation abzulehnen, auch wenn er durch sie und nur durch sie von seinem Leiden befreit werden könnte." Gegen eine Berufung auf das Selbstbestimmungsrecht aber bei Fehlen solcher Gründe KUCHENBAUER 2007, S. 102.

handlungsbedürftig geworden ist?⁵⁵ Zu sagen, es sei „das Risiko des Patienten, wenn sich die Achtung seines Selbstbestimmungsrechts zu seinen Lasten auswirke",⁵⁶ verkennt das Problem und ist zur Beantwortung dieser Frage nicht genügend.

3. Die Ermittlung des Patientenwillens

3.1 Die Patientenverfügung und der mutmaßliche Wille als Kriterien

Eine Patientenverfügung ist eine in die Zukunft gerichtete Willensbekundung. In ihr wird in der Regel festgelegt, dass in einer bestimmten Situation medizinische und begleitende Maßnahmen nicht ergriffen werden sollen.⁵⁷ Diese Festlegung ist als vorweggenommene Entscheidung gedacht, denn sie entfaltet vor allem dann Bedeutung, wenn in der genannten Situation keine Einwilligungsfähigkeit mehr besteht. Der früher verwendete Begriff „Patiententestament"⁵⁸ ist weitgehend nicht mehr gebräuchlich, wenn auch die Patientenverfügung weder eine Verfügung noch eine Willenserklärung im technischen Sinn ist, weil sie weder unmittelbar auf ein Recht einwirkt noch auf rechtsgeschäftliches Handeln zielt.⁵⁹ Nach den Legaldefinitionen, die in den Gesetzentwürfen⁶⁰ vorgesehen sind,⁶¹ kann die Patientenverfügung sowohl positiv im Sinne einer Einwilligung als auch negativ im Sinne einer Verweigerung bestimmter medizinischer Maßnahmen gefasst werden. Eine Forderung nach bestimmten ärztlichen Maßnahmen, die nicht medizinisch indiziert sind, kann sie hingegen nicht begründen.⁶² Liegt eine Patientenverfügung in der Entscheidungssituation nicht vor, muss bei einwilligungsunfähigen – etwa bewusstlosen – Menschen der mutmaßliche Willen ermittelt werden.

Soweit dabei zwischen einem „subjektiv-mutmaßlichen" und einem „objektiv zu mutmaßenden" Willen unterschieden wird,⁶³ soll das aber nur zum Ausdruck bringen, dass der eine zu ermittelnde Wille nach subjektiven oder objektiven Kriterien bestimmt werden kann.⁶⁴ Die Rechtsprechung kombiniert in gewisser Weise beide Ansätze, indem sie zwar dem subjektiven Willen den Vorrang einräumt, aber bei fehlenden Anhaltspunkten für dessen Ermittlung auf objektive Kriterien zurückgreift.⁶⁵ Von Kritikern wird der letztgenannte Schritt als problematisch empfunden, weil er als unvereinbar mit der selbst bestimmten Ent-

---

55 Vgl. etwa MdB Katrin GÖRING-ECKARDT im Rahmen der ersten Beratung des 3. BetreuRÄndG am 26. 6. 2008, Plenarprotokoll-Nr. 16/172, S. 18271 D, abrufbar unter http://dip21.bundestag.de/dip21/btp/16/16172.pdf: „Die Vorstellung, ich müsste mich im Leben immer an das halten, was ich einmal für mich beschlossen habe, erschreckt mich schon morgens beim Aufstehen." Fundiert dazu WUNDER 2008, S. 15 f.
56 So etwa SEIBERT 2003, S. 40.
57 Vgl. die Definition in Thesen III. 1. lit. a der Arbeitsgruppe „Patientenautonomie am Lebensende".
58 Vgl. dazu SCHÖLLHAMMER 1993, S. 16 f.
59 Zur Rechtsnatur vgl. NEUNER 2008, S. 114 f.; SPICKHOFF 2008, S. 40.
60 Vgl. Bibliographie im Anhang.
61 Vgl. § 1901a Abs. 1 S. 1 BGB-E (Art. 1 Nr. 2) des 3. BetreuRÄndG-E, § 1901b Abs. 1 S. 1 BGB-E (Art. 1 Nr. 2) des PatVerfG-E und des PVVG-E.
62 LIPP 2005, S. 113; LAUFS 1998, S. 3400; HEYERS 2001, S. 29 ff.
63 Vgl. HÖFLING und RIXEN 2003, S. 892: „individuell-mutmaßlicher Wille" und „objektiv zu mutmaßender Wille".
64 OTTO 2006, S. 2220, plädiert für die Bezeichnungen „gemutmaßte Einwilligung" als Feststellung des individuellen Willens auf Grund von Indizien und „mutmaßliche Einwilligung" als Ermittlung des hypothetischen Willens nach objektiven Kriterien.
65 Vgl. oben FN 19, FN 27.

scheidung des Patienten angesehen wird.[66] Es wird auf die „Gefahr (hingewiesen), dass Arzt, Angehörige oder Betreuer unabhängig vom Willen des entscheidungsunfähigen Kranken, nach eigenen Maßstäben und Vorstellungen das von ihnen als sinnlos, lebensunwert oder unnütz angesehene Dasein des Patienten beenden".[67] Diese Furcht ist sicher nicht ganz unbegründet: So sollen in den Niederlanden – die allerdings im Gegensatz zu Deutschland eine aktive Sterbehilfe erlaubt – manche Menschen bereits einen Pass, eine sogenannte „CredoCard", mit sich führen, in dem sie erklären, dass sie im Ernstfall unbedingt intensiv und unter Einsatz aller Mittel behandelt werden möchten.[68] Dennoch hat der 66. Deutsche Juristentag in Stuttgart 2006 alle Anträge abgelehnt, die Einschränkungen bei der Ermittlung des mutmaßlichen Willens formulierten. Grundlage eines mutmaßlichen Willens sollen danach nicht nur Äußerungen der betreffenden Person selbst sein, vielmehr sollen auch objektive gesellschaftliche Wertvorstellungen bei der Ermittlung eines mutmaßlichen Patientenwillens herangezogen werden können.[69] Richtig erscheint, allein auf die subjektiven Vorstellungen des Patienten abzustellen und bei deren Ermittlung neben explizit zu medizinischen Behandlungen geäußerten Wünschen auch Äußerungen Dritter einzubeziehen, um in Erfahrung zu bringen, wie der Betroffene entscheiden würde, wenn er dazu noch in der Lage wäre; fehlt es an ausreichenden Anhaltspunkten, sollte nicht allgemein auf objektive Kriterien zurückgegriffen werden, sondern dem Lebensschutz Vorrang gebühren.

3.2 Zur Frage der Bindungswirkung

Aber auch wenn es eine Patientenverfügung gibt, ist die Ermittlung eines mutmaßlichen Willens nicht ohne Relevanz. Einer antizipierten Willensbekundung ist inhärent, dass zwischen der Formulierung und der Entscheidungssituation ein mehr oder minder erheblicher Zeitraum liegt – in dem sich objektive Umstände, insbesondere die Betreuungssituation und die medizinische Technik betreffende, ebenso wie subjektive Einschätzungen ändern können. Das kann zu einem Sinneswandel führen. Und schon deshalb stellt sich die Frage, ob der Betreuer oder der behandelnde Arzt an eine Patientenverfügung unter allen Umständen gebunden ist. Zumal „ein grundlegender Unterschied besteht, ob Menschen in gesunden Tagen und ohne die Erfahrung einer ernsthaften Erkrankung eine Verfügung treffen oder ob sie in der existentiellen Betroffenheit durch eine schwere unheilbare Krankheit gefordert sind, über die (Weiter-)Behandlung zu entscheiden".[70] Die generalisierende Annahme, der antizipierte Wille sei bei einer Patientenverfügung im Gegensatz zum Suizid mangels echter Alternativen sicherer als der aktuelle,[71] ist kaum haltbar: So wie ein Suizident lernen kann, mit einer Krankheit oder einem Schicksalsschlag zu leben und sein Leben gleichwohl als lebenswert zu empfinden, kann auch für den Patienten in der Situation, in der die Patientenverfügung ihre Wirksamkeit entfalten soll, der Einsatz alternativmedizinischer Maßnah-

---

66 Zum Beispiel DÖRNER 1996, S. 95; LAUFS 1998, S. 3399; DUTTGE 2006a, S. 53 ff.; KUTZER 2002, S. 167; HÖFLING und RIXEN 2003, S. 892 f.; WAGENITZ 2005, S. 672. Dagegen LIPP 2006, S. 85, der entsprechend der Regelung in § 1901 Abs. 2 BGB das vom Patienten her zu bestimmende subjektive Wohl dem mutmaßlichen Willen gleichstellt – allerdings insofern in Abweichung von der Rechtsprechung des BGH.
67 So BGHSt 40, 257 (260 f.).
68 Vgl. ODUNCU 2005, S. 445.
69 Abteilung C, Beschluss II. 4. lit. b und c. Kritisch dazu SCHUMANN 2006, S. 139.
70 Bundesärztekammer 2008, S. 19. Zur Stabilität von Behandlungswünschen im Zeitverlauf aus empirisch-medizinischer Sicht vgl. SAHM 2005, S. 51: „Wer krank ist, urteilt anders."
71 SCHÖLLHAMMER 1993, S. 111.

men, wie etwa künstlicher Beatmung, eine bessere Alternative sein als der unmittelbar bevorstehende Tod.

Dennoch reicht die Palette der vertretenen Meinungen zur Bindungswirkung einer Patientenverfügung von einem bloßen Anhaltspunkt bei der Ermittlung des Willens,[72] dem je nach zeitlichem Zusammenhang zur aktuellen Situation und Genauigkeit, mal mehr, mal weniger Gewicht zukommt,[73] bis hin zu einer strikten Bindungswirkung.[74]

Die vorliegenden Entwürfe gehen in dieser zentralen Frage vom gleichen Ausgangspunkt aus: von einer Bindung,[75] deren Wirkung unter bestimmten Umständen aber abgeschwächt oder ausgeschlossen sein kann. Die Gesetzentwürfe orientieren sich dabei an der Rechtsprechung des BGH, der sich in seiner Entscheidung von 2003[76] zur Bindungswirkung der Patientenverfügung wie folgt geäußert hat: Liege eine Willensäußerung vor, so binde sie als Ausdruck des fortwirkenden Selbstbestimmungsrechts, aber auch der Selbstverantwortung des Betroffenen den Betreuer. Diese Willensbekundung des Betroffenen für und gegen bestimmte medizinische Maßnahmen dürfe deshalb vom Betreuer nicht durch einen Rückgriff auf den mutmaßlichen Willen des Betroffenen korrigiert werden,[77] es sei denn, dass der Betroffene sich von seiner früheren Verfügung mit erkennbarem Widerrufswillen distanziert oder die Sachlage sich nachträglich so erheblich geändert habe, dass die frühere selbstverantwortlich getroffene Entscheidung die aktuelle Sachlage nicht umfasst.[78]

Einigkeit besteht auch insofern, als die Bindungswirkung nicht je nach „Vernünftigkeit" des Inhalts differenziert werden kann. Grundsätzlich gilt, dass die Frage, ob die Entscheidung des eigenverantwortlichen Patienten aus der Sicht des Arztes vernünftig oder unvernünftig ist, kein Maßstab für die Gültigkeit oder Ungültigkeit der Entscheidung des Patienten ist. Denn es darf sich niemand zum Richter in der Frage aufwerfen, unter welchen Umständen ein anderer vernünftigerweise bereit sein sollte, seine körperliche Unversehrtheit zu opfern, um dadurch wieder gesund zu werden.[79] Bereits das Reichsgericht kam zu dem Schluss, dass bei einem Widerstreit zwischen dem Wohl und dem Willen des Patienten der Satz „Voluntas aegroti suprema lex" zu gelten habe.[80] Der Patient kann eine Behandlung

---

72 SCHREIBER 1999, S. 782; DEUTSCH 1979, S. 1909.
73 Vgl. etwa STACKMANN 2003, S. 1568.
74 BERGER 2000, S. 801; UHLENBRUCK 1997, S. 308 ff.
75 Vgl. § 1901 b Abs. 1 BGB-E (Art. 1 Nr. 4) des PatVerfG-E mit Begründung S. 23: „[...] bindet [...] den Betreuer", § 1901b Abs. 1 BGB-E (Art. 1 Nr. 2) des PVVG-E mit Begründung S. 17: „ [...] bleiben für die handelnden Personen somit auch bei Eintritt der Einwilligungsunfähigkeit unmittelbar verbindlich"; § 1901a Abs. 1 BGB-E (Art. 1 Nr. 2) des 3. BetreuRÄndG mit Begründung S. 11, Nr. 4a: „Der Entwurf schließt sich der Auffassung des Bundesgerichtshofs zur Verbindlichkeit einer Patientenverfügung an." Auch der FDP-Antrag ist für einen Gesetzentwurf, der die Patientenverfügung mit Bindungswirkung ausstattet, vgl. Abschn. II lit. a Nr. 2.
76 BGHZ *154*, 205 (216 ff.).
77 Einen „mutmaßlichen Widerruf" ablehnend auch STRÄTLING et al. 2003, S. 291; dagegen VOSSLER 2002, S. 295. Für einen entgegenstehenden mutmaßlichen Willen ist aber schon dann kein Raum mehr, wenn der frühere Wille nicht mehr mit der aktuellen Sachlage übereinstimmt und deshalb die frühere Willensäußerung keine Geltung mehr beanspruchen kann.
78 Ob sich die Änderung der Sachlage lediglich auf den medizinischen Bereich bezieht, hat das Gericht offengelassen. Denkbar ist aber auch eine Veränderung der Lebensumstände: Im von SPICKHOFF 2008, S. 41, geschilderten Fall ging es um eine 22-jährige verunfallte Mutter eines einjährigen Kindes, die sich intensivmedizinische Maßnahmen in einer vier Jahre zuvor – also vor der Geburt des Kindes – unterzeichneten Patientenverfügung verboten hatte (und sie dennoch erhielt).
79 Vgl. BGHSt *11*, 111 (114).
80 Sammlung der Entscheidungen des Reichsgerichts in Zivilsachen (RGZ) *181*, 439, 355.

somit auch dann verweigern, wenn sie seine zum Tode führende Krankheit besiegen könnte.[81] Allerdings wird eine Bindungswirkung etwa in dem Fall, dass eine lebensnotwendige Operation abgelehnt wird, weil der Betroffene der Auffassung ist, man wolle ihn durch die Operation ermorden,[82] bereits wegen Irrtums ausgeschlossen sein – ebenso wie in anderen die Wirksamkeit einer Patientenverfügung ausschließenden Fällen wie Zwang oder Täuschung.

3.3 Ausreichende Genauigkeit

Der Bindungswirkung einer Patientenverfügung kann in jedem Fall entgegenstehen, dass diese zu wenig konkret formuliert ist.[83] So fordert das österreichische Patientenverfügungs-Gesetz (im Folgenden: öPatVG[84]) für eine Verbindlichkeit der Patientenverfügung ausdrücklich, dass die medizinischen Behandlungen, die Gegenstand der Ablehnung sind, konkret beschrieben sind oder eindeutig aus dem Gesamtzusammenhang der Verfügung hervorgehen. Der Verfügung muss somit immer eine Einschätzung zukünftiger Krankheitszustände und -verläufe zugrunde liegen. Diese unterliegt aber vielen Unsicherheiten, insbesondere bezogen auf die medizinischen Behandlungsmöglichkeiten, aber auch auf konkrete Behandlungsalternativen.[85] Dann bleibt die Möglichkeit, die Verfügung entweder sehr weit oder sehr eng zu fassen.[86] Die erste Alternative führt zu Zweifeln, weil es an einer ausreichenden Bestimmtheit fehlt. Die zweite hat oft eine statische und formalistische Fassung zur Folge, die, sofern man daraus nicht ohnehin ihre Untauglichkeit ableitet,[87] zumindest nicht die Schwierigkeit und Komplexität der Entscheidungen am Lebensende zum Ausdruck bringen kann.

Ungeachtet dieser Kritik sollen nach der Begründung zum 3. BetreuRÄndG-E Äußerungen, die keine hinreichend konkrete Behandlungsentscheidung in einer bestimmten Krankheitssituation enthalten, zwar keine Bindungswirkung, aber als Indiz bei der vom Betreuer oder vom Bevollmächtigten vorzunehmenden Prüfung des mutmaßlichen Willens einbezogen werden.[88] Auch nach dem PVVG-E sollen über eine Auslegung gemäß § 133 BGB[89] diejenigen Fälle gelöst werden, in denen die Patientenverfügung die eingetretene Situation nicht oder nicht hinreichend konkret beschreibt.[90] Richtig ist an beiden Ansätzen,

---

81 Zu den Ausnahmen des „Rechts auf Krankheit" bei Soldaten und Strafgefangenen vgl. JOECKS 2001, S. 288 f.
82 Vgl. BT-Drs. 11/4528, S. 72.
83 Etwa „keine lebensverlängernden Maßnahmen", „keine intensivmedizinische Behandlung", „keine Antibiotika". Vgl. etwa den Fall, der dem AG Siegen im Beschluss vom 28. 9. 2007, Zeitschrift für Rechtsfragen in der stationären und ambulanten Pflege (PflR 2008), 183 ff., zugrunde lag. Die Patientenverfügung, die der behandelnde Arzt niedergeschrieben hatte, lautete: „Frau C erklärt hiermit bei guter körperlicher und geistiger Verfassung, dass sie im Falle einer ernsthaften, lebensbedrohlichen Erkrankung, keine lebensverlängernden Maßnahmen (wie z. B. parenterale Ernährung, maschinelle Beatmung etc.) haben möchte." Kritisch zu den gängigen Vordrucken ODUNCU 2007, S. 60. Für eine Bindungswirkung auch ohne Bezugnahme auf konkrete Behandlungssituationen in der Zukunft dagegen DIEDERICHSEN, Einführung vor § 1896 RdNr. 9, in PALANDT 2008.
84 Vgl. dazu bereits oben, FN 7.
85 Zur darauf bezogenen Unentschlossenheit und Unentschiedenheit SAHM 2005, S. 50.
86 Zum Teil wird aber jede Formulierung als unbefriedigende Scheinlösung abgelehnt, siehe DUTTGE 2008, S. 194.
87 Vgl. DUTTGE 2008, S. 194.
88 Zu § 1901a Abs. 2 BGB-E, S. 15.
89 Hingegen ist der gleichfalls erwähnte § 157 BGB nicht relevant, weil es – wie auch bei einem Testament – hier nicht auf einen Verkehrsschutz ankommen kann.
90 PVVG-E, S. 18.

dass eine Patientenverfügung immer zumindest eine Indizwirkung für den aktuell zu bildenden Willen besitzt, die aber umso schwächer ist, je ungenauer in ihr die Entscheidungssituation vorweggenommen wird.[91] Dies berücksichtigt auch das öPatVG, als eine Patientenverfügung, die die Anforderungen an die Bestimmtheit nicht erfüllt, dennoch für die Ermittlung des Patientenwillens beachtlich ist.[92]

3.4 Änderung der Sachlage

Nach Erstellung der Patientenverfügung eingetretene Umstände können deren Bindungswirkung relativieren oder ausschließen. Das hat der BGH, wie bereits erwähnt,[93] ausdrücklich hervorgehoben. Auch nach der Stellungnahme des 66. Deutschen Juristentages sollen Patientenverfügung nicht verbindlich sein, wenn der Patient bei der Abfassung spätere medizinische Entwicklungen, vor allem *neue therapeutische Möglichkeiten*, nicht berücksichtigen konnte, bei deren Kenntnis er „bei sorgfältiger Ermittlung seines mutmaßlichen Willens" eine andere Entscheidung getroffen hätte.[94] Offensichtlich eröffnet sich hier ein Beurteilungsspielraum, der die Bindungswirkung wieder grundsätzlich in Frage stellen kann, zumal wenn, wie der 66. Deutschen Juristentag vorschlägt, eine vorherige verbindliche ärztliche Aufklärung nicht vonnöten sein soll. Die Bioethik-Kommission Rheinland-Pfalz ist dagegen davon ausgegangen, dass eine Patientenverfügung dann ihre Wirksamkeit verlieren soll, wenn die vorausgesetzten Umstände sich so geändert haben, dass die frühere selbstverantwortlich getroffene Entscheidung die aktuelle Situation nicht mehr umfasst.[95] Auch das öPatVG verzichtet auf den wertenden Zusatz: Hiernach wird die Patientenverfügung bereits dann unwirksam, wenn der Stand der medizinischen Wissenschaft sich im Hinblick auf den Inhalt der Patientenverfügung seit ihrer Errichtung wesentlich geändert hat.[96]

Bis auf den PatVerfGE-E[97] verzichten die aktuellen Gesetzentwürfe sowie der FDP-Antrag auf die ausdrückliche Anordnung einer Unwirksamkeit der Patientenverfügung in den genannten Fällen. Nach dem 3. BetreuRÄndG-E soll aber der Betreuer *prüfen*, ob die Festlegungen des Patienten auf die aktuelle Lebens- und Behandlungssituation zutreffen;[98] diese Prüfung soll alle Gesichtspunkte umfassen, die sich aus der aktuellen Lebens- und Behandlungssituation des Betroffenen ergeben.[99] Nach dem PVVG-E sollen dagegen – ebenfalls im Rahmen der Anwendung des Rechtsgedankens des § 133 BGB[100] – Begleitumstände zu berücksichtigen sein, die auf einer fehlerhaften Einschätzung und Beurteilung der für die Willensbildung im Einzelfall relevanten Tatsachen beruhen, wie die Einschätzung des medizinischen und medizinisch-technischen Fortschritts, der krankheitsspezifischen medizinischen und medizinisch-technischen Möglichkeiten sowie des Krankheitsverlaufs und seiner Auswirkungen.[101]

---

91 § 4 öPatVG.
92 §§ 8, 9 öPatVG.
93 Vgl. oben 3.2.
94 Abteilung C, Beschluss II. 8. So auch § 1901 b Abs. 2 BGB-E (Art. 1 Nr. 2) des PatVerfG-E.
95 *Bioethik-Kommission Rheinland-Pfalz* 2004, S. 43.
96 § 10 Abs. 1 Nr. 3 öPatVG.
97 § 1901b Abs. 4 BGB-E (Art. 1 Nr. 4).
98 § 1901a Abs. 1 Satz 1 2. Halbsatz BGB-E (Art. 1 Nr. 2).
99 3.BetreuRÄndG-E, S. 14 rechte Spalte unten.
100 Vgl oben FN 89.
101 PVVG-E, S. 18.

3.5 Widerruf

Schließlich stellt sich das Problem der Widerrufbarkeit der Patientenverfügung. Das öPatVG etwa sieht zwar hohe Hürden für deren Errichtung vor, stellt aber in § 10 Abs. 2 keinerlei formale Anforderungen für eine nachträgliche Änderung oder Aufhebung auf. Wird dagegen eine Formfreiheit für die Errichtung vorgesehen, ist es nur konsequent, dass die Patientenverfügung jederzeit schriftlich, mündlich oder auch durch schlüssiges Verhalten abgeändert werden kann.[102] Trotzdem bleibt die spätere Änderung vielfach problematisch, nämlich dann, wenn keine Entscheidungsfähigkeit mehr gegeben ist: Sollen die „Lebensfreude" und der Lebenswille, die ein Dementer zum Ausdruck bringt, eine im entscheidungsfähigen Zustand getroffene Verfügung außer Kraft setzen können?[103] Wenn nicht, würde ein dementer Mensch selbst im Fall einer leicht zu behebenden Erkrankung trotz medizinischer Indikation an seine im gesunden Zustand getroffene Entscheidung gebunden sein. Die Gesetzentwürfe lösen das Problem entweder über den „tatsächlichen" Willen[104] oder die Anforderungen an die Genauigkeit,[105] juristisch wird ein Zurechnungsausschluss im Fall der Nicht-Identität vorgeschlagen.[106] Dagegen will die Enquete-Kommission des Deutschen Bundestages zu „Ethik und Recht der modernen Medizin" „hohe Anforderungen" an den Widerruf stellen, „damit die Prüfung nicht zum Einfallstor für fremdbestimmte Entscheidungen des Arztes oder des Betreuers oder Bevollmächtigten werden kann".[107]

3.6 Alternative Vorsorgevollmacht?

Mit einer Vorsorgevollmacht nach § 1896 Abs. 2 BGB kann der Betroffene eine oder mehrere Personen bevollmächtigen, Entscheidungen – auch hinsichtlich der Gesundheitsvorsorge und damit in Behandlungssituationen – für ihn zu treffen. Eine solche Vollmacht kann ergänzend oder anstelle einer Patientenverfügung erteilt werden. Die Bevollmächtigung wird im Hinblick auf die als starr und unflexibel angesehene Patientenverfügung als Alternative diskutiert. Als Vorteil wird dabei gesehen, dass sich Bevollmächtigte in der aktuellen Situation über die Vor- und Nachteile einer medizinischen Maßnahme aufklären lassen können.[108] Entscheidungen eines Vorsorgebevollmächtigten, bei denen die Gefahr besteht, dass der Patient stirbt oder einen schweren gesundheitlichen Schaden nimmt, unterliegen gemäß § 1904 Abs. 2 BGB allerdings aber ebenso wie die eines gesetzlichen Betreuers der Genehmigungspflicht durch das Vormundschaftsgericht.

Ob die Bevollmächtigung eines Freundes oder eines Angehörigen tatsächlich im Vergleich zur Patientenverfügung der bessere Weg ist, in einer konkreten Situation die Wünsche und Vorstellungen des Patienten zur Geltung zu bringen,[109] ist zumindest streitig.[110]

---

102 Vgl. Bericht der Arbeitsgruppe „Patientenautonomie am Lebensende", These III. 2. lit. f.
103 Vgl. die Übersicht bei der Stellungnahme des Nationalen Ethikrats, Stellungnahme „Patientenverfügung", *Nationaler Ethikrat* 2005, S. 21 ff.
104 Vgl. den FDP-Antrag, S. 3 und den 3. BetreuRÄndG-E, S. 15 linke Spalte oben.
105 3. BetreuRÄndG-E, S. 15 linke Spalte.
106 BERNAT 2008, S. 108 ff.
107 BT-Drucks. 15/3700, S. 43.
108 Vgl. TOLMEIN 2007, S. 179–180.
109 So TOLMEIN 2007, S. 180.
110 Ablehnung DUTTGE 2006a, S. 40 ff.

Nach den vorliegenden Gesetzentwürfen muss aber ohnehin eine andere Person anstelle des einwilligungsunfähigen Patienten dessen Rechte und Interessen im Behandlungsprozess wahrnehmen: Nach den Gesetzesentwürfen soll ja entweder der Betreuer oder der Bevollmächtigte der Patientenverfügung „Ausdruck und Geltung verschaffen"[111] bzw. prüfen, ob die Festlegungen auf die aktuelle Lebens- und Behandlungssituation zutreffen.[112] Die Frage lautet also nicht, *ob* jemand den Patienten vertritt, sondern nur noch *wer*,[113] so dass eine Vorsorgevollmacht zumindest sicherstellt, dass es sich um eine Person handelt, die dem Patienten vertraut ist. Allerdings kann auch mit einer Betreuungsverfügung nach § 1897 Abs. 4 S. 3 BGB ein Betreuer bestimmt werden; diese Bestimmung ist nur unbeachtlich, wenn sie dem Wohl des Betreuten zuwiderläuft (§ 1897 Abs. 1 S. 1 Halbs. 2 BGB), sonst ist sie bindend.

Wie bereits bisher in § 1904 Abs. 2 BGB geregelt, ist eine Bevollmächtigung allerdings nur wirksam, wenn die Vollmacht schriftlich erteilt ist und sie die Entscheidungen, für die eine Genehmigung des Vormundschaftsgerichts erforderlich ist, auch umfasst.[114]

In jedem Fall bringt eine Vorsorgevollmacht sowie auch eine Betreuung ein hohes Maß an Belastung mit sich, das von den Bevollmächtigten und dem Betreuer verlangt, sich intensiv mit der Krankheit, der Diagnose, den Behandlungsmöglichkeiten und den Wünschen des Vollmachtgebers auseinanderzusetzen. Gerade alte Menschen werden aber oft niemand in ihrem Verwandten- oder Freundeskreis mehr haben, den sie mit der Aufgabe betreuen können.[115]

4. Formale und inhaltliche Schutzvorkehrungen

4.1 Wirksamkeitsvoraussetzungen von Patientenverfügungen

(*a.*) Als Sicherungsmechanismen zum Schutz Betroffener werden verschiedene verfahrensrechtliche Hürden für die Wirksamkeit von Patientenverfügungen diskutiert: Dazu gehört zum einen die Schriftlichkeit einer Patientenverfügung[116], wobei hier neben dem Schutz vor Übereilung[117] auch die Möglichkeit des Nachweises Grund für das Formerfordernis ist. Teilweise wird eine Bestätigung der Patientenverfügung innerhalb bestimmter Abstände verlangt.[118] Beides ist wenig aufwendig und deshalb zur Verbesserung der Rechtssicherheit empfehlenswert. Weitergehend sind Forderungen nach Beratung oder der Einhaltung eines bürokratischen Verfahrens. Sie dienen ebenfalls einem Übereilungsschutz, aber auch dem Schutz davor, Fehlvorstellungen lebenswichtigen Entscheidungen zugrunde zu legen. Als

---

111 § 1901b Abs. 1 Satz 2 BGB-E (Art. 1 Nr. 2) des PVVG-E.
112 Nach § 1901a Abs. 1 Satz 1 a.E. BGB-E (Art. 1 Nr. 2) des 3. BetreuRÄndG-E bzw. § 1901b Abs. 1 Satz 2 BGB-E (Art. 1 Nr. 4) des PatVerfG-E.
113 So Lipp 2006, S. 105.
114 Insoweit klarstellend § 1904 Abs. 3 BGB–E (Art. 1 Nr. 3 lit. b) des PVVG-E.
115 Vgl. Zimmermann 2007, RdNr. 130: „Hauptproblem bei der Vorsorgevollmacht ist, einen geeigneten Bevollmächtigten zu finden." Vgl. auch Tolmein 2007, S. 180.
116 Wie es auch in § 1901b Abs. 1 BGB-E (Art. 1 Nr. 2) des PatVerfG-E sowie in § 1901a BGB-E (Art. 1 Nr. 2) des 3. BetreuRÄndG-E vorgesehen ist. So auch der Beschluss II. 7. lit. d des 66. Deutschen Juristentages, Abteilung C. Dagegen gehen die Grundsätze der Bundesärztekammer (BÄK) zur ärztlichen Sterbebegleitung noch von einer mündlichen oder schriftlichen Willenserklärung aus. Formfreiheit sah auch noch der Abschlußbericht der Arbeitsgruppe „Patientenautonomie am Lebensende" des Bundesministeriums der Justiz vor.
117 Ablehnend Bernat 2008, S. 104: „[...] nicht ersichtlich, wovor der Gesetzgeber den Normadressaten [...] eigentlich schützen will."
118 Verrel 2003, S. 451; Vossler 2002, S. 295. Ablehnend dagegen Milzer 2004, S. 2277; Nationaler Ethikrat, Stellungnahme „Patientenverfügung", *Nationaler Ethikrat* 2005, S. 33.

Stand der gegenwärtigen Diskussion um die Patientenverfügungen aus rechtlicher Sicht

Beispiel kann auch hier auf das öPatVG verwiesen werden. Es stellt hohe formale – und damit auch kostenmäßige – Hürden für die Wirksamkeit der Patientenverfügung auf: Verlangt werden eine medizinische und juristische Pflichtberatung, eine schriftliche Abfassung beim Notar oder Rechtsanwalt und eine Erneuerung der Willenserklärung alle fünf Jahre.[119]

In Deutschland werden vergleichbare Maßnahmen kontrovers diskutiert. So stößt etwa die Registrierung einer Patientenverfügung bei einer zentralen Hinterlegungsstelle[120], die in erster Linie der Durchsetzung des Patientenwillens dient,[121] aber zur Zweckerreichung konsequenterweise als Wirksamkeitsvoraussetzung auszugestalten wäre,[122] wegen des damit verbundenen organisatorischen Aufwands[123] und der Erschwerung einer späteren Abänderung[124] auf Ablehnung. Unterschiedlich sind auch die Positionen zu einer Einschaltung von Fachleuten vor Abfassung der Patientenverfügung: Für erforderlich gehalten wird zum Teil die Beratung durch einen Arzt,[125] zum Teil durch Juristen[126], gegebenenfalls durch einen Notar[127]. Bei der Diskussion über die Aufklärungspflicht spielt offensichtlich auch das jeweils zugrunde gelegte Menschenbild eine Rolle. Nach dem FDP-Antrag ist Leitbild das „Vertrauen auf die Kraft und die Urteilsfähigkeit des einzelnen Menschen"[128] und folgerichtig eine ärztliche Aufklärung entbehrlich – wenngleich sie immerhin empfohlen wird.[129] Dagegen ist einzuwenden, dass der Gesetzgeber auch sonst nicht davon ausgeht, volljährige Menschen könnten immer „selbstbestimmt" handeln. Bestes Beispiel dafür ist die ärztliche Aufklärungspflicht vor einem Eingriff.[130]

(*b.*) Naturgemäß gewinnen prozessuale Sicherungen umso mehr an Bedeutung, je stärker die Bindungswirkung von Patientenverfügungen ist. Diesem Zusammenhang wird in Österreich dadurch Rechnung getragen, dass eine Patientenverfügung bei Nichterfüllung der Schriftlichkeit zur Ermittlung des Patientenwillens weiterhin zumindest „beachtlich" ist.[131] Im 3. BetreuRÄndG-E ist zwar für die Verbindlichkeit der Patientenverfügung Schriftlichkeit vorgeschrieben, bei Formverstößen soll die Willensäußerung aber bei der Ermittlung des mutmaßlichen Willens Berücksichtigung finden.[132]

---

119 Vgl. §§ 5, 6 und 7 Abs. 1 öPatVG.
120 Zu den in Frage kommenden Stellen MAY 2001, S. 203 ff.
121 So DUTTGE 2006a, S. 21.
122 Vgl. insoweit die Bedenken im Zwischenbericht der *Enquete-Kommission*, BT-Drs. 15/3700, S. 34.
123 Zwischenbericht der *Enquete-Kommission*, BT-Drs. 15/3700, S. 34.
124 Bericht der Arbeitsgruppe „Patientenautonomie am Lebensende", These III. 3. lit. b.
125 Diese Forderung ist insbesondere von TAUPITZ (2000) erhoben worden, vgl. Gutachten zum 63. Deutschen Juristentag, A 111 ff. (113 ff.); ebenso EISENBART 2000, S. 235; SCHÖLLHAMMER 1993, S. 75 ff. Abgelehnt vom 66. Deutschen Juristentag, Abteilung C, Beschluss II. 7. lit. f–h. Die *Enquete-Kommission* des Dt. Bundestages *empfiehlt* dagegen wenigstens ein vorheriges Aufklärungsgespräch.
126 Vgl. STACKMANN 2003b, S. 493; BAUMANN und HARTMANN 2000, S. 615. Der deutsche Nationale Ethikrat war dagegen mehrheitlich der Auffassung, dass die Gültigkeit einer Patientenverfügung nicht davon abhängig gemacht werden sollte, dass der Errichtung eine fachkundige – sei es ärztliche, sei es rechtliche – Beratung vorausgegangen ist, vgl. Patientenverfügung, *Nationaler Ethikrat* 2005, S. 33.
127 Für eine notarielle Patientenverfügung etwa ALBRECHT 2006, S. 51 ff., DUTTGE 2006a, S. 18.
128 So der Abgeordnete Michael KAUCH in der Aussprache zum FDP-Antrag, BT-Drs. 16/397, S. 4163.
129 Ebenso wie die regelmäßige Überprüfung und Neuunterzeichnung.
130 Einem vergleichbaren Gedanken folgt auch das Verbraucherschutzrecht, vgl. DUTTGE 2008, S. 189. Dagegen verfolgen Regelungen zum Mieter- oder Arbeitnehmerschutz andere Schutzzwecke.
131 §§ 6 und 8 öPatVG.
132 § 1901 a Abs. 2 BGB-E (Art. 1 Nr. 2) mit Begründung S. 15.

In Deutschland sind hohe formale Hürden für die Errichtung von Patientenverfügungen offensichtlich politisch nicht gewollt: Die Abfassung wirksamer Patientenverfügungen soll zumindest nach einer Ansicht für jedermann so leicht wie möglich gemacht werden.[133] Selbst wenn aber einer Patientenverfügung nur die Wirksamkeit eines maßgeblichen Indizes beigemessen wird,[134] bleiben verfahrensmäßige Sicherungen sinnvoll. Diese bedeuten insbesondere für die Ärzte und Pfleger,[135] aber auch für die Betreuer[136] bei der Umsetzung des Patientenwillens einen praktisch wichtigen Zugewinn an Rechtssicherheit.[137] Das sollte einen erhöhten Aufwand bei der Erstellung einer solchen Verfügung Wert sein. Sinnvoll ist zwar nicht eine juristische, aber eine medizinische Beratung. Dass jeder die Konsequenzen seiner Entscheidungen in Eigenverantwortung tragen soll,[138] ist schon angesichts des in der Regel fehlenden Wissens um alle in Frage kommenden Behandlungsmöglichkeiten kein Gegenargument. Der bürokratische Aufwand einer Hinterlegung an bestimmten Stellen ist hingegen nicht zu empfehlen. Es genügt stattdessen, wenn die Betroffenen einen Hinweis – vergleichbar dem Organspenderausweis – über die Existenz einer Patientenverfügung und den Ort, an der sich diese befindet und wo der beratende Arzt einen Beratungsnachweis dokumentiert hat, mit sich führen.[139] Dass dies dann in der Regel Notfallbehandlungen nicht ausschließen wird, ist hinzunehmen.

(c.) Völlig unstreitig ist schließlich, dass Fehler im Willensbildungsprozess zur Unwirksamkeit von Patientenverfügungen führen können. Umgekehrt formuliert ist sicherzustellen, dass Willensmängel (Einwilligungsunfähigkeit, Irrtum, Täuschung, Zwang) fehlen.[140] Im öPatVG wurden solche Mängel, ebenso wie der psychische Zwang, als Unwirksamkeitsgründe explizit in das Gesetz aufgenommen.[141] Volljährigkeit wird überwiegend nicht als zwingende Voraussetzung angesehen,[142] es wird zumeist lediglich die Einwilligungsfähigkeit vorausgesetzt.[143] Willensmängel festzustellen, ist allerdings im Nachhinein oft sehr schwierig, zumal bei rasch fortschreitendem Krankheitsbild.[144] Es wäre deshalb sinnvoll, vor Erstellung der Patientenverfügung nicht nur eine ärztliche Aufklärung (vgl. vorstehend), sondern – in Anlehnung an die Regelung in Österreich[145] – eine entsprechende Dokumentation des Arztes zu fordern.[146]

4.2 Zur Begrenzung der Reichweite

Wenn Patientenverfügungen die Durchführung lebenserhaltender Maßnahmen betreffen und damit die Entscheidung über Tod oder Leben vorwegnehmen sollen, ist eine inhaltliche

---

133 So MdB Bosbach in der Debatte zu Patientenverfügungen am 29. 3. 2007, Plenarprotokoll-Nr. 16/91, S. 9123 B, abrufbar unter http://dip21.bundestag.de/dip21/btp/16/16091.pdf. Vgl. aber nun § 1901b Abs. 2 BGB-E (Art. 1 Nr. 4) des PatVerfG-E.
134 Vgl. dazu oben, 3.2.
135 Vgl. dazu unten, 5.2. und 6.1.
136 Dazu unten, 5.3.
137 Vgl. auch die Begründung zum PatVerfG-E, S. 26.
138 So aber Hillgruber 1992, S. 77.
139 So auch der Zwischenbericht der *Enquete-Kommission*, BT-Drs. 15/3700, S. 43.
140 Vgl. 3. BetreuRÄndG-E, S. 8 rechte Spalte unten.
141 Vgl. § 10 Abs. 1 Nr. 1 öPatVG.
142 66. Deutscher Juristentag, Abteilung C, Beschluss II. 7 lit. b und VI. 5. Dagegen sieht der 3. BetreuRÄndG-E in § 1901a BGB-E (Art. 1 Nr. 2) explizit die Volljährigkeit vor.
143 Vgl. § 1901b Abs. 1 BGB-E (Art. 1 Nr. 2) des PVVG-E sowie des PatVerfG-E.
144 So auch Stackmann 2003a. S. 1570.
145 § 5 S. 2 öPatVG.
146 Wie es auch § 1901b Abs. 2 Nr. 3 BGB-E (Art. 1 Nr. 4) der PatVerfG-E vorsieht.

Begrenzung denkbar: Nämlich auf die Situation einer irreversibel tödlich verlaufenden Grunderkrankungen, wie es der BGH im „Kemptener Fall"[147] geäußert hatte. Es sei daran erinnert, dass es bei dieser Entscheidung zwar um die Strafbarkeit der (passiven) Sterbehilfe ging,[148] diese Begrenzung nach Ansicht des zuständigen Zivilrechtssenats des BGH aber offensichtlich auch für zivilrechtliche Fragen gelten soll.[149]

Nicht zuletzt wegen der damit verbundenen praktischen Schwierigkeiten wird eine Reichweitenbegrenzung in gutachtlichen Stellungnahmen unterschiedlich beurteilt.[150] Auch die Frage, ob eine Basisversorgung durch Patientenverfügung ausgeschlossen werden kann[151] und inwieweit die künstliche Flüssigkeits- und Nahrungszufuhr (über die bloße Bekämpfung von Hunger und Durst hinaus) zur Basisversorgung gehört,[152] ist umstritten. Die vorliegenden Entwürfe nehmen dazu unterschiedliche Standpunkte ein: Nach dem FDP-Antrag sollen Therapiewünsche, -begrenzungen und -verbote für jeden Zeitpunkt eines Krankheitsverlaufs möglich sein, ausdrücklich werden Situationen von Alzheimer oder Demenz eingeschlossen.[153] Ebenso soll nach dem 3. BetreuRÄndG-E und dem PVVG-E eine Patientenverfügung unabhängig von Art und Stadium der Erkrankung gelten.[154] Der PatVerfG-E will dagegen den Abbruch einer lebenserhaltenden Behandlung grundsätzlich nur bei Einhaltung strenger Formalien ermöglichen, bei deren Fehlen soll der Abbruch oder die Nichtvornahme lebenserhaltender medizinischer Maßnahmen nur bei irreversiblem tödlichen Krankheitsverlauf oder dann möglich sein, wenn der Patient ohne Bewusstsein ist und nach ärztlicher Überzeugung mit an Sicherheit grenzender Wahrscheinlichkeit trotz Ausschöpfung aller medizinischen Möglichkeiten das Bewusstsein niemals wiedererlangen wird[155] – so dass etwa im Fall eines Wachkomas oder schwerer Demenz, bei dem eine infauste (= aussichtslose) Prognose nicht gegeben ist, ein Abbruch lebenserhaltender Behandlung möglich sein soll.[156] Der PVVG-E trifft zur Reichweite einer möglichen Patientenverfügung bzw. dagegen keine Aussage. Im öPatVG ist ganz auf eine Reichweitenbegrenzung verzichtet worden.[157]

---

147 BGHSt *40*, 257 (260).
148 Vgl. dazu oben, 2.1.
149 Vgl. dazu und den unterschiedlichen Ansichten im Schrifttum oben FN 25.
150 Gegen eine Reichweitenbegrenzung der 66. Deutsche Juristentag; Abteilung C, Beschluss II. 9. So auch der *Nationale Ethikrat* in der 5. Empfehlung, S. 31, AE-StB, Goldammers Archiv für Strafrecht (GA) 2005, 562, 568. Die *Enquete-Kommission* empfiehlt dagegen dem Deutschen Bundestag, die Gültigkeit auf Fallkonstellationen zu beschränken, in denen entsprechend der BGH-Rechtsprechung das Grundleiden irreversibel ist und trotz medizinischer Behandlung nach ärztlicher Erkenntnis zum Tode führen wird, BT-Drs. 15/3700, S. 38.
151 Nach § 1901b Abs. 4 Satz 2 2. Halbsatz BGB-E (Art. 1 Nr. 2) des PatVerfG-E sollen Maßnahmen der Basisversorgung in einer Patientenverfügung explizit nicht ausgeschlossen werden können. Entsprechendes soll auch nach dem 3. BetreuRÄndG-E gelten, vgl. S. 13.
152 Nach den Grundsätzen der Bundesärztekammer soll zur Basisversorgung nicht die Nahrungs- und Flüssigkeitszufuhr gehören, sondern nur das Stillen von Hunger und Durst als subjektive Empfindungen (*Bundesärztekammer* 2008, S. 7). Davon geht auch der 3. BetreuRÄndG-E aus, der nur das Stillen von Hunger und Durst auf natürlichem Wege als Basisversorgung ansieht, vgl. S. 13 rechte Spalte oben. Dies entspricht auch der überwiegenden Ansicht in der Rechtswissenschaft, vgl. *AE-StB*, Goldammers Archiv für Strafrecht (GA) 2005, S. 561; HUFEN 2003, S. 853; TAUPITZ 2000, S. A48; dagegen: LG Traunstein, NJW-RR 2003, S. 221; VON DEWITZ und KIRCHNER 2005, S. 137; STUDENT 2004, S. 97; OPTERBECKE und WEISHAUER 1998, S. 395; LAUFS 1998, S. 3400; STORR 2002, S. 440f.; gegen das Kriterium „künstlich" SCHREIBER 1999, S. 778.
153 Abschn. II lit. a Nr. 3.
154 So ausdrücklich § 1901a Abs. 3 BGB-E (Art. 1 Nr. 2) des 3. BetreuRÄndG-E mit Begründung, S. 16. Die Fälle von Alzheimer oder Demenz sollen allerdings wegen mangelnder Konkretheit der Bestimmungen nicht darunter fallen, vgl. Begründung S.15. Vgl. auch § 1901b Abs. 1 (Art. 1 Nr. 2) PVVG-E mit Begründung S. 18 und 19.
155 § 1901b Abs. 2 und 3 BGB-E (Art. 1 Nr. 4) PatVerfG-E.
156 Vgl. die Begründung zu § 1901a Abs. 3 Nr. 2 BGB-E auf S. 31 f des PatVerfGE-E.
157 Zustimmend KÖRTNER o.J., S. 225; DUTTGE 2006b, S. 86.

5. Die Durchsetzung des Patientenwillens

5.1 Ausgangslage: Die beteiligten Akteure

Wird für eine einwilligungsunfähige Person eine medizinische Behandlung notwendig, ist erster Ansprechpartner der Angehörigen oder auch einer pflegenden Einrichtung der behandelnde Arzt. Dieser wird – falls kein Notfall vorliegt – die ärztliche Behandlung in enger Abstimmung mit dem Betreuer vornehmen, so ein solcher bereits vom Vormundschaftsgericht bestellt wurde.[158] Da für die ärztliche Behandlungsentscheidung der Wille des Patienten maßgeblich ist, ist dieser zu ermitteln – entweder über eine vorliegende Patientenverfügung oder über den mutmaßlichen Willen.[159] Das ist zuvörderst Aufgabe des Betreuers.

Nach der gesetzlichen Regelung (§ 1904 Abs. 1 Satz 1 BGB) ist die Genehmigung des Vormundschaftsgerichts erforderlich, wenn ein Betreuer in einen ärztlichen Eingriff einwilligen will und die Gefahr besteht, dass der Betreute stirbt oder einen gesundheitlichen Schaden erleidet.[160] Durch die Rechtsprechung des BGH ist diese vormundschaftliche Kontrolle aber auch auf „Konfliktfälle" bei Einwilligungen in einen Behandlungsabbruch ausgeweitet worden, d. h. wenn zwischen dem Arzt und dem Betreuer kein Einvernehmen über die Einleitung oder Weiterführung einer lebensverlängernden Maßnahme besteht.[161] In diesen Fällen kann jeder die Genehmigung des Vormundschaftsgerichts anregen, also sowohl der beteiligte Arzt als auch der Betreuer oder sonstige Personen.[162] Das sind die Grundsätze; die Rollen der beteiligten Akteure werden im Folgenden etwas näher beleuchtet.

5.2 Der Arzt

Aus dem verfassungsrechtlich geschützten Selbstbestimmungsrecht des Patienten folgt, dass weder eine Krankheit noch der ärztliche Heilauftrag als solcher ein eigenständiges Behandlungsrecht des Arztes begründen können. Jede Behandlung bedarf vielmehr der Einwilligung des Patienten.[163] Im Fall nicht mehr einwilligungsfähiger Personen ergeben sich deshalb Rechtsunsicherheiten für den behandelnden Arzt.

Grundsätzlich kann der Arzt solange davon ausgehen, dass der Patient die medizinisch gebotene Behandlung wünscht, bis er Kenntnis von einem entgegenstehenden Willen erhält.[164] In Notfällen, in denen der behandelnde Arzt unter einem akuten Entscheidungsdruck steht, lebensrettende Maßnahmen einzuleiten oder nicht, wird deshalb die Patientenverfügung noch keine entscheidende Rolle spielen: Der Patient wird sie zumeist nicht vorlegen können, der Arzt sie nicht haben. Dies ändert sich aber dann, wenn sich der Zustand des Patienten stabilisiert hat und sich das Problem der weiteren Vorgehensweise, also des Abbruchs lebenserhaltender Maßnahmen stellt.

Nicht zuletzt auch im Hinblick auf die strafrechtlichen Konsequenzen besteht ein erhebliches Interesse des Arztes daran, sich im Hinblick auf sein künftiges Verhalten abzusichern.

---

158 Dies kann auch kurzfristig durch einstweilige Anordnung geschehen, vgl. §§ 69 f. des Gesetzes über die Angelegenheiten der freiwilligen Gerichtsbarkeit (FGG).
159 Vgl. oben die Ausführungen unter 3.1.
160 Vgl. oben 2.1.
161 BGHZ 154, 205 (225).
162 Vgl. ZIMMERMANN 2007, RdNr. 191.
163 BGHSt 11, 111 ff.
164 Vgl. SCHUMANN 2006, S. 140.

Entsprechend führt die Bundesärztekammer aus: „Vorsorgevollmachten und Patientenverfügungen sind grundsätzlich verbindlich und können damit eine wesentliche Hilfe für das Handeln des Arztes sein."[165] Das birgt die Gefahr, dass Patienten zu Patientenverfügungen oder Vorsorgevollmachten gedrängt werden.[166] Und zwar deshalb, weil die Bundesärztekammer in ihren „Empfehlungen zum Umgang mit Vorsorgevollmacht und Patientenverfügung in der ärztlichen Praxis" ausführt, dass „die umfangreichen Möglichkeiten der modernen Medizin und die unterschiedlichen Wertorientierungen der Patienten [...] es sinnvoll erscheinen (lassen), sich vorsorglich für den Fall des Verlusts der Einwilligungsfähigkeit zu der dann gewünschten Behandlung zu erklären", und rät, dass „besonders ältere Personen und Patienten mit prognostisch ungünstigen Leiden [...] ermuntert werden (sollen), die künftige medizinische Versorgung mit dem Arzt ihres Vertrauens zu besprechen und ihren Willen zum Ausdruck zu bringen"; „Ärzte sollten Patienten motivieren, von diesen Möglichkeiten Gebrauch zu machen".[167]

Selbst bei Vorliegen einer Patientenverfügung kann sich der Arzt aber nicht gänzlich aus der Verantwortung ziehen, denn er ist nie bloßer Vollstrecker von Patientenwünschen – sei es, weil die Patientenverfügung nicht absolut bindend ist oder weil doch in jedem Fall später eingetretene Umstände ihre Bindungswirkung in Zweifel ziehen.[168] Anderes entspräche auch nicht dem Berufsbild der Ärzte.[169] Nach Ansicht des BVerfG kann das Arzt-Patienten-Verhältnis keine nur rechtsgeschäftliche, ausschließlich vom Willen der Vertragsparteien bestimmte Beziehung sein, weil in ihr mehr als in anderen sozialen Beziehungen das Ethische mit dem Rechtlichen zusammenfließe.[170] Das zeigt sich insbesondere in der Ablehnung kontraindizierter Wünsche.[171] Umgekehrt ist der Patient nicht bloßes Objekt ärztlicher Pflichten zur Fürsorge und sachgerechter Behandlung.[172] Das Selbstbestimmungsrecht gegen die ärztliche Fürsorgepflicht ausspielen zu wollen, wird der Sache aber nicht gerecht: Weder ergänzt der Patientenwille das ärztliche Fürsorgegebot nur um der Legitimation willen,[173] noch ist es ausgeschlossen, dass der Arzt in Einzelfällen den Patientenwillen in Frage stellt.[174] Richtig sind vielmehr die Ansätze, die davon ausgehen, dass die Autonomie der Betroffenen zumindest grundsätzlich im Dialog zwischen Patient, Angehörigen und dem Arzt entwickelt wird.[175] Das bloße „Zurwahlstellen" verschiedener Handlungsalternativen kann demzufolge eine Verletzung ärztlicher Pflichten bedeuten.[176] Gefordert wird deshalb vielfach eine begleitende Rolle des Arztes im Sinne einer therapeutischen

---

165 *Bundesärztekammer* 2008, S. 14.
166 „Politisch entscheidend ist es, niemanden zu Patientenverfügungen oder Vorsorgevollmachten zu drängen" – so der FDP-Antrag, Abschn. I S. 1.
167 *Bundesärztekammer* 2008, S. 14.
168 Vgl. oben 3.2.
169 Vgl. die Rechtsprechung des OLG München vom 31.1.2001, Az.: 1 U 4705/98 zum Schmerzensgeldanspruch eines Zeugen Jehovas im Fall einer Bluttransfusion, bei der das Gericht ausführte: „Ein Arzt, der seinem Eid und Berufsethos verpflichtet, in dem Bemühen, Kranke zu heilen und die Behandlung eines Menschen in Kenntnis einer Patientenverfügung übernimmt, [...] wird damit nicht zu einem willenlosen Spielball dieser Verfügung, bar jeden Gewissens." Darauf verweist auch die *Bundesärztekammer* 2008, S. 27.
170 BVerfGE 52, 131, 169 f.
171 Vgl. BGH Neue Juristische Wochenschrift (NJW) 1978, S. 1206.
172 WILLINGER 1994, S. 32 f.
173 DUTTGE 2006c, S. 12 f.
174 So aber FRANCKE 1994, S. 160.
175 Vgl. SAHM 2005, S. 49.
176 SCHREIBER 1999, S. 778.

Partnerschaft[177] bzw. die Stärkung des Arzt-Patienten-Verhältnisses statt des einseitigen Setzens auf Selbstbestimmung.[178]

Die Ausfüllung eines derart umschriebenen partnerschaftlichen Verhältnisses wird aber oft schwierig sein; ärztliche Entscheidungen sind, gerade wenn sie den möglichen Tod zur Folge haben, mit großen Unsicherheiten verbunden. Ein denkbarer Lösungsweg besteht darin, diese Unsicherheiten durch verfahrensmäßige Sicherungen aufzulösen. Wenig geeignet dazu ist die Einschaltung einer eventuell vorhandenen klinischen Ethikkommission.[179] Diese mag zwar den einzelnen Arzt psychologisch entlasten, seine Verantwortung lässt sich aber nicht kollektiv auflösen.

Wichtiger ist die Beteiligung des Vormundschaftsgerichts. Um dorthin zu gelangen, bedarf es, wie ausgeführt, aber des Konfliktfalls, der unterschiedlich zustande kommen kann: Nach der Rechtsprechung des BGH muss dazu der Arzt zunächst eine lebensverlängernde oder -erhaltende Behandlung „anbieten", die der Betreuer ablehnt.[180] Bietet der Arzt eine solche nicht an, ist eine Einwilligung des Betreuers nicht erforderlich. Ein Konfliktfall kann hier nicht entstehen: Da für die Unterlassung eines ärztlichen Anbietens gefordert wird, dass die Behandlung nach Auffassung der behandelnden Ärzte von vornherein nicht indiziert,[181] sinnlos geworden oder aus sonstigen Gründen nicht möglich ist,[182] kann in diesem Fall der Betreuer auch keine Weiterbehandlung verlangen. Bietet der Arzt die Weiterbehandlung dagegen an, ist in einem *zweiten* Schritt für die Prüfung des Willens durch den Betreuer überhaupt erst Raum. Nach den Änderungsentwürfen ist dagegen nicht mehr von einem ärztlichen „Behandlungsangebot" die Rede; vielmehr soll nach dem PVVG-E und dem 3. BetreuR-ÄndG-E eine Genehmigung nurmehr erforderlich sein, wenn zwischen dem Betreuer und dem behandelnden Arzt Dissens darüber besteht, dass die Nichterteilung oder der Widerruf der Genehmigung in eine lebensverlängernde oder -erhaltende medizinische Maßnahme – beim 3. BetreuRÄndG aber auch die Erteilung der Genehmigung in eine lebensgefährliche Behandlung[183] – dem Willen des Betreuten entspricht.[184]

Die zur Zeit dem geltenden Recht entnommene Rollenverteilung ist aus der Sicht des behandelnden Arztes unbefriedigend, da dieser bei Kenntnis einer vorhandenen Patientenverfügung bzw. des vermuteten Willens des Patienten möglicherweise eine indizierte Behandlung überhaupt nicht anbietet,[185] der Patientenwille in der Folge unüberprüfbar und auch unkontrol-

---

177 DUTTGE 2008, S. 195.
178 So auch MdB Dr. Ilja SEIFERT, bei der Aussprache über den FDP-Gesetzesentwurf vom 29. 6. 2006, Plenarprotokoll-Nr.16/43, S. 4119 A, http://dip21.bundestag.de/dip21/btp/16/16043.pdf.
179 Vgl. die Empfehlungen der *Bundesärztekammer* 2008, S. 26, wonach die Kommission eingeschaltet werden soll, wenn sich aus dem aktuellen Verhalten des Patienten Anhaltspunkte dafür ergeben, dass er nicht mehr an dem zuvor schriftlich geäußerten Willen festhalten will.
180 BGHZ *143*, 205 (225). So auch bereits der *AE-StB* 2005, Goldammers Archiv für Strafrecht (GA) 2005, 553 ff. Vgl. auch § 1904 Abs. 2 BGB-E (Art. 1 Nr. 3 a) des PVVG-E.
181 Das ist dann nicht mehr der Fall, wenn bei einem Patienten der Sterbeprozess bereits eingetreten ist, vgl. die Begründung zum 3. BetreuRÄndG-E, S. 7.
182 BGHZ *154*, 205 (225).
183 Vgl. § 1904 Abs. 1 und 3 BGB-E (Art. 1 Nr. 4) des 3. BetreuRÄndG-E. Diese Einschränkung des geltenden § 1904 Abs. 1 BGB, der *immer* eine vormundschaftsgerichtliche Kontrolle für den Fall der Einwilligung in eine lebensgefährliche Behandlung vorsieht, ist die logische Konsequenz der Neuregelung.
184 Vgl. § 1904 Abs. 2 BGB-E (Art. 1 Nr. 3a) des PVVG-E, § 1904 Abs. 5 BGB-E (Art. 1 Nr. 4) des 3. BetreuRÄndG-E. Der PatVerfG-E sieht demgegenüber – auch bei fehlendem Dissens – grundsätzlich eine Genehmigung des Vormundschaftsgerichts in diesen Fällen vor, nur bei einem Einvernehmen zwischen dem Betreuer und dem behandelnden Arzt im Falle einer unheilbaren, tödlich verlaufenden Krankheit soll diese entfallen, vgl. § 1904 Abs. 2 und BGB-E (Art. 1 Nr. 4) des PatVerfG-E.
185 So auch LIPP 2006, S. 111.

lierbar bleibt,[186] womit zugleich der Arzt das alleinige Risiko der Nichtbehandlung trägt.[187] Umgekehrt könnte der Arzt – um einer denkbaren Haftung zu entgehen – eine Behandlung immer anbieten und damit die Entscheidung, ob ein Konfliktfall eintritt, dem Betreuer überlassen. Bei dessen Einverständnis bliebe dann aber eine vorhandene Patientenverfügung unberücksichtigt und würde zumindest möglicherweise das Selbstbestimmungsrecht des Patienten verletzen. Nach zutreffender Auffassung ist der Arzt aber als Adressat der Patientenverfügung an den Willen des Patienten gebunden[188] und daher unter Umständen verpflichtet, auch eine medizinisch indizierte Behandlung überhaupt nicht durchzuführen. Eine Neuregelung ist deshalb geboten. Zwar lässt sich auch dadurch nicht das Risiko ausschließen, dass der Arzt und der Betreuer übereinstimmend den Willen des Patienten falsch interpretieren. Zumindest einer Missbrauchsgefahr kann aber begegnet werden, wenn jeder betroffene Dritte, insbesondere der Ehegatte, Lebenspartner, Verwandte oder benannte Vertrauenspersonen, das Recht hat, jederzeit eine vormundschaftliche Kontrolle der Entscheidung in Gang zu setzen.[189]

5.3 Der Betreuer

Für das Handeln des Betreuers gilt gemäß § 1901 Abs. 3 Satz 1 und 2 BGB, dass dieser den Wünschen des Betroffenen zu entsprechen hat, sofern sie sich feststellen lassen, nicht durch entgegenstehende Bekundungen widerrufen sind (§ 1901 Abs. 3 Satz 2 Halbs. 2 BGB) und dem Wohl des Betreuten nicht zuwiderlaufen. Das Wohl des Betreuten ist dabei nicht nur objektiv, sondern im Grundsatz sogar vorrangig subjektiv zu verstehen; denn zum Wohl des Betreuten gehört auch die Möglichkeit, sein Leben nach seinen eigenen Vorstellungen und Wünschen zu gestalten (§ 1901 Abs. 2 Satz 2 BGB).[190] Entsprechend hat der BGH in seiner Entscheidung vom 17. 3. 2003 festgestellt, dass eine Willensäußerung – auch in Form einer sogenannten „Patientenverfügung" – als Ausdruck des fortwirkenden Selbstbestimmungsrechts, aber auch der Selbstverantwortung des Betroffenen den Betreuer bindet.[191] Dieser treffe selbst keine eigene Entscheidung, sondern setze nur die im Voraus getroffene höchstpersönliche Entscheidung des Betroffenen um.[192]

Der Wille des Betroffenen wird bei Vorliegen einer Patientenverfügung dadurch verwirklicht, dass der Betreuer den Arzt und das Pflegepersonal über die Patientenverfügung informiert oder zu ihrer Beachtung auffordert.[193] Strittig ist allerdings, ob die Ärzte und das Pflegepersonal ein eigenes Prüfungsrecht haben.[194] Es wird die Auffassung vertreten, dass den Ärzten und dem Pflegepersonal ein „Durchgriff" auf die Patientenverfügung verwehrt ist, weil die Anordnungen des Betreuers Bindungswirkung haben; nur wenn der Verdacht be-

---

186 Kritisch auch VERREL 2003, S. 450. Dagegen sah die Bioethik-Kommission Rheinland-Pfalz kein Bedürfnis für eine Missbrauchskontrolle (*Bioethik-Kommission Rheinland-Pfalz* 2004, S. 59).
187 SALIGER 2004, S. 243.
188 Vgl. unten FN 196.
189 Vgl. das der BGH-Entscheidung vom 15. 11. 1996, Neue Juristische Wochenschrift (NJW) 1997, S. 807 ff. zugrundeliegende Geschehen. Dies ergibt sich bereits aus dem Amtsermittlungsgrundsatz im Verfahren der Freiwilligen Gerichtsbarkeit, vgl. § 12 FGG.
190 BGHZ *154*, 205 (216 f.).
191 BGHZ *154*, 204 (217).
192 BGHZ *154*, 205 (213). Vor dieser Entscheidung war noch diskutiert worden, ob einem Betreuer überhaupt die Entscheidung gegen eine lebensverlängernde oder -erhaltende Behandlung in Anbetracht deren höchstpersönlichen Charakters zustehen kann, vgl. LG München I, Zeitschrift für das gesamte Familienrecht (FamRZ) 1999, S. 742; LG Augsburg, Zeitschrift für das gesamte Familienrecht (FamRZ) 2000, S. 320, 321.
193 So BGHZ *154*, 205 (217); ähnlich BGH, Neue Juristische Wochenschrift (NJW) 2005, S. 2385.
194 Vgl. zur Position des Arztes auch vorstehend 5.2.

steht, dass der Betreuer sich nicht an den Willen des Patienten hält, kann jedermann – auch der Arzt oder das Pflegepersonal – das Vormundschaftsgericht anrufen, das entweder einen Vollmachts- bzw. Kontrollbetreuer einsetzt (§ 1896 Abs. 3 BGB) oder in Eilfällen selbst tätig werden kann (§ 1908i Abs. 1 S. 1, § 1846 BGB).[195] Das ist aber nicht nur unnötig kompliziert, sondern verfehlt auch die Bedeutung der Patientenverfügung. Richtigerweise besteht eine originäre Prüfpflicht des Arztes sowie der Pflegepersonen als Adressaten der Patientenverfügung,[196] die selbst aufgerufen sind, die Entscheidung des Patienten zu befolgen.[197]

Handelt der Betreuer gegen den Willen des Betroffenen und damit pflichtwidrig, muss er mit haftungs- und strafrechtlichen Folgen rechnen. Darüber hinaus kann das Vormundschaftsgericht gegenüber dem Betreuer Aufsichtsmaßnahmen ergreifen (§§ 1908i, 1837, 1908b BGB).[198] Eine Grundrechtsverletzung[199] begeht der Betreuer dagegen nicht, wenn er eine ärztliche Maßnahme anordnet, die der Betreute zuvor in einer Patientenverfügung verweigert hat, da er kein an die Grundrechte gebundener Hoheitsträger ist.[200] Allerdings ist es eine Umgehung des vom Patienten Verfügten und Gewollten, wenn das Gericht – wie im Fall einer Zeugin Jehovas – einen Betreuer bestellt, bei dem zu erwarten ist, dass er dem Willen der Patientin nicht Rechnung tragen wird.[201]

Dem Betreuer obliegt aber auch die Prüfung, ob die Festlegungen des Betreuten auf die aktuelle Lebens- und Behandlungssituation zutreffen. Soweit die getroffene Entscheidung die aktuelle Lebenssituation nicht mehr umfasst,[202] soll die getroffene Verfügung nicht mehr verbindlich sein, und der Betreuer kann vom Willen des Betreuten abweichen. Mit dieser Prüfung wird dem Betreuer aber eine Rolle zugemutet, die er als medizinischer Laie – Betreuer sind zumeist entweder Angehörige des Patienten oder bestellte Rechtsanwälte oder Sozialpädagogen[203] – nicht leisten kann. Insoweit kann eine Entscheidung jedenfalls im Hinblick auf Stand bzw. Entwicklung der medizinischen Möglichkeiten nicht ohne den behandelnden Arzt getroffen werden. Darüber hinaus wird dem Betreuer auch aufgegeben, familiäre und persönliche Entwicklungen zu kennen; jedenfalls bei einem Berufsbetreuer, der den Patienten eher selten zu sehen bekommt, wird dies ohne intensive Beratung mit Angehörigen oder anderen Dritten kaum möglich sein.

---

195 Zum Ganzen siehe Lipp 2006, S. 106.
196 So der 3. BetreuRÄndG-E, S. 11. Auch in den Empfehlungen der Bundesärztekammer zum Umgang mit Vorsorgevollmacht und Patientenverfügung heißt es, dass sich Fehlinterpretationen von Patientenverfügungen reduzieren lassen, wenn eine bevollmächtigte Vertrauensperson als Ansprechpartner für den Arzt oder für das Pflegepersonal zur Verfügung steht (*Bundesärztekammer* 2008, S. 25), womit explizit davon ausgegangen wird, dass diese Beteiligten ebenfalls Adressaten der Patientenverfügung sind. Für den Arzt als alleinigen Adressaten, allerdings ohne Begründung Heyers 2004, S. 193.
197 So noch Lipp 2002, S. 53.
198 Lipp 2006, S. 106.
199 Art. 2 Abs. 2 GG: Recht auf körperliche Unversehrtheit.
200 Dazu Lipp 2006, S. 106; und Lipp 2000, S. 118 ff.
201 Vgl. den dem BVerfG, Neue Juristische Wochenschrift (NJW) 2002, S. 206, zugrundeliegenden Fall sowie den sogenannten Beinamputationsfall, geschildert bei Joecks 2001, S. 286 f.
202 Während der 3. BetreuRÄndG-E dies in § 1901a Abs. 1 S. 1 a. E. BGB-E (Art. 1 Nr. 2) mit Begründung in S. 14, rechte Spalte unten, nur allgemein umschreibt, führt der PatVerfG-E explizit die „Therapierbarkeit einer Krankheit oder die Möglichkeiten moderner Schmerzbehandlung [...], spätere medizinische Entwicklungen, vor allem neue therapeutische Möglichkeiten [...], andere wesentliche, z. B. familiäre und persönliche Entwicklungen und tiefgreifende Änderungen der Verhältnisse" (S. 43, 44) an. Auch der PVVG-E nennt ausdrücklich in seiner Begründung die „Einschätzung des medizinischen und medizinisch-technischen Fortschritts, die krankheitsspezifischen medizinischen und medizinisch-technischen Möglichkeiten sowie den Krankheitsverlauf und seine Auswirkungen" (S. 18).
203 Zur Auswahl vgl. Zimmermann 2007, S. 32/33, zu den Eignungsvoraussetzungen vgl. May 2001, S. 315 ff.

Liegt keine Patientenverfügung vor, muss der Betreuer den mutmaßlichen Willen ermitteln. Insoweit bestehen ähnliche Schwierigkeiten wie mit der Überprüfung einer Patientenverfügung anhand der aktuellen Lebens- und Behandlungssituation. Um den mutmaßlichen Willen zu ermitteln, sieht der 3. BetreuRÄndG-E sowohl im Fall der Einwilligung und im Fall der Untersagung in eine medizinische Maßnahme vor, dass der Betreuer nahen Angehörigen und sonstigen Vertrauenspersonen des Betreuten Gelegenheit zur Äußerung geben *soll*, sofern dies ohne erhebliche Verzögerung möglich ist.[204] Im PatVerfG-E wird bei Nichteinwilligung oder Widerruf der Einwilligung in lebenserhaltende medizinische Maßnahmen[205] dagegen *verpflichtend* ein sogenanntes „beratendes Konsil" vorgeschlagen,[206] das den Kreis weiter zieht, als darin nicht nur dem Ehegatten, Lebenspartner, den Eltern, Pflegeeltern und Kindern die Gelegenheit zur Äußerung gegeben werden soll, sondern auch den Pflegepersonen sowie den vom Betreuten schriftlich benannten, ihm nahe stehenden Personen.[207] Nach dem PVVG-E ist eine Hinzuziehung dieser Personen dagegen nur in Zweifelsfällen vorgesehen.[208]

Dem Betreuer kommt damit insgesamt eine sehr verantwortliche Rolle zu. Hilfreich und auch entlastend bei der Ermittlung des Willens des Patienten dürfte deshalb nicht nur das beratende Gespräch mit dem Arzt sein, sondern in jedem Fall auch mit den Angehörigen und anderen Personen des näheren Umfeldes. Vorzugswürdig erscheint die Konsilslösung des PatVerfG-E, da diese im Fall eines Behandlungsabbruchs als Regelfall verpflichtend vorgesehen ist, den Arzt in den Meinungsbildungsprozess stets mit einbindet und darüber hinaus ein größerer Personenkreis anzuhören ist, was das häufige Fehlen naher Angehöriger kompensieren kann.

5.4 Die Genehmigung durch das Vormundschaftsgericht

Ob sich der Richtervorbehalt wirklich als Kontrollinstrument eignet, ist strittig.[209] Jedenfalls soll aber eine vormundschaftsgerichtliche Überprüfung ein hohes Maß an Objektivität und Rationalität gewährleisten.[210] Das vormundschaftliche Verfahren soll die Möglichkeit geben, verantwortlich zu prüfen, ob der rechtliche Rahmen für das Verlangen des Beteiligten nach einem Behandlungsabbruch überhaupt eröffnet ist. Das wäre – so der BGH – dann zu verneinen, wenn eine letzte Sicherheit, dass die Krankheit des Betroffenen einen irreversiblen und tödlichen Verlauf angenommen habe, nicht zu gewinnen wäre.[211] Zu prüfen sind somit in einem vormundschaftlichen Verfahren zunächst die medizinischen Voraussetzungen; diese Prüfung entfällt aber dann, wenn künftig auf eine Reichweitenbeschränkung verzichtet werden soll. Zugleich soll das Verfahren aber auch den Rahmen bieten für eine Prüfung, ob der Beteiligte den Willen des Betroffenen unter Beachtung der von diesem getroffenen Verfügung erschöpfend ermittelt hat oder ob die Umstände des Einzelfalles weitere Erkundigungen geboten erscheinen lassen.[212]

---

204 § 1901a Abs. 2 Satz 3 BGB-E (Art. 1 Nr. 2).
205 Vgl. § 1904 Abs. 4 BGB-E (Art. 1 Nr. 3).
206 So auch bereits der Zwischenbericht der *Enquete-Kommission* 2004/2005 in der Empfehlung Nr. 6.5, S. 43.
207 Vgl. § 1904 Abs. 4 BGB-E (Art. 1 Nr. 3).
208 Vgl. § 1901d Abs. 2 BGB-E (Art. 1 Nr. 2).
209 Kritisch DUTTGE 2006a, S. 34, 35.
210 Zwischenbericht der *Enquete-Kommission* 2004/2005, S. 44 f.
211 BGHZ *154*, 205 (216).
212 BGHZ *154*, 205 (218).

Eine *gesetzliche* Regelung, nach der das Vormundschaftsgericht vorab Entscheidungen des Betreuers genehmigen muss, wenn die Gefahr besteht, dass der Betroffene im Fall des Unterbleibens oder des Abbruchs der Maßnahme stirbt, existiert bislang jedoch nicht, ist aber im Hinblick auf die Rechtssicherheit zu empfehlen. Die jetzt beabsichtigten Ergänzungen des BGB sehen eine Genehmigung bei einem Behandlungsabbruch oder bei einer Nichteinleitung lebenserhaltender oder -rettender Maßnahmen durch das Vormundschaftsgericht in Übereinstimmung mit der Rechtsprechung des BGH nur dann vor, wenn zwischen dem Betreuer und dem behandelnden Arzt kein Einvernehmen darüber besteht, dass dies dem Willen des Betreuten entspricht, also ein „Konfliktfall"[213] vorliegt. In der Literatur wird die Begrenzung einer notwendigen Genehmigung auf den Konfliktfall teilweise abgelehnt.[214] Eine vormundschaftliche Genehmigung bei jedem Behandlungsabbruch erscheint allerdings übertrieben,[215] zumal eventuellen Missbräuchen dadurch begegnet werden kann, dass sich jedermann bei einem Verdacht an das Vormundschaftsgericht wenden kann.[216]

Neben der Regelung der Voraussetzungen für eine Beteiligung des Vormundschaftsgerichts im Fall des Behandlungsabbruchs sollen nach den Entwürfen zusätzliche Verfahrensregelungen sicherstellen, dass eine eigenständige und objektive Prüfung durch das Vormundschaftsgericht erfolgt. So soll nach dem PatVerfG-E im Gegensatz zu den allgemeinen betreuungsrechtlichen Regeln[217] Verfahrenshandlungen eines *ersuchten* Richters ausgeschlossen werden.[218] Alle Entwürfe übernehmen darüber hinaus im Fall des Behandlungsabbruchs die Anhörung des Ehegatten des Betroffenen, seines Lebenspartners, seiner Eltern, Pflegeeltern und Kinder.[219] Allerdings sollte der Kreis der Anhörungspflichtigen nicht zu klein gezogen, sondern – entsprechend der Konsilslösung des PatVerfG-E bzw. des PVVG-E – auch auf sonstige nahe stehende Personen einschließlich der behandelnden Pflegekräfte ausgeweitet werden, um eine umfassende Information des Gerichts sicherzustellen. Gerade bei Menschen, bei denen nähere Verwandte nicht mehr vorhanden sind, würde sich sonst möglicherweise niemand mit der nötigen Konsequenz um ihre Belange kümmern.

Bei einem Abbruch oder der Nichteinleitung lebenserhaltender Maßnahmen soll die Genehmigung des Vormundschaftsgerichts erst zwei Wochen nach Bekanntgabe an den Betreuer oder Bevollmächtigten und an den Verfahrenspfleger wirksam werden.[220] Ferner wird

---

213 Vgl. dazu oben 5.1.
214 Diese Begrenzung ist etwa insoweit kritisiert worden, als angeführt wurde, dass im betreuungsrechtlichen Rechtsgüterschutz Asymmetrien entstünden, als zwar jede Wohnungskündigung (§ 1907 Abs. 1 BGB) einer gerichtlichen Genehmigung unterworfen würde, nicht aber der viel schwerer wiegende tödliche Behandlungsabbruch (SALIGER 2004, S. 243). Dabei wird aber übersehen, dass es sich hier um Maßnahmen des Betreuers *gegen* den Willen des Betreuten handelt, im Fall des Behandlungsabbruchs aber gerade der Wille des Patienten zur Geltung kommen soll. Für eine umfassende Genehmigungspflicht durch das Vormundschaftsgericht bei einem Behandlungsabbruch auch DUTTGE 2006a, S. 40.
215 KUTZER 2003, S. 214, hielt die vormundschaftliche Kontrolle in diesen Fällen dagegen für „staatspaternalistisches Misstrauen". Bei der Arzneimittelforschung an Minderjährigen wird die Zustimmung des Vormundschaftsgerichts abgelehnt, da dieses gegenüber Eltern und Ethikkommissionen keine neuen Kriterien zu prüfen habe, vgl. DEUTSCH 2003, S. 1568.
216 Vgl. oben 5.2, FN 189.
217 Vgl. § 68 Abs. 1 S. 4 FGG.
218 Vgl. § 69 d Abs. 2a FGG-E (Art. 2 Nr. 3 b) des PatVerfG-E.
219 Vgl. § 68a S. 3 FGG.
220 § 69 d Abs. 2 S. 3 FGG-E (Art. 2 Nr. 2) des 3. BetreuRÄndG-E mit Begründung S. 19, § 69 a Abs. 4 FGG-E (Art. 2 Nr. 2) des PVVG-E mit Begründung S. 28, § 69a Abs. 3a FGG-E (Art. 2 Nr. 2) des PatverfG-E mit Begründung S.53.

vorgeschlagen, einer Beschwerde aufschiebende Wirkung zu geben.[221] Damit soll verhindert werden, dass ein effektiver Rechtsschutz durch den Vollzug der gerichtlichen Entscheidung faktisch ausgehebelt wird.[222] Zum Kreis der Beschwerdeberechtigten gilt das zur Einleitung des gerichtlichen Verfahrens Ausgeführte. Zu begrüßen ist, dass nach dem 3. BetreuRÄndG-E auch die zuständige Behörde beschwerdeberechtigt sein soll.[223]

5.5 Beteiligung eines Verfahrenspflegers und eines Sachverständigen

Sobald das Vormundschaftsgericht über die Auslegung einer Patientenverfügung befinden muss, ist es nach einem Beschluss des OLG Karlsruhe vom 26. 3. 2004[224] zwingend notwendig, für dieses Verfahren einen Verfahrenspfleger in entsprechender Anwendung des § 67 Abs. 1 S. 5 FGG zu bestellen. Die Bestellung eines Verfahrenspflegers sollte nicht nur der Gewährung rechtlichen Gehörs dienen, sondern auch verhindern, dass der Betroffene zum Objekt des Verfahrens wird. Der BGH hatte diesen Gesichtspunkt bei der Erörterung des vormundschaftsgerichtlichen Verfahrens noch unerörtert gelassen. Dem tragen die gegenwärtig vorliegenden Gesetzentwürfe Rechnung. Nach ihnen soll gleichzeitig mit der Änderung des BGB auch das FGG geändert werden, um die verpflichtende Bestellung eines Verfahrenspflegers für den Fall vorzuschreiben, dass die Nichteinwilligung bzw. der Widerruf der Einwilligung des Betreuers in eine Untersuchung des Gesundheitszustands, eine Heilbehandlung oder einen ärztlichen Eingriff, der lebensverlängernd oder -erhaltend wirkt, der Genehmigung des Vormundschaftsgerichts bedarf. Der Verfahrenspfleger soll die Aufgabe haben, als „Anwalt des Betroffenen"[225], der allein dessen Interessen verpflichtet ist,[226] am Verfahren teilzunehmen. Allerdings ist das Interesse des Patienten nicht so einfach zu bestimmen wie im Fall der Sterilisation, bei der derzeit allein zwingend eine Verfahrenspflegschaft vorgesehen ist. Der Verfahrenspfleger kann jedenfalls nicht „Lebensschützer" sein, sondern nur Hilfe bei der Ermittlung des Patientenwillens gewährleisten.[227] Inhaltlich Neues hat er dabei nicht beizutragen. Jedoch kann er sich unabhängig von den anderen Beteiligten und deren Interessen selbst ein Bild von der Situation machen. Und er soll in der Lage sein, „zu weiterer Aufklärung und kritischer Hinterfragung der Gutachten anzuregen, gegebenenfalls Interessenkonflikte zwischen Betreuer und Betroffenen aufzuzeigen oder insbesondere die Ermittlung des mutmaßlichen Willens kritisch (zu) begleiten".[228]

Das FGG soll noch in einem anderen Punkt geändert werden. Abweichend von der bisherigen Fassung des § 69 d Abs. 2 Satz 1 FGG soll das Gericht nicht nur bei einer Einwilligung in lebensbedrohende Maßnahmen, sondern auch bei der Verweigerung oder dem Widerruf der Einwilligung in lebenserhaltende Maßnahmen das Gutachten eines Sachver-

---

221 Abweichend vom allgemeinen Grundsatz des § 24 Abs. 1 FGG. Vgl. § 69 g Abs. 1a S. 2 FGG-E (Art. 2 Nr. 4) des PatVerfG-E.
222 Vgl. die Begründung zum 3. BetreuRÄndG-E, S. 19 und die Begründung zum PatVerfG-E, S. 40.
223 Vgl. § 69 g Abs. 1 S. 1 FGG-E (Art. 2 Nr. 3) des 3. BetreuRÄndG-E.
224 Beschluss vom 26. 3. 2004, Neue Juristische Wochenschrift (NJW) 2004, S. 1882.
225 So die Begründung zu § 67 Abs. 1 Satz 5 FGG-E (Art. 2 Nr. 1) des PVVG-E, S. 18.
226 OLG Karlsruhe, Beschluss vom 26. 3. 2004, Neue Juristische Wochenschrift (NJW) 2004, S. 1883. Vgl. auch die Begründung zu § 67 Abs. Satz 5 FGG-E (Art. 2 Nr. 1) des 3. BetrRÄndG-E, S. 19: „[...] Schutz der Rechte des Betroffenen stärken und die Wahrung seiner Belange im Verfahren gewährleisten."
227 SCHMIDL 2005, S. 83.
228 OLG Karlsruhe, Beschluss vom 26. 3. 2004, Neue Juristische Wochenschrift (NJW) 2004, S. 1883.

ständigen einholen müssen.²²⁹ In allen diesen Fällen erscheint eine medizinische Analyse der Patientensituation erforderlich,²³⁰ die nicht den behandelnden Ärzten allein überlassen bleiben sollte. Dem entspricht die Festlegung, dass der Sachverständige und der behandelnde Arzt nicht personengleich sein dürfen, um die Objektivität der Berichterstattung zu sichern, zumal es nicht ausgeschlossen ist, dass der behandelnde (Krankenhaus-)Arzt jedenfalls auch die ökonomischen Interessen seiner Einrichtung im Blick hat.²³¹

6. Die Rolle weiterer Betroffener

6.1 Die behandelnde Einrichtung und die Pflegekräfte

Soweit es strafrechtlich erlaubt ist, lebenserhaltende Maßnahmen abzubrechen, ist Raum für das Selbstbestimmungsrecht des Patienten, und es folgt daraus ein zivilrechtlicher Anspruch gegen die behandelnde Einrichtung auf den Abbruch von Behandlungen. Das kann zu Schwierigkeiten führen, wenn Pflegekräfte mit dem Patientenwillen, insbesondere mit dessen Ermittlung durch einen Betreuer, nicht einverstanden sind.

Ein Beispiel aus der Rechtsprechung belegt das.²³² Weil ein Pflegeheim einem entsprechenden Verlangen nicht Rechnung getragen hatte, klagte der Betreuer gegen die Einrichtung auf Berücksichtigung seines Verlangens. Das LG Traunstein wies die Klage ab,²³³ ebenso das OLG München.²³⁴ Das OLG hatte argumentiert, dass ein entsprechender Antrag nicht aus dem Heimvertrag hergeleitet werden könne, da dieser auf die Bewahrung von Leben ausgerichtet sei.²³⁵ Außerdem stehe der Einrichtung auch ein Verweigerungsrecht zu, das sich aus dem Recht der Pflegekräfte auf Berücksichtigung ihrer Gewissensentscheidung ableite. Das Gericht verglich dabei die Situation der beteiligten Pflegekräfte mit jener bei einem Schwangerschaftsabbruch,²³⁶ bei der niemand zur Teilnahme gezwungen werden kann.²³⁷ Dieser Argumentation hat der BGH widersprochen.²³⁸ Der Heimvertrag könne das Selbstbestimmungsrecht des Patienten nicht beschränken.²³⁹ Auch könne sich das Heimpersonal weder auf die Menschenwürde berufen, da mit dem verlangten Unterlassen nicht deren Schutzbereich berührt werde, noch auf die Gewissensfreiheit, da diese kein Recht verleihe, sich durch aktives Handeln über das Selbstbestimmungsrecht hinwegzusetzen.²⁴⁰ Darin liege auch der Unterschied zum Schwangerschaftsabbruch, weil dabei nur niemand verpflichtet wird, (aktiv) an einem Abbruch mitzuwirken.²⁴¹ Die nachfolgende Klage auf

---

229 Vgl. § 69 d Abs. 2 FGG-E (Art. 2 Nr. 2) des 3. BetreuRÄndG, mit Begründung S. 19; Art. 2 Nr. 3 PVVG-E, mit Begründung S. 19; § 69 d Abs. 2a FGG-E (Art. 2 Nr. 3 b) des PatVerfG-E, mit Begründung S. 39.
230 So auch DUTTGE 2006 a, S. 35.
231 Die Kontingentierung der Ausgaben für Medikamente beim behandelnden Arzt, vor allem aber die Fallpauschalen für die Vergütung von Krankenhauskosten könnten hier relevant werden.
232 Allerdings liegen nur wenige Entscheidungen zu entsprechenden Konfliktsituationen vor.
233 Urteil vom 16. 10. 2002, Neue Juristische Wochenschrift – Rechtsprechungsreport (NJW-RR) 2003, S. 221.
234 OLG München, Neue Juristische Wochenschrift (NJW) 2003, S. 1743.
235 Neue Juristische Wochenschrift (NJW) 2003, S. 1744: Dieser Vertrag sei Geschäftsgrundlage für beide Parteien und auch für den Patienten bindend und nicht einseitig abänderbar.
236 § 12 Abs. 1 Schwangerschaftskonfliktgesetz.
237 NJW 2003, S. 1745.
238 BGHZ *163*, 195 ff.
239 BGHZ *163*, 199.
240 BGHZ *163*, 200.
241 So bereits HUFEN 2003, S. 252.

Zahlung von Schadensersatz und Schmerzensgeld wurde dann vom LG Traunstein abgewiesen mit der Begründung, dass die Diskussion über die Sterbehilfeproblematik und zulässige Behandlungsabbrüche noch nicht abgeschlossen und deshalb die Aufrechterhaltung der Behandlung weder objektiv pflichtwidrig noch schuldhaft gewesen sei.[242] Wenn damit also die Grundrechte der Pflegekräfte nicht gegen einen Behandlungsabbruch ins Feld geführt werden können, gilt umgekehrt natürlich auch, dass die Belastung des Pflegepersonals, der Ärzte und der (pflegenden) Angehörigen, das (vermutete) Leid anzusehen und auszuhalten, kein Grund für einen Behandlungsabbruch sein darf.[243] Abgesehen davon muss dafür gesorgt werden, dass die Bereitschaft der behandelnden Einrichtung zu einem Behandlungsabbruch nicht von deren ökonomischer Situation, d.h. davon, ob der Patient kostendeckend versorgt werden kann, mitbestimmt wird.[244]

6.2 Die Angehörigen

Soweit die Angehörigen nicht bereits als Betreuer und/oder als Pflegende involviert sind, kommt ihnen neben der emotionalen Sorge für den Patienten auch die Rolle der Ansprechpartner für den Betreuer zu. Bei der Ermittlung des (subjektiv-)mutmaßlichen Willens des Patienten ist die Mitwirkung naher Angehöriger jedenfalls unerlässlich, da nur sie zuverlässig über die von der Rechtsprechung geforderten Kriterien Auskunft geben können. Dem tragen nicht alle Entwürfe ausreichend Rechnung.[245]

Manche sehen in der Einbindung der Angehörigen unter bestimmten Umständen allerdings auch eine Gefahr. Oft entstehen durch die notwendige Pflege Kosten, die von der gesetzlichen Pflegeversicherung nicht erstattet werden.[246] Den überschießenden Teil wird ein Versicherter selbst leisten (müssen), und bei Fehlen eigener Mitteln wird Sozialhilfe gewährt. Der Sozialhilfeträger kann nach § 94 Abs. 1 S. 1 SGB XII aber die Kosten vom nach bürgerlichem Recht Unterhaltspflichtigen – das sind gemäß § 1601 BGB alle Verwandten der geraden Linie und somit auch die Kinder – verlangen. Zwar ist die Unterhaltspflicht gegenüber den Eltern nachrangig gegenüber anderen Unterhaltsberechtigten[247]; dennoch lassen sich Streitigkeiten nicht ausschließen.[248] Selbst wenn in der Praxis Rückgriffe auf die Angehörigen selten sein sollten: In den Umfragen zu den Motiven nach einem Behand-

---

242 LG Traunstein, Urteil vom 7. 12. 2005, Zeitschrift für Rechtsfragen in der stationären und ambulanten Pflege (PflR) 2006, S. 390 ff.
243 DUTTGE 2006d, S. 482. Der Umstand, dass die Angehörigen das Leid des Patienten nicht mehr mit ansehen konnten, wurde aber in den Niederlanden mit 38% als Grund für (aktive) ärztliche Tötungen ohne Verlangen angegeben, vgl. ODUNCU 2005, S. 444.
244 Zur bestimmenden Rolle der Ökonomie bei Behandlungsentscheidungen aber SCHÖNKE und SCHRÖDER, Vorbemerkung zu §§ 211 ff. Rn. 30 mit weiteren Nachweisen; DUTTGE 2006d, S. 482 mit weiteren Nachweisen; HOLZHAUER 2004, S. 44; dagegen plädierte noch HIRSCH 1986, S. 241 gegen deren Einfluss.
245 Vgl. oben 5.3.
246 Gemäß § 43 Abs. 2 Nr. 3a SGB XI beträgt der Höchstsatz für vollstationäre Pflege bei Vorliegen der Pflegestufe III derzeit 1470 €; bei einem außergewöhnlich hohen und intensiven Pflegeaufwand – genannt werden ausdrücklich Apalliker und Demenzkranke – nach § 43 Abs. 2 Nr. 4a in Verbindung mit Abs. 3 SGB XI derzeit 1750 €. Die tatsächlichen Kosten von Pflegeheimen betragen für die Pflegestufe III jedoch nach Rückfragen bei verschiedenen Häusern in München ab etwa 3500 €, im Münchner Umland ab etwa 3000 €.
247 Gemäß § 1609 BGB sind die unterhaltsberechtigten Eltern in der Rangfolge am 6. Rang nach den Kindern, Ehegatten, betreuenden Elternteilen und Enkeln. Allerdings werden wohl eher die 50–60-jährigen Unterhaltspflichtigen betroffen sein, bei denen die eigenen Kinder schon aus dem Haus sind.
248 Vgl. etwa OLG Hamm, Urteil vom 16. 12. 2005, OLGR Hamm 2006, 361 f.; BGH, Urteil vom 7. 7. 2004, Zeitschrift für das gesamte Familienrecht (FamRZ) 2004, S. 1370 ff.; OLG München, Urteil vom 11. 5. 2004, Zeitschrift für das gesamte Familienrecht (FamRZ) 2005, S. 299 ff.

lungsabbruch bzw. zur Nichtaufnahme von Behandlungen wird häufig der Wunsch genannt, niemandem zur Last fallen zu wollen.[249] Es erscheint deshalb nicht ausgeschlossen, dass die befürchteten finanziellen Belastungen der Angehörigen sowohl bei der Erstellung von Patientenverfügungen als auch bei der Bestimmung des subjektiv-mutmaßlichen (nach problematischer und nicht zu folgender Ansicht auch des objektiv-mutmaßlichen Willens[250]) eine Rolle spielen können. Möglicherweise führen umgekehrt erwartete finanzielle Vorteile, etwa im Hinblick auf ein schnelleres Erbe oder eine erwartete Versicherungsleistung[251] zu der Entscheidung für einen Behandlungsabbruch. Diese Gefahren sollten aber nicht überbetont werden. Ihnen kann durch die Beteiligung weiterer Personen, insbesondere die Mitwirkung des behandelnden Arztes und die Einschaltung des Vormundschaftsgerichts, wirksam begegnet werden. Im Übrigen darf das Motiv, Angehörige nicht zu stark zu belasten, zumindest nicht auf eine unzureichende Betreuungs- und Pflegesituation zurückzuführen sein.[252] Vielmehr muss bestehenden Missständen mit dem erforderlichen Nachdruck begegnet werden.[253]

7. Abschließende Thesen

– Eine Patientenverfügung sollte nur dann bindende Wirkung haben, wenn sie schriftlich abgefasst, inhaltlich ausreichend bestimmt ist und wenn ihr eine dokumentierte ärztliche Beratung vorausgegangen ist.
– Da sich ändernde Umstände, seien sie persönlicher Art oder seien sie auf Behandlungsmöglichkeiten bezogen, die in einer Patientenverfügung vorab getroffene Entscheidung in Frage stellen, kann eine Bindungswirkung nur für einen im Wortsinn überschaubaren Zeitraum bestehen, der sich schwerlich allgemein festlegen lässt.
– Erfüllen Patientenverfügungen nicht die formalen und inhaltlichen Anforderungen oder sind sie zu alt, kann ihnen bei der Ermittlung des mutmaßlichen Willens nur eine Indizwirkung zukommen.
– Die für erforderlich gehaltenen formalen und inhaltlichen Voraussetzungen einer bindenden Patientenverfügung müssen gesetzlich festgelegt werden. Nach Inkrafttreten

---

249 So nannten bei einer Umfrage 31,5 % der Ärzte als sehr wichtige Gründe für die an sie herangetragene Bitte um (allerdings verbotene) aktive Sterbehilfe die bestehende Abhängigkeit von anderen (z. B. durch ständige Bettlägerigkeit), WEBER et al. 2001, A-3188. Vgl. auch TOLMEIN 2007, S. 102.
250 Dahin kommt man bei folgerichtiger Anwendung des Gedankens von UHLENBRUCK 2003, S. 1711: „kann es nicht im Interesse eines Koma-Patienten liegen (…) seine Familie finanziell zu ruinieren".
251 Vgl. dazu ein Urteil vom 12. 11. 1996 des OLG Düsseldorf, Neue Juristische Wochenschrift – Rechtsprechungsreport (NJW-RR) 1997, S. 982 ff.: In dem entschiedenen Fall wurde eine Unfalltod-Zusatzentschädigung nicht gewährt, weil der Patient nicht bedingungsgemäß innerhalb eines Jahres nach dem Unfall gestorben war. Sein Leben war trotz eines irreversiblen apallischen Syndroms und infauster Prognose nicht verkürzt worden, so dass er über diesen Zeitpunkt hinaus weiterlebte. Allerdings wäre auch bei einem Behandlungsabbruch der Tod nicht mehr kausal durch den Unfall eingetreten, so dass wohl auch dann keine Entschädigung hätte gezahlt werden müssen.
252 Kritisch zu einem entsprechenden Entscheidungsdruck das Sondervotum BECKMANN in: Zwischenbericht *Enquete-Kommission* 2004/2005, S. 55: „Schwerwiegende Krankheitszustände, die einen hohen Aufwand für Pflege, Betreuung und medizinische Versorgung erfordern, erscheinen als unerwünscht und vermeidbar."
253 Das betrifft sowohl die Zurverfügungstellung der notwendigen Einrichtungen als auch deren Kontrolle; Ansätze sind im Hinblick auf die Hospize und die Qualitätssicherung in den letzten Kranken- und Pflegeversicherungsreformen zu finden. Von großer Bedeutung ist in diesem Zusammenhang aber auch das Heimrecht, das nach der Föderalismusreform nun nach und nach durch Landesgesetze geregelt wird.

dürfte die Regelung nach einer gewissen Übergangszeit zugleich auf die Ermittlung eines mutmaßlichen Willens insofern zurückwirken, als im Umkehrschluss bei einem Verzicht auf die Erstellung einer den gesetzlichen Voraussetzungen entsprechenden Patientenverfügung noch stärker als bisher davon auszugehen ist, dass lebenserhaltende Maßnahmen gewünscht werden. Insofern stärkt eine gesetzliche Regelung, wenn sie eng gefasst ist, in dem verbleibenden Graubereich die Beachtung des Lebensschutzes mittelbar.
– Die Entscheidung über die Beachtung einer Patientenverfügung bzw. die Ermittlung des mutmaßlichen Willens sollte durch Betreuer und Arzt gemeinsam getroffen werden, da sich deren jeweilige Erfahrungen und Fähigkeiten gegenseitig ergänzen. Können sie sich nicht einigen, ist das Vormundschaftsgericht einzuschalten.
– Die Einschaltung der Angehörigen und weiterer nahe stehender Personen erscheint sowohl bei der Ermittlung des mutmaßlichen Willens des Patienten als auch im Hinblick auf die gerichtliche Überprüfung der Entscheidung des Betreuers sinnvoll, da mit ihr eine breitere Entscheidungsbasis und eine bessere Kontrolle hergestellt werden.
– Soweit es um die Reichweitenbegrenzung von Patientenverfügungen geht, ist ein Konflikt zwischen Selbstbestimmungsrecht des Patienten und Schutzpflicht des Staates unvermeidbar. Selbst wer für eine Begrenzung unter Hinweis auf den Vorrang der Schutzpflicht plädiert, wird einen medizinischen und rechtlichen Graubereich akzeptieren müssen, der sich durch einen gesetzlichen Negativkatalog oder eine gesetzliche Umschreibung der einen Behandlungsabbruch rechtfertigenden Krankheiten nicht ausschließen lässt.

Patientenverfügungen sind weder ein geeignetes Instrument zur Entlastung des Gesundheitssystems[254] noch lösen sie allein individuelle und gesellschaftliche Probleme im Umgang mit dem Sterben.[255] Gesellschaftlicher und ökonomischer Druck zugunsten einer Abfassung[256] muss vermieden werden.[257] Andererseits sind die Rechtsunsicherheiten im Zusammenhang mit der Erstellung von Patientenverfügungen soweit wie möglich zu beseitigen. Ob das gelingen kann, ist bezweifelt worden.[258] Dennoch darf sich der Gesetzgeber schon im Hinblick auf das Wesentlichkeitsgebot[259] einer Regelung der Materie nicht entziehen. Ein offener Diskurs im Parlament kann durch Beratungen zwischen Betroffenen und Richtern nicht ersetzt werden: „Die Fragen nach Leben und Sterben betreffen uns alle. [...] Wir müssen über diese Fragen streiten und dann gemeinsam entscheiden. Es geht um politische Entscheidungen."[260]

---

254 Dagegen COEPPICUS 2003, S. 175, der die Errichtung von Patientenverfügung wegen der Kosten des Gesundheitswesens als „allgemeines Anliegen" bezeichnet. Prophetisch insoweit die Warnung des früheren Bundespräsidenten RAU in seiner Rede vom 18. 5. 2001: „Ökonomische Interessen sind legitim und wichtig. Sie können aber nicht gegen die Menschenwürde und den Schutz des Lebens aufgewogen werden. [...] Dann wird vielleicht gefragt: Können wir uns den hohen Pflegeaufwand am Ende des Lebens leisten? Wäre es nicht ökonomisch vernünftiger, Alte und Kranke willigten rechtzeitig in die Sterbehilfe ein?" (RAU 2001.)
255 SCHREIBER 2006, S. 477.
256 Etwa, wie von COEPPICUS 2003, S. 176, vorgeschlagen wurde, durch Beitragsermäßigungen in der Krankenversicherung für ältere Jahrgänge.
257 Gegen die Ökonomisierung des Sterbens auch WOLF 2006, S. 16 ff.
258 So etwa VOSSLER 2002, S. 298; KUTZER 2001, S. 79; ähnlich SPICKHOFF 2000, 2303 f.
259 So auch HUFEN 2003, S. 251.
260 RAU 2001.

Ulrich Becker und Luise Lauerer

Anhang

Stellungnahmen und Empfehlungen

Akademie für Ethik in der Medizin: Möglichkeiten einer standardisierten Patientenverfügung. Gutachten im Auftrag des Bundesministeriums für Gesundheit, Münster 2002
Alternativ-Entwurf Sterbebegleitung (AE-StB). Entwurf eines Arbeitskreises deutscher, österreichischer und schweizerischer Strafrechtslehrer. Goldammers Archiv für Strafrecht (GA) 2005, 554
Deutscher Juristentag: Beschlüsse des 66. Deutschen Juristentages, Stuttgart 2006, abrufbar unter http://www.sterbehilfe-debatte.de/66_djt_beschluesse-sterbebegleitung.pdf
Deutscher Juristentag: Beschlüsse des 63. Deutschen Juristentages. München 2000
Bioethik-Kommission Rheinland-Pfalz: Sterbehilfe und Sterbebegleitung. Ethische, rechtliche und medizinische Bewertung des Spannungsverhältnisses zwischen ärztlicher Lebenserhaltungspflicht und Selbstbestimmung des Patienten. Bericht vom 23. 4. 2004. Ministerium der Justiz Rheinland-Pfalz 2004, abrufbar unter http://cms.justiz.rlp.de/justiz/nav/634/634b8204-d698-11d4-a73d-0050045687ab%2C%2C%2C%2Cfff70331-6c7f-90f5-bdf3-a1bb63b81ce4.htm
Bundesärztekammer: Sterben in Würde, Grundsätze und Empfehlungen für Ärztinnen und Ärzte. Berlin 2008.
Bundesärztekammer (Ed.): Gesundheit im Alter. Texte und Materialien der Bundesärztekammer zur Fortbildung und Weiterbildung, Köln 1998, abrufbar unter http://www.bundesaerztekammer.de/downloads/Gesundheit_im_Alter.pdf
Bundesministerium der Justiz: Bericht der Arbeitsgruppe „Patientenautonomie am Lebensende" vom 10. 6. 2004, abrufbar unter www.bmj.bund.de/media/archive/695.pdf
Deutsche Hospizstiftung: Stellungnahme der Deutschen Hospiz Stiftung zum Gutachten „Patientenautonomie und Strafrecht bei der Sterbebegleitung" für den 66. Deutschen Juristentag, Stuttgart 2006, abrufbar unter http://www.hospize.de/ftp/stellungnahme_djt_09.06.pdf
Evangelische Kirche in Deutschland (EKD): Sterben hat seine Zeit. Überlegungen zum Umgang mit Patientenverfügungen aus evangelischer Sicht, abrufbar unter http://www.ekd.de/download/ekd_texte_80.pdf
Enquete-Kommission „Ethik und Recht der modernen Medizin" des Deutschen Bundestages (15. Wahlperiode), Zwischenbericht: Patientenverfügungen vom 13. 09. 2004, BT-Drucks. 15/3700, abrufbar unter http://dip21.bundestag.de/dip21/btd/15/037/1503700.pdf
Nationaler Ethikrat: Stellungnahme „Patientenverfügung – Ein Instrument der Selbstbestimmung" vom 2. 6. 2005, abrufbar unter http://www.ethikrat.org/stellungnahmen/pdf/Stellungnahme_Patientenverfuegung.pdf
Nationaler Ethikrat: Stellungnahme „Selbstbestimmung und Fürsorge am Lebensende" vom 13. 7. 2006, abrufbar unter http://www.ethikrat.org/stellungnahmen/pdf/Stellungnahme_Selbstbestimmung_und_Fuersorge_am_Lebensende.pdf

Gesetzesvorschläge

Entwurf eines Gesetzes zur Verankerung der Patientenverfügung im Betreuungsrecht (Patientenverfügungsgesetz – PatVerfG), Drs. 16/11360, abrufbar unter http://dip21.bundestag.de/dip21/btd/16/113/1611360.pdf sowie unter sowie unter http://www.dgpalliativmedizin.de;
Altfassung: http://wobo.de/home/downloads/1ge_patientenverf._endfass_17.9.07.pdf (Stand 17. 9. 2007)
Entwurf eines Dritten Gesetzes zur Änderung des Betreuungsrechts vom 6. 3. 2008, Drs. 16/8442, abrufbar unter http://dip21.bundestag.de/dip21/btd/16/084/1608442.pdf
Entwurf eines Gesetzes zur Klarstellung der Verbindlichkeit von Patientenverfügungen (Patientenverfügungsverbindlichkeitsgesetz – PVVG), Drs. 16/11493, abrufbar unter http://dip21.bundestag.de/dip21/btd/16/114/1611493.pdf sowie unter http://www.dgpalliativmedizin.de;
Altfassung: http://www.btprax.de/download/gesetzentwurf_zoeller.pdf (Stand 15. 6. 2007)
Antrag der FDP-Fraktion vom 18. 1. 2006, Drs. 16/397 „Patientenverfügungen neu regeln – Selbstbestimmungsrecht und Autonomie von nichteinwilligungsfähigen Patienten stärken", abrufbar unter http://dip21.bundestag.de/dip21/btd/16/003/1600397.pdf

Ausländisches Recht

Schweiz

Nationale Ethikkommission im Bereich Humanmedizin (NEK): Nr. 13/2006, Stellungnahme zu „Sorgfaltskriterien im Umgang mit Suizidbeihilfe" Nr. 13/2006 vom Oktober 2006, abrufbar unter http://www.bag.admin.ch/nek-cne/04229/04232/index.html?lang=de

Schweizerische Akademie der Medizinischen Wissenschaften: Richtlinien zur „Behandlung und Betreuung von zerebral schwerst geschädigten Langzeitpatienten" abrufbar unter http://www.samw.ch/docs/Richtlinien/d_RLK_PVS.pdf

Schweizerische Akademie der Medizinischen Wissenschaften: Richtlinien zur „Betreuung von Patienten am Lebensende", abrufbar unter http://www.samw.ch/content/d_Ethik_Richtlinien.php

Eidgenössisches Justiz- und Polizeidepartement: Bericht „Sterbehilfe und Palliativmedizin – Handlungsbedarf für den Bund?" vom 24. 4. 2006, abrufbar unter http://www.ejpd.admin.ch/etc/medialib/data/gesellschaft/gesetzgebung/sterbehilfe.Par.0016.File.tmp/20060531_ber-sterbehilfe-d.pdf

Niederlande

Gesetz zur Überprüfung bei Lebensbeendigung auf Verlangen und bei Hilfe bei der Selbsttötung", in Kraft seit 1. 4. 2002, deutsche Übersetzung bei http://www.kna.de/doku_aktuell/euthanasiegesetz_NL.pdf

Österreich

55. Bundesgesetz über Patientenverfügungen – PatVG, ausgegeben am 8. 5. 2006. BGBl für die Republik Österreich Teil I, Nr. 55/2006, abrufbar unter www.ris.bka.gv.at

Literatur

ALBRECHT, A.: Die Patientenverfügung – eine notarielle Aufgabe? In: HAGER, J. (Ed.): Die Patientenverfügung. Schriften zum Notarrecht Bd. *1*, S. 51–59. Baden-Baden: Nomos 2006

BAUMANN, W., und HARTMANN, C.: Die zivilrechtliche Absicherung der Patientenautonomie am Ende des Lebens aus der Sicht der notariellen Praxis. Deutsche Notarzeitschrift (DNotZ) 2000, 594–615 (2000)

BECKER, U.: Das Menschenbild des Grundgesetzes in der Rechtsprechung des Bundesverfassungsgerichts. Freiburg: Duncker & Humblot 1996

BEGLEITES, E.: Sterbebegleitung Wegweiser für ärztliches Handeln. Deutsches Ärzteblatt *95*, A-2365 (1998)

BEGLEITES, E.: Über die Diskussion in der deutschen Ärzteschaft zum Thema „Aktive Sterbehilfe". In: KODALLE, K.-M. (Ed.): Das Recht auf ein Sterben in Würde. (Kritisches Jahrbuch der Philosophie, Beiheft *4*). S. 43–50. Würzburg: Königshausen und Neumann 2003

BERGER, C.: Privatrechtliche Gestaltungsmöglichkeiten zur Sicherung der Patientenautonomie am Ende des Lebens. Juristenzeitung (JZ) 2000, 797–808 (2000)

BERNAT, E.: Formpflicht und Reichweitenbeschränkungen für Patientenverfügungen? Eine verfassungsrechtliche Kritik. In: ALBERS, M. (Ed.): Intra- und interdisziplinäre Bausteine einer gesetzlichen Regulierung von Patientenverfügungen. Schriften zum Bio-, Gesundheits- und Medizinrecht Bd. *2*, S. 97–112. Baden-Baden: Nomos 2008

BRÄNDEL, O.: Über das Recht den Zeitpunkt des eigenen Todes selbst zu bestimmen. Zeitschrift für Rechtspolitik (ZRP) 1985, 85–92 (1985)

BÜHLER, E., und STOLZ, K.: Wann hat ein „Grundleiden" einen „irreversiblen tödlichen Verlauf" angenommen? – Zur Entscheidung des BGH v. 17. 03. 2003. Zeitschrift für das gesamte Familienrecht (FamRZ) 2003, 1622–1623 (2003)

COEPPICUS, R.: Anreize zur Errichtung von Patientenverfügungen. Zeitschrift für Rechtspolitik (ZRP) 2003, 175–178 (2003)

DEUTSCH, E.: Der Zeitpunkt der ärztlichen Aufklärung und die antizipierte Einwilligung des Patienten. Neue Juristische Wochenschrift (NJW) 1979, 905–1909 (1979)

DEUTSCH, E.: Verfassungszivilrecht bei der Sterbehilfe. Neue Juristische Wochenschrift (NJW) 2003, 1567–1568 (2003)

DEWITZ, C. VON, und KIRCHNER, M.: Der Entwurf des 3. Gesetzes zur Änderung des Betreuungsrechtes vom 1. November 2004 und das Grundgesetz. Medizinrecht (MedR) 2005, 134–143 (2005)

DÖRNER, K.: Hält der BGH die „Freigabe der Vernichtung lebensunwerten Lebens" wieder für diskutabel? Zeitschrift für Rechtspolitik (ZRP) 1996, 95–96 (1996)
DUTTGE, G.: Anmerkung zu BGH Urt. v. 7. 2. 2001, 5 StR 474/00. Neue Zeitschrift für Strafrecht (NStZ) 2001, 546–549 (2001)
DUTTGE, G.: Lebensschutz und Selbstbestimmung am Lebensende. Zeitschrift für Lebensrecht (ZfL) 2004, 30–38 (2004)
DUTTGE, G.: Preis der Freiheit. Zum Abschlußbericht der Arbeitsgruppe „Patientenautonomie am Lebensende". 2. Aufl. Thüngersheim, Frankfurt (Main): EuWi-Verlag 2006a
DUTTGE, G.: Das österreichische Patientenverfügungsgesetz: Schreckensbild oder Vorbild? Zeitschrift für Lebensrecht (ZfL) 2006, 81–87 (2006b)
DUTTGE, G.: Rechtliche Typenbildung: Aktive und passive, direkte und indirekte Sterbehilfe. In: KETTLER, D., SIMON, A., ANSELM, R., LIPP, V., und DUTTGE, G. (Eds.): Selbstbestimmung am Lebensende. Ringvorlesung an der Georg-August-Universität Göttingen im WS 2005/2006. S. 36–68. Göttingen: Universitäts-Verlag 2006c
DUTTGE, G.: Einseitige („objektive") Begrenzung ärztlicher Lebenserhaltung? – Ein zentrales Kapitel zum Verhältnis von Recht und Medizin. Neue Zeitschrift für Strafrecht (NStZ) 2006, 479–484 (2006d)
DUTTGE, G.: Disziplinübergreifende Regulierung von Patientenverfügungen: Ausweg aus der strafrechtlichen Zwickmühle? In: ALBERS, M. (Ed.): Intra- und interdisziplinäre Bausteine einer gesetzlichen Regulierung von Patientenverfügungen. Schriften zum Bio-, Gesundheits- und Medizinrecht Bd. 2, S. 185–199. Baden-Baden: Nomos 2008
EISENBART, B.: Patienten-Testament und Stellvertretung in Gesundheitsangelegenheiten. 2. Aufl. Baden-Baden: Nomos 2000
FINK, U.: Selbstbestimmung und Selbsttötung. Köln: C. Heymanns 1992
FRANCKE, R.: Ärztliche Berufsfreiheit und Patientenrechte. Eine Untersuchung zu den verfassungsrechtlichen Grundlagen des ärztlichen Berufsrechts und des Patientenschutzes. Stuttgart: Enke 1994
GERN, A.: Menschenwürde und gute Sitten. Neue Juristische Wochenschrift (NJW) 1983, 1585–1590 (1983)
HERZBERG, R.: Zum strafrechtlichen Schutz des Selbstmordgefährdeten. Juristenzeitung (JZ)1986, 1021–1028 (1986)
HEYERS, J.: Passive Sterbehilfe bei entscheidungsunfähigen Patienten und das Betreuungsrecht. Berlin: Duncker & Humblot 2001
HEYERS, J.: Vormundschaftsgerichtlich genehmigte Sterbehilfe – BGH. NJW 2003, 1588–1594, Juristische Schulung (JuS) 2004, 100–105 (2004)
HILLGRUBER, C.: Der Schutz des Menschen vor sich selbst, Studien zum öffentlichen Recht und zur Verwaltungslehre Bd. 48. München: Vahlen 1992
HILLGRUBER, C.: Die Würde des Menschen am Ende seines Lebens – Verfassungsrechtliche Anmerkungen. Zeitschrift für Lebensrecht (ZfL) 2006, 70–81 (2006)
HIRSCH, G.: Der sterbende Mensch. Rechtliche Grenzen der ärztlichen Behandlungspflicht. Zeitschrift für Rechtspolitik (ZRP) 1986, 239–242 (1986)
HÖFLING, W.: Sterbehilfe zwischen Selbstbestimmung und Integritätsschutz. Juristische Schulung (JuS) 2000, 111–118 (2000)
HÖFLING, W., und RIXEN, S.: Vormundschaftsgerichtliche Sterbeherrschaft? Juristenzeitung (JZ) 2003, 884–894 (2003)
HOLZHAUER, H.: Von Verfassungs wegen: Straffreiheit für passive Sterbehilfe. Zeitschrift für Rechtspolitik (ZRP) 2004, 41–44 (2004)
HUFEN, F.: In dubio pro dignitate – Selbstbestimmung und Grundrechtsschutz am Ende des Lebens. Neue Juristische Wochenschrift (NJW) 2001, 849–857 (2001)
HUFEN, F.: Verfassungsrechtliche Grenzen des Richterrechts. Zeitschrift für Rechtspolitik (ZRP) 2003, 248–252 (2003)
HUFEN, F.: Erosion der Menschenwürde? Juristenzeitung (JZ) 2004, 313–318 (2004)
INGELFINGER, R.: Tötungsverbot und Sterbehilfe. Zeitschrift für Lebensrecht (ZfL) 2005, 38–45 (2005)
JANES, I., und SCHICK, S.: Sterbehilfe – im Spiegel der Rechtstatsachenforschung. Neue Zeitschrift für Strafrecht (NStZ) 2006, 484–489 (2006)
JOECKS, W.: Das Selbstbestimmungsrecht des Menschen im Angesicht des Todes. In: HERBST, M. (Ed.): Der Mensch und sein Tod – Grundsätze der ärztlichen Sterbebegleitung. S. 283–298. Frankfurt (Main): Neukirchener Verlagsgesellschaft 2001

KÖRTNER, U.: Das österreichische Patientenverfügungsgesetz. Abrufbar unter www.austria.gv.at/DocView. axd?CobId=17375 o.J.

KUCHENBAUER, K.: Recht auf Leben – Recht auf Selbsttötung? Zeitschrift für Lebensrecht (ZfL) 2007, 98–112 (2007)

KUHLMANN, E. A.: Patientenverfügungen – Enge Grenzen. Deutsches Ärzteblatt *101*, A-2417 (2004)

KUTZER, K.: Sterbehilfeproblematik in Deutschland – Rechtsprechung und Folgen für die klinische Praxis. Medizinrecht (MedR) 2001, 77–79 (2001)

KUTZER, K.: Rechtliche Aspekte der Sterbehilfe. In: HÄRLEIN, J., KLEIN. K., KOLB, S., KRÁSA, K., MELF, K., MISSBACH, C., MITTAG, C., RESCH, S., SEITHE, H., WATERMANN, U., WERTHMANN, L., und WICKE, S. (Eds.): Medizin und Gewissen – wenn Würde ein Wert würde... S. 165–167. Frankfurt (Main): Mabuse 2002

KUTZER, K.: Der Vormundschaftsrichter als „Schicksalsbeamter"? – Der BGH schränkt das Selbstbestimmungsrecht des Patienten ein. Zeitschrift für Rechtspolitik (ZRP) 2003, 213–216 (2003)

KUTZER, K.: Der Wille des Patienten ist am Lebensende entscheidend. Zeitschrift für Rechtspolitik (ZRP) 2004, 213–214 (2004)

KUTZER, K.: Sterbehilfe – rechtlich ethische Aspekte. Deutsche Richterzeitung (DRiZ) 2005, 257–261 (2005)

KUTZER, K., STRÄTLING, M., LIPP, V., MAY, A. T., GLOGNER, P., SCHLAUDRAFF, U., NEUMANN, G., und SIMON, A.: Passive und indirekte Sterbehilfe – eine praxisorientierte Analyse des Regelungsbedarfs gesetzlicher Rahmenbedingungen in Deutschland. Medizinrecht (MedR) 2003, 483–490 (2003)

LAUFS, A.: Zivilrichter über Leben und Tod? Neue Juristische Wochenschrift (NJW) 1998, 3399–3401 (1998)

LIPP, V.: Freiheit und Fürsorge. Der Mensch als Rechtsperson – Zu Funktion und Stellung der rechtlichen Betreuung im Privatrecht. Tübingen: Mohr Siebeck 2000

LIPP, V.: Stellvertretende Entscheidungen bei passiver Sterbehilfe. In: MAY, A., GEISSENDÖRFER, S., SIMON, A., und STRÄTLING, M. (Eds.): Passive Sterbehilfe: besteht gesetzlicher Regelungsbedarf? S. 37–57. Münster, Hamburg, Berlin, Wien, London, Zürich: Lit 2002

LIPP, V.: Patientenautonomie und Lebensschutz – Zur Diskussion um eine gesetzliche Regelung der „Sterbehilfe". Göttingen: Universitätsverlag Göttingen 2005

LIPP, V.: Rechtliche Grundlagen der Entscheidung über den Einsatz lebenserhaltender Maßnahmen. In: KETTLER, D., SIMON, A., ANSELM, R., LIPP, V., und DUTTGE, G. (Eds.): Selbstbestimmung am Lebensende. Ringvorlesung an der Georg-August-Universität Göttingen im WS 2005/06. S. 89–114. Göttingen: Universitätsverlag Göttingen 2006

LÜDERSSEN, K.: Aktive Sterbehilfe – Rechte und Pflichten. Juristenzeitung (JZ) 2006, 689–695 (2006)

MANGOLDT, H. VON, KLEIN, F., und STARCK, C.: Kommentar zum Grundgesetz. Bd. 1, 5. Aufl. München: C. H. Beck 2005

MAUNZ, T., und DÜRIG, G.: Grundgesetz, Loseblatt-Kommentar, Stand 2007. München: C. H. Beck 2007

MAY, A. T.: Autonomie und Fremdbestimmung bei medizinischen Entscheidungen für Nichteinwilligungsfähige. 2. Aufl. Münster, Hamburg, Berlin, Wien, London, Zürich: LIT 2001

MILZER, L.: Die Patientenverfügung – ein Rechtsgeschäft mit ablaufendem Haltbarkeitsdatum. Neue Juristische Wochenschrift (NJW) 2004, 2277–2278 (2004)

NEUNER, J.: Die Patientenverfügung im privatrechtlichen System. In: ALBERS, M. (Ed.): Intra- und interdisziplinäre Bausteine einer gesetzlichen Regulierung von Patientenverfügungen. Schriften zum Bio-, Gesundheits- und Medizinrecht Bd. *2*, S. 113–131. Baden-Baden: Nomos 2008

ODUNCU, F. S.: Ärztliche Sterbehilfe im Spannungsfeld von Medizin, Ethik und Recht. Medizinrecht (MedR) 2005, 437–445 (2005)

ODUNCU, F. S.: In Würde sterben. Medizinische, ethische und rechtliche Aspekte der Sterbehilfe, Sterbebegleitung und Patientenverfügung. Göttingen: Vandenhoeck & Ruprecht 2007

OPTERBECKE, H. W., und WEISHAUER, W.: Ein Vorschlag für Leitlinien – Grenzen der intensivmedizinischen Behandlungspflicht. Medizinrecht (MedR) 1998, 395–399 (1998)

OTTO, H.: Patientenautonomie und Strafrecht bei der Sterbebegleitung. Neue Juristische Wochenschrift (NJW) 2006, 2217–2222 (2006)

PALANDT, O.: Bürgerliches Gesetzbuch. 67. Aufl. München: C. H. Beck 2008

RAU, J.: Wird alles gut? Für einen Fortschritt nach menschlichem Maß. Berliner Rede vom 18. Mai 2001, abrufbar unter http://www.bundespraesident.de/Reden-und-Interviews/Reden-Johannes-Rau-

SAHM, S.: Sterbehilfe in der aktuellen Diskussion – ärztliche und medizin-ethische Aspekte. Zeitschrift für Lebensrecht (ZfL) 2005, 45–52 (2005)

SALIGER, F.: Sterbehilfe und Betreuungsrecht. Medizinrecht (MedR) 2004, 237–245 (2004)

SCHMITT, R.: Der Arzt und sein lebensmüder Patient – Zugleich eine Besprechung des Urteils des BGH vom 4.7.1984 – 3 StR 96/84. Juristenzeitung (JZ) 1984, 866–869 (1984)

SCHMIDL, S.: Die Bindungswirkung der Patientenverfügung für Verfahrenspfleger und Verfahrensbevollmächtigten gemäß § 67 FGG. Zeitschrift für die Steuer- und Erbrechtspraxis (ZErb) 2005, 82–85 (2005)

SCHÖLLHAMMER L.: Die Rechtsverbindlichkeit des Patiententestaments. Eine Untersuchung aus zivilrechtlicher Sicht. Schriften zum Bürgerlichen Recht Bd. *159*. Berlin: Duncker & Humblot 1993

SCHÖNKE, A., und SCHRÖDER, H.: Kommentar zum StGB. 27. Aufl. München: C. H. Beck 2006

SCHREIBER, H.-L.: Das ungelöste Problem der Sterbehilfe. Neue Zeitschrift für Strafrecht (NStZ) 2006, 473–479 (2006)

SCHREIBER, H.-L.: Ein neuer Entwurf für eine Richtlinie der Bundesärztekammer zur Sterbehilfe. In: AHRENS, H.-J., BAR, C. VON, FISCHER, G., SPICKHOFF, A., und TAUPITZ, J. (Eds.): Festschrift für Erwin Deutsch. S. 773–786. Köln: C. Heymanns 1999

SCHUMANN, E.: Das falsche Signal. Zeitschrift für Lebensrecht (ZfL) 2006, 139–141 (2006)

SEIBERT, M.: Rechtliche Würdigung der aktiven indirekten Sterbehilfe. Konstanz: Hartung-Gorre-Verlag 2003

SPICKHOFF, A.: Die Patientenautonomie am Lebensende – Ende der Patientenautonomie? Neue Juristische Wochenschrift (NJW) 2000, 2297–2304 (2000)

SPICKHOFF, A.: Sterbehilfe als Sorgerechtsmissbrauch. Zeitschrift für das gesamte Familienrecht (FamRZ) 2007, 2047–2049 (2007)

SPICKHOFF, A.: Selbstbestimmung im Alter – Möglichkeiten und Grenzen. Zeitschrift für Rechtsvergleichung (ZfRV) 2008, 33–41 (2008)

STACKMANN, N.: Keine richterliche Anordnung von Sterbehilfe. Neue Juristische Wochenschrift (NJW) 2003, 1568–1569 (2003a)

STACKMANN, N.: Rechtliche Probleme der Behandlung Schwerkranker und Sterbender. Medizinrecht (MedR) 2003, 490–497 (2003)

STERN, K.: Das Staatsrecht der Bundesrepublik Deutschland, Bd. *IV*/1.: Die einzelnen Grundrechte. München: C. H. Beck 2006

STORR, S.: Der rechtliche Rahmen für die Entscheidung zum Therapieabbruch. Medizinrecht (MedR) 2002, 436–441 (2002)

STRÄTLING, M., SEDEMUND-ADIB, B., SCHARF, V. E., und SCHMUCKER, P.: Gesetzliche Wirksamkeitsvoraussetzungen von Patientenverfügungen. Zeitschrift für Rechtspolitik (ZRP) 2003, 289–292 (2003b)

STUDENT, J.-C.: Wie nützlich sind Patientenverfügungen? Zeitschrift für Lebensrecht (ZfL) 2004, 94–100 (2004)

TAUPITZ, J.: Empfehlen sich zivilrechtliche Regelungen zur Absicherung der Patientenautonomie am Ende des Lebens? Gutachten A zum 63. Deutschen Juristentag. München: C. H. Beck 2000

TOLMEIN, O.: Keiner stirbt für sich allein. Sterbehilfe, Pflegenotstand und das Recht auf Selbstbestimmung. München: Wilhelm Goldmann 2006

UHLENBRUCK, W.: Selbstbestimmtes Sterben durch Patienten-Testament, Betreuungsvollmacht, Vorsorgevollmacht. Berlin: K. Vahle 1997

UHLENBRUCK, W.: Bedenkliche Aushöhlung der Patientenrechte durch die Gerichte. Neue Juristische Wochenschrift (NJW) 2003, 1710–1712 (2003)

VERREL, T.: Mehr Fragen als Antworten? Neue Zeitschrift für Strafrecht (NStZ) 2003, 449–453 (2003)

VERREL, T.: Patientenautonomie und Strafrecht bei der Sterbebegleitung. Gutachten C zum 66. Deutschen Juristentag. München: C. H. Beck 2006a

VERREL, T.: Zivilrechtliche Vorsorge ist besser als strafrechtliche Kontrolle. Zum Stellenwert von Patientenverfügung, Betreuungsverfügung, Vorsorgevollmacht und vormundschaftsgerichtlicher Genehmigung. Medizinrecht (MedR) 1999, 547–550 (1999)

VOSSLER, N.: Bindungswirkung von Patientenverfügungen? Zeitschrift für Rechtspolitik (ZRP) 2002, 295–298 (2002)

WAGENITZ, T.: Selbstbestimmung am Lebensende. Zu den Möglichkeiten und Grenzen privatautonomer Vorsorge de lege lata et ferenda. In: DUTTGE, G. (Ed.): Perspektiven des Medizinrechts. Göttinger Schriften zum Medizinrecht Bd. 1. Göttingen: Universitätsverlag Göttingen 2007

WEBER, M., STIEHL, M., REITER, J., und RITTNER, C.: Ethische Entscheidungen am Ende des Lebens. Sorgsames Abwägen der jeweiligen Situation. Deutsches Ärzteblatt *98*, A-3184 (2001)

WILLINGER, H.: Ethische und rechtliche Aspekte der ärztlichen Aufklärungspflicht. Frankfurt (Main): Lang 1994

WOLF, C.: Patientenverfügung zwischen Autonomie-Ethos und Nützlichkeitsdenken. In: HAGER, J. (Ed.): Die Patientenverfügung. Baden-Baden: Nomos 2006

WUNDER, M.: Die Problematik der gesetzlichen Regulierung von Patientenverfügungen aus medizinischer und psychologischer Sicht. In: ALBERS, M. (Ed.): Intra- und interdisziplinäre Bausteine einer gesetzlichen Regu-

lierung von Patientenverfügungen. Schriften zum Bio-, Gesundeits- und Medizinrecht Bd. *2*, S. 39–52. Baden-Baden: Nomos 2008
WUNDER, M.: Im Zweifel für den Tod – zur Debatte um Sterbehilfe und die Moral des Tötens. In: HÄRLEIN, J., KLEIN, K., KOLB, S., KRÁSA, K., MELF, K., MISSBACH, C., MITTAG, C., RESCH, S., SEITHE, H., WATERMANN, U., WERTHMANN, L., und WICKE, S. (Eds.): Medizin und Gewissen – wenn Würde ein Wert würde... S. 168–169. Frankfurt (Main): Mabuse 2002
ZIMMERMANN, W.: Vorsorgevollmacht/Betreuungsverfügung/Patientenverfügung für die Beratungspraxis. Berlin: Erich Schmidt 2007

Prof. Dr. Ulrich BECKER, LL.M. (EHI)
Max-Planck-Institut für ausländisches und internationales Sozialrecht
Amalienstraße 33
80799 München
Bundesrepublik Deutschland
Tel.: +49 89 38 60 25 11
Fax: +49 89 38 60 25 90
E-Mail: becker@mpisoc.mpg.de

Luise LAUERER
Max-Planck-Institut für ausländisches und internationales Sozialrecht
Amalienstraße 33
80799 München
Bundesrepublik Deutschland
Tel.: +49 89 38 60 24 01
Fax: +49 89 38 60 24 90
E-Mail: lauerer@mpisoc.mpg.de

Patientenverfügungen in Deutschland: Bedingungen für ihre Verbreitung und Gründe der Ablehnung

Frieder R. Lang (Erlangen) und Gert G. Wagner (Berlin)

Mit 5 Abbildungen und 7 Tabellen

Zusammenfassung

Bislang ist die Verbreitung von Patientenverfügungen in der präklinischen Bevölkerung noch kaum bekannt, da sich Studien hierzu zumeist auf Patienten- bzw. Arztbefragungen beziehen. Somit ist unklar, welche präklinischen Bedingungen die Verbreitung von Patientenverfügungen begünstigen. Von Interesse sind dabei insbesondere persönliche und soziale Lebensumstände, die dazu führen, dass Menschen es für sich explizit ablehnen, eine Patientenverfügung zu erstellen. Die Untersuchung beruht auf zwei Befragungen mit 400 bzw. 1023 Männern und Frauen im Alter von 16 bis 92 Jahren, die jeweils repräsentativ für die gesamte deutsche Bevölkerung sind. In beiden Befragungen wurden im Rahmen einer Mehrthemenerhebung das Vorhandensein einer Patientenverfügung bzw. die Bereitschaft zur Erstellung einer solchen Verfügung erfragt. Rund 10 % der Erwachsenen in Deutschland verfügen über eine präklinische Patientenverfügung, aber 52 % lehnen es ab, eine Patientenverfügung zu erstellen. In logistischen Regressionsanalysen zeigt sich, dass auch nach statistischer Kontrolle sozioökonomischer Einflüsse (Bildung, Einkommen, Haushaltsgröße), die Akzeptanz und Verbreitung von Patientenverfügung vom Alter und von persönlichen Erfahrungen mit Tod und Sterben im persönlichen Umfeld abhängen: Eine Patientenverfügung lehnt eher ab, wer unter 50 Jahre alt ist, wenig auf gesunde Ernährung achtet, wenig Sport treibt, über wenig Einkommen verfügt und keine Angehörigen im vergangenen Jahr verloren hat. Die Bereitschaft, eine Patientenverfügung im präklinischen Stadium zu erstellen, hängt in hohem Maße von der persönlichen Auseinandersetzung mit Fragen der medizinischen Behandlung am Lebensende ab. Wer den Sterbeprozess von Angehörigen miterlebt hat, ist selbst eher bereit, sich auf Fragen der eigenen Behandlungspräferenzen am Lebensende einzustellen.

Abstract

There are few data about how many people in Germany have deposited a living will or intend to do so. Most studies report distributions among patients, medical doctors or clinical personal. It is unclear, which pre-clinical conditions endorse the distribution of living wills. We were interested in which social contexts contribute to refusal of depositing a living will. In two representative surveys with 400 and with 1023 adults, who were between 16 and 92 years old. Within both two multiple-purpose surveys it was assessed whether a living will was available, and if not, whether respondents planned or objected to do so. About 10 % of adults in Germany had deposited a living will pre-clinically. About 50 % object to depositing a living will. Logistic regression analyses revealed that the distribution and acceptance of living will deposition depends on chronological age and personal experience with death and dying, even after statistically controlling for effects of socio-economic variables (education, income, household size). Adults are more likely to object to depositing a living will, if they are below 50 years old, do not eat healthy food, do no sports, have low income, and have not experienced death of a relative or acquaintance during the past year. Acceptance of living will deposition depends in the pre-clinical phase of life on subjective experience related to medical end-of-life treatment. If people are confronted with death and dying in their social world, they will be more willing to consider their personal preference of end-of-life treatment.

Frieder R. Lang und Gert G. Wagner

In der ethischen wie politischen Debatte um die rechtliche Regelung von Patientenverfügungen in Deutschland bleibt oft unberücksichtigt, wie sich soziale Lebensbedingungen und persönliche Lebenserfahrungen auf die Bereitschaft auswirken, eine schriftliche Patientenverfügung zu erstellen. Empirische Untersuchungen zur Akzeptanz von Patientenverfügungen bleiben meist auf Patientenstichproben, Ärzte oder Pflegepersonal beschränkt (van Oorschot et al. 2005a, Sahm et al. 2005). Präklinische Studien mit repräsentativen Bevölkerungsstichproben sind noch kaum verfügbar oder veraltet und rein deskriptiv (Schröder et al. 2002, *Deutsche Hospizstiftung* 2005). Die vorliegende Untersuchung nutzt Daten zweier repräsentativer, präklinischer Studien zur Verbreitung bzw. Akzeptanz von Patientenverfügungen für detaillierte Analysen.[1]

In der Regel erfordert die Erstellung einer Patientenverfügung eine intensive zeitaufwendige Auseinandersetzung und tief greifende persönliche Abwägungen im Hinblick auf Tod und Sterben. Da dies im Fall einer plötzlichen schweren Erkrankung nicht immer möglich ist, ist zweckdienlich, wenn eine Verfügung schon präklinisch vorliegt. Für Mediziner ist es dabei von Interesse, in welchem Umfang generell mit Vorliegen von Patientenverfügungen bei Neu- oder Unfallpatienten zu rechnen ist.

Von Bedeutung ist schließlich, welche Bedingungen es begünstigen oder erschweren, dass eine Patientenverfügung erstellt wird. Gerade sozioökonomische Faktoren wie Bildung und Einkommen erscheinen insofern relevant, als diese den Zugang zu Informationen über medizinisch-technische Fortschritte, Behandlungsrisiken oder auch Möglichkeiten zur Umsetzung eigener Behandlungswünsche (z. B. Kenntnis rechtlicher Regelungen) steuern bzw. beeinflussen können (Schröder et al. 2002, van den Daele 2005). Es ist bislang nicht bekannt, inwieweit sich sozial-ökonomische Bedingungen, etwa im Hinblick auf Bildungs- oder Einkommensunterschiede, auf die präklinische Verbreitung von Patientenverfügungen in der deutschen Bevölkerung auswirken.

Solche Einflüsse müssen dabei in Beziehung zu den jeweiligen persönlichen und biographischen Bedingungen und Lebensumständen betrachtet werden, die ihrerseits die Akzeptanz von Patientenverfügungen beeinflussen können. Insbesondere familiäre Lebensumstände, persönliche Erfahrungen, religiöse Überzeugungen und Begegnungen mit dem Tod anderer Menschen innerhalb oder außerhalb der Familie können maßgeblich dafür sein, ob eine präklinische Patientenverfügung erstellt oder abgelehnt wird. Dabei ist zu berücksichtigen, dass im Gegensatz zu früheren Zeiten, in denen Tod und Sterben in den meisten Familien eine nahezu ubiquitäre Grunderfahrung darstellten (Aries 1987), die persönliche Begegnung mit dem Sterben anderer Menschen in modernen Gesellschaften keineswegs mehr zu den selbstverständlichen präklinischen Lebenserfahrungen zählt. Die meisten Menschen sterben alleine, in Krankenhäusern oder in Heimen. Dies belegen Befunde einer Studie zu Sterbeorten in Rheinland-Pfalz (Ochsmann et al. 1997), aber auch eine Jenaer Befragung von Hinterbliebenen (van Oorschot et al. 2005b). Im Einklang damit zeigt unsere Studie 2 (Tab. 1, Tab. 2 und für die Studie den Anhang), dass im Jahr 2006 Hinterbliebene

---

1 Der vorliegende Aufsatz wurde auf Anregung und unter anfänglicher Mitwirkung von Paul B. Baltes im Rahmen der AG „Chancen und Probleme einer alternden Gesellschaft" (später Akademiengruppe „Altern in Deutschland") der Deutschen Akademie der Naturforscher Leopoldina und von „acatech" verfasst. Die AG gab den Anlass für die empirischen Erhebungen aus den Jahren 2006 und 2007, die hier analysiert werden. Mitglied der AG waren Gert G. Wagner sowie bis zu seinem Tod am 7. November 2006 Paul B. Baltes, dem wir unsere Arbeit zu diesem Thema widmen. Eine gekürzte Fassung wurde in der *Deutschen Medizinischen Wochenschrift* (Bd. *132*, 2007, S. 2558–2562) veröffentlicht.

angaben, dass die meisten ihrer Angehörigen im Krankenhaus verstarben (48%); weitere 10% verstarben in einem Alten- oder Pflegeheim, 10% bei Unfällen (außer Haus) und lediglich 31% verstarben in ihrem eigenen Zuhause. Entsprechend weist die empirische Befundlage (*Deutsche Hospizstiftung* 2005, LANG et al. 2007, *Nationaler Ethikrat* 2006) darauf hin, dass viele Menschen bezüglich der Lebensumstände in der letzten Lebensphase einen nur bruchstückhaften, von Unsicherheiten gezeichneten Kenntnisstand haben.

Die vorliegende Untersuchung behandelt den Einfluss sozioökonomischer Lebensbedingungen (Bildung, Einkommen, Beruf) auf die Erstellung oder Ablehnung von Patientenverfügungen sowie die Frage, in welcher Weise bisherige Erfahrungen mit Tod und Sterben anderer Menschen mit präklinischen Behandlungspräferenzen zusammenhängen. Die folgenden Fragen standen im Vordergrund unserer Untersuchung:

— Wie sieht die Verbreitung von Patientenverfügungen in der präklinischen Bevölkerung aus? Wie häufig werden Patientenverfügungen explizit abgelehnt?
— In welchem Zusammenhang stehen sozioökonomische Faktoren und persönliche Lebensumstände mit der Erstellung bzw. generellen Ablehnung von Patientenverfügungen in der deutschen Bevölkerung?
— Welchen Einfluss haben religiöse Bindung, subjektive Gesundheit und persönliche Erfahrungen mit Tod und Sterben im eigenen sozialen Umfeld auf Ablehnung bzw. Erstellung von Patientenverfügungen?

1. Methoden

Die für die empirischen Analysen benutzten Erhebungen sind im Anhang näher beschrieben. Im März 2006 sowie im Januar–Februar 2007 stellte TNS Infratest Sozialforschung München in unserem Auftrag im Rahmen des Sozio-oekonomischen Panels (SOEP, SCHUPP und WAGNER 2007) einschlägige Fragen zu Patientenverfügungen. Das SOEP ist eine unabhängige Mehrthemenuntersuchung. In Studie 1 wurden 118 Fragen zu den Themenfeldern „Persönlichkeit und Gemeinschaft" bei 400 Männer (47%) und Frauen (53%) im Alter von 16 bis 92 Jahren (M=49,0; SD=18,4) erhoben. Die Studie 2 mit 1000 Männern (46,5%) und Frauen (53,5%) im Alter zwischen 16 und 93 Jahren (M=51,7, SD=18,2) umfasste 140 Fragen (Themenfelder: „Persönlichkeit und Gesundheit"). Die Fragen zur Patientenverfügung waren damit im Rahmen der jeweiligen Abfrage nicht als Spezialthema für die Befragten erkennbar, so dass Antwortverzerrungen durch Responsivitätseffekte (beispielsweise im Hinblick auf die vermutete Erwünschtheit einer bestimmten Antwort) nicht zu erwarten waren.

Die folgende Frage zu Patientenverfügungen wurde benutzt: „Es gibt heute die Möglichkeit durch eine sogenannte Patientenverfügung festzulegen, dass im Fall schwerer Krankheit nicht alle medizinisch-technisch möglichen Maßnahmen zur Lebenserhaltung umgesetzt werden sollen: Haben Sie persönlich eine solche Patientenverfügung ausgefüllt?" Die Antwortvorgaben in Studie 1 waren: Ja bzw. Nein. In Studie 2 wurden neben der Antwort „Ja", zwei negative Antworten vorgegeben: „Nein, ich habe aber vor, eine Verfügung zu erstellen" sowie „Nein, das habe ich auch nicht vor".

Beide Erhebungen beruhten auf *Face-to-Face*-Interviews einer mehrfach geschichteten, mehrstufigen Zufallsstichprobe (*Random-Route*-Verfahren nach ADM-Design; WENDT

1997). Die realisierte Stichprobenausschöpfung betrug 48,2 % in Studie 1 und 56,6 % in Studie 2. Die Befragung erfolgte mit Hilfe von Laptops, auf denen die Fragen gespeichert und die Antworten eingegeben wurden (CAPI-Methode: Computer-Assisted-Personal-Interviews). Aufgrund der Auswahl und des Umfangs können beide Stichproben als repräsentativ für die erwachsene Bevölkerung in Privathaushalten in Deutschland analysiert werden (SCHUPP und WAGNER 2007). Auch Personen ohne Telefonanschluss wurden befragt. In einigen Analysen wurden zusätzlich Daten einer von der Deutschen Hospizgesellschaft (2005) in Auftrag gegebenen telefonischen Befragung zu Bekanntheit und Verbreitung der Patientenverfügung (N = 1000, Alter: 14–88 Jahre, M = 46,5, SD = 18,4) einbezogen, deren Stichprobenausschöpfung (wie bei Telefonumfragen üblich) nicht bekannt ist.

Die Analysen zielten auf die Untersuchung von Zusammenhängen in den Antwortmustern der befragten Personen. Aus diesem Grund wurde darauf verzichtet, die nur geringfügigen Stichprobenverzerrungen durch Gewichtungsfaktoren zu korrigieren. Die Auswertungen wurden mit dem Softwarepaket SPSS (Version 13) durchgeführt und beruhen auf logistischen Regressionsanalysen, mit denen partielle Zusammenhänge (*Odds Ratios*) berechnet und auf statistische Signifikanz geprüft werden. Das Signifikanzniveau wurde auf p < 0,01 festgelegt.

2. Ergebnisse

In den beiden voneinander unabhängigen Erhebungen wurde eine nahezu gleiche Verbreitung von Patientenverfügungen ermittelt (Studie 1: 11,0 %; Studie 2: 10,4 %). Unsere Befunde zur Verbreitung der Patientenverfügung werden auch durch das Ergebnis von Studie 2 gestützt, wonach 7 % der verstorbenen Angehörigen nach Auskunft der Hinterbliebenen eine Patientenverfügung hinterlegt hatten (LANG und WAGNER 2007). Der unter 10 % liegende Wert ist plausibel, da im Falle eines raschen Todes, der nicht durch Siechtum gekennzeichnet war, viele Angehörige nicht wissen dürften, ob eine Patientenverfügung hinterlegt worden war.

2.1 Was kennzeichnet Personen, die eine Patientenverfügung erstellt haben?

In beiden Studien wurde mittels logistischer Regression bestimmt, inwieweit das Vorliegen einer Patientenverfügung neben Geschlecht und Alter auch von Bildung und Einkommen und von persönlichen Lebensumständen (Tod eines Angehörigen im vergangenen Jahr, subjektive Gesundheit) abhängt. In beiden Studien zeigte sich konsistent, dass sozioökonomische Unterschiede keinen Einfluss darauf haben, ob eine Patientenverfügung vorliegt oder nicht. Entscheidend waren hier vor allem die persönlichen Erfahrungen mit dem Tod von Angehörigen: Menschen, die ein Elternteil verloren haben, verfügen mit einer 3,4-mal höheren Wahrscheinlichkeit (*Odds Ratios*) über eine Patientenverfügung als Menschen, deren Eltern noch leben (Studie 1).

In Studie 2 wurde dieser Befund bestätigt und ergänzt: Es zeigte sich, dass der Tod eines Angehörigen im vergangenen Jahr zu einer generell größeren Verbreitung der Patientenverfügung beiträgt. War zusätzlich bekannt, dass der Verstorbene selbst über eine Patientenverfügung verfügte, lag deutlich häufiger eine eigene Patientenverfügung vor. Auch die subjektive Gesundheit war hier von Bedeutung: Bewerteten die Befragten ihre Gesundheit schlecht, hatten sie mit größerer Wahrscheinlichkeit eine Patientenverfügung erstellt. Tabelle 1 illustriert die in der logistischen Regression ermittelten, signifikanten Unterschiede in der Verbreitung von Patientenverfügungen nach Alter und persönlicher Verlusterfahrung. Darüber hinaus gehende Effekte von Geschlecht, Einkommen und Gesundheitsverhalten waren nicht statistisch signifikant. (Eine ausführliche Darstellung der logistischen Regressionsanalyse wird im Internet bereit gestellt, siehe LANG und WAGNER: http://www.diw.de/soeppapers) (Tab. 1).

Tab. 1 Präklinische Verbreitung von Patientenverfügungen nach Alter und persönlichen Verlusterfahrungen in zwei repräsentativen Studien

Haben Sie eine Patientenverfügung erstellt?		Studie 1 (N=400)[1]	Studie 2 (N=1000)[1]
Gesamt (in %)		11,0	10,4
Alter	16–34 Jahre	4,2	2,6
	35–49 Jahre	3,8	5,7
	50–64 Jahre	17,2	12,2
	über 65 Jahre	18,0	18,1
Verlusterfahrung	kein Verlust	4,4	8,4
	Elternteil verstorben	14,9	n.a.
	Verwandter verstorben	n.a.	15,0
	Nahestehender verstorben	n.a.	13,7
	Nichtverwandter verstorben	n.a.	17,3
	Verstorbener hatte Patientenverfügung	n.a.	30,8

[1] SOEP-Sondererhebungen 2006 und 2007; eigene Berechnungen; n.a.=(in der jeweiligen Studie) nicht abgefragt. Die dargestellten Verteilungsunterschiede erwiesen sich in der logistischen Regression als signifikant (p < .01), auch nach statistischer Kontrolle anderer Einflussvariablen (siehe Text).

2.2 Was kennzeichnet Personen, die es für sich ablehnen eine Patientenverfügung zu erstellen?

Ein etwas anderes Bild ergibt sich im Hinblick auf die Frage nach Ablehnung von Patientenverfügungen in Studie 2: Danach schlossen es rund die Hälfte aller Befragten (52,1 %) für sich aus, in Zukunft eine Patientenverfügung zu erstellen.

Die logistischen Regressionsanalysen ergeben, dass vor allem diejenigen Befragten es ablehnten, eine Patientenverfügung zu erstellen, die noch unter 50 Jahren alt waren, über ein geringes Einkommen verfügen, keine Bindung zu einer Partei haben, sich wenig um die Gesundheit kümmern und nicht sportlich aktiv sind. Es zeigt sich kein statistisch signifikanter Effekt von Bildungsunterschieden: Ob der Bildungsstand hoch oder niedrig war, erwies sich als irrelevant dafür, ob Patientenverfügungen abgelehnt oder befürwortet werden.

Die Ablehnung von Patientenverfügungen hängt schließlich in hohem Ausmaß davon ab, ob Menschen persönliche Erfahrungen mit dem Tod und Sterben von Bekannten oder Angehörigen gemacht haben: Beispielhaft zeigt sich dies bei Befragten (20 % der Stichprobe), die den Tod eines (oder mehrerer) nahe stehenden Angehörigen im zurückliegenden Jahr erleiden mussten. Die Erfahrung, einen Angehörigen durch Tod verloren zu haben, war in allen Altersgruppen annähernd gleich häufig ($Chi^2 = 5,4$, $df = 3$, $p = .15$).

Menschen, die im vergangenen Jahr einen (oder mehrere) Angehörige verloren hatten, lehnten es seltener ab, eine Patientenverfügung zu erstellen und hinterlegten zugleich häufiger eine solche. Menschen sind also umso eher bereit, eine präklinische Patientenverfügung zu erstellen, wenn sie in ihrem näheren Umfeld mit Tod und Sterben konfrontiert waren. Tabelle 2 illustriert die in der logistischen Regression ermittelten signifikanten Unterschiede in der Ablehnung von Patientenverfügungen nach Alter, Geschlecht, Einkommen und persönlicher Verlusterfahrung (Tab. 2).

Tab. 2 Akzeptanz von Patientenverfügungen nach Alter, Einkommen und Verlusterfahrung (Studie 2: N = 1000)

Haben Sie eine Patientenverfügung erstellt?		Nein, ich habe es aber vor	Nein, ich habe es auch nicht vor
Alter	16–34 Jahre	28,7	69,1
	35–49 Jahre	39,8	56,4
	50–64 Jahre	44,9	41,7
	über 65 Jahre	36,2	44,2
Einkommen[1] (in EUR)	<750	11,9	77,6
	751–1500	27,3	60,7
	1501–2500	41,4	49,0
	2501–3500	44,8	47,7
	>3500	55,8	35,8
Verlusterfahrung	kein Verlust	35,3	56,3
	Verwandter Verstorbener	45,5	39,5
	Nahe stehender Verstorbener	50,0	36,3
	Nicht-verwandter Verstorbener	51,9	30,8
	Verstorbener hatte Patientenverfügung	38,4	30,8

SOEP-Sondererhebung 2007; eigene Berechnungen. [1] Das „bedarfsgewichtete" Nettoeinkommen korrigiert das Pro-Kopf-Einkommen von Mehrpersonenhaushalten dafür, dass große Haushalte relativ weniger Kosten haben als kleine Haushalte. Die dargestellten Verteilungsunterschiede erwiesen sich in der logistischen Regression als signifikant ($p < .01$), auch nach statistischer Kontrolle anderer Einflussvariablen (siehe Text).

Auch die Art der Beziehung zu der verstorbenen Person spielt eine Rolle. Die Ablehnung von Patientenverfügungen ist besonders gering, wenn die oder der Verstorbene nahe stehend war. War bekannt, dass der Verstorbene eine Patientenverfügung hinterlegt hatte, war die Ablehnung deutlich am geringsten.

3. Diskussion

In der aktuellen Debatte um den Umgang mit Patientenverfügungen wird immer wieder zu Recht auf die große ethische Herausforderung verwiesen, die es für Mediziner darstellt, wenn sie sich gegen eine Fortführung lebenserhaltender Maßnahmen entscheiden sollen, wenn dies vom Patient ausdrücklich und schriftlich niedergelegt wurde (HUSEBØ 2006, VAN DEN DAELE 2005). Im Vordergrund stehen dabei zwei Grundsätze medizinischen Handelns, zum einen der Schutz des Lebens und zum anderen der mutmaßliche Wille des Patienten im jeweils rezenten Stadium des Krankheitsverlaufs. Gesetzliche Regelungen können zwar helfen, eine rechtliche Sicherheit des medizinischen Handelns herbeizuführen (HÖFLING 2005), sie beantworten aber nicht die schwerwiegenden ethischen Fragen des ärztlichen Entscheidungsprozesses.

3.1 Zur Verbreitung und Ablehnung von Patientenverfügungen

Nach zwei repräsentativen Erhebungen von Personen in Privathaushalten in Deutschland in den Jahren 2006 und 2007 hat nur jeder zehnte Erwachsene in Deutschland eine Patientenverfügung hinterlegt. Diese Befunde stehen im Einklang mit anderen Befunden, die eine Verbreitung von 10% bei Ärzten und Pflegepersonal sowie von rund 18% bei Patienten beobachteten (FANGERAU et al. 2003, SAHM et al. 2005). Die geringere Verbreitung von Patientenverfügungen in unseren beiden Studien im Vergleich zur Erhebung der Hospizstiftung (*Deutsche Hospizstiftung* 2005) führen wir auf Effekte der sozialen Erwünschtheit bei einer telefonischen Spezialbefragung zurück. Zudem wurden dabei Personen ohne Telefonanschluss gar nicht und damit Personen mit niedrigem Bildungsgrad und Einkommen unterdurchschnittlich berücksichtigt.

3.2 Persönliche Lebensumstände und Erfahrungen mit Tod und Sterben

Die Befunde zeigen, dass es die überwiegende Mehrheit der deutschen Bevölkerung explizit ablehnt, eine Patientenverfügung für sich zu erstellen. Dabei zeigt sich, dass eine solche Ablehnung vor allem begünstigt wird, wenn Menschen kaum gesundheitlich belastet sind und in ihrem sozialen Umfeld nicht mit Tod und Sterben konfrontiert sind. Im Vergleich dazu sind Einflüsse sozioökonomischer Faktoren wie Bildung und Einkommen kaum nachweisbar oder vergleichsweise gering. Ein geringes Einkommen bringt allerdings mit sich, dass die Patientenverfügung eher abgelehnt wird. Die Entscheidungen der Menschen für oder gegen eine Patientenverfügung spiegeln nicht nur Verunsicherung wider, sondern sind auch unsicheren und wenig verlässlichen Lebensumständen geschuldet (*Nationaler Ethikrat* 2006, VAN DEN DAELE 2005).

Im Einklang damit steht auch der Befund, wonach vor allem junge Menschen, die sich gesund fühlen und zugleich wenig gesundheitsbewusst leben, es am häufigsten ablehnen, eine präklinische Patientenverfügung zu erstellen. Dies illustriert, dass die Auseinandersetzung mit Patientenverfügungen in hohem Maß vom persönlichen Zugang zu dem Erfahrungsfeld des Leidens und der Krankheit abhängt. Zwar ist im Allgemeinen bekannt, dass die Akzeptanz der eigenen Endlichkeit mit zunehmender Annäherung an den Tod ansteigt (BALTES und SKROTZKI 1995, KRUSE 2007). Dennoch ist empirisch kaum bekannt, auf welchem Weg sich Menschen ein Bild über die Bedingungen eines „guten Todes" oder „guten Sterbens" am Lebensende machen (LANG et al. 2007).

Am Anfang der persönlichen Entscheidung für oder gegen Festlegungen möglicher Behandlungen in einer präklinischen Patientenverfügung stehen nach diesen Befunden kaum medizinische und gesellschaftliche Informations- und Bildungsangebote, zu denen höher gebildete und wohlhabende Menschen einen erleichterten Zugang haben. Vielmehr wird die persönliche Entscheidung für eine Patientenverfügung geprägt von arbiträren persönlichen Begegnungen mit dem Sterben im eigenen Umfeld oder auch durch prämorbide

Gesundheitsbelastungen. Es sind also vor allem Merkmale der prämorbiden Lebensführung sowie familiäre und soziale Ereignisse im eigenen Umfeld, die Menschen dazu bewegen, sich mit Grenzen und Möglichkeiten medizinischer Behandlungen im Fall einer eigenen schweren Erkrankung zu konfrontieren.

3.3 Methodische Aspekte der Erhebung

Zu beachten ist, dass die von uns gewählte Abfrage die inhaltliche Richtung einer möglichen Patientenverfügung im Sinne einer Ablehnung von lebenserhaltenden Maßnahmen vorgibt. Diese Vorgabe beruht auf der weit verbreiteten (aber bislang nicht belegten) Annahme, dass Patientenverfügungen vor allem auf die Ablehnung solcher Maßnahmen hin formuliert sind. Im Einklang damit steht die vom Nationalen Ethikrat geäußerte Vermutung, dass eine Festlegung bestimmter medizinischer Maßnahmen zur Lebenserhaltung „in der Praxis selten vorkommt" (*Nationaler Ethikrat* 2005, S. 16).

4. Fazit

Welche Personenmerkmale und sozioökonomischen Lebensbedingungen können die unterschiedlichen Antwortmuster nun also am besten erklären? Mangelnde Akzeptanz und Ablehnung von Patientenverfügungen ist zu einem nicht unwesentlichen Anteil einem Mangel an persönlicher Kenntnis über die letzte Lebensphase geschuldet. Während im klinischen Kontext die Erfahrung von Tod und Sterben meist unvermeidlich ist, werden solche Erfahrungen im präklinischen Alltag eher selten erlebt. Da die meisten Angehörigen in Krankenhäusern oder allein versterben, ist es für viele Menschen schwer, ein persönliches Konzept vom „guten Tod" oder „guten Sterben" zu entwickeln. Dies wäre eine Bedingung für die angemessene präklinische Auseinandersetzung mit medizinischen und palliativen Möglichkeiten der Lebenserhaltung in der letzten Lebensphase.

Die Befunde verdeutlichen, dass eine Aufklärung über Tod und Leiden am Lebensende weniger eine Aufgabe von Ärzten ist als vielmehr eine gesamtgesellschaftliche Aufgabe, bei der auch sozial benachteiligte Bevölkerungsgruppen in besonderer Weise einbezogen werden sollten. Eine umfassende Aufklärung über die medizinischen Möglichkeiten, etwa in der Palliativmedizin und in der Onkologie, könnte Fehlinformationen und Missverständnissen darüber vorbeugen, welche medizinischen und technischen Maßnahmen der Lebensverlängerung, der palliativen Behandlung und der Erhaltung von Lebensqualität am Lebensende tatsächlich bestehen (HUSEBØ 2006, SPITTLER und FRITSCHER-RAVENS 2001).

5. Konsequenzen für Klinik und Praxis

In der nahen Zukunft werden insbesondere Unfallopfer nach wie vor kaum Patientenverfügungen hinterlegt haben. Mediziner sollten bei der medizinischen Aufklärung in besonderer Weise berücksichtigen, welche persönlichen bisherigen Erfahrungen ein Patient mit Tod und Sterben in seinem persönlichen Umfeld gesammelt hat und wie diese Erfahrungen sich auf seine oder ihre präklinisch geformten Entscheidungen für oder gegen Patientenverfügungen oder auf bestimmte medizinische Behandlungspräferenzen ausgewirkt haben. Insbesondere bei jüngeren Erwachsenen unter 50 Jahren sind dabei auch persönliche Erfahrungen mit Krankheit und Schmerzen einzubeziehen.

Anhang
Überblick über Repräsentative empirische Untersuchungen

Die Tabelle 3 gibt einen Überblick über die Auftraggeber, Zielsetzung, Stichprobe und Methode der Befragung sowie über die Art der erhobenen Information über die Verbreitung von Patientenverfügungen.

Tab. 3 Übersicht über empirische Studien zu Patientenverfügungen (PV) 2005 bis 2007

Auftraggeber (Quelle, Jahr)	Fallzahl	Vorgehen	Information zu PV
Deutsche Hospiz Stiftung 2005 (TNS Infratest Bielefeld, Sep.)	1000	Telefonbefragung	Haben Sie eine PV verfasst?
SOEP Sondererhebung 2006 (TNS Infratest München, März)	400	ADM Random Route, CAPI-Verfahren	Haben Sie eine PV ausgefüllt?
SOEP Sondererhebung 2007 (TNS Infratest München, Jan/Feb)	a) 1000 b) 197[1]	ADM Random Route, CAPI-Verfahren	a) PV ausgefüllt bzw. lehne es ab b) Hatte Verstorbener eine PV?
SOEP Online-Erhebung 2007[2] (TNS Infratest München, Juni/Juli)	195[1]	Offline-Panel, Online-Erhebung	Hatte Verstorbener eine PV?

PV = Patientenverfügung; [1] = Verstorbene: Quelle der Angaben sind die Hinterbliebenen ihrer während der letzten 12 Monate verstorbenen Angehörigen; [2] = SOEP Online-Erhebung beruhte auf insgesamt 1057 Befragten, davon war bei 18,4 % ein Angehöriger – im nächsten oder weiteren Umfeld – während der letzten 12 Monate verstorben.

In den zwei von TNS Infratest Sozialforschung (München) unabhängig voneinander durchgeführten repräsentativen Umfragen im Auftrag der Längsschnittstudie SOEP haben wir im März 2006 (N = 400) sowie im Januar–Februar 2007 (N = 1000) die Verbreitung von Patientenverfügungen im Rahmen einer allgemeinen *Multi-purpose*-Interviewer-Befragung (CAPI) erheben lassen. In den, von TNS Infratest Sozialforschung in unserem Auftrag, durchgeführten Befragung wurden über 100 Fragen zu den Themenfeldern „Persönlichkeit und Gemeinschaft" und „Persönlichkeit und Gesundheit" erhoben. Die Frage nach der Patientenverfügung war damit im Rahmen der Abfrage nicht als zentrales Spezialthema für die Befragten erkennbar, so dass Antwortverzerrungen durch Responsivität (z. B. wünschbare Antworten, *self-serving bias*) nicht zu erwarten sind. Den Befragten wurde im Rahmen dieser *Multi-purpose*-Erhebungen (CAPI) folgende Frage gestellt (vgl. die Übersicht zu den relevanten Fragen): „Es gibt heute die Möglichkeit durch eine sogenannte Patientenverfügung festzulegen, dass im Fall schwerer Krankheit nicht alle medizinisch-technisch möglichen Maßnahmen zur Lebenserhaltung umgesetzt werden sollen: Haben Sie persönlich eine solche Patientenverfügung ausgefüllt?"

Zu beachten ist, dass die hier verwendete Abfrage die inhaltliche Richtung einer möglichen Patientenverfügung im Sinne einer Ablehnung von lebenserhaltenden Maßnahmen vorgibt. Diese Vorgabe beruht auf der verbreiteten (aber bislang nicht belegten) Annahme, dass Patientenverfügungen vor allem auf die Ablehnung solcher Maßnahmen hin formuliert sind. Dementsprechend wird in der Stellungnahme des *Nationalen Ethikrats* (2005, S. 16) die Vermutung geäußert, dass eine Festlegung bestimmter medizinischer Maßnahmen zur Lebenserhaltung in der Praxis selten vorkommt. Tatsächlich fehlen bislang empirische Studien zu den tatsächlichen Inhalten von Patientenverfügungen.

In der zweiten (Januar–Februar 2007) und in einer dritten Erhebung (TNS Online Erhebung, Sommer 2007) ließen wir zusätzlich auch Angaben von Befragten über die Verbreitung von Patientenverfügungen bei nahestehenden Angehörigen, die in den letzten 12 Monaten verstorben waren, erheben. Zudem konnten wir die Daten einer von TNS Infratest Bielefeld durchgeführten, telefonischen *Multi-purpose*-Umfrage aus dem zweiten Halbjahr 2005 analysieren, bei der Fragen der Deutschen Hospizstiftung geschaltet waren. Alle Erhebungen sind für die Bevölkerung in Privathaushalten repräsentativ, auch die SOEP-Sondererhebung im März 2006, die nur 400 Fälle umfasst. Die Befragung im Auftrag der Hospizstiftung schließt allerdings nur Haushalte mit Festnetz-Telefonanschluss ein; die Erhebung aus dem Sommer 2007 (TNS Online) schließt nur Haushalte mit Internetanschluss ein.

Tabelle 4 zeigt die Verteilungen der soziodemographischen Merkmale in den einzelnen Stichproben. Neben den genannten systematischen Unterschieden in den Grundgesamtheiten gibt es erhebungstechnische und zufallsbedingte Abweichungen, die insgesamt aber nicht so gravierend sind, dass eine Vergleichbarkeit im Hinblick auf deskriptive Aussagen zur Verbreitung von Patientenverfügungen unmöglich wären.

Tab. 4 Stichprobenkennwerte und Verbreitung von Patientenverfügungen in den verwendeten Datenquellen

Studie	2005 Telefon	2006 CAPI	September 2007 CAPI		2007 Internet
Stichproben-kennwerte	(N=1000)	(N=400)	Alle Befragte (N=1000)	Verstorbene[1] (N=197)	Verstorbene[1] (N=195)
Alter in Jahren (SD)	46,5 (18,4)	49,0 (18,4)	51,7 (18,2)	72,6 (16,4)	70,6 (18,4)
<20 Jahre (%)	6,2	6,0	3,2	3,6	6,6
20–34 Jahre (%)	20,4	17,8	16,3	1,0	3,9
35–49 Jahre (%)	29,4	26,5	26,3	5,1	5,0
50–64 Jahre (%)	23,0	24,8	23,8	13,7	14,9
65–79 Jahre (%)	17,9	22,0	24,7	42,1	34,3
>80 Jahre (%)	3,1	3,0	5,7	34,5	35,4
Geschlecht (% Frauen)	52,7	53,5	53,0	45,1	51,3
Schulbildung in Jahren					
bis zu 9 Jahren	11,4	36,8	41,8	k.A.	k.A.
10–12 Jahre	48,8	41,5	36,0	k.A.	k.A.
13 Jahre und mehr	39,8	21,8	22,2	k.A.	k.A.
% PV vorhanden	15,5	11,0	10,4	6,6	14,9
95% Konfidenzintervall	13,3–17,7	7,7–13,7	8,5–12,3	3,1–10,1	9,9–19,9
% PV nach Gewichtung.	14,0	10,7	9,7	–	–

Bis auf die letzte Zeile: ungewichtete Daten; PV = Patientenverfügung. [1] Angaben der Hinterbliebenen zu ihren verstorbenen Angehörigen.

Ergebnisse zur Verbreitung von Patientenverfügungen in der Erhebung im Auftrag der Hospizstiftung (2005)

Im Auftrag der Deutschen Hospizstiftung[2] wurde 2005 von Infratest Finanzforschung (Bielefeld) eine repräsentative, telefonische Befragung (Festnetzanschlüsse in Privathaushalten) durchgeführt (vgl. Auszug aus Fragebogen in der Übersicht). Befragt wurden 1000 Personen.

Die Erhebung zeigt, dass der Zweck von Patientenverfügungen 30% der Befragten gar nicht bekannt war. Aber immerhin 15,5% (95% KI = 13,3–17,7) aller Befragten hatten nach eigenen Angaben eine Patientenverfügung hinterlegt. Nach demosoziographischer Gewichtung der erheblich zugunsten höherer Bildungsniveaus verzerrten Daten entspricht dieser Wert einem Anteilswert von 14,0% (95% KI = 11,8–16,2).

Mehr als die Hälfte der Befragten, die keine Patientenverfügung erstellt haben, gaben als Grund die rechtlich unklare Lage an (54%) oder aber, dass ihnen die inhaltliche oder formale Ausgestaltung einer Patientenverfügung unklar sei. Ein Drittel der Befragten war in dem falschen Glauben, dass eine Patientenverfügung deswegen nicht erforderlich sei, weil im Falle einer zu treffenden Entscheidung ihre Angehörigen entscheiden könnten (allerdings wurde nicht erfragt, ob eine Betreuungsverfügung verfasst wurde).

Ergebnisse zur Verbreitung von Patientenverfügungen in Sondererhebungen des SOEP

In den Jahren 2006 (März) bis 2007 (Januar–Februar) wurden in unserem Auftrag (vgl. LANG et al. 2007, SCHUPP und WAGNER 2008) von Infratest Sozialforschung (München) im Rahmen der Langzeiterhebung Sozio-oekonomisches Panel drei Sondererhebungen – für vier verschiedene Untersuchungspopulationen (Befragte, verstorbene Angehörige) – durchgeführt. Diese Erhebungen dienen für die SOEP-Studie als groß angelegte „Pretests"; zudem wurden spezifische Fragestellungen erhoben, so u. a. Fragen zur erwarteten Lebenslänge, dem Sterbeprozess (erfragt bei Hinterbliebenen) und zu Patientenverfügungen.[3]

Die Befragungen wurden mit unterschiedlichen Erhebungsmethoden durchgeführt: die 2006er Erhebung (400 Befragte) und die Erhebung Anfang 2007 (1000 Befragte) als *Face-to-Face*-Survey, bei dem die Interviewer mit Laptops in Privathaushalte kommen (CAPI: computer-assisted personal-interviewing). Die Erhebung im Sommer 2007 (1057 Antwortende) als Internet-Survey, bei dem die Befragten aber nicht per Internet, sondern offline rekrutiert wurden. Die für diese Themenstellung relevanten Fragen der 2006er und der 2007er Surveys sind in der Übersicht dokumentiert.

In den beiden CAPI-Erhebungen 2006 und 2007 wurden für die Befragten selbst fast identische Verbreitungswerte für Patientenverfügungen ermittelt (2006: 10,7% [95%-Konfidenzintervall = 7,9–13,5%], 2007: 10,4% [95-Konfidenzintervall = 7,8–11,6%]).

Der höhere Wert der in der Hospizerhebung ermittelten Verteilung von Patientenverfügungen (14% nach Gewichtung der Daten, 95% Konfidenzintervall: 11,8%–16,2%) ist vermutlich eine Überschätzung des wahren Werts, da in der telefonischen Befragung der Hospizstiftung zunächst nach der Bekanntheit der Patientenverfügung gefragt wurde und erst im Anschluss bei einer positiven Antwort nachgefragt wurde, ob der oder die Befragte eine Pa-

---

2 Wir danken der Deutschen Hospizstiftung für die Überlassung der Mikrodaten, die uns in anonymisierter Form von TNS Infratest Finanzforschung, Bielefeld übermittelt wurden.
3 Diese Fragestellungen gehen auf Diskussionen in der Leopoldina-Acatech Arbeitsgruppe „Chancen und Probleme des Alters" (= Akademiengruppe „Altern in Deutschland") zurück.

tientenverfügung erstellt hat. Ein solches Vorgehen erzeugt einen Erwartungsdruck, oder zugleich ein sozial erwünschtes Antwortverhalten.

Tabelle 5 zeigt schließlich, dass die Altersverteilung der Verbreitung von Patientenverfügung in den bevölkerungsrepräsentativen Befragungen weitgehend vergleichbare Werte ergibt. Mit steigendem Lebensalter nimmt der Anteil der Befragten zu, die eine Patientenverfügung hinterlegt haben. Der Einfluss des Alters zeigt sich über alle Studien hinweg, auch im Hinblick auf das Vorhandensein einer Patientenverfügung bei den verstorbenen Angehörigen. Allerdings wurde in der Internetstudie ein deutlich erhöhter Anteil von Patientenverfügungen berichtet, wenn die Verstorbenen nach ihrem 65. Lebensjahr verstorben waren.

Tab. 5 Patientenverfügungen nach Alter (Befragte und verstorbene Angehörige)

Studie	2005 Telefon	2006 CAPI	September 2007 CAPI		2007 Internet
Stichproben-kennwerte	(N=1000)	(N=400)	Alle Befragte (N=1000)	Verstorbene[1] (N=197)	Verstorbene[1] (N=195)
<20 Jahre (%)	1,6	8,3	0,0	0,0	0,0
20–34 Jahre (%)	8,0	2,8	3,1	0,0	0,0
35–49 Jahre (%)	10,0	3,8	5,7	0,0	0,0
50–64 Jahre (%)	22,1	17,2	12,2	0,0	10,3
65–79 Jahre (%)	26,3	20,5	16,6	6,0	27,6
>80 Jahre (%)	33,3	–[2]	24,6	10,3	62,1

ungewichtete Daten; PV=Patientenverfügung. [1]=Quelle der Angaben sind die Hinterbliebenen der während der letzten 12 Monate verstorbenen Angehörigen. [2] Nicht in Stichprobe enthalten.

In den in unserem Auftrag durchgeführten Erhebungen des Jahres 2007 wurden Befragte auch nach Todesfällen in ihrer Familie befragt. Daraus lässt sich rekonstruieren, wie viele Verstorbene eine Patientenverfügung hinterlegt hatten.[4]

Bezogen auf die in der Befragung genannten Todesfällen hatten nach Angaben der Hinterbliebenen in der Sondererhebung 2007 nur 6,6 % eine Patientenverfügung hinterlegt (95 %-Konfidenzintervall KI=3,1–10,1 %). In der Internet-Erhebung 2007 beträgt dieser Anteil 14,9 % (95 %-Konfidenzintervall=9,9–19,9 %). Diese Ergebnisse sind vermutlich auch abhängig vom Ausmaß des Personenkreises, den die Befragten als „nahe Angehörige" ansehen. Zudem ist die Internet-Erhebung nicht in gleichem Ausmaß verlässlich repräsentativ für die erwachsene Gesamtbevölkerung wie die CAPI-Befragung.

Die Angaben zu den Sterbeorten (Tab. 6) belegen, dass fast zwei Drittel der Verstorbenen in einer Institution (Krankenhaus: 46,5–51,5 %, Hospiz/Heim: 9,9–14,3 %) verstarben und nur die allerwenigsten Personen außerhalb des Zuhauses (5,5–6,8 %). Nur knapp ein Drittel oder ein geringerer Anteil der Angehörigen waren zu Hause verstorben. Beachtlich ist, dass trotz der erhebungstechnischen Unterschiede beider Stichproben die Vertei-

---

4 Ein Todesfall kann dabei von mehreren Hinterbliebenen genannt werden; dies ist auch massiv der Fall. Während in einem Jahr nur etwa 1 % der Bevölkerung verstirbt, werden von rund 20 % der erwachsenen Befragten Todesfälle in ihrer Familie oder ihrem engeren Freundeskreis genannt. Wenn die Todesfälle, bei denen keine Patientenverfügung hinterlegt war (z. B. bei Jüngeren), häufiger in der so gewonnenen Stichprobe von Todesfällen vertreten sind, wird der Anteil von Patientenverfügungen an allen Todesfällen unterschätzt und *vice versa*.

lungen recht ähnlich sind. Dies vermag die Robustheit der Verteilung der Sterbeorte gut belegen, zumal es sich bei den Befragten um Stichproben handelt, die in hohem Maß bevölkerungsrepräsentativ sind (Tab. 7).

Tab. 6 Sterbeorte von verstorbenen Angehörigen

Wo ist der Angehörige verstorben?	September 2007 CAPI Verstorbene[1] (N = 197)	2007 Internet Verstorbene[1] (N = 195)
Zu Hause	35,9	26,5
in einem Krankenhaus	46,4	51,9
in einem Heim oder Hospiz	9,9	14,3
andere Orte	6,8	5,5
keine Angabe/unbekannt	1,0	1,7

ungewichtete Daten; PV = Patientenverfügung. [1] Quelle der Angaben sind die Hinterbliebenen der während der letzten 12 Monate verstorbenen Angehörigen.

Vergleich und deskriptive Strukturanalyse

Im Folgenden stellen wir ausgewählte Strukturergebnisse der Erhebung 2007 mit 1000 Fällen im Detail dar. Die Darstellungen beruhen dabei, im Gegensatz zu den weiter oben berichteten Werten auf gewichteten Angaben, um eine bessere Abschätzung der tatsächlichen Verteilungen der Antworten in der Bevölkerung zu ermöglichen.

Die Abbildung 1 zeigt, dass mehr als die Hälfte der Befragten eine Patientenverfügung (sofern diese in einer Ablehnung von Maßnahmen zur Lebenserhaltung besteht) eindeutig ablehnt. Rund 10 % der Befragten haben bereits eine Patientenverfügung erstellt und weitere 37 % der Befragten geben an, dies vorzuhaben.

Aus der Abbildung 2 geht hervor, dass die Ablehnung von Patientenverfügungen vor allem bei jüngeren Erwachsenen weit verbreitet ist. Bei den über 65-Jährigen ist zugleich der Anteil derjenigen, die eine Patientenverfügung erstellt haben, mit rund 20 % am höchsten. Allerdings lehnen es auch rund 44 % der über 65-Jährigen ab, eine Patientenverfügung zu erstellen.

Zu unserer Überraschung wurde kein statistisch signifikanter Effekt von Bildungsunterschieden bestätigt: Ob der Bildungsstand hoch oder niedrig war, erwies sich als irrelevant dafür, ob Patientenverfügungen abgelehnt oder befürwortet werden. Generell zeigt sich in den Antwortmustern eine gewisse Polarisierung der Antwortmuster, vor allem im Hinblick auf sozio-ökonomische Rahmenbedingungen, wie das Haushaltseinkommen oder auch die parteipolitische Bindung. Zugrunde gelegt wurde das bedarfsgewichtete Netto-Haushaltseinkommen[5], das hier in fünf Kategorien ausdifferenziert wurde.

---

5 Das „bedarfsgewichtete" Nettoeinkommen ist ein verfeinertes Pro-Kopf-Einkommen. Würde man nur ein Pro-Kopf-Einkommen berechnen, würde die Einkommensposition von Mehrpersonenhaushalten zu ungünstig dargestellt, da große Haushalte relativ weniger Kosten haben als Ein-Personen-Haushalte und kleine Mehr-Personen-Haushalte. Diese Kostendegression entsteht, weil z. B. die Größe der Wohnung oder des Autos nicht proportional mit der Haushaltsgröße zunehmen. Deswegen gehen die einzelnen Haushaltsmitglieder mit unterschiedlichen Gewichten in die Ermittlung des mittleren Pro-Kopf-Einkommens im jeweiligen Haushalt ein.

Tab. 7 Logistische Regressionen von „Hat Patientenverfügung erstellt" und von „Lehnt Patientenverfügung ab" auf Alter, Geschlecht, Indikatoren persönlicher Erfahrungen im Umgang mit Gesundheit und Sterben und auf Indikatoren sozialer Rahmenbedingungen (2007, N = 1000, ungewichtete Daten)

Prädiktor	Hat Patientenverfügung erstellt				Lehnt Patientenverfügung ab			
	1[1]		2[1]		1[1]		2[1]	
	OR	SE[3]	OR	SE[3]	OR	SE[3]	OR	SE[3]
Constant	.14	.71	.04†	1.28	1.35	.43	.51	.75
Altersgruppe: 16–34 Jahre	.16*	.51	.15*	.55	2.06*	.22	2.00*	.24
35–49 Jahre	.31*	.33	.22*	.40	1.16	.19	1.69†	.23
50–64 Jahre	.76	.27	.60	.31	.76	.19	.99	.21
(Referenz: über 65 Jahre)								
Geschlecht (1 = Frau, 0 = Mann)	.77	.22	.69	.23	1.32†	.14	1.57*	.14
Persönliche Erfahrung								
Angehöriger verstorben (= 1)	4.33*	.39	3.89*	.40	.27*	.35	.31*	.36
– Verstorbener war verwandt	.48	.47	.50	.48	2.62*	.36	2.46†	.37
– Enge Beziehung zu Verstorbenen	.29*	.46	.31†	.47	1.27	.32	1.16	.32
– Verstorbener hatte PV	7.78*	.71	6.56†	.75	.16†	.82	.18†	.84
Keine sportliche Aktivität (= 1)	.62	.24	.68	.25	1.57*	.15	1.40†	.15
Nichtgesunde Ernährung (= 1)	.79	.24	.78	.25	1.53*	.14	1.49*	.15
Subjektive Gesundheit	.69†	.14	.67*	.15	1.17	.09	1.25†	.10
Lebenszufriedenheit	1.11	.07	1.10	.08	.88*	.04	.93	.05
Soziale Bedingungen								
Schulische Bildung (in Jahren)			1.11	.10			.99	.06
Lehre/Fachausbildung (= 1)			1.61	.29			.76	.17
Hochschulabschluss (FH, Uni = 1)			1.23	.44			.62	.27
Keine kirchliche Bindung (= 1)			1.44	.25			.79	.16
Ohne Parteibindung (= 1)			.87	.23			1.46*	.14
Erwerbstätig (= 1)			1.28	.32			.75	.17
Haushaltseinkommen: < 750 €			1.08	.55			2.62*	.33
(Netto) 751–1500 €			1.05	.43			2.25*	.27
1501–2500 €			.85	.42			1.39	.26
2501–3500 €			.91	.42			1.35	.27
(Referenz: über 3500 €)								
Kovariate[2] (nicht in Gleichung)								
– Haushaltsgröße			.72	.19			1.02	.08
– Lebt mit Partner (Ja = 1)			1.04	.32			1.24	.18
– Kein Kind im HH (= 1)			.56	.50			1.18	.24
– Neurotizismus			.97	.10			1.06	.06
– Offenheit für Erfahrung			1.24†	.12			1.01	.07
– 2 Log likelihood	597.6		587.9 (*579.9*)		1319.7		1275.1 (*1271.7*)	
Nagelkerke R^2 (R^2 incl. cov.)	.147		.165 (*.180*)		.122		.174 (*.177*)	

Anmerkungen: * p < .01, † p < .05, [1] Koeffizienten für Modelle 1 und 2 sind ohne Kovariate dargestellt. [2] Die Kovariate wurden als Block eingefügt. [3] 95 % Konfidenzintervall wird errechnet als Exp(ln(OR) ± SE × 1,96)

Patientenverfügungen in Deutschland

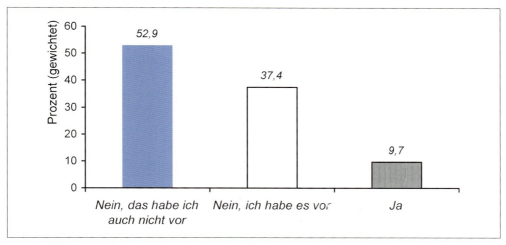

Abb. 1 Haben Sie eine Patientenverfügung erstellt? Verteilung der Antworten (N = 1000, gewichtete Daten).

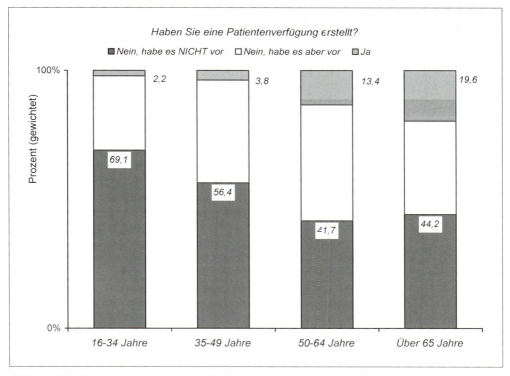

Abb. 2 Verbreitung der Patientenverfügung je Altersgruppen (N = 1000, gewichtete Daten).

Rund 8% haben ein Einkommen von 750 oder weniger Euro, knapp 28% haben ein Einkommen von 751–1500 Euro, 31% gaben ein Einkommen von 1501–2500 Euro an, und 24% hatten ein Einkommen von 2501–3500 Euro. Knapp 10% hatten ein Einkommen von mehr als 3500 Euro. Die Verbreitung der Patientenverfügung variierte deutlich in Abhängigkeit vom Einkommen, wobei sich dieser Effekt als recht robust erwies. Die Abbildung 3 zeigt die Verbreitung in Abhängigkeit vom Haushaltsnettoeinkommen.

Die Abbildung 3 veranschaulicht, dass mit steigendem Einkommen die Ablehnung der Patientenverfügung seltener wird: Je höher das Haushaltseinkommen ist, um so skeptischer wird eine unbedingte Erhaltung des eigenen Lebens bewertet. Die Bereitschaft, eine Patientenverfügung zu erstellen, nimmt dementsprechend mit höherem Einkommen zu, wenn dies auch nicht dazu führt, dass auch häufiger eine Patientenverfügung erstellt wurde.

Ein durchaus vergleichbarer Effekt bestand im Hinblick auf die Parteienpräferenzen. Gefragt wurde: „Wie ist das bei Ihnen: Neigen Sie einer bestimmten Partei in Deutschland zu?" – Dies wurde von 56% der Befragten verneint, bei positiver Antwort wurde nachgefragt: „Welcher Partei neigen Sie zu?". Hiervon neigten der SPD 42% zu, der CDU/CSU 39%, der FDP 4%, den Grünen 10%, der Linken 5% und den sonstigen Parteien 1%. Im Folgenden wurden wegen der geringen Stichprobenumfänge SPD, Grüne und Linke zusammengefasst sowie CDU/CSU und FDP.

Ein auffälliges Ergebnis ist (Abb. 4), dass Personen ohne parteiliche Präferenzen, am häufigsten die Erstellung der Patientenverfügung für sich persönlich ablehnen. Die Verteilung der Patientenverfügung bei Personen mit Parteipräferenz unterscheidet sich nur geringfügig. Personen, die zur CDU/CSU oder FDP neigen, haben häufiger eine Patientenverfügung erstellt und lehnen die Patientenverfügung seltener ab, als Personen, die den anderen Parteien zugehören.

Die Verbreitung von Patientenverfügungen hängt schließlich – wie wir erwartet haben – auch davon ab, welche persönlichen Erfahrungen mit dem Tod und Sterben von nahe stehenden Angehörigen bestehen: Dies zeigt sich beispielhaft bei der Frage, ob im vergangenen Jahr eine nahe stehende Person verstorben ist. Rund 20% der Befragten haben den Tod eines oder mehrer nahe stehenden Angehörigen in diesem Jahr erleiden müssen. Generell war die Wahrscheinlichkeit, dass ein Angehöriger im vergangenen Jahr verstarb, in allen Altersgruppen annähernd gleich verteilt ($Chi^2=5,4$, $df=3$, $p=.15$). Sofern die Todesursache bekannt war (bei 89% der Befragten), waren die Angehörigen zumeist an bösartigen Neubildungen (Tumoren, Krebs: 28,9%) verstorben, gefolgt von Infarkten und Schlaganfällen (15,7%), koronaren Erkrankungen (13,7%), dem Versagen innerer Organe (13,7%), einem Unfalltod (6,1%) und der nach wie vor noch irrtümlich diagnostizierten Todesursache „Altersschwäche" (8,6%).

Die meisten der verstorbenen Angehörigen starben im Krankenhaus (46,4%), weitere 9,9% verstarben in einem Heim oder Hospiz, rund 7% verstarben „unterwegs" (bei Unfällen) und nur 35,9% verstarben in ihrem eigenen Zuhause.

Abbildung 5 zeigt, dass diejenigen, die im vergangenen Jahr einen oder mehr Angehörige verloren haben, es deutlich seltener ablehnen, eine Patientenverfügung zu erstellen. Bei insgesamt rund 7% der Verstorbenen lag, nach Auskunft der Befragten, eine Patientenverfügung vor. Bei dieser Zahl ist auch zu berücksichtigen, dass Angehörige von unerwartet (etwa durch Unfalltod) verstorbenen Personen oft nicht wissen, dass bzw. ob eine Patientenverfügung vorlag.

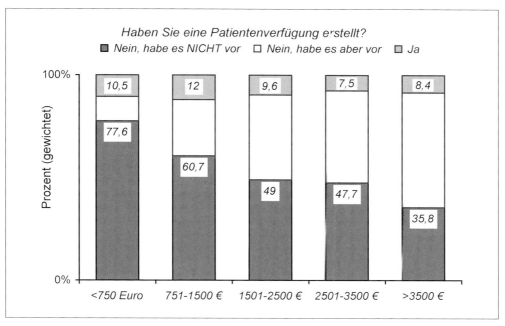

Abb. 3 Verbreitung der Patientenverfügung nach Netto-Haushaltseinkommen (N = 1000, gewichtete Daten)

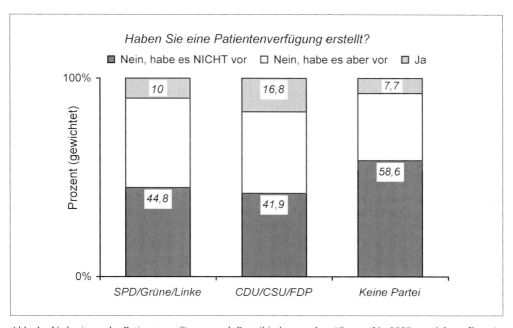

Abb. 4 Verbreitung der Patientenverfügung nach Parteibindung und -präferenz (N = 1000, gewichtete Daten)

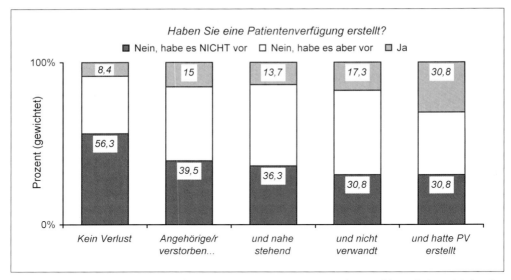

Abb. 5 Verbreitung der Patientenverfügung je nach Verlust von Angehörigen und je nach deren Merkmalen (N = 1000, gewichtete Daten)

Tabelle 7 betrachtet die dargestellten Einzelbefunde in ein zwei zusammenfassenden logistischen Regressionsanalysen, mit denen mögliche Einflüsse von Alter, Geschlecht, Gesundheitsverhalten, Erfahrungen mit Tod und Sterben von Angehörigen, sozioökonomischen Rahmenbedingungen und Personmerkmalen auf die Verfügbarkeit („Hat Patientenverfügung erstellt") sowie auf die Ablehnung („Lehnt die Patientenverfügung ab") von Patientenverfügungen untersucht wurden.

Die logistische Regressionsanalyse, hier erneut auf Grundlage ungewichteter Daten berechnet, ergab, dass Menschen jeden Alters eher bereit sind, eine Patientenverfügung zu erstellen, wenn sie unmittelbar in ihrem näheren Umfeld mit Tod und Sterben konfrontiert sind. Auch die Art der Beziehung zu verstorbenen Personen spielt eine Rolle: Durchaus überraschend war, dass die Ablehnung von Patientenverfügung dann besonders gering war, wenn der Verstorbene nicht ein Verwandter war, und zugleich man sich ihm oder ihr sehr eng oder eng verbunden fühlte.

Relevante Fragen zu Patientenverfügungen aus der Telefonbefragung 2005 im Auftrag der Hospizstiftung

Ist Ihnen bekannt, dass Sie mittels einer Patienenverfügung umfassende Vorsorge für den Fall treffen können, in dem Sie sich selber nicht mehr zu medizinischen Behandlungsfragen äußern können?

1 Ja

2 Nein

8 weiß nicht

9 keine Angabe

Haben Sie schon eine sogenannte Patientenverfügung verfasst?

1 Ja

2 Nein

8 weiß nicht

9 keine Angabe

Relevante Frage zur Patientenverfügung aus der CAPI-Befragung 2006 für das SOEP

80a. Es gibt heute die Möglichkeit durch eine sogenannte Patientenverfügung festzulegen, dass im Fall schwerer Krankheit nicht alle medizinisch-technische möglichen Maßnahmen zur Lebenserhaltung umgesetzt werden sollen: Haben Sie persönlich eine solche Patientenverfügung ausgefüllt?

Relevante Fragen zu Patientenverfügung und verstorbenen Angehörigen aus der CAPI-Befragung 2007 für das SOEP

80. Es gibt heute die Möglichkeit durch eine sogenannte Patientenverfügung festzulegen, dass im Fall schwerer Krankheit nicht alle medizinisch-technische möglichen Maßnahmen zur Lebenserhaltung umgesetzt werden sollen: Haben Sie persönlich eine solche Patientenverfügung ausgefüllt?

107. Ist nach dem 31.12.2005 eine Ihnen nahe stehende Person verstorben? (Ja, Nein)

108. Wer ist verstorben?

109. Wann ist (Ihr/e ...) verstorben?
115. Wie alt war der/die Verstorbene als er/sie verstarb?

116. Würden Sie uns bitte sagen, was die Todesursache war?

117. Wo ist Ihr Angehöriger verstorben?

118. Hatte der/die Verstorbene vorsorglich eine oder mehrere der folgenden Dokumente hinterlegt?
Eine Patientenverfügung (z.B. mit Angaben zur Bereitschaft für Organspende)

Relevante Fragen zu verstorbenen Angehörigen aus der Internet-Befragung 2007 für das SOEP

92. Ist in den letzten 12 Monaten eine Ihnen nahe stehende Person verstorben? (Ja, Nein)

93. Wer ist verstorben?

94. Wann ist (Ihr/e ...) verstorben?

100. Wie alt war der/die Verstorbene als er/sie verstarb?

101. Würden Sie uns bitte sagen, was die Todesursache war?

102. Wo ist Ihr Angehöriger verstorben?

103. Hatte der/die Verstorbene vorsorglich eine oder mehrere der folgenden Dokumente hinterlegt?
Eine Patientenverfügung (z.B. mit Angaben zur Bereitschaft für Organspende)

Literatur

ARIES, P.: Geschichte des Todes. 3. Aufl. München: dtv. 1978 (Orig. ersch. 1978: L'homme devant la morte)

Baltes, M. M., und Skrotzki, E.: Tod im Alter: Eigene Endlichkeit und Partnerverlust. In: Oerter, R., und Montada, L. (Eds.): Entwicklungspsychologie. 3. Aufl. S. 1137–1146. München: Beltz 1995
Deutsche Hospizstiftung (Ed.): Wie denken die Deutschen über Patientenverfügungen? o. O.: http://www.hospize.de/ftp/tns_studie_05.pdf. 2005
Fangerau, H., Buchardi, H., und Simon, A.: Der Wille des Patienten: Das Dilemma der ungenutzten Möglichkeiten. Intensivmedizin und Notfallmedizin *40*/6, 499–505 (2003)
Höfling, W.: Integritätsschutz und Patientenautonomie am Lebensende. Dtsch. Med. Wochenschr. *130*, 898–900 (2005)
Husebø, S.: Ethik. In: Husebø, S., und Klaschik, E. (Eds.): Palliativmedizin. 4. Aufl. Berlin: Springer 2006
Kruse, A.: Das letzte Lebensjahr. Stuttgart: Kohlhammer 2007
Lang, F. R., Baltes, P. B., and Wagner, G. G.: Desired lifetime and end-of-life desires across adulthood from 20 to 90: A dual-source information model. Journal of Gerontology: Psychological Sciences (Series B) *62B*, P268–P276 (2007)
Lang, F. R., und Wagner, G. G.: Patientenverfügungen in Deutschland: Empirische Evidenz für die Jahre 2005 bis 2007. (Suppl. material download at http://www.diw.de/soeppapers: Current issue: SOEP Paper Nr. *71*). Berlin: DIW Berlin (2007)
Nationaler Ethikrat (Ed.): Patientenverfügung. Stellungnahme. Berlin: Nationaler Ethikrat 2005
Nationaler Ethikrat (Ed.): Selbstbestimmung und Fürsorge am Lebensende. Stellungnahme. Berlin: Nationaler Ethikrat 2006
Ochsmann, R., Slangen, K., Feth, G., Klein, T., und Seibert, A.: Sterbeorte in Rheinland-Pfalz: Zur Demographie des Todes. Johannes-Gutenberg-Universität Mainz: Beiträge zur Thanatologie *8* (1997). (http://www.uni-mainz.de/Organisationen/thanatologie/Literatur/heft08.pdf)
Sahm, S., Will, R., and Hommel, G.: Attitudes towards and barriers to writing advance directives amongst cancer patients, healthy controls, and medical staff. J. Med. Ethics *31*, 437–440 (2005)
Schröder, C., Schmutzer, G., und Brähler, E.: Repräsentativbefragung der deutschen Bevölkerung zu Aufklärungswunsch und Patientenverfügung bei unheilbarer Krankheit. Psychother. Psych. Med. *52*, 236–243 (2002)
Schupp, J., and Wagner, G. G.: New Sources for Theory-Based Socio-Economic and Behavioral Analysis: The 2002–2007 Pre-Tests for the German Socio-Economic Panel Study (SOEP). Data Documentation Download: http://www.diw.de/deutsch/produkte/publikationen/datadoc/jahrgang07/index.jsp. Berlin: DIW 2007
Spittler, J. F., und Fritscher-Ravens, A.: Der Patientenwille zwischen Rechtsprechung, ärztlicher Sachlichkeit und Empathie. Dtsch. Med. Wochenschr. *126*, 925–928 (2001)
Van den Daele, W.: Selbstbestimmung am Lebensende. Konsens der Eliten und die Meinung der Bevölkerung WZB-Mitteilungen *108*, 7–11 (2005)
van Oorschot, B., Lipp, V., Tietze, A., Nickel, N., und Simon, A.: Einstellungen zur Sterbehilfe und zu Patientenverfügungen. Dtsch. Med. Wochenschr. *130*, 261–265 (2005a)
van Oorschot, B., Schweitzer, S., Köhler, N., Leppert, K., Steinbach, K., Hausmann, C., und Anselm, R.: Sterben, Sterbehilfe und Therapieverzicht aus Angehörigensicht – Ergebnisse einer Hinterbliebenenbefragung. Psychother. Psych. Med. *55*, 283–290 (2005b)
Wendt, F.: Das ADM-Stichproben-System. München: Arbeitsgemeinschaft ADM-Stichproben 1997

Prof. Dr. Frieder R. Lang
Institut für Psychogerontologie
Universität Erlangen-Nürnberg
Nägelsbachstraße 25
91052 Erlangen
Bundesrebublik Deutschland
Tel.: +49 9131 85 26 5 26
Fax. +49 9131 85 26 5 54
E-Mail: flang@geronto.uni-erlangen.de